MEDICINA
FARMACÊUTICA

Nota: A medicina farmacêutica é uma ciência em constante evolução. À medida que novas pesquisas e a experiência clínica ampliam o nosso conhecimento, são necessárias modificações no tratamento e na farmacoterapia. O organizador/coautores desta obra consultaram as fontes consideradas confiáveis, num esforço para oferecer informações completas e, geralmente, de acordo com os padrões aceitos à época da publicação. Entretanto, tendo em vista a possibilidade de falha humana ou de alterações na área, os leitores devem confirmar estas informações com outras fontes. Por exemplo, e em particular, os leitores são aconselhados a conferir a bula de qualquer medicamento que pretendam administrar, para se certificar de que a informação contida neste livro está correta e de que não houve alteração na dose recomendada nem nas contraindicações para o seu uso. Essa recomendação é particularmente importante em relação a medicamentos novos ou raramente usados.

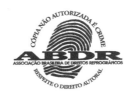

M489   Medicina farmacêutica : conceitos e aplicações / Organizador, João Massud Filho. – Porto Alegre : Artmed, 2016.
xviii, 334 p. il. ; 25 cm.

ISBN 978-85-8271-316-7

1. Farmácia. 2. Medicina farmacêutica. I. Massud Filho, João.

CDU 615.12

Catalogação na publicação: Poliana Sanchez de Araujo – CRB 10/2094

ORGANIZADOR
JOÃO MASSUD FILHO

MEDICINA FARMACÊUTICA
CONCEITOS E APLICAÇÕES

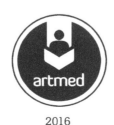

2016

© Artmed Editora Ltda, 2016

Gerente editorial
Letícia Bispo de Lima

Colaboraram nesta edição

Tradução
Augusto Langeloh (Capítulo 5/tema Capacitação em pesquisa clínica; Capítulo 6), Lucimar F. da S. Brum (Capítulo 1 e texto de Apresentação)

Preparação de originais/leitura final
Viviane Rodrigues Nepomuceno

Capa
Paola Manica

Editoração eletrônica
Bookabout – Roberto Carlos Moreira Vieira

Reservados todos os direitos de publicação à
ARTMED EDITORA LTDA., uma empresa do GRUPO A EDUCAÇÃO S.A.
Av. Jerônimo de Ornelas, 670 – Santana
90040-340 – Porto Alegre, RS
Fone: (51) 3027-7000 Fax: (51) 3027-7070

Unidade São Paulo
Av. Embaixador Macedo Soares, 10.735 – Pavilhão 5
Cond. Espace Center – Vila Anastácio
05095-035 – São Paulo – SP
Fone: (11) 3665-1100 Fax: (11) 3667-1333

SAC 0800 703-3444 – www.grupoa.com.br

É proibida a duplicação ou reprodução deste volume, no todo ou em parte, sob quaisquer formas ou por quaisquer meios (eletrônico, mecânico, gravação, fotocópia, distribuição na Web e outros), sem permissão expressa da Editora.

IMPRESSO NO BRASIL
PRINTED IN BRAZIL

AUTORES

João Massud Filho: Médico. Professor e coordenador do Curso de Especialização em Medicina Farmacêutica do Instituto Sírio-Libanês, de Ensino e Pesquisa (IEP/HSL). Especialista em Medicina Farmacêutica. Membro titular da Academia Nacional de Farmácia. *Fellow* honorário da Faculty of Pharmaceutical Medicine of London.

Allisson Freire Bento: Pesquisador científico em Toxicologia e Estudos de Segurança no Centro de Inovação e Ensaios Pré-Clínicos (CIEnP), Florianópolis, SC. Mestre, Doutor e Pós-Doutor em Farmacologia pela Universidade Federal de Santa Catarina (UFSC).

Andréia Cristina de Melo: Médica oncologista. Doutora em Oncologia pelo Instituto Nacional de Câncer (INCA).

Angela Fan Chi Kung: Advogada. Especialista em Direito Sanitário. Mestre em Common Law Studies pela Georgetown University.

Ângela T. Paes: Estatística. Professora do Setor de Estatística Aplicada da Universidade Federal de São Paulo (Unifesp). Mestre e Doutora em Ciências pelo Instituto de Matemática e Estatística da Universidade de São Paulo (USP).

Antonio José Lapa: Médico. Professor Titular de Farmacologia da Escola Paulista de Medicina (EPM)-Unifesp. Pesquisador I CNPq. Professor visitante sênior da Escola Superior de Ciências da Saúde, da Universidade do Estado do Amazonas (ESA-UEA), Manaus.

Caden Souccar: Biomédica. Professora Titular de Farmacologia da EPM-Unifesp. Mestre em Farmacologia. Doutora em Ciências e Livre-Docente pela EPM.

Carlos Gil Ferreira: Médico oncologista clínico. Coordenador da Rede Nacional de Pesquisa Clínica em Câncer (RNPCC/DECIT/MS). Coordenador de Oncologia do Instituto D'Or de Ensino e Pesquisa. Coordenador do Grupo Neotórax de Oncologia D'Or. Doutor em Oncologia Experimental pela Vrije Universiteit Medical Center, Amsterdã, Holanda.

Cristina Setim Freitas: Bióloga. Especialista, Mestre e Doutora em Farmacologia pela Universidade Federal do Paraná (UFPR). Pós-Doutora pela Facultad de Farmacia da Universidade de Granada, Espanha. Pós-Doutora pelo Departamento de Farmacologia da Faculdade de Medicina de Ribeirão Preto (FMRP)/USP. Pós-Doutora pelo Departamento de Farmacologia da UFSC. Pesquisadora da área de Eficácia do CIEnP.

Dagoberto de Castro Brandão: Médico e advogado. Diretor e membro titular da Academia Nacional de Farmácia. Diretor de P&D e de Assuntos Regulatórios da PHC Pharma Consulting. Especialista em Medicina Farmacêutica pela Unifesp, em Direito Público pela Pontifícia Universidade Católica de Minas Gerais (PUC/MG) e em Direito Civil pela

Universidade do Sul de Santa Catarina (Unisul). Docente do Instituto de Pós-Graduação (IPOG). MBA em Gestão Industrial Farmacêutica. *Fellow* da Faculty of Pharmaceutical Medicine of London. Docente do Curso de Pós-Graduação em Medicina Farmacêutica do IEP/HSL

Denise Marotta: Farmacêutica e bioquímica (análises clínicas) pela UFSC. Coordenadora de Pesquisa na Amazônia Fitomedicamentos Ltda. Especialista em Pesquisa Clínica pela Faculdade Oswaldo Cruz.

Edinéia Lemos de Andrade: Pesquisadora científica do CIEnP. Mestre e Doutora em Farmacologia pela UFSC. Pós-Doutora em Farmacologia de Segurança pela Sanofi, Paris/França.

Eduardo Franco Motti: Médico. Sócio-gestor da consultoria Trials & Training. Mestre em Doenças Infecciosas pela USP.

Fábio Rosito: Médico. Especialista em Saúde Pública pela Universidade São Camilo. Pós-Graduação em Marketing pela Escola Superior de Propaganda e Marketing (ESPM). MBA Executivo Internacional pela Faculdade de Economia, Administração e Contabilidade (FEA)/USP.

Flavio Francisco Vormittag: Médico. Especialista em Pediatria pela Faculdade de Medicina (FM) da USP. Especialista em Medicina Farmacêutica pela Unifesp. Mestre em Administração de Empresas pela FEA/USP. Membro do Conselho de Ética da Associação da Indústria Farmacêutica de Pesquisa (Interfarma). Membro da Diretoria do Sindicato da Indústria de Produtos Farmacêuticos no Estado de São Paulo (Sindusfarma).

Gabriela Tannus Branco de Araújo: Economista. MBA em Economia e Gestão da Saúde pela EPM-Unifesp. Especialista em Projetos Globais em Saúde pela Harvard Bussiness School. Mestre em Ciências da Saúde pela EPM-Unifesp.

Gustavo Kesselring: Médico. Presidente da International Federation of Associations of Pharmaceutical Physicians & Pharmaceutical Medicine (IFAPP), gestão 2014-2016.

Honorio Silva: Adjunct Professor, BioPharma Educational Initiative, Rutgers University School of Health Related Professions, Newark, NJ, USA. President elect, IFAPP. Vice President, Alliance for Clinical Research Excellence and Safety, Cambridge, MA, USA.

Jarbas Mota Siqueira Junior: Farmacêutico. Gerente executivo do CIEnP. Doutor em Farmacologia pela UFSC.

João B. Calixto: Biólogo. Diretor-Presidente do CIEnP. Professor Titular aposentado da Universidade Federal de Santa Catarina. Mestre em Farmacologia pela EPM-Unifesp. Doutor em Farmacologia pela FMRP/USP. Membro da Academia Brasileira de Ciências.

Jordi Botet: Licenciado em Biologia. Doutor em Farmácia pela Universidade de Barcelona, Espanha.

Jurij Petrin: President and CEO of Pharmaceutical Regulatory Services, Inc., USA.

Lauro D. Moretto: Farmacêutico-bioquímico. Professor de Cursos de Pós-Graduação. Mestre em Tecnologia Bioquímico-Farmacêutica e Doutor em Ciências dos Alimentos pela Faculdade de Ciências Farmacêuticas (FCF)/USP. Presidente da Academia Nacional de Farmácia. Assessor do Programa Educacional e Assuntos Regulatórios do Sindusfarma.

Luis Carlos Marques: Farmacêutico. Sócio-Diretor da empresa Fitoscience Consultoria em Pesquisa e Desenvolvimento de Produtos Fitoterápicos Ltda. Especialista em Fitoterapia pela Escola de Saúde Pública do Paraná. Mestre em Botânica pela UFPR. Doutor em Ciências pela Unifesp. Presidente da Associação Paulista de Fitoterapia, gestão 2012-2015.

Luiz F. L. Reis: Superintendente de Pesquisa do Hospital Sírio-Libanês.

Marcelo Alexandre Costa Vaz: Professor de Pós-Graduação do Curso de Saúde Populacional da Universidade de Santo Amaro

(Unisa). Diretor médico da ICON Pesquisas Clínicas. Doutor em Pneumologia pela FMUSP.

Marcelo C. M. Fonseca: Médico. Professor responsável pelas disciplinas de Pesquisa Clínica e Avaliação de Tecnologias em Saúde do Curso de Tecnologias em Saúde da Unifesp. Mestre em Economia da Saúde e Doutor em Medicina pela Unifesp.

Maria José Delgado Fagundes: Advogada. Professora do Curso de Gestão Industrial Farmacêutica e de Assuntos Regulatórios do IPOG. Diretora e Corregedora da Interfarma. Especialista em Saúde Pública, Direito Privado e Bioética. Responsável pela Regulação, Monitoração e Fiscalização de Propaganda, Publicidade, Promoção e Informação de Produtos Sujeitos a Vigilância Sanitária (Anvisa) até 2012. Membro do Ad Hoc Expert Group em Marketing de Alimentos e Bebidas Não Alcoólicas para Crianças da Organização Mundial da Saúde (OMS).

Maria Teresa Riggio de Lima-Landman: Biomédica. Professora Associada do Departamento de Farmacologia, disciplina de Farmacologia Celular, do Setor de Produtos Naturais da EPM-Unifesp. Mestre em Farmacologia e Doutora em Ciências pela EMP-Unifesp.

Michelle Fleury Mejias: Farmacêutica. Especialista em Medicina Farmacêutica pelo IEP/HSL.

Mirtes Midori Tanae: Farmacêutica. Doutora em Ciências pela EMP-Unifesp.

Natasha Gago Koller: Farmacêutica. Especialista em Medicina Farmacêutica pela Unifesp. Gerente geral da Toxiclin Serviços Médicos.

Paulo A. Lotufo: Médico. Professor Titular de Clínica Médica da FMUSP. Coordenador da Divisão de Clínica Médica e Presidente da Câmara de Pesquisa do Hospital Universitário (Campus Butantã). Coordenador do Centro de Pesquisa Clínica e Epidemiológica da USP. Membro da Rede Nacional de Pesquisa Clínica. Investigador principal do Estudo Longitudinal de Saúde do Adulto (ELSA-Brasil) em São Paulo. Mestre e Doutor pela Faculdade de Saúde Pública da USP. Pós-Doutor pela Harvard Medical School. Livre-Docente em Clínica Médica na USP.

Peter D. Stonier: Consultant in Pharmaceutical Medicine. Director Education and Training Faculty Pharmaceutical Medicine. Professor Pharma Med, King's College, London.

Raquel Cristina Schwanke: Pesquisadora científica na área de Farmacocinética e Toxicocinética Não Clínica do CIEnP. Especialista em Farmácia Industrial. Mestre em Biologia Celular e Molecular pela Pontifícia Universidade Católica do Rio Grande do Sul (PUCRS). Doutora em Farmacologia pela UFSC.

Roberta Pessoa Simões: Farmacêutica. Professora da disciplina de Farmacocinética do Curso de Pós-Graduação em Medicina Farmacêutica do IEP/HSL. Coordenadora dos Cursos de MBA em Gestão Industrial Farmacêutica e Assuntos Regulatórios do IPOG. Diretora Técnico-Científica da Invel® e UCI Farma. Mestre e Doutora em Farmacologia, Anestesiologia e Terapêutica pela Universidade Estadual de Campinas (Unicamp).

Rodrigo Diaz Olmos: Clínico geral. Chefe da Divisão de Clínica Médica do Hospital Universitário da USP. Professor Doutor do Departamento de Clínica Médica da FMUSP.

Rodrigo Marcon: Farmacêutico. Pesquisador do CIEnP. Mestre, Doutor e Pós-Doutor em Farmacologia pela UFSC.

Sergio Graff: Diretor médico da Toxiclin. Especialista em Pediatria pela Sociedade Brasileira de Pediatria (SBP). Especialista em Clínica Médica pela Sociedade Brasileira de Clínica Médica (SBCM). Título na área de atuação de Medicina de Urgência e Emergência. Pós-Graduação *Latu Sensu* em Toxicologia pela Universidade Estadual Paulista (Unesp). Mestre em Toxicologia pela FCF/USP.

Stephen Sonstein: Director. Clinical Research Administration, Eastern Michigan University, Ypsilanti, MI, United States.

Thereza C. M. de Lima: Biomédica. Professora Titular de Farmacologia da UFSC. Mestre em Ciências pela USP. Doutora em Fisiologia Humana pela USP. Pós-Doutora pela Yale University School of Medicine e pelo Walter Reed Army Institute of Research.

Dedico este livro aos grandes esteios de minha vida:
Helena, minha grande amiga, companheira e esposa, em todos os momentos.
Leonardo e Leandro, meus filhos e eternos amigos.
Stefano, Vittorio e Tariq, netos queridos e maravilhosos
com os quais aprendo diariamente o ciclo da vida.

APRESENTAÇÃO

Há cerca de 10 anos, fui apresentado ao termo "medicina farmacêutica". Na época, eu era o recém-eleito presidente da Academia de Médicos Farmacêuticos e Investigadores (Academy of Pharmaceutical Physicians and Investigators – APPI), uma sucessora imediata da antiga Academia Americana de Médicos Farmacêuticos (American Academy of Pharmaceutical Physicians – AAPP). Tendo chegado àquela posição através da selva do mundo acadêmico, "o mundo da farmácia" foi um terreno novo para mim, e nessa nova descoberta contei com a ajuda de meus queridos amigos Gary Shangold, Peter Rheinstein, Gary Noble e Charlie Alexander, que conseguiram me guiar. Cheguei a pensar nos "médicos farmacêuticos" como médicos que haviam deixado suas práticas médicas e o *status* e os privilégios da academia para seguirem carreira na indústria farmacêutica. Para o bem ou para o mal, essa explicação proporcionou uma distinção facilmente compreensível entre médicos e médicos farmacêuticos, feita com uma simples elevação da voz quando tento explicar nossa organização. Bem, quase...

No início da minha gestão, Chris Allen sugeriu que eu deveria me tornar o representante da APPI na Federação Internacional das Associações de Médicos Farmacêuticos (IFAPP). Certo, pensei. Mas até aquele momento, eu não sabia que havia uma organização deste tipo! Descobri que a IFAPP abrangia organizações de médicos farmacêuticos de países de todo o mundo, ou seja, que seus membros que poderiam, naturalmente, proporcionar uma visão completa da área.

Então, somente quando comecei a me sentir confortável com a minha crescente notoriedade global, conheci Peter Stonier, que gentilmente fez o principal discurso na nossa reunião anual. Sua apresentação, intitulada "O Futuro da Medicina Farmacêutica", marcou o início da verdadeira revelação. De repente, meus olhos e mente se abriram para o fato de que, enquanto os médicos usam produtos farmacêuticos regularmente em suas práticas e muitos outros médicos trabalham na indústria farmacêutica, a medicina farmacêutica era algo completamente diferente. Passei a reconhecer que há uma área inteira, uma arte e uma ciência e que, para dominar tal área de atuação, é necessário se comprometer com o desenvolvimento, o uso, a avaliação, a comercialização e a segurança dos produtos farmacêuticos.

A explanação do professor Stonier a respeito da fundação e iniciativas da Faculdade de Medicina Farmacêutica no Royal College, no Reino Unido, permitiu-me pensar sobre esta área de forma totalmente integrada, enfatizando as complexidades desse esforço, baseado-se nos domínios da química e biologia, fisiologia e fisiopatologia, farmacologia, avaliação pré-clínica de toxicidade, delineamento e execução de ensaio clínico, regulação e supervisão, ética, integridade da investigação, estatística, gestão de dados e análise, gestão e operações, profissionalismo, compromisso com o paciente, *marketing* e logística – e a lista continua. Sim, de repente, era bastante evidente que a abrangência do conhecimento era muito maior do que simplesmente ser médico da indústria farmacêutica.

Durante essa década que passou tão depressa, a Medicina Farmacêutica tornou-se reconhecida e aceita em um número crescente de países, e o trabalho pioneiro da Associação Britânica de Médicos Farmacêuticos e do Royal College tem se ampliado e obtido êxito devido aos esforços contínuos de líderes comprometidos, como aqueles que contribuíram para esta obra notável. Impulsionadas pela visão do Dr. João Massud Filho e com o trabalho árduo de seus muitos colegas, estas páginas incluem todos os aspectos da Medicina Farmacêutica, desde o conceito até a aplicação, sempre em linguagem acessível e proporcionando uma visão ampla do assunto. Não há dúvidas de que este livro contribuirá imensamente para o avanço da área, auxiliando para que tanto estudantes como profissionais experientes e médicos farmacêuticos apreciem, cada vez mais, o conjunto integrado de habilidades e conhecimentos que formam a base de sua profissão.

Durante séculos, os seres humanos têm procurado medicamentos, que hoje chamamos de agentes farmacêuticos, ou simplesmente "drogas", para tratar suas enfermidades e doenças, para dar-lhes conforto e melhorar a sua saúde, para ajudar-lhes a levar uma vida mais produtiva e de melhor qualidade. Nada disso mudou, e nossas realizações surgiram em tempos milagrosos. No entanto, ainda há muito a ser feito, e a compreensão da Medicina Farmacêutica como uma área profissional, sobre a qual essas descobertas e sucessos são estabelecidos, contribuirá para que ela se desenvolva melhor.

Greg Koski, PhD, MD
Massachusetts General Hospital
Harvard Medical School
CEO e cofundador da
Alliance for Clinical Research Excellence and Safety (ACRES)

PREFÁCIO

O título *Medicina farmacêutica: conceitos e aplicações* é em si pretencioso. Mas basta olhar para sua lombada, para as ofertas no mercado editorial especializado brasileiro e para a lista de temas e de autores, para se verificar que não se trata de pretensão, e sim da busca por um título representativo da obra que chega agora aos leitores.

Sob a liderança do incansável Massud, um conjunto de excelentes profissionais, inclusive de fora do País, se desvelou para produzir o conhecimento aqui exposto. O incansável fica por conta da importante liderança de Massud junto a seus pares por todos esses anos e, principalmente, por sua dedicação à área da pesquisa clínica, oferecendo por mais de 15 anos um curso fundamental para a formação de pesquisadores e profissionais da área. Nos países centrais, governos e indústria têm uma grande preocupação com a formação destes profissionais, ao passo que, aqui, é tarefa isolada de abnegados.

Mas voltemos ao livro. Quando de minha passagem pela vigilância sanitária, senti muita falta de uma publicação com esta proposta. Tudo estava e está esparso. Neste livro, os diversos campos que cooperam na produção de novos medicamentos estão reunidos para produzir um conhecimento que irá contribuir para um tema comum – a Medicina Farmacêutica, uma nova área da Medicina e da Farmácia que está sendo criada para discutir os complexos caminhos do desenvolvimento de novas drogas (sejam elas de origem na síntese química, da natureza – vegetais, minerais ou animais –, biológicas ou cópias; sejam elas desenvolvidas mediante o método clássico – milhares de tentativas –, com o uso da etno-farmacoepidemiologia ou da pesquisa translacional).

O primeiro capítulo traz a discussão já anunciada da amplitude do tema da Medicina Farmacêutica. Em seguida, o livro aborda farmacologia, epidemiologia, estudos pré-clínicos e clínicos. Formação de pessoas para esta área, regulação sanitária e farmacovigilância. Toxicologia, farmacoeconomia, produção industrial e controle de qualidade, fitomedicamentos, genéricos, medicina translacional, estatística e ética. Considerações legais, *marketing*, biotecnologia. E encerra com um posfácio sobre a razão de ser do uso de medicamentos. Assim, a presente obra vence todo o espectro do campo desta nova área do conhecimento.

Em cada capítulo, o leitor encontrará o assunto sistematizado e com indicações de fontes complementares, para se aprofundar nos temas expostos. Também terá a oportunidade de travar conhecimento com temas em construção e que são indagações universais – como as discussões envolvendo as cópias, sendo abordados, aqui, temas críticos tanto acerca das cópias químicas como das biológicas. Afinal, são assuntos em aberto e situados na fronteira do conhecimento.

Cabe uma ressalva, entretanto: este é um livro sobre conceitos e aplicações cuja proposta não é esgotar esses assuntos, mas, antes, despertar no leitor a disposição de buscá-los e trazer a própria contribuição. Cumpre, ademais, a tarefa de indicar fontes alternativas para enriquecer a discussão.

Interessantes também são as abordagens envolvendo a área do direito e suas conexões com ética e acesso a medicamentos. Afinal, estamos em tempos de fosfoetanolamina. Assim, o modo como a vigilância sanitária atua no campo de ação do Estado moderno, com a função de gerir o risco de os cidadãos consumirem drogas, aliado às questões éticas na realização das pesquisas e aos aspectos legais, são assuntos de uma complexidade muito grande em nossas sociedades. Nesse contexto, a farmacoeconomia pode trazer alguma luz – não solução, pois a solução será sempre política, mas no sentido de que sempre será o agente público em nome do Estado, como gestor da sociedade, quem tomará a decisão. Afinal, o acesso às drogas não pode ser um acidente: são criadas para os cidadãos a elas terem acesso e elevarem seu bem-estar.

Enfim, leitor, eis uma obra densa para aqueles que querem ter melhor domínio dos assuntos aqui tratados e participar das discussões de temática tão atual.

Gonzalo Vecina Neto
Professor Assistente da Faculdade de Saúde Pública
da Universidade de São Paulo (FSP/USP)

"Tudo é ousado para quem nada arrisca"
– Fernando Pessoa

Há 40 anos milito na área da Medicina Farmacêutica. Desde o início de meu trabalho, senti a necessidade de uma capacitação específica, visto que se trata de um amplo cabedal de conhecimentos não obtido na graduação. Mais do que só conhecimento, é a capacidade de exercer efetivamente as funções dela decorrentes.

Hoje, trabalhamos muito mais com o conceito de competências, características pessoais e atitudes para a formação e o desempenho profissional.

Em 1999, iniciamos o Curso de Especialização em Medicina Farmacêutica na Universidade Federal de São Paulo (Unifesp) graças ao apoio dos professores Osvaldo Luis Ramos e Artur Beltrame Ribeiro. O conteúdo programático se baseava no da Royal Faculty of Pharmaceutical Medicine de Londres, pioneira nesta formação.

A ideia do livro, inicialmente para suporte do curso, surgiu em 2000, mas, por inúmeras dificuldades, ela só se materializou agora. Talvez assim tenha sido melhor para o primeiro livro brasileiro da área, pois agora contamos com maior experiência acumulada. Entre seus ousados objetivos, estão o de servir de referência a todos os profissionais que trabalham dentro do amplo espectro da Medicina Farmacêutica, e não só mais como suporte ao respectivo curso. Longe de ser completo, poderá ser útil para a introdução ao tema ou mesmo fornecer subsídios para um melhor aprofundamento dos conhecimentos.

Procurei convidar colegas, dentro de suas áreas de atuação, que pudessem contribuir de maneira prática e objetiva com cada tema proposto. Desse modo, trouxe para o livro experiência internacional em algumas áreas, como a própria conceituação de Medicina Farmacêutica, Assuntos Regulatórios (visando principalmente a ilustrar o *modus operandi* do FDA e EMA), Capacitação em Pesquisa Clínica, Desenvolvimento Tecnológico e Industrial.

Por parte dos colegas brasileiros, a contribuição foi muito importante nos temas em que, além da experiência pessoal, foram mostrados os conceitos teóricos de cada área. (A título de esclarecimento, ao longo da obra foram usadas, indistintamente, as palavras droga e medicamento, que, neste caso, se equivalem.)

Certamente, o conteúdo deste livro não se esgota por si, pois o conhecimento é dinâmico e devemos estar abertos o tempo todo para ampliá-lo e adequá-lo à nova realidade. Da mesma forma, tenho consciência de que poderia ter sido escrito de outro modo e com outro conteúdo, mas pareceram-me estes os mais adequados neste momento.

Agradeço a todos os colegas colaboradores, sem os quais este livro não surgiria, pois ninguém faz nada sozinho – e esta nossa área de atuação é um grande exemplo do trabalho multidisciplinar.

Agradeço a todos os alunos que ajudei a formar e com os quais aprendi muito.

João Massud Filho
Organizador

SUMÁRIO

1 CONCEITUAÇÃO E COMPETÊNCIAS DA MEDICINA FARMACÊUTICA 1
Honorio Silva, Peter D. Stonier, João Massud Filho

2 BASES DA FARMACOLOGIA CLÍNICA 23
Antonio José Lapa, Maria Teresa Riggio de Lima-Landman,
Mirtes Midori Tanae, Thereza C.M. de Lima, Caden Souccar

3 ESTUDOS PRÉ-CLÍNICOS 31
Edinéia Lemos de Andrade, Cristina Setim Freitas, Rodrigo Marcon,
Raquel Cristina Schwanke, Allisson Freire Bento,
Jarbas Mota Siqueira Junior, João B. Calixto

4 EPIDEMIOLOGIA CLÍNICA 67
Rodrigo Diaz Olmos, Paulo A. Lotufo

5 PESQUISA CLÍNICA 85
João Massud Filho

Projeto de desenvolvimento clínico 87
João Massud Filho, Denise Marotta

Fases da pesquisa clínica 91
Eduardo Franco Motti, João Massud Filho

Documentos essenciais de um projeto de pesquisa clínica 100
Eduardo Franco Motti

Avaliação da pesquisa clínica 104
João Massud Filho

Delineamento adaptativo 106
Marcelo Alexandre Costa Vaz

Populações especiais em pesquisa clínica 116
João Massud Filho

Peculiaridades da pesquisa clínica em oncologia 119
Carlos Gil Ferreira, Andréia Cristina de Melo

	Implantação e avaliação de qualidade de um centro de pesquisa clínica 122
	Gustavo Kesselring
	Capacitação em pesquisa clínica 126
	Stephen Sonstein
6	EVOLUÇÃO DA CIÊNCIA DA REGULAÇÃO: UMA CHAVE PARA O DESENVOLVIMENTO E A COMERCIALIZAÇÃO GLOBAL DOS MEDICAMENTOS 137
	Jurij Petrin
7	FARMACOVIGILÂNCIA 155
	Sergio Graff, Natasha Gago Koller, Michelle Fleury Mejias
8	TOXICOLOGIA CLÍNICA 163
	Sergio Graff, Natasha Gago Koller, Michelle Fleury Mejias
9	FARMACOECONOMIA 173
	Gabriela Tannus Branco de Araújo, Marcelo C. M. Fonseca
10	DESENVOLVIMENTO TECNOLÓGICO E QUALIDADE DE MEDICAMENTOS 183
	Jordi Botet, Lauro D. Moretto
11	FITOMEDICAMENTOS 211
	Dagoberto de Castro Brandão, Luis Carlos Marques
12	MEDICAMENTOS GENÉRICOS 227
	Roberta Pessoa Simões
13	MEDICINA TRANSLACIONAL 255
	Luiz F. L. Reis
14	ESTATÍSTICA 265
	Ângela T. Paes
15	ÉTICA NA INDÚSTRIA FARMACÊUTICA: A PESQUISA EM SERES HUMANOS, O CAMINHO DA PROPAGANDA E O NEGÓCIO COM FOCO EM INICIATIVAS DE *COMPLIANCE* 287
	Maria José Delgado Fagundes, Flavio Francisco Vormittag
16	INTRODUÇÃO À REGULAÇÃO DA INDÚSTRIA FARMACÊUTICA 307
	Angela Fan Chi Kung
17	MARKETING FARMACÊUTICO 315
	Fábio Rosito
	POSFÁCIO: POR UMA PRESCRIÇÃO RACIONAL DE MEDICAMENTOS 323
	João Massud Filho
	ÍNDICE 327

1

CONCEITUAÇÃO E COMPETÊNCIAS DA MEDICINA FARMACÊUTICA

HONORIO SILVA
PETER D. STONIER
JOÃO MASSUD FILHO

A formalização da Medicina Farmacêutica como uma disciplina biomédica independente estabeleceu novos canais de comunicação e oportunidades para os profissionais médicos, no sentido de atuarem na indústria farmacêutica, de biotecnologia, de dispositivos médicos, pesquisa clínica, bem como na academia, agências regulatórias ou governamentais. Não obstante, a maioria dos profissionais biomédicos não está plenamente consciente da missão e visão da indústria farmacêutica e as complexidades e regulamentações relacionadas com a descoberta, o desenvolvimento e a comercialização de medicamentos. Muitas vezes, por estarem bastante envolvidos em suas funções na observação cuidadosa do processo de desenvolvimento de medicamentos, não percebem o benefício de sua potencial contribuição para a referida disciplina. Contudo, a indústria farmacêutica tornou-se uma oportunidade de emprego interessante para os médicos (e outros profissionais da área da saúde) uma vez que é necessário um crescente número de profissionais graduados em medicina para cuidar das muitas tarefas que exigem uma adequada formação e especialidade médica. Esses médicos e profissionais da área da saúde relatam estarem satisfeitos com a sua decisão pelas seguintes razões:

1. O trabalho nunca é repetitivo, maçante ou chato.
2. Eles se deparam com um novo conjunto de desafios e problemas a cada dia de trabalho.
3. Há um forte sentimento de realização, trabalho em equipe e colaboração em seu ambiente profissional.

Para muitos desses profissionais médicos, contudo, sua capacidade de progredir na carreira em companhias farmacêuticas, empresas de biotecnologia e de dispositivos médicos pode ser limitada pela falta de compreensão total ou de habilidades suficientes em Medicina Farmacêutica e o espectro global de desenvolvimento de medicamentos. Medicina Farmacêutica, embora em sua fase inicial, é o potencial catalisador que promoverá um melhor conhecimento e desenvolvimento profissional com um *feedback* positivo intrínseco na indústria farmacêutica. Pessoal bem treinado diminui o risco de erros e más decisões.

É crescente a conscientização mundial acerca da Medicina Farmacêutica, o desenvolvimento de medicamentos e suas contribuições para a sociedade. Assim, neste capítulo, será explorado o *status*, a evolução e as conquistas da Medicina Farmacêutica consolidada como uma disciplina e os esforços educacionais para a estabilização da profissão.

DEFINIÇÕES

Medicina Farmacêutica é a disciplina médica científica voltada para a descoberta, o desenvolvimento, a avaliação, o registro, o monitoramento e os aspectos médicos de comercialização de medicamentos em benefício de pacientes e da saúde pública (Federação Internacional das Associações de Médicos Farmacêuticos, em inglês International Federation of Associations of Pharmaceutical Physicians – IFAPP). No entanto, há um número elevado de profissionais não médicos atuando nessa área, o que a torna uma disciplina multiprofissional.

As áreas de atuação incluem os ensaios clínicos de medicamentos, a tradução de pesquisa da indústria farmacêutica em novos medicamentos, a segurança e o bem-estar dos pacientes e dos participantes da pesquisa em ensaios clínicos, além da compreensão do perfil de segurança dos medicamentos e sua relação risco-benefício.

Desenvolvimento de novos fármacos (medicamentos) é a expressão utilizada para definir o processo de inserção de um novo medicamento no mercado uma vez que tenha sido identificado um composto-líder (protótipo, do inglês, *lead compound*) mediante o processo de descoberta de novos fármacos. Inclui a investigação pré-clínica e os ensaios clínicos, podendo incluir a etapa de obtenção de aprovação regulatória para a comercialização do fármaco.

O especialista em Medicina Farmacêutica é o profissional biomédico que se dedica à descoberta, à pesquisa, ao desenvolvimento e/ou apoio à promoção da ética e uso seguro de produtos farmacêuticos, produtos de biotecnologia, vacinas, dispositivos ou diagnósticos. Esse profissional trabalha na indústria farmacêutica, universidades, escolas biomédicas, agências reguladoras de medicamentos e organizações de contratos de pesquisa (*contract research organizations*), mas também possui estreita afinidade com colegas médicos que atuam em outras áreas de desempenho profissional.

Médico investigador é aquele que atua como investigador clínico de estudos e ensaios clínicos, responsável pela condução segura e ética de pesquisas envolvendo seres humanos. Esse profissional atua na indústria farmacêutica, na academia e no governo.

Cientistas no desenvolvimento de novos fármacos são profissionais de outras áreas das ciências biomédicas envolvidos também com pesquisa clínica, trabalhando em produtos farmacêuticos, agências reguladoras, instituições acadêmicas e organizações contratadas de pesquisa (Figura 1.1).

A Medicina Farmacêutica é, portanto, um campo multidisciplinar e global, envolvendo cientistas e uma ampla gama de profissionais e grupos técnicos (médicos e não médicos) em seu trabalho, com o apoio de profissões jurídicas, financeiras e administrativas.

Desde que o desenvolvimento de medicamentos tornou-se um processo global, mais profissionais foram incorporados à força de trabalho em pesquisa clínica em diversos países e, assim, as oportunidades de trabalhar em equipe e uma maior mobilidade profissional são agora mais evidentes. Educação e formação adequadas passaram a ser fundamentais para garantir um plano de carreira que leva ao conceito de que

> "[...] os profissionais com pós-graduação, com melhor treinamento, trabalhando no desenvolvimento e regulação de medicamentos produzem melhores medicamentos" (Programa de Formação em Medicina Farmacêutica).[1]

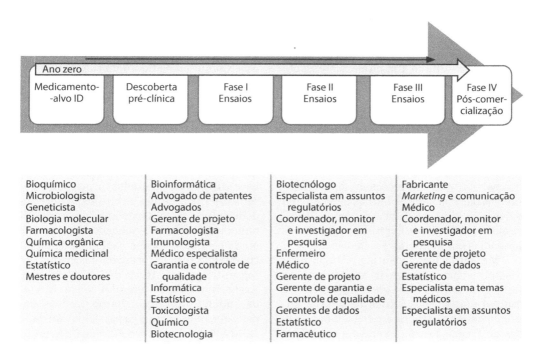

FIGURA 1.1 Alguns exemplos de profissionais envolvidos no desenvolvimento de novos medicamentos.

MEDICINA FARMACÊUTICA COMO DISCIPLINA E COMO PROFISSÃO

Sessenta anos atrás, a vida dos médicos que atuavam na indústria farmacêutica não era particularmente invejável, pois esses postos de trabalho chegavam a ser considerados "menos importantes" quando comparados aos de outros médicos. Ou seja, eram poucos os empregados na área. A fim de evitar esse isolamento, um grupo de médicos da indústria farmacêutica do Reino Unido se uniu e, em 1957, formou, como veículo de apoio mútuo, a Association of Medical Advisors in the Pharmaceutical Industry – mais tarde, chamada de British Association of Pharmaceutical Physicians.

Com o passar dos anos, a base científica da medicina evoluiu, surgindo novos conceitos para garantir critérios sólidos quanto à segurança e à eficácia no desenvolvimento de novos medicamentos, resultando em uma mudança na abordagem da sociedade para os produtos farmacêuticos – que passou de venda não regulamentada ao uso da intervenção do governo e regulamentação profissional. As exigências legais necessárias para demonstrar a eficácia e a segurança refletiram em mudanças nas atitudes sociais e nas expectativas de desenvolvimento de medicamentos, tornando necessário o aumento de profissionais qualificados no processo.

As mudanças ocorridas no contexto profissional levaram ao fato de que a esses médicos foram atribuídas a responsabilidade final pela interpretação de dados clínicos derivados de um desenvolvimento de fármaco específico e também a determinação se o medicamento deveria ou não ser comercializado, ou se deveria continuar a ser comercializado, o que aumentou o reconhecimento dentro de suas empresas e, gradualmente, ensejou o reconhecimento do seu valor dentro da indústria farmacêutica.

Como resultado, um número crescente de médicos e de outros profissionais biomédicos se juntou à indústria farmacêutica, que é agora uma oportunidade de emprego interessante. No entanto, o maior crescimento e a ascensão profissional na indústria farmacêutica, biotecnologia e empresas de dispositivos médicos podem ser limitados pela falta de conhecimento ou de habilidades básicas nas disciplinas de Medicina e Desenvolvimento Farmacêutico de Medicamentos (ver, neste capítulo, seção "Competências em Medicina Farmacêutica").

Medicina Farmacêutica é, hoje, uma disciplina biomédica bem aceita, embora falte uma consciência global sobre o seu âmbito e extensão. É uma disciplina alinhada com o currículo internacional, cursos de formação com exames e qualificações, apresenta suas próprias metodologias de pesquisa e abraça novas tecnologias e regulamentos em busca de provas de qualificação, segurança e eficácia dos medicamentos (ver, neste capítulo, seção "Educação na Medicina Farmacêutica"). Os avanços na disciplina são disseminados por meio de livros, revistas científicas e congressos da área.

Como profissão, a história da Medicina Farmacêutica é relativamente nova e, no início, era considerada alheia ao âmbito das profissões médicas e científicas convencionalmente respeitadas. Em 1970, três britânicos "consultores médicos" (foram então conhecidos como médicos-farmacêuticos) conceberam a ideia de se reunirem em uma associação de médicos atuando na indústria farmacêutica global. Essa ideia teve um efeito bastante positivo uma vez que cerca de 400 delegados (associados) de praticamente todos os países do mundo participaram da 1ª Conferência Internacional de Médicos Assessores da Indústria Farmacêutica (IMMAPI), em Londres, em abril de 1972.

Duas grandes decisões foram tomadas na Conferência: primeiro, os participantes votaram, por unanimidade, a favor da realização de uma 2ª IMMAPI nos anos seguintes; segundo, os participantes elegeram uma Comissão de Coordenação, dando-lhe a responsabilidade de redigir uma Constituição para uma Federação Internacional à qual as associações nacionais de consultores médicos pudessem filiar-se.

Essa iniciativa fez os conselheiros (ou consultores) médicos se conscientizarem de que sua função e responsabilidades eram bem diferentes daquelas praticadas por seus colegas atuando na clínica. A necessidade de associações nacionais de profissionais de Medicina Farmacêutica tornou-se óbvia e 12 associações nacionais de médicos-farmacêuticos foram então criadas nos seguintes países: África do Sul, Alemanha, Argentina, Bélgica, Brasil, França, Holanda, Índia, Itália, Japão, Reino Unido e Suécia. Seus representantes participaram da 2ª IMMAPI, realizada em Florença, em outubro de 1975.

Como consequência, formou-se IFAPP para refletir a sua perspectiva global e a necessidade de esses profissionais serem considerados especialistas. Até a presente data, existem mais de 30 associações profissionais nacionais, as quais abrangem mais de 6 mil profissionais já filiados à IFAPP (Figura 1.1 e Quadro 1.1), uma organização sem fins lucrativos cuja missão é

> [...] promover a Medicina Farmacêutica, aumentando o conhecimento, a experiência e as competências dos médicos e cientistas no desenvolvimento de novos fármacos em todo o mundo, levando, assim, à disponibilidade e ao adequado uso de medicamentos para o benefício de doentes e da sociedade.[2]

As metas e os objetivos da IFAPP são:

1. Promover a Medicina Farmacêutica e o desenvolvimento de medicamentos pelo aumento do conhecimento, das competências e das habilidades dos médicos e de outros profissionais de todo o mun-

QUADRO 1.1 Associações Nacionais de Medicina Farmacêutica*

País	Nome do membro associado	Sigla
África do Sul	South African Association of Pharmaceutical Physicians	SAAPP
Alemanha	Deutsche Gesellschaft fur Pharmazeutische Medizin	DGPharMed
Argentina	Sociedad Argentina de Medicos de la Industria Farmaceutica	SAMEFA
Austrália	Australian Pharmaceutical Physicians Association	APPA
Áustria	Gesellschaft fur Pharmazeutische Medizin	GPMed
Bangladesh	Bangladesh Association of Pharmaceutical Physicians	BAPP
Bélgica	Belgian Association of Pharmaceutical Physicians	BeAPP
Brasil	Sociedade Brasileira de Medicina Farmacêutica	SBMF
Coreia do Sul	Korean Society of Pharmaceutical Medicine	KSPM
Dinamarca	Danish Association of Pharmaceutical Physicians	DAPP
Espanha	Asociación de Medicina de la Industria Farmacéutica Espanola	AMIFE
Estados Unidos	Academy of Physicians in Clinical Research	APCR
Filipinas	Phillippine College of Pharmaceutical Medicine	PCPM
Finlândia	Finnish Association of Pharmaceutical Physicians	FiAPP
França	Association of Physicians from the Health Products Industry	AMIPS
Grécia	Hellenic Society of Pharmaceutical Medicine	ELEFI
Holanda	Netherlands Association of Pharmaceutical Physicians	NAPP (NFVG)
Hungria	Hungarian Clinical Trial Management Society	HCTMS
Hungria	Clinical Trial Management Society	CTMS (MKVT)
Indonésia	Indonesian Pharmaceutical Physicians Association	IPPA
Irlanda	Association of Pharmaceutical Physicians of Ireland	APPI
Itália	Societa di Scienze Farmacologiche Aplicate	SSFA
Japão	Japanese Association of Pharmaceutical Medicine	JAPhMed
México	Asociación de Medicos Especialistas en la Industria Farmacéutica	AMEIFAC
Paquistão	Pakistan Association of Pharmaceutical Physicians	PAPP
Peru	Asociation Peruana de Medicina Farmaceutica	APEMEFA
Portugal	Associação dos Médicos Portugueses da Indústria Farmacêutica	AMPIF
Reino Unido	British Association of Pharmaceutical Physicians	BrAPP
Romênia	Socitatea de Medicina Farmaceutica din Romania	SOMFAR
Servia	Serbian Association of Pharmaceutical Physicians	SFM
Cingapura	Associación of Pharmaceutical Physicians of Singapore	APPS
Suécia	Swedish Society of Pharmaceutical Medicine	SSPM
Suíça	Swiss Society of Pharmaceutical Medicine	SGPM
Suíça	Swiss Association of Pharmaceutical Professionals	SwAPP
Turquia	Turkish Association of Medical Profession Members in the Pharmaceutical Industry	ISMED

* As associações da França e da Turquia não são ligadas, atualmente, à IFAPP.

do, levando, assim, à disponibilidade e adequada utilização de medicamentos em benefício dos doentes e da sociedade.
2. Estimular uma relação mais estreita entre todos os profissionais que trabalham no campo da Medicina Farmacêutica e no desenvolvimento de medicamentos: indústria; academia; órgãos reguladores; autoridades; e decisores políticos.
3. Promover o desenvolvimento e reconhecimento internacional da Medicina Farmacêutica como disciplina distinta e como profissão por meio de certificação e especialização.

Para atingir tais objetivos, a IFAPP:

1. Divulga informações sobre os avanços da Medicina Farmacêutica e desenvolvimento de medicamentos para os profissionais de saúde em todo o mundo.
2. Organiza Conferências Internacionais de Medicina Farmacêutica (ICPM, do inglês International Conference on Pharmaceutical Medicine), em uma colaboração estratégica com suas associações nacionais (NMA, do inglês National Member Associations).
3. Promove uma estreita relação e entendimento entre as associações nacionais, os profissionais da área médica e afins, as organizações afins e as autoridades reguladoras.
4. Trabalha em colaboração com outras instituições para criar normas e códigos de ética para a profissão.

CERTIFICAÇÃO E ESPECIALIZAÇÃO EM MEDICINA FARMACÊUTICA

A certificação profissional, muitas vezes chamada simplesmente de certificação ou qualificação, é a designação obtida por uma pessoa para garantir a qualificação com vistas a realizar um trabalho ou tarefa. Certificação não se refere ao *status* de legalmente poder praticar ou trabalhar em uma profissão – essa é a licenciatura ou o bacharelado (graduação). Normalmente, o licenciamento é administrado por uma entidade governamental para fins de proteção pública, e uma associação profissional administra a certificação. O licenciamento e a certificação são semelhantes na medida em que ambos exigem a demonstração de certo nível de conhecimento ou habilidade. Especialização é um tipo de certificação, geralmente necessária para o licenciamento (Figura 1.2).

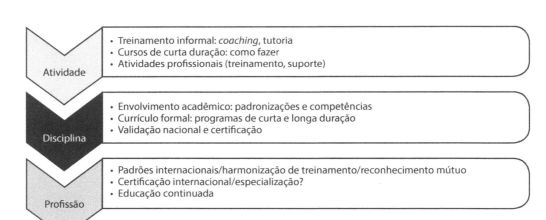

FIGURA 1.2 Evolução da educação e formação em Medicina Farmacêutica/Ciências do Desenvolvimento de Medicamentos.

Os programas de certificação são criados, patrocinados ou afiliados às associações profissionais, instituições acadêmicas, organizações profissionais ou fornecedores privados interessados em elevar os padrões, sem interferência do governo. Muitos desses programas são completamente independentes de organizações associativas, porém há os que têm apoio e endosso das associações. É importante ressaltar, contudo, que uma agência do governo pode decretar uma certificação que é exigida por lei, para que os profissionais sejam autorizados a executar uma tarefa ou trabalho.

Embora existam médicos que trabalham para empresas farmacêuticas em todo o mundo, ainda há uma consciência limitada da disciplina no âmbito das associações médicas acadêmicas e nacionais. No mundo da medicina, o licenciamento é sinônimo de especialização que, por sua vez, está diretamente relacionada com a prática da medicina em um campo selecionado. Nesse cenário, o fato de a Medicina Farmacêutica não ser acompanhada de uma prática médica explícita (manejo do paciente) tem sido um obstáculo significativo para alcançar o reconhecimento da especialização.

Embora a promoção do desenvolvimento e o reconhecimento internacional da Medicina Farmacêutica como uma especialidade médica sejam objetivos da IFAPP, eles foram apenas parcialmente atendidos. Como mencionado, uma série de possíveis explicações (não suficientemente defendidas) – como a falta de consciência sobre a referida área de conhecimento entre os tomadores de decisão do país, a não definição dos requisitos para a licença de especialista, o reconhecimento limitado de novas especialidades médicas ao nível do país etc. – pode ser atribuída a essa falta de sucesso e à lentidão para o seu reconhecimento como especialidade médica distinta. Medicina Farmacêutica é aceita como tal apenas em alguns países (Reino Unido, Irlanda, Suíça, Bélgica e Argentina).

A Medicina Farmacêutica é um campo multidisciplinar e global, envolvendo cientistas e uma ampla gama de profissionais e grupos técnicos, médicos e não médicos, em seu trabalho, com o apoio de profissões jurídicas, financeiras e administrativas. É o âmbito de uma especialidade médica que também é muito ampla, abrangendo pesquisa básica, de caráter exploratório, a pesquisa translacional, desenvolvimento de confirmação, ensaios clínicos, farmacoeconomia, segurança e medicamentos de suporte no mercado de cuidados de saúde. Isso inclui áreas funcionais dentro da indústria, como farmacologia clínica, pesquisa clínica, assuntos médicos, vigilância pós-comercialização, assuntos regulatórios, informações médicas, educação médica, assuntos corporativos e economia da saúde.

O aumento de grupos profissionais envolvidos nas funções específicas citadas levou à respectiva formação de associações profissionais relacionadas (assuntos regulatórios, pesquisa clínica, farmacologia clínica, farmacovigilância etc.) em bases nacionais ou internacionais. Alguns desses grupos profissionais emergentes criaram programas de certificação (escolar ou não) ou conceberam um conjunto básico de competências profissionais. IFAPP e PharmaTrain (ver, neste capítulo, seção "Educação na Medicina Farmacêutica") estabeleceram as competências essenciais em Medicina Farmacêutica e desenvolvimento de medicamentos, que também servem como um guarda-chuva para todas as áreas funcionais relacionadas com a disciplina (ver, neste capítulo, seção "Competências em Medicina Farmacêutica"). Já está elaborado um programa de certificação/especialização patrocinado por ambos, PharmaTrain e IFAPP. Ainda, levando-se em consideração o número crescente de profissionais não médicos que são membros das associações nacionais filiadas à IFAPP (cerca de 40% dos quase 6 mil profissionais), em 2012, decidiu-se mudar oficialmente seu nome para Federação Internacional das Associações de Médicos Farmacêuticos e Medicina Farmacêutica.

EDUCAÇÃO NA MEDICINA FARMACÊUTICA

Programas educacionais, como oficinas não estruturadas, foram desenvolvidos por médicos farmacêuticos pioneiros como atividades-satélite para conferências de farmacologia clínica, em diversos países. Na época, as associações locais estavam em processo de constituição. Vale mencionar que o Reino Unido desempenhou um papel de liderança importante na definição do ritmo para a educação em Medicina Farmacêutica.

O primeiro curso de pós-graduação foi criado em 1975 e transferido para a Universidade de Wales (atualmente, Universidade de Cardiff). Em 1976, o Royal College of Physicians, do Reino Unido, desenvolveu o primeiro exame oral para obtenção de diploma em Medicina Farmacêutica, cujos examinadores eram médicos seniores que trabalhavam nos setores público e privado, com experiência nessa ciência, em farmacologia clínica e em toxicologia.

A Faculdade de Medicina Farmacêutica (FPP) foi criada em 1989 pelo Royal College of Physicians, no Reino Unido, refletindo a mudança e a transição de farmacologistas clínicos e médicos de outras especialidades para a indústria e posições de regulação. A FPP mantém uma estreita relação com a farmacologia clínica, pois os princípios básicos da terapêutica ou farmacologia clínica são fundamentais para o negócio no âmbito farmacêutico relacionado à descoberta, ao desenvolvimento, ao registro e à autorização de medicamentos.

A FPP assumiu o papel de manter os padrões para a prática da Medicina Farmacêutica e criou o Código de Boa Prática Médica em Pesquisa Clínica.

Em 1994, o exame para o diploma foi transferido do Royal College of Physicians para a The Faculty of Pharmaceutical Medicine (FPM), e ambos se tornaram as únicas instituições historicamente responsáveis pelo fornecimento de certificação com base em um exame escrito. Como abordado mais adiante neste capítulo, o PharmaTrain assumirá tal responsabilidade.

A educação também tem sido um foco importante para IFAPP. O Conselho de Educação em Medicina Farmacêutica (CEPM), criado em 2001, tem o objetivo de harmonizar os programas de pós-graduação na área do conhecimento e fornecer serviços de validação para tais programas, bem como na organização de atividades de desenvolvimento profissional contínuo (CPD, do inglês *continuous professional development*) em cooperação com as associações locais. A colaboração com outras associações biomédicas no âmbito local foi considerada decisiva para a educação nesta área do conhecimento.

Como foram lançados outros programas de pós-graduação em Medicina Farmacêutica em vários países da Europa, Ásia e América Latina, a IFAPP, por intermédio do CEPM, assumiu a responsabilidade de os credenciar. Antes dos cursos de pós-graduação oferecidos pelo PharmaTrain, muitos programas de pós-graduação nessa área de conhecimento foram credenciados pela IFAPP por meio de currículos alinhados. Isso foi agora transferido para a Federação PharmaTrain. Por isso, alguns programas de pós-graduação em Medicina Farmacêutica foram credenciados pela IFAPP e outros pelo PharmaTrain.

PharmaTrain e a iniciativa sobre Medicamentos Inovadores

A Iniciativa sobre Medicamentos Inovadores (IMI) é o único setor de colaboração pan-Europeia público-privada entre grandes e pequenas empresas biofarmacêuticas e empresas de cuidados de saúde, agências reguladoras, academia e pacientes. Os objetivos da IMI são apoiar a descoberta mais rápida e o desenvolvimento de melhores medicamentos para os pacientes e aumentar a competitividade da Europa, garantindo que o seu setor biofarmacêutico receba apoio estratégico para o benefício dos pacientes, assim como os cientistas e os cidadãos. Educação e formação são um componente crítico da agenda de investigação estratégica do IMI. A partir de 2011, um total de 42 recomendações multidisciplinares foi desenvolvido para resolver os gargalos na descoberta e no desenvolvimento de novos medicamentos. O PharmaTrain é um dos quatro projetos de formação que incluem ainda EMTRAIN, SafeSciMET e EU2P.

O PharmaTrain foi uma parceria público-privada de 24 universidades, 13 sociedades científicas/associações e várias organizações de formação de parceiros, contemplando entidades reguladoras e 15 empresas farmacêuticas filiadas à Federação Europeia das Associações e Indústrias Farmacêuticas (EFPIA). A IFAPP é um membro fundador do PharmaTrain do qual aprovou o sistema de gestão de conteúdos programáticos e de qualidade. A maioria das universidades é membro da Federação Europeia de Provedores de Curso em Medicina Farmacêutica (EFCPM). Elas oferecem cinco diplomas básicos, 12 programas em nível de mestrado e um grande número de módulos de formação optativas e especiais como parte da plataforma CPD-PharmaTrain. Os conteúdos curriculares para esses programas foram harmonizados com todas as instituições acadêmicas que participam na Europa. A filiação de outras instituições acadêmicas além das instituições europeias é esperada para que o PharmaTrain se torne uma verdadeira rede global.

O PharmaTrain passou a ser a maior parceria público-privada na área da biomedicina no continente europeu. O programa de treinamento de qualidade no desenvolvimento integrado de fármacos está agora sendo normalizado por um número de organizações acadêmicas, em todo o mundo. Seu *status* como "privada" patrocinado pela União Europeia terminou em 2014 e foi sucedida pela Federação PharmaTrain (PTF, do inglês PharmaTrain Federation).

A PTF tem como objetivo oferecer cursos projetados para atender a necessidade de profissionais que trabalham no desenvolvimento de medicamentos. Os resultados de aprendizagem do Curso Diplomação Básica estão totalmente alinhados com o perfil de competências estabelecido para os especialistas em Medicina Farmacêutica. Os programas modulares para o nível de mestrado permitirão que os graduados passem a liderar o processo de desenvolvimento de fármacos (nesse contexto, a Europa passa a ter uma vantagem competitiva no desenvolvimento de medicamentos inovadores). O PharmaTrain aumentará as oportunidades de carreira para os graduados, proporcionando uma educação que busca compreender os processos de desenvolvimento integrativos de novos medicamentos da indústria e suas exigências, bem como permitir que as pessoas possam construir um portfólio de reconhecidos pontos de crédito transferíveis no Sistema Europeu de Transferência de Crédito de Pós-graduação. Os créditos resultantes de atividades de CPD também poderiam ser usados para efeitos de recertificação e relicenciamento nos países europeus, se necessário, principalmente naqueles onde a Medicina Farmacêutica já é reconhecida como especialidade médica.

A plataforma PharmaTrain inclui módulos eletivos e de extensão, bem como módulos autônomos que visam facilitar a aprendizagem ao longo da vida e que também oferecem aos seus frequentadores oportunidades para completar o curso base (programas de certificação) ou programas de mestrado, com ou sem módulos eletivos (Figura 1.3).

Os cursos *on-line* do PharmaTrain (PharmaTrain e-campus) integram o que há de mais atual nos módulos mistos recém-desenvolvidos com os coletados em pesquisa contínua para que um diretório de cursos *on-line* (PharmaTrain e-biblioteca) esteja finalmente disponível para todos os parceiros PharmaTrain, permitindo-lhes misturar o conteúdo da maneira mais adequada às suas instituições. O e-campus seria particularmente atraente para aqueles países que não têm acesso aos cursos tradicionais oferecidos no local por suas respectivas instituições acadêmicas.

COMPETÊNCIAS EM MEDICINA FARMACÊUTICA

Percebe-se uma incompatibilidade entre o perfil dos egressos oriundos de programas acadêmicos de formação de profissionais de saúde e as necessidades de mudança dos vários sistemas de saúde ao redor do mundo. A educação profissional não manteve o ritmo dessas mudanças em grande parte devido ao currículo fragmentado, desatualizado e estático que leva a falhas na capacitação dos graduados. O redesenho da educação profissional em saúde é, por isso, necessário e oportuno, focando na aprendizagem transformadora e na interdependência na educação.

A aprendizagem transformadora contempla três mudanças fundamentais:

1. Envolver desde a memorização de fatos para pesquisa até a análise e a síntese de informações para a tomada de decisão;
2. Buscar profissionais credenciados individuais com vistas a alcançar as competências essenciais para o trabalho em equipe eficaz nos sistemas de saúde.
3. Adotar, de forma acrítica, modelos educacionais para adaptação criativa dos recursos globais, mas lidando com as prioridades locais.

A educação baseada em resultados (*outcomes-based education*) ou educação baseada em competências tem sido proposta como uma solução adequada para a aprendizagem transformadora.

Educação baseada em competências (CBE) é um discurso emergente na educação e formação de profissionais de saúde e tem sido adotada por inúmeras instituições acadêmicas e associações profissionais em todo o mundo, nos níveis de graduação, pós-graduação e de CPD.

A definição da CBE é bastante variável na literatura da educação médica e uma revisão sistemática levou à seguinte proposta:[3,4]

> A educação baseada em competências é uma abordagem para a preparação de médicos para a prática, sendo fundamentalmente orientada para formar habilidades de resultado e organizadas

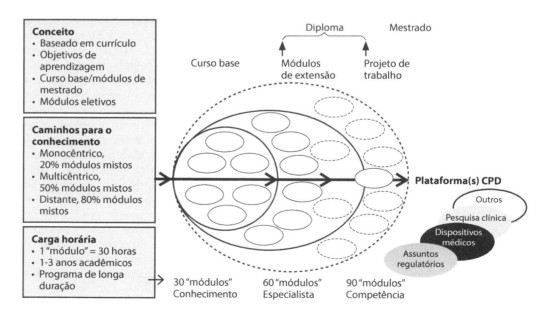

FIGURA 1.3 Conceito modular PharmaTrain para diploma do curso base, mestrado e plataforma CPD.

em torno de competências derivadas de uma análise do que a sociedade e o paciente precisam. Enfatiza o treinamento com base no tempo e promete maior responsabilidade, flexibilidade e centralidade no aluno.

A CBE é organizada em torno de competências ou habilidades pré-definidas, dos objetivos e das metas do currículo.

Competência é definida como

> [...] uma capacidade observável de todo profissional, integrando vários componentes, como conhecimentos, habilidades, valores e atitudes.[5]

Desde que as competências sejam observáveis, elas podem ser medidas e avaliadas para garantir a sua aquisição. As competências podem ser organizadas como blocos de construção para facilitar o desenvolvimento progressivo.

Considerando que, no idioma inglês, *competency* pode ser usado como sinônimo de *competence*, na educação médica e na avaliação da literatura, o termo competência (*competency*) deve ser restrito à própria habilidade, enquanto a competência (*competence*) é a capacidade de executar essa habilidade que é atributo do indivíduo. Competência é um ponto sobre o espectro de melhorar o desempenho. Um profissional competente é alguém que possui as habilidades necessárias em todos os domínios em determinado contexto, em um estágio definido de educação ou prática. Competência e desempenho são diferentes, embora intimamente relacionados.

O desempenho pode ser prejudicado por inúmeros fatores, independentemente da competência. O conceito de "progressão da competência" significa que os alunos avançam ao longo de uma série de marcos definidos em seu caminho, que podem ter impacto nos resultados específicos de sua formação.

O currículo do PharmaTrain se baseia em resultados de aprendizagem (*learning outcomes* – LO), que são declarações do que se espera que um aluno conheça, compreenda e/ou seja capaz de demonstrar após a conclusão de um processo de aprendizagem. Os resultados de aprendizagem são parte integrante do currículo.

Como a maioria dos atuais programas de pós-graduação em Medicina Farmacêutica, em todo o mundo, é baseada no conhecimento, há a necessidade de se definir um conjunto de competências que será útil na elaboração de currículos CBE ou *benchmarking* com os resultados de aprendizagem dos currículos estabelecidos, como os currículos de formação base do PharmaTrain.

Um grupo de trabalho foi formado dentro do CEPM, incluindo representantes do PharmaTrain, instituições acadêmicas e associações membros nacionais da IFAPP, com especial interesse e experiência na melhoria da qualidade da educação. O grupo também foi envolvido no ensino da disciplina nos níveis de graduação, pós-graduação e CPD. Seus objetivos contemplam:

a) definir um conjunto de competências essenciais para os médicos farmacêuticos e cientistas no desenvolvimento de medicamentos a ser resumido na demonstração de competência; e
b) referenciar e alinhar essas competências essenciais identificadas com os resultados de aprendizagem do curso base do PharmaTrain.

Uma revisão completa e uma análise das competências essenciais publicadas por grupos acadêmicos ou associações profissionais relacionadas com a Medicina Farmacêutica e a pesquisa clínica foram, então, conduzidas. No entanto, isso não se destinava a ser uma revisão sistemática, mas a coleta e avaliação das melhores práticas e recomendações relacionadas com as competências. A seguir, foi acordada para esse exercício uma combinação entre a pesquisa bibliográfica e as consultas individuais com grupos relacionados, tendo sido utilizada uma abordagem seis-sigma modificada. Os domínios foram identificados por *benchmarking*, alinhamento e harmonização de domínios e competências de outros grupos semelhantes ou relacionados. As recomendações do Royal College of Physicians Joint Board Training eram a espinha dorsal para esse exercício.

As questões críticas consideradas foram: áreas e domínios de competência e sua validade intrínseca e extrínseca; os descritores para cada competência e sua relevância; o nível de granularidade e comparabilidade com outras profissões e disciplinas; e o nível de conhecimento desejado. O grupo concentrou-se apenas nos aspectos cognitivos para cada competência proposta, realizando um mapeamento dos resultados de aprendizagem e currículo para o curso base do PharmaTrain. As competências foram verbalizadas com maior expressão associadas à categoria competência na taxonomia revisada de Bloom.

Três áreas (Desenvolvimento de Medicamentos e Ensaios Clínicos, Assuntos Regulatórios e Segurança dos Medicamentos, Cuidados de Saúde e Profissionalismo) e sete domínios de competência do núcleo foram identificados no âmbito de competência, ocorrendo da seguinte forma: Descoberta de Medicamentos e Desenvolvimento Inicial; Desenvolvimento Clínico e Ensaios Clínicos; Regulação de Medicamentos; Vigilância da Segurança de Medicamentos; Ética e Proteção do Sujeito da Pesquisa; Mercado da Saúde; Comunicação e Gestão. Foram incluídas 60 competências essenciais para médicos farmacêuticos e cientistas no desenvolvimento de medicamentos, inseridas nos sete domínios supramencionados (Quadros 1.2 a 1.6).

Definições de competências resumindo os domínios de competência foram estruturadas conforme descrito no Quadro 1.7, como já mencionado. Trata-se de uma descrição sucinta para que todo profissional competente seja capaz de participar com sucesso de qualquer fase de gerenciamento do ciclo de vida do produto.

É importante mencionar que a aprendizagem por resultados do curso base do PharmaTrain está muito bem alinhada (93%) com as competências mencionadas no quadro. Na fase final (validação), a minuta do documento foi analisada por consultores externos designados por ambas as associações de membros nacionais da IFAPP e do PharmaTrain. O segundo conjunto de domínios e competências, a definição de competência e o alinhamento com a aprendizagem por resultados do PharmaTrain foram, então, enviados para revisão e *feedback* dos membros das associações nacionais da IFAPP. Todas as associações nacionais, exceto uma, aceitaram o documento proposto. A versão final foi sancionada em Assembleia Geral da IFAPP em 2012.

Possíveis usos das competências em Medicina Farmacêutica/ Desenvolvimento de medicamentos

As competências têm por objetivo servir como um recurso e guia para os interessados em melhorar a qualidade e a responsabilidade da educação e do treinamento da Medicina Farmacêutica. Elas foram desenvolvidas para a singularidade e a diversidade do complexo mundo de desenvolvimento de novos medicamentos. Portanto, o modelo pode fomentar ainda mais a granularidade e, então, identificar as subcompetências e competências especiais que se aplicam a funções específicas em pesquisa clínica e em desenvolvimento de medicamentos.

Contudo, deseja-se que as competências atuem como um guia útil para os profissionais da educação (acadêmicos ou não) com vistas a adaptarem os conteúdos relacionados em seus cursos para que alunos potenciais possam qualificar sua compreensão e habilidades conjuntas relativas ao desenvolvimento de novos medicamentos. A principal perspectiva para esse modelo de competências é a disponibilidade de profissionais mais plenamente preparados para os muitos desafios e oportunidades futuros na Medicina Farmacêutica.

QUADRO 1.2 Domínios e competências desejadas para a área de desenvolvimento de medicamentos e ensaios clínicos

Domínio: descoberta de medicamentos e desenvolvimento inicial	Domínio: desenvolvimento clínico e ensaios clínicos
Avalia e analisa patologias no ambiente de desenvolvimento clínico da indústria farmacêutica e identifica necessidades terapêuticas não satisfatórias.	Avalia a condução e o gerenciamento dos ensaios clínicos no contexto do Plano de Desenvolvimento Clínico e trabalhando como parte de uma equipe.
Avalia as evidências da farmacologia geral, farmacologia clínica e evidências toxicológicas para um novo fármaco ou molécula candidata à fase de desenvolvimento clínico.	Desenha e executa estudos confirmatórios e avalia os dados resultantes, tal como aplicado para o Plano de Desenvolvimento Clínico e do Perfil-Alvo do Produto (*Target Profile Product* – TPP).
Avalia e aplica os aspectos regulatórios e éticos subjacentes ao desenvolvimento clínico.	Avalia e interpreta os princípios para o desenvolvimento de um protocolo de ensaio clínico aplicando os princípios de Boas Práticas Clínicas (BPC) em farmacologia clínica.
Cria um Plano de Desenvolvimento Clínico para um novo candidato, incluindo o TPP.	Resume os princípios da ficha clínica, desenho do projeto e o gerenciamento de dados clínicos
Desenha e executa estudos exploratórios e avalia os dados resultantes, de acordo com o aplicado no Plano de Desenvolvimento Clínico.	Organiza as atividades e os processos relacionados com a seleção e o gerenciamento dos locais utilizados para os ensaios clínicos individuais ou multicêntricos.
Compara os avanços alcançados na farmacologia clínica de um novo medicamento de forma gradual com o Plano de Desenvolvimento Clínico global e o TPP.	Provê suporte e fornece a inserção de dados clínicos no desenho e na avaliação de um Plano de Análise Estatística.
Defende os princípios estatísticos para o desenho, a condução e a avaliação de estudos exploratórios.	Avalia e revisa a literatura e outras fontes relevantes e escreve artigos para publicação.
Justifica os vários *endpoints* utilizados no Plano de Desenvolvimento Clínico.	Resume os princípios da ficha clínica, desenho do projeto e o gerenciamento de dados clínicos.
Avalia suspeitas de reações adversas durante o desenvolvimento de estudos exploratórios.	Interpreta e explica os resultados de estudos clínicos.
	Provê suporte e fornece a inserção de dados clínicos no desenho e na avaliação de um Plano de Análise Estatística.
	Avalia e revisa a literatura e outras relevantes fontes e escreve artigos para publicação.

Fonte: International Federation of Associations of Pharmaceutical Physicians,[2] PharmaTrain.[6]

Profissionais competentes atuando no segmento de desenvolvimento de medicamentos podem ser efetivamente preparados, com descrições de trabalho padronizadas para diversas funções podendo ser desenvolvidas no mundo todo. A efetiva implementação de programas de treinamento utilizando as competências ou aprendizagem por resultados do PharmaTrain pode transformar, em qualquer lugar do mundo, o processo de desenvolvimento de medicamentos para um processo eficiente e integrado, e a gestão do ciclo de vida do produto se traduziria na disponibilidade de medicamentos melhores e mais seguros. Isso refletiria naturalmente nos intervenientes do processo de desenvolvimento de medicamentos por estarem ligados a pessoas competentes, o que é possível medir comparando-se um conjunto de padrões de desempenho.

QUADRO 1.3 Domínios e competências desejadas para a área de Assuntos Regulatórios e Segurança de Medicamentos

Domínio: regulação de medicamentos	Domínio: vigilância da segurança do medicamento
Resume os aspectos legais que dão suporte ao desenvolvimento e ao registro de medicamentos, garantindo sua segurança, eficácia e qualidade.	Compara as exigências regulatórias fundamentais para a farmacovigilância tanto nas principais regiões da International Conference on Harmonization (ICH) como localmente, e seu contexto histórico.
Descreve as regulações relacionadas com a monitorização de segurança pós-autorização e os procedimentos de notificação de casos.	Organiza as avaliações médicas necessárias para atender os requisitos para a segurança do medicamento, com relatos ocorrendo tanto no contexto do paciente individual (relato de caso) quanto no do relatório final.
Justifica a importância da regularidade dos Relatórios Atualizados de Segurança sobre os produtos para as agências regulatórias e participa de sua elaboração e revisão.	Resume as notificações espontâneas e as metodologias de detecção de sinal e avalia clinicamente os relatos ou notificações de Eventos Adversos aos Medicamentos ou Reações Adversas a Medicamentos como parte da avaliação de causalidade.
Avalia a utilização não licenciada de medicamentos e garante que é máxima a segurança do paciente.	Resume os princípios e métodos de avaliação da relação risco-benefício e os princípios e métodos de gerenciamento de risco ao paciente e aos participantes de ensaios clínicos.
Descreve os procedimentos para o desenvolvimento e a renovação de autorizações de comercialização.	Discrimina a variedade de ações regulatórias possíveis para responder preocupações sobre a segurança do paciente.
Desenha, prepara, revisa e avalia Resultados Clínicos para submissão a agências regulatórias.	Descreve a importância da comunicação de questões relacionadas à segurança, aborda a variedade de formatos necessários para atender as necessidades do público e contribui para o desenvolvimento de tais comunicações.
Descreve o quadro jurídico para ensaios clínicos e as exigências em diferentes regiões e problemas percebidos associados com o desenvolvimento global dos medicamentos.	Avalia uma questão de segurança e estabelece uma gestão de crises na equipe, reconhecendo as principais áreas funcionais a serem representadas, bem como seus papéis e suas responsabilidades.
Descreve os mecanismos para uma maior disponibilidade de medicamentos e compromete-se ou contribui para a desregulamentação do produto.	Avalia as áreas de progresso, assim como os principais avanços e os desafios futuros em relação à segurança e à farmacovigilância do medicamento.
Organiza a investigação de defeitos do produto, os produtos falsificados e outros procedimentos e requisitos farmacêuticos.	
Descreve os princípios e o processo de regulação de dispositivos médicos e as formulações de biotecnologia.	

Enquanto o modelo de processo usado para definir as competências essenciais era inclusivo, envolvendo todos os órgãos de governança dentro da IFAPP e do Pharma-Train, bem como as principais partes interessadas dentro de um prazo aceitável, apenas os aspectos cognitivos eram incluídos.

É necessário mais trabalho para definir as habilidades e os comportamentos envolvidos em cada competência. Desenvolver o modelo de competências inclui processos interativos, e o modelo terá que ser atualizado regularmente, uma vez que as competências sejam implantadas e utilizadas

QUADRO 1.4 Domínios e competências desejadas no mercado de cuidados à saúde

Descreve o ambiente comercial de cuidados à saúde no qual a Medicina Farmacêutica atua, identificando a contribuição de leis e de órgãos regulatórios e outras partes interessadas na tomada de decisão para a prescrição de medicamentos.

Resume os principais elementos envolvidos na comunicação médico/*marketing* no ambiente de saúde e explica a importância do cumprimento dos aspectos regulatórios neste contexto.

Descreve a indústria farmacêutica: ambiente interno, estrutura e função, os principais interessados (*stakeholders*) e explica como esses elementos de negócios causam impacto sobre o amplo mercado de cuidados à saúde.

Descreve as informações necessárias para proceder a uma análise comercial do potencial mercado para um produto farmacêutico/candidato no ambiente de negócios da indústria.

Avalia o ambiente concorrente comercial ao avaliar a oportunidade para novos medicamentos em desenvolvimento ou um produto atualmente comercializado.

Descreve a interface entre os produtos farmacêuticos e os *stakeholders* externos e os desafios de equilíbrio dos aspectos comerciais e profissionais em fazer julgamentos éticos no quadro legal/regulamentar.

Fonte: International Federation of Associations of Pharmaceutical Physicians,[2] PharmaTrain.[6]

QUADRO 1.5 Competências relacionadas à ética e à proteção do sujeito da pesquisa

Avalia o impacto da diversidade cultural e da necessidade de competência cultural na condução dos ensaios clínicos e outras atividades de negócio.

Descreve os problemas éticos e profissionais (conflitos de interesse, plágio, autoria e propriedade intelectual) associados à pesquisa clínica, ao desenvolvimento de medicamentos e à comercialização na produção de conhecimento científico.

Descreve a importância dos abusos históricos sobre a evolução dos princípios de proteção do sujeito humano.

Avalia os principais documentos relacionados com a conduta ética de ensaios clínicos e operações de *marketing* farmacêutico.

Descreve as questões éticas envolvidas quando se trata de populações vulneráveis, bem como a necessidade de garantias adicionais.

Compara os requisitos de proteção e privacidade do indivíduo sob diferentes aspectos regulatórios nacionais e internacionais.

Resume os princípios de responsabilidade social corporativa.

Fonte: International Federation of Associations of Pharmaceutical Physicians,[2] PharmaTrain.[6]

para fins profissionais, acadêmicos ou de autoavaliação. O diálogo contínuo com relação ao uso das competências e de sua relevância, bem como as frequentes mudanças nos campos da Medicina Farmacêutica e de outras ciências de desenvolvimento de medicamentos tornarão imperativas as mudanças.

Os conjuntos de competências geralmente apresentam vida útil de 3 a 5 anos, ou seja, em breve, será hora de revisitá-los e dar início a novas atividades de aperfeiçoamento e atualização alinhadas com os novos pensamentos e os futuros desafios na área. O modelo não pode permanecer estático.

O PharmaTrain está lançando uma experiência-piloto em que um especialista em desenvolvimento de medicamentos PharmaTrain é instituído com base nas principais competências profissionais.

QUADRO 1.6 Competências desejadas em comunicação e gestão

Descreve os princípios e as práticas de gestão de pessoas e liderança para aplicá-los no próprio ambiente de trabalho; define metas de aprendizagem e de melhoria.

Assegura que os conhecimentos, as habilidades e os comportamentos associados com a prática competente da Medicina Farmacêutica sejam comunicados de forma eficaz, utilizando as melhores técnicas e práticas, ao mesmo tempo em que participa na educação dos colegas e demais partes interessadas.

Organiza redes de trabalho, constrói e mantém relacionamentos, incentivando a contribuição e o trabalho com equipes interprofissionais para atender os objetivos do negócio.

Dá suporte para o sucesso da organização, contribuindo ativamente para desenvolver planos estratégicos para atingir metas, gerenciar recursos e pessoas e nível de desempenho.

Assegura a excelência organizacional, desenvolvendo habilidades de avaliação crítica, encorajando melhoria e a inovação na gestão da mudança.

Identifica os pontos fortes, as deficiências e os limites do conhecimento e experiência

Atua efetivamente como membro ou líder de uma equipe de saúde ou outros grupos profissionais.

Expõe sua responsabilidade junto às principais partes interessadas, à sociedade e à profissão de Medicina Farmacêutica.

Aplica conceitos de qualidade e melhoria de desempenho para resolver questões de desempenho organizacional.

Fonte: International Federation of Associations of Pharmaceutical Physicians,[2] PharmaTrain.[6]

QUADRO 1.7 Competências profissionais para gestão das fases do ciclo de vida do produto

O médico farmacêutico/cientista do desenvolvimento de novos medicamentos é capaz de:

- identificar as necessidades terapêuticas não satisfatórias, avaliar a evidência de um novo fármaco candidato para o desenvolvimento clínico e projetar um plano de desenvolvimento clínico para um TPP;
- projetar, executar e avaliar ensaios clínicos exploratórios e confirmatórios e preparar manuscritos ou relatórios para publicação e submissões a agências regulatórias;
- interpretar eficazmente as exigências regulatórias para o desenvolvimento clínico de um novo medicamento, ao longo do ciclo de vida do produto, para garantir a sua adequada utilização terapêutica e a sua adequada gestão de risco;
- avaliar a escolha, aplicação e análise de métodos de vigilância pós-autorização, para atender as exigências das agências nacionais/internacionais relacionadas à informação adequada e à minimização do risco para os pacientes e participantes de ensaios clínicos;
- combinar os princípios de ética de pesquisa clínica e negócios para a realização de ensaios clínicos e de operações comerciais dentro da organização;
- avaliar as atividades comerciais de produtos farmacêuticos no ambiente de cuidado à saúde para garantir que continuem adequados, éticos e legalizados com vistas a manter o bem-estar dos pacientes e, na vanguarda da tomada de decisão, na promoção de medicamentos e desenho de ensaios clínicos;
- interpretar os princípios e as práticas de gestão de pessoas e liderança, utilizando técnicas de comunicação eficazes e habilidades interpessoais para influenciar as principais partes interessadas e alcançar os objetivos científicos e de negócios.

Em função de um emergente modelo de negócios na indústria farmacêutica, detectou-se maior necessidade de treinamento em *medical affairs*, função que ganhou particular relevância nos últimos anos. Como resultado da colaboração estratégica entre IFAPP e Rutgers University School, foi estabelecido um programa de certificação em *medical affairs* e desenvolvimento clínico, com início já em 2016.

O especialista em desenvolvimento de medicamentos PharmaTrain

Especialista em desenvolvimento de medicamentos (*specialist in medicines development* – SMD) é um programa de certificação de educação e treinamento com duração de 2 a 4 anos, centrado no local de trabalho e baseado em competências no desenvolvimento de medicamentos. Abrange uma base de conhecimento que considera o Programa de Medicamentos de Desenvolvimento do PharmaTrain, disponibilizado e avaliado por meio de currículos modulares (como já descrito) e a aquisição e demonstração de competências para o desenvolvimento de medicamentos em sete domínios do currículo baseado em competências. Os participantes desse programa orientado adquirem conhecimentos e competências em um âmbito de avaliação e revisão anual de progresso e realização. Após a conclusão, os participantes obtêm a certificação SMD (especialista) do Conselho de Certificação PharmaTrain. A experiência-piloto será executada pela PTF na Itália, com a supervisão da IFAPP e da Associação Italiana de Medicina Farmacêutica.

A introdução de um programa de treinamento estruturado baseado em competência para a certificação SMD e a adoção de procedimentos de avaliação de competências em currículos baseados em resultados representam um importante ponto de partida da antiga abordagem de formação em pós-graduação. É essencial que haja uma parceria explícita entre estagiários e responsáveis pela formação para que os estagiários recebam apoio e orientação adequadas durante todo o período de treinamento. Os formandos, por sua vez, são responsáveis pela avaliação de suas próprias forças e vulnerabilidades pela busca das oportunidades de educação de que necessitam para corrigir eventuais deficiências. A coordenação, o controle, o acompanhamento e a avaliação de todas essas atividades só podem ser implementados com o apoio de coordenadores regionais IFAPP PharmaTrain designados e associações nacionais de membros filiados à IFAPP responsável perante o Conselho de Certificação PharmaTrain.

INICIATIVAS DOS PAÍSES PARA PROMOVER A DISCIPLINA DE MEDICINA FARMACÊUTICA

A maioria das mais de 30 associações nacionais membros (Quadro 1.1), representando mais de 6.600 médicos farmacêuticos é ou foi filiada à IFAPP. Um dos principais objetivos dessa adesão tem sido o de obter o reconhecimento formal da Medicina Farmacêutica por parte do organismo nacional responsável pela concessão de crédito para novas especialidades médicas. Para alcançar esse objetivo, vários requisitos devem ser atendidos, incluindo a existência de uma associação nacional de médicos farmacêuticos; um programa de estudo específico; uma universidade que ofereça um serviço de pós-graduação de acordo com esse programa e conceda um diploma do curso ou do mestrado em Medicina Farmacêutica; um órgão que estabeleça, mantenha e monitore os padrões do programa de ensino; além de um sistema Continuing Medical Education and Continuing Professional Development (CME/CPD) estruturado. Alguns países satisfazem tais critérios.

No Japão, o conceito de Medicina Farmacêutica é relativamente novo, com pouco mais de 100 médicos trabalhando em desenvolvimento clínico, farmacologia clínica, farmacovigilância, assuntos regulatórios e de marketing na indústria farmacêutica (a implementação das diretrizes da ICH, em 1998, também colaborou para o aprimoramento dessas funções). Naturalmente, o aumento de profissionais qualificados na área tem refletido na qualidade dos ensaios clínicos patrocinados por empresas farmacêuticas. Além disso, um novo programa de desenvolvimento de medicamentos foi recentemente criado na Universidade de Osaka.

Na Suíça, o Centro Europeu de Medicina Farmacêutica (European Centre of Pharmaceutical Medicine – ECPM) foi o primeiro e principal instituto universitário dessa ciência e do desenvolvimento de medicamentos. Em 1990, o curso ECPM foi fundado com 80 participantes, sendo 66% médicos e 33% não médicos. O programa foi posteriormente certificado com um diploma de pós-graduação credenciado pela IFAPP.

Na América Latina, as associações de Medicina Farmacêutica da Argentina, Brasil e México – têm desenvolvido várias atividades CPD para seus membros e mantêm relações estreitas com as respectivas autoridades governamentais e instituições acadêmicas.

Nos Estados Unidos, a Drug Information Association (DIA) assumiu a liderança, auxiliando no fornecimento do conhecimento metodológico necessário para a educação de pós-graduação de especialistas em Medicina Farmacêutica. A Universidade da Califórnia, em San Francisco, oferece programas de pós-graduação em Assuntos Regulatórios e Desenvolvimento de Medicamentos. A antiga Academy of Pharmaceutical Physicians and Investigators estava perto de receber o reconhecimento formal como especialidade médica da Associação Médica Americana. No entanto, um declínio significativo na adesão de médicos farmacêuticos foi observado após a entidade ter o nome mudado para Academy of Physicians in Clinical Research com o objetivo de ampliar a plataforma profissional.

MEDICINA FARMACÊUTICA NO BRASIL

A indústria farmacêutica multinacional se estabeleceu no Brasil nos anos seguintes à Segunda Guerra Mundial, inicialmente com pequenas instalações e/ou associações com empresas brasileiras. Posteriormente, nos anos 1980, houve até laboratórios que saíram do país em vista da situação econômica brasileira na época.

Anos depois, as empresas que haviam saído voltaram em razão das novas perspectivas de investimento e retorno.

Os laboratórios farmacêuticos nacionais (principalmente) e estrangeiros contratavam médicos de renome para dirigir o departamento médico-científico da empresa. Essa função apresentava maior prestígio do que a executiva.

Em 1969, o FDA passou a exigir estudos clínicos para registro dos produtos farmacêuticos. Nessa época, já havia médicos trabalhando nos laboratórios farmacêuticos nacionais e estrangeiros. A necessidade que sentiam de discutir e aprender como desenvolver essas novas atividades fez parte deles se reunir para fundar a Associação Brasileira de Médicos Assessores da Indústria Farmacêutica (ABMAIF), tornando-se, assim, a segunda entidade no mundo (a primeira havia sido a italiana). A ABMAIF foi criada antes da própria Associação Internacional de Médicos da Indústria (IFAPP) e dela participou desde o início.

No ano 2000, a ABMAIF mudou seu nome para Sociedade Brasileira de Medicina Farmacêutica (SBMF), ficando mais em concordância com outras entidades internacionais do mesmo gênero.

Em 1999, foi criado, na Universidade Federal de São Paulo, o curso de Especialização em Medicina Farmacêutica (pós-graduação *latu sensu*), que se estendeu até o ano de 2013, com apoio do prof. Oswaldo Ramos e coordenação dos profs. Artur Beltrame Ribeiro e João Massud Filho. Esse curso teve como modelo e guia aquele oferecido pela Faculty of Pharmaceutical Medicine, de Londres, na Inglaterra. Assim, o currículo do curso brasileiro foi espelhado no do inglês e, posteriormente, adaptado ao preconizado pela IFAPP, sendo validado por ela em 2008.

Ao longo desses anos, o curso de especialização em Medicina Farmacêutica formou dezenas de médicos e outros profissionais da saúde. Trata-se do único curso do gênero existente no Brasil.

A expressão Medicina Farmacêutica foi objeto de muitas discussões por ser nova e ainda pouco conhecida no país. O Conselho Regional de Farmácia do Estado de São Paulo questionou o termo, por "apropriar-se" de função restrita ao farmacêutico. Do lado médico também houve polêmica porque, pelo Código de Ética Médico, este profissional não poderá se ligar à Farmácia ou a laboratório farmacêutico.

Depois de muitas discussões e explanações, houve o reconhecimento de que Medicina Farmacêutica é uma nova especialidade (ainda que não seja reconhecida oficialmente no país) multiprofissional e que agrega conhecimentos de todos os processos de desenvolvimento de um medicamento e sua posterior comercialização.

A SBMF, em parceria com o Curso de Especialização em Medicina Farmacêutica, tem contribuído para melhorar o conhecimento da área por meio de capacitação, treinamento e reciclagem de seus temas básicos. Não se pode esquecer que, como todo conhecimento científico, este é dinâmico e exige atualização constante.

PERSPECTIVAS PARA MEDICINA FARMACÊUTICA

A intensificação e a melhoria da educação por meio de programas de graduação e pós-graduação continuarão a contribuir significativamente para o crescimento da área e para a qualificação do processo de desenvolvimento de medicamentos por especialistas em Medicina Farmacêutica. É importante ressaltar, ainda, que programas educacionais multidisciplinares vão ao encontro da visão do desenvolvimento de medicamentos cada vez melhores, em um ambiente de desenvolvimento integrado de medicamentos. Suas demandas em mercados emergentes serão atendidas com *e-learning* e certificação, e o aumento de publicações sobre Medicina Farmacêutica também contribuirão significativamente para o desenvolvimento da disciplina.

Os fundamentos da disciplina devem ser incluídos no currículo da graduação em Medicina e na pós-graduação. No entanto, a formação de médicos farmacêuticos especialistas em desenvolvimento de medicamentos requer parcerias educacionais inovadoras entre a academia e a indústria farmacêutica, obtidas por meio da incorporação dos fundamentos da farmacologia experimental e clínica e reforçadas com os programas de formação, incluindo a descoberta e o desenvolvimento de medicamentos, ensaios clínicos e assuntos regulatórios.

Como especialidade médica, a Medicina Farmacêutica é dependente do progresso da medicina e da terapêutica, bem como da complexidade diversa de saúde pública mundial. Médicos farmacêuticos e cientistas de desenvolvimento de medicamentos são fundamentais para esse processo, pois eles garantem a proteção dos doentes e o respeito à ética uma vez que a indústria farmacêutica é movida por prioridades científicas e de saúde pública e, mais importante, pela demanda da população.

A Medicina Farmacêutica tem ampliado cada vez mais sua atuação: a implementação, em escala global, de seus princípios melhorará sobremaneira o oferecimento de medicamentos de alta qualidade para os pacientes em todo o mundo, independentemente da situação econômica. Essas mudanças têm sido atribuídas ao crescimento econômico, com o aumento do potencial para produzir e entregar produtos localmente, bem como a ampliação no alcance da comunicação e da ciência, ultrapassando fronteiras nacionais e culturais. Soma-se a isso o desenvolvimento incremental inesperado na pesquisa farmacêutica básica (genética e células-tronco), que tem contribuído ainda mais para a escalada de desenvolvimento de novos produtos farmacêuticos.

Especialistas em Medicina Farmacêutica atuando como gerentes globais são importantes para acelerar o desenvolvimento clínico e o ciclo de aprovação de novos medicamentos por meio da realização, em todo o mundo, de programas de investigação clínicos, com processo regulatório bem delineado. Além dessas responsabilidades, há desafios críticos a serem superados pela indústria farmacêutica ao longo dos próximos anos, incluindo:

- Propriedade intelectual e proteção de patentes.
- Convergência e globalização da indústria.
- Tecnologia da transformação.

Portanto, para estarem de acordo com o panorama de empregabilidade atual, especialistas em Medicina Farmacêutica devem atuar como gestores globais e tornarem-se competentes nos sete domínios da profissão.

A indústria farmacêutica e as autoridades reguladoras da União Europeia, Estados Unidos, Canadá e Japão avançaram muito na curta história de harmonização da interpretação e aplicação das normas técnicas e dos requisitos para registro de produtos. Na América Latina, a harmonização da regulamentação e a padronização têm contribuído para um melhor relacionamento e maior transparência entre a indústria farmacêutica e as autoridades reguladoras. Especialistas em Medicina Farmacêutica reconhecem que o próximo obstáculo na harmonização será o "documento técnico comum" para acelerar os registros sem sacrificar a qualidade, segurança e eficácia (nesse caminho de expansão da Medicina Farmacêutica, não podem ser esquecidos os países menos favorecidos).

O futuro da Medicina Farmacêutica depende do desenvolvimento acelerado e da educação de uma nova geração de médicos, farmacêuticos e outros profissionais da saúde, inovadores, com visão global e multidisciplinar.

REFERÊNCIAS

1. PharmaTrain. Manual: guideline for e-quality standards and processes [Internet]. Brussels: PharmaTrain; 2014 [capturado em 18 nov. 2015]. Disponível em: http://www.pharmatrain.eu/_downloads/Appendix_13_8_4_Guideline_eQuality_Standards_V1_1_March_27_2014.pdf.
2. International Federation of Associations of Pharmaceutical Physicians [Internet]. Woerden: IFAPP; c2015 [capturado em 18 nov. 2015]. Disponível em: http://www.ifapp.org
3. Frank JR, Mungroo R, Ahmad Y, Wang M, de Rossi S, Horsley T. Toward a definition of competency-based education in medicine: a systematic review of published definitions. Med Teacher. 2010;32(8):631-7.
4. 'Harden RM. Outcome-based education: the future is today. Med Teach. 2007; 29:625-9.
5. Frank JR, Snell L, ten Cate O, Holmboe ES, Carraccio C, Swing SR, et al. Competency-based medical education: theory to practice. Med. Teach. 2010; 32(8):638-45.
6. PharmaTrain. Manual: curriculum, standards and best practices [Internet]. Brussels: PharmaTrain; 2012 [capturado em 18 nov. 2015]. Disponível em: http://www.pharmatrain.eu/165.php.

LEITURAS SUGERIDAS

Bickerstaffe R, Brock P, Husson JM, Rubin I, Bragman K, Paterson K, et al. Guiding Principles for Pharmaceutical Physicians from the Ethical Issues Committee of the Faculty of Pharmaceutical Medicine of the Royal Colleges of Physicians of the UK. Int J Clin Pract. 2006;60(2):238-41.

Bickerstaffe R, Brock P, Husson JM, Rubin I, Bragman K, Paterson K, et al. Ethics and pharmaceutical medicine: the full report of the Ethical Issues Committee of the Faculty of Pharmaceutical Medicine of the Royal Colleges of Physicians of the UK. Int J Clin Pract. 2006;60(2):242-52.

Joint Royal Colleges of Physicians Training Board [Internet]. London: JRCPTB; c2015 [capturado em 18 nov. 2015]. Disponível em: http://www.jrcptb.org.uk/.

Klech H, Brooksbank C, Price S, Verpillat P, Bühler FR, Dubois D, et al. European Initiative towards quality standards in education and training for discovery, development and use of medicines. Eur J Pharm Sci. 2012;45(5):515-20.

PharmaTrain [Internet]. Brussels: PharmaTrain; c2015 [capturado em 18 nov. 2015]. Disponível em: http://www.pharmatrain.eu/.

Silva H, Bühler F, Maillet B, Maisonneuve H, Miller LA, Negri A, et al. Continuing medical education and professional development in the European Union: evolution and implications for pharmaceutical medicine. Pharm Med. 2012:26(4):223-33.

Silva H, Stonier P, Buhler F, Deslypere JP, Criscuolo D, Nell G, et al. Core Competencies for pharmaceutical physicians and drug development scientists. Front Pharmacol. 2013;4(105):1-7.

Stonier PD, Naraynassamy C, MacGilchrist KS. Curricular and training needs of pharmaceutical physicians in the United States. Monitor. 2011;25(6):9-15.

Stonier PD, Silva H, Lahon H. Pharmaceutical medicine: history, global status, evolution and development. Int J Pharm Med. 2007;21(4):253-62.

2

BASES DA FARMACOLOGIA CLÍNICA

ANTONIO JOSÉ LAPA
MARIA TERESA RIGGIO DE LIMA-LANDMAN
MIRTES MIDORI TANAE
THEREZA C.M. DE LIMA
CADEN SOUCCAR

Farmacologia é a ciência das drogas (do inglês *drug* e do holandês *droog*), dos fármacos (do grego *pharmacon*), dos remédios (do latim *re-mederi*), dos medicamentos (do latim *fem "medica"*) e suas ações.
A Medicina utiliza medicamentos na prevenção, no diagnóstico e no tratamento (mitigação ou cura) de distúrbios funcionais que comprometem a saúde e a vida. A Farmacologia define a origem, a composição, a qualidade, a farmacocinética, os efeitos, o uso terapêutico e a toxicologia dessas substâncias químicas com atividade biológica.

Na sua maioria, os medicamentos são xenobióticos, isto é, são compostos que normalmente não existem no organismo humano. Para que esses "corpos estranhos" produzam o efeito desejado, em outras palavras, para que induzam ou modifiquem uma resposta fisiológica, é preciso que sejam reconhecidos por proteínas receptoras na membrana celular, ou intracelularmente.

Medicamentos não devem exacerbar uma enfermidade ou introduzir novas complicações no quadro clínico. Por isso, eles devem ter eficácia e segurança comprovadas antes de lançados no mercado terapêutico à disposição dos pacientes e da opção dos prescritores.

Contudo, a especificidade de um xenobiótico não é a regra. Interagindo com diferentes alvos moleculares – receptores, canais iônicos, enzimas ou transportadores –, em diferentes órgãos, vários efeitos colaterais podem ser desencadeados. Portanto, na terapêutica medicamentosa, é lógico esperar que um fármaco capaz de modificar mecanismos fisiopatológicos para restabelecer a homeostasia, seja capaz, pelo mesmo mecanismo, de desencadear uma disfunção até então inexistente ou de induzir uma correção exagerada.

Alguns desses efeitos serão concomitantes e toleráveis, outros talvez sejam impeditivos do uso. É necessário, portanto, que existam meios para a seleção de recursos terapêuticos eficazes e seguros. O protocolo científico para a avaliação de xenobióticos está estruturado em estudos pré-clínicos (não humanos) exploratórios e em estudos clínicos comprovadores da ação farmacológica benéfica detectada em animais.

Os seres vivos, no entanto, são diferentes e a vida assume definições qualitativas e temporais características das espécies. Nos animais superiores, a autorregulação dos processos vitais espécie-específicos equilibra as funções dos diferentes órgãos e sistemas necessários à sobrevida. Esses mecanismos homeostáticos, dinâmicos, interativos e em permanente equilíbrio são também caracteristicamente específicos de cada espécie. Portanto, a extrapolação (translação, ou tradução) dos achados pré-clínicos para a espécie humana não é direta. Usualmente, antes do teste humano, é necessária a demonstração do mecanismo da ação do medicamento, dos mecanismos que controlam sua distribuição e eliminação, dos reflexos homeostáticos que se sobrepõem à ação do medicamento e do decurso de todos esses processos.

> If **physiology** is concerned with the function, **anatomy** with the structure, and **biochemistry** with the chemistry of the living body, then **pharmacology** is concerned with the changes in function, structure, and chemical properties of the body brought about by chemical substances. *Sir. William Paton, 1986*.

Integrando os conceitos de todas as demais ciências da vida, a Farmacologia estrutura o núcleo central da pesquisa biomédica para o desenvolvimento de medicamentos.

Historicamente, a Farmacologia e a Medicina caminharam *pari passu* durante o desenvolvimento humano e a formação dos povos. O uso cultural de plantas que se transformaram em remédios naturais e medicamentos é milenar. A incorporação desse aprendizado heurístico e das conquistas tecnológicas da química medicinal nos dois últimos séculos deu origem à Farmacologia e às empresas farmacêuticas que lideraram o desenvolvimento de medicamentos com crescente sucesso. Relato histórico da inserção da Farmacologia e das ciências correlatas no desenvolvimento de medicamentos foi publicado em recente documento crítico da Farmacologia internacional, dos primórdios da história conhecida ao século XXI.[1] Com o declínio progressivo da descoberta de novos medicamentos há cerca de 30 anos, grandes mudanças no protocolo clássico e nas normas técnicas para o desenvolvimento de medicamentos foram sugeridas, principalmente a partir de 1996 nas Conferências Internacionais de Harmonização (ICH, do inglês International Conference on Harmonization) capitaneadas pelas grandes empresas.

Em 2004, o Food and Drug Administration (FDA), reconheceu oficialmente[2] a longa escassez de medicamentos inovadores que impactou negativamente o parque farmacêutico internacional e redirecionou a pesquisa científica para enfrentar aquele desafio. A reação europeia não foi diferente.[3] Grandes fusões empresariais ocorreram e grandes parcerias público-privadas foram realizadas, mas até hoje a situação não foi revertida.

A história da Farmacologia no Brasil foi diferente. Avaliada no contexto de desenvolvimento econômico, intelectual, cultural e tecnológico, era esperado que os estágios de incorporação das conquistas tecnológicas no desenvolvimento de medicamentos não estivessem no mesmo patamar internacional. A crônica dependência tecnológica, o distanciamento dos centros produtivos, a desinformação, o desnivelamento técnico-científico, a cultura pouco adaptada aos riscos da "tentativa e erro" amortizaram o choque da instabilidade criativa que abalou a farmacologia internacional. Poucas medidas preventivas foram instituídas para evitar a incorporação do impasse tecnológico internacional. A iniciativa consciente e a demanda de algumas ilhas de excelência, empresariais e científicas não conseguiram impedir a exacerbação das medidas restritivas da pesquisa médica-farmacêutica nacional: falta de investimento em pesquisa; limitação do acesso a insumos naturais potencialmente medicamentosos; aparelhamento e proteção policial de institutos de pesquisa biomédica; consolidação da pesquisa clínica; formação de parcerias público-privadas apoiadas pelas empresas farmacêuticas atuantes no Brasil; autoridades regulamentaras; e instituições acadêmicas detentoras do *know-how* técnico-científico inovador.

A inovação metodológica na pesquisa farmacológica internacional foi introduzida pelas Conferências Internacionais de Harmonização de Normas Técnicas para Registro de Medicamentos (ICH),[4] às quais se adaptaram as comunidades tecnicamente desenvolvidas e aquelas com possibilidade de crescimento e competição no mundo globalizado. No Brasil, o órgão regulador de medicamentos e produtos para consumo humano, a Agência Nacional de Vigilância Sanitária (Anvisa), incorporou os princípios internacionais em sua legislação.

A ausência, no país, de centros de pesquisa capacitados e em número suficiente para orientar/influenciar/conduzir a atuação crítica dos órgãos reguladores enseja uma rigidez obrigatória na observância às normas publicadas, que passam a ser dogmas irrefutáveis em um sistema fraco e inexperiente.

ESTRATÉGIAS PARA O DESENVOLVIMENTO DE NOVOS MEDICAMENTOS

Translação de marcadores pré-clínicos

O grande avanço científico na Biologia Molecular e na Biotecnologia, ocorrido nos últimos 20 anos, não foi acompanhado de aumento proporcional de medicamentos inovadores aprovados para uso humano. Ao contrário, no momento atual, os órgãos de vigilância e de controle de medicamentos da maioria dos países acusam a diminuição progressiva de novos registros.[5]

Nitidamente, existe um descompasso entre o avanço científico e o avanço das ciências aplicadas para o desenvolvimento de medicamentos. As estatísticas mostram taxas elevadas de rejeição de protótipos que entram na fase clínica I – segurança em voluntários sadios (40% de rejeição) – e na fase clínica II – "prova de conceito" em pacientes (+ 40% de rejeição).

Qual o problema? Não há translação! Animais inadequados, resultados falso-positivos gerados com métodos imprecisos, ou modelos biológicos que expressam marcadores da eficácia/segurança de baixa translação? Aparentemente, os alvos moleculares primários, que interagem diretamente com xenobióticos (receptores, canais iônicos, transportadores de membrana, enzimas) não representam a variabilidade funcional das diferentes espécies e não são preditivos translacionais absolutos das respostas humanas. É consenso que novos biomarcadores da eficácia, da biodisponibilidade e da segurança devem ser definidos nos estudos pré-clínicos iniciais. Na prática, essa estratégia conhecida como "Pesquisa Translacional em Medicina" é um alerta de que novos marcadores da translação devem ser investigados, sem ignorar as evidências falso-positivas e os avanços tecnológicos que permitem identificar precocemente os marcadores de baixa translação.

Alguns pesquisadores consideram que a quantificação da intensidade e do decurso das alterações sistêmicas produzidas na presença de reflexos homeostáticos, em modelos pré-clínicos (biologia sistêmica), pode ser marcador da eficácia/segurança com maior probabilidade de translação para a fase clínica II do que os alvos moleculares estáticos quantificados na cadeia de eventos fisiopatológicos. Da mesma forma, a determinação de marcadores translacionais da biodisponibilidade e da farmacocinética do novo fármaco reduziria a rejeição durante a fase clínica I.

Mecanismo de ação

O mecanismo de ação de um novo medicamento pode ser determinado comparativamente a mediadores naturais, ou a protótipos reconhecidos. É esperado, por exemplo, que vários agonistas de um mesmo sistema receptor apresentem potências relativas constantes em qualquer modelo biológico.

Da mesma forma, os efeitos de vários agonistas serão proporcionalmente inibidos na presença de antagonistas competitivos. Para medir a interação molecular de um novo fármaco com seus alvos proteicos, são utilizadas curvas dose-efeito (em animais), ou curvas concentração-efeito (em preparações isoladas). Na maioria das vezes, a relação concentração-efeito de um fármaco pode ser representada por uma equação matemática simples que considera as variações da resposta biológica no modelo experimental. O modelo matemático permite prever a variação da intensidade do efeito com o aumento das concentrações, o cálculo da concentração eficaz média (CE_{50} – concentração que produz 50% da resposta máxima), ou a dose eficaz média (DE_{50} – dose que produz o efeito desejado – *endpoint* – em 50% da população). O modelo matemático permite determinar, também, os limites de proporcionalidade entre concentração/dose do fármaco e os efeitos, como a DE_{10} e a DE_{95}, que marcam o intervalo útil das doses eficazes. Evidentemente, a adequação do modelo matemático à realidade experimental depende da qualidade dos dados obtidos. Em vista da baixa reprodutibilidade (30%)[6] dos dados publicados na literatura científica, é preocupante pensar que esta é uma causa comum de resultados falso-positivos e do insucesso da pesquisa translacional!

Do exposto, depreende-se que a identificação do alvo farmacológico e a obtenção de curvas dose-efeito das ações primárias e secundárias, *in vivo* e *in vitro*, são os objetivos primordiais dos estudos farmacodinâmicos. Ao estabelecer a relação quantitativa entre as doses e as respostas clínicas considerando a variação individual e a seletividade da ação, as curvas dose-efeito fornecem ao médico as bases científicas que permitem o controle da eficiência terapêutica.

No entanto, as curvas dose-efeito, isoladamente, não explicam os mecanismos das ações dos medicamentos. As evidências científicas mostram que o efeito terapêutico e a atividade tóxica resultam da interação entre fármaco e macromoléculas celulares (receptores); ao serem ativados, os receptores iniciam alterações biofísicas de membrana e reações bioquímicas intracelulares em cadeia (segundo-mensageiros) que exacerbam, ou inibem as funções celulares. Todas essas etapas intermediárias expõem "alvos" para a interação com xenobióticos. A distribuição desses alvos e a intensidade da interação com os fármacos estabelecem a seletividade e as relações quantitativas características do efeito farmacológico, isto é, definem o mecanismo da ação farmacológica.

O conceito de "receptor farmacológico" responsável pela ação de xenobióticos permeou a evolução da Farmacologia e da terapêutica, muito antes do isolamento e da identificação molecular do primeiro deles. O progresso científico na área mostrou que muitas proteínas estruturais de ampla distribuição e de importância funcional (enzimas intra e extracelulares, canais iônicos, transportadores iônicos ou moleculares) podem ser alvos ("receptores") da ação de xenobióticos. Além de se ampliar o conceito inicial de "receptor farmacológico", mostrou-se também que a interação intermolecular desses alvos com xenobióticos não é exclusivamente "ortostérica" (no sítio de interação de ligantes fisiológicos) e que interações "alostéricas" (na estrutura terciária ou quaternária da proteína) podem modular de forma não competitiva a fisiologia celular, sem risco de efeitos próprios, ou excessivos. A interação alostérica é a esperança futura de medicamentos mais seguros porque o efeito do medicamento será aparente apenas quando a proteína do receptor for ativada pelo mediador fisiológico, ou por eventos repetidos, como na dor crônica, nas arritmias e nas descargas cerebrais convulsivas.

ESTUDOS FARMACODINÂMICOS E FARMACOCINÉTICOS

Avaliam as propriedades do novo fármaco, suas características de absorção, distribuição, metabolismo e excreção, a interação com os alvos celulares e o mecanismo de ação. Modelos apropriados permitem estabelecer a relação dose-efeito, identificar a dose eficaz mediana e a dose máxima tolerada sem comprometimento do estado geral dos animais.

Nessa fase do estudo, ratos, camundongos, cobaias, hamsters, coelhos, cães e, às vezes, primatas não humanos são os animais mais utilizados. Durante a evolução biológica cada uma dessas espécies adaptou funções orgânicas e respostas fisiológicas integradas (comportamentos) para garantir a sobrevida. Essas adaptações espécie-específicas fazem os animais responderem com intensidades e tempos diferentes à ação de paradigmas terapêuticos; essas respostas caracterizam as espécies mais sensíveis e mais indicadas como modelos de translação.

Estudos farmacodinâmicos

Medicamentos modificam funções. Portanto, não é esperado que a reação humana consolidada seja igual à dos animais de laboratório. Depreende-se que utilizar modelos inadequados – espécies não responsivas, ou animais de má qualidade – levará à extrapolação (translação) errônea dos efeitos ao homem. Também fica claro que nem todos os efeitos observados em animais de laboratório podem ser extrapolados ao homem. É, portanto, imprescindível comprovar a ação farmacológica de novos medicamentos na espécie humana (ensaios clínicos) antes da generalização do uso em comunidades numerosas.

De modo geral, e pelas razões expostas, não é fácil determinar o mecanismo de ação de um medicamento em organismos íntegros. No entanto, a interação de fármacos com os alvos moleculares e a transdução para os efeitos celulares são comuns a várias espécies, tornando muitas respostas farmacológicas comparáveis, principalmente se não dependem da integralização da resposta. Em outras palavras, estudos *in vitro* com órgãos isolados, células ou subestruturas celulares são necessários para caracterizar a interação molecular e identificar os alvos da ação do medicamento. Nesse contexto, determinar experimentalmente o mecanismo de ação molecular de medicamentos tem alto valor agregado porque permite a sua correção (resgate terapêutico) cientificamente fundamentada.

Estudos farmacocinéticos

Os estudos pré-clínicos permitem identificar compostos com potencial atividade terapêutica e estabelecer relações quantitativas entre dose e efeito(s). Além disso, os estudos farmacocinéticos servem para avaliar o destino do fármaco depois da sua administração no animal de experimentação.

A farmacocinética determina quantitativamente os parâmetros que definem as vias de absorção de um medicamento, a intensidade de sua passagem através das barreiras biológicas (biodisponibilidade), a forma de distribuição do medicamento pela corrente sanguínea, as reações químicas metabólicas que os preparam para sua eliminação e a intensidade da excreção dos produtos ao longo do tempo.

O estudo farmacocinético permite antecipar os efeitos tóxicos por acúmulo da medicação no modelo animal, e sua causa provável após doses repetidas, as interações prováveis com outros medicamentos, além de permitir o cálculo do intervalo de administração necessário para manter estável o nível plasmático em estudos crônicos de segurança farmacológica. Essas informações, além de serem indícios extrapoláveis à espécie humana, permitem estabelecer método alternativo para o cálculo da dose inicial na terapêutica humana. Evidentemente, a extrapolação desses estudos será tanto mais fidedigna quanto mais próxima do homem estiver a espécie animal,[7] mas NÃO elimina a necessidade de esses estudos serem repetidos oportunamente na espécie humana, sobretudo porque a farmacocinética é multifatorial e variável, com diferenças individuais tão grandes quanto as diferenças determinadas entre humanos e animais.[7] A clínica não desconhece que os parâmetros farmacocinéticos na criança e no idoso são fundamentalmente diferentes das no adulto e que, nessas fases da vida, as intoxicações iatrogênicas são frequentes. Os estudos farmacocinéticos em pediatria são ainda mais complexos porque todos os parâmetros cinéticos podem estar alterados em crianças enfermas de qualquer idade ou gravidade.

Na sua essência, a farmacocinética utiliza fórmulas para descrever matematicamente a inter-relação dinâmica dos diferentes processos que controlam o decurso de um xenobiótico no organismo e permite cálculos que estimam o início, a intensidade e a duração da ação farmacológica. A farmacocinética depende da estrutura química do xenobiótico e das condições fisiológicas do paciente/animal de experimentação.

Esses estudos devem preceder os testes de segurança realizados em animais não anestesiados e em voluntários sadios na fase I dos ensaios clínicos. Como discutido, o efeito farmacológico é proporcional à concentração do medicamento na biofase e esta é altamente proporcional à concentração plasmática do medicamento não ligado a proteínas. Nesses dois momentos, o índice terapêutico (IT) será redefinido em condições vantajosas que permitem a integralização das respostas à ação farmacológica.

Nos estudos *in vitro*, é possível manter constante a concentração do fármaco na biofase durante toda a análise das interações moleculares e dos efeitos farmacodinâmicos. Administrado *in vivo*, no entanto, o fármaco passa por múltiplos processos de equilíbrio dinâmico (metabolização, excreção e fixação em tecidos inertes) até interagir com os receptores na biofase, inicialmente em concentrações crescentes a um máximo ($C_{máx}$), seguidas de decaimento progressivo proporcional à velocidade de metabolismo e excreção. A $C_{máx}$ e o tempo para sua obtenção ($T_{máx}$) indicam a biodisponibilidade do fármaco relativamente à dose administrada. Portanto, entende-se por biodisponibilidade a velocidade e a intensidade com que uma substância é absorvida de uma formulação farmacêutica e se torna disponível na corrente sanguínea.

Na prática, a determinação da biodisponibilidade pode identificar a melhor via de administração – comparativamente à concentração plasmática obtida após injeção endovenosa (biodisponibilidade absoluta) – ou a melhor formulação farmacêutica administrada por uma mesma via (biodisponibilidade relativa ou bioequivalência). Permite também controlar as doses dentro da janela terapêutica sem o risco de ações tóxicas por excesso de droga.

Além das propriedades químicas da molécula, a farmacocinética do medicamento depende de fatores inerentes aos modelos que foram selecionados para os testes farmacológicos: a função renal; o metabolismo hepático; as condições hemodinâmicas; os fatores genéticos; a idade; as condições de manutenção do animal. O experimentador deve conhecer as colônias de roedores, cães ou porcos com que trabalha e garantir que os estudos da farmacocinética durante a avaliação e seleção do "melhor xenobiótico" sejam realizados em condições favoráveis aos animais, e não ao pesquisador. Por exemplo, as condições de hemodinâmica e deambulação influenciam sobremaneira a farmacocinética, tanto quanto a idade dos animais, os hábitos alimentares, as disfunções hepáticas e renais. É inconcebível, portanto, "emprestar" alguns animais disponíveis para o teste do dia, ou anestesiá-los para a maior segurança(?) do pesquisador, ou para atender as susceptibilidades desinformadas de comitês de vigilância "ética". Os resultados falso-positivos gerados nessas condições artificiais contribuem para a descrença na translação da farmacocinética animal.[8]

Estudos da segurança farmacológica

É a avaliação do potencial tóxico do medicamento em funções fisiológicas vitais relativamente ao tempo e à intensidade de exposição ao fármaco.

O estudo da segurança farmacológica (*safety pharmacology*) foi recomendado em animais pelas normas ICH S7A[c] com a finalidade de prever distúrbios funcionais precoces, como alterações do ritmo cardíaco e distúrbios comportamentais, que possam ser induzidos pelo composto em indivíduos sensíveis, em pacientes predispostos, ou submetidos a tratamento crônico com controle difícil da concentração plasmática do fármaco.

Essas ações tóxicas NÃO são detectadas com o protocolo clássico de toxicologia pré-clínica.

Os testes de segurança farmacológica foram ratificados nas Conferências Internacionais de Harmonização de Normas Técnicas para Registro de Medicamentos (ICH) em 2001, mas sempre foram parte dos ensaios pré-clínicos das ações e toxicidade de um novo fármaco. A farmacologia de segurança adquiriu importância especial com o impacto, em anos recentes, da retirada do anti-histamínico terfenadina[10] e do anti-inflamatório rofecoxib (um inibidor seletivo da Cox-2).[11] Nos dois casos, a retirada dos medicamentos foi motivada pela ação tóxica cardíaca não detectada nos testes pré-clínicos. Estima-se que, como esses, 4% dos medicamentos comercializados são retirados anualmente de circulação, seja por obsolescência ou por toxicidade incompatível detectada após lançamento do produto no mercado.[2]

Em geral, as alterações funcionais produzidas pelas medicações no estudo da segurança farmacológica são investigadas em animais não anestesiados e de livre deambulação, com instrumental apropriado à telemetria, evitando interferências trazidas com a anestesia e com o estresse produzido pela contenção forçada. O protocolo moderno, exigido pelas agências reguladoras internacionais antes do início dos ensaios clínicos, inclui uma bateria de testes das funções cardiovasculares (frequência cardíaca, eletrocardiograma, pressão arterial), respiratórias (frequência respiratória, resistência pulmonar, saturação de hemoglobina) e funções originadas no sistema nervoso central (comportamento, atividade motora, coordenação, reflexos, temperatura). Testes suplementares devem ser realizados em funções gastrintestinais (secreções, motilidade, úlceras) e renais (diurese), ou em outros órgãos, se existirem indicações de toxicidade. O NOAEL (no observed adverse effect level), dose determinada na toxicologia clássica, indica o limite superior das doses a serem estudadas.

CONCLUSÃO

Com a comprovação da eficácia na "prova de conceito" pré-clínica e com os resultados favoráveis obtidos nos testes de segurança farmacológica realizados antes, ou concomitantemente, dos testes toxicológicos pré-clínicos essenciais para a classe terapêutica, a Investigação de Nova Droga (termo consagrado no protocolo internacional como Investigational New Drug Application – IND) pode ser direcionada para os ensaios clínicos de fase I e II. Com a incerteza de translação dos achados pré-clínicos, é consenso inovador das Normas ICH[4] que os testes toxicológicos de longa duração e os testes suplementares da toxicologia pré-clínica clássica (embriofetotoxicidade, carcinogenicidade), caros e demorados, sejam concomitantes às primeiras fases dos ensaios clínicos. No meio tempo, o intercâmbio permanente entre a farmacologia básica e a farmacologia clínica suprirá novos testes indicados pelas incertezas clínicas e, na ocorrência de incompatibilidade humana, a supressão dos testes suplementares.

REFERÊNCIAS

1. Winquist RJ, Mullane K, Williams M. The fall and rise of pharmacology--(re-) defining the discipline? Biochem Pharmacol. 2014;87(1):4-24.
2. Food and Drug Administration. Challenge and opportunity on the critical path to new medical products [Internet]. Silver Spring: FDA; 2004 [capturado em 18 nov. 2015]. Disponível em: http://www.fda.gov/ScienceResearch/SpecialTopics/CriticalPathInitiative/CriticalPathOpportunitiesReports/ucm077262.htm.
3. Vaudano E.The innovative medicines initiative: a public private partnership model to foster drug discovery. Comput Struct Biotechnol J. 2013;6: e201303017.
4. International Council for Harmonisation of Technical Requirements for Pharmaceuticals for Human Use (ICH). ICH guidelines: manual products [Internet]. Geneva: ICH; 2005 [capturado em 18 nov. 2015]. Disponível em: http://www.ich.org/products/guidelines.html.
5. Mullard A. 2010 FDA drug approvals. Nat Rev Drug Discov. 2011;10(2):82-5.
6. Ioannidis JP. Why most published research findings are false. PLoS Med. 2005;2(8): e124.
7. Ward KW, Smith BR. A comprehensive quantitative and qualitative evaluation of extrapolation of intravenous pharmacokinetic parameters from rat, dog, and monkey to humans. II. Volume of distribution and mean residence time. Drug Metab Dispos. 2004;32(6):612-9.
8. Unger EF. All is not well in the world of translational research. J Am Coll Cardiol. 2007;50(8):738-40.
9. International Council for Harmonisation of Technical Requirements for Pharmaceuticals for Human Use (ICH). Safety pharmacology studies for human pharmaceuticals S7A [Internet]. Geneva: ICH; 2000 [capturado em 18 nov. 2015]. Disponível em: http://www.ich.org/fileadmin/Public_Web_Site/ICH_Products/Guidelines/Safety/S7A/Step4/S7A_Guideline.pdf.
10. World Health Organization. Pharmaceuticals: restrictions in use and availability [Internet] Geneva: WHO; 2001 [capturado em 18 nov. 2015]. Disponível em: http://www.who.int/medicines/publications/restrictions/en/.
11. Bresalier RS, Sandler RS, Quan H, Bolognese JA, Oxenius B, Horgan K, et al. Cardiovascular events associated with rofecoxib in a colorectal adenoma chemoprevention trial. N Engl J Med. 2005;352(11): 1092-102.

3

ESTUDOS PRÉ-CLÍNICOS

EDINÉIA LEMOS DE ANDRADE
CRISTINA SETIM FREITAS
RODRIGO MARCON
RAQUEL CRISTINA SCHWANKE
ALLISSON FREIRE BENTO
JARBAS MOTA SIQUEIRA JUNIOR
JOÃO B. CALIXTO

Neste capítulo, são discutidos, de forma integrada, os estudos não clínicos necessários ao processo de desenvolvimento de novos medicamentos, desde a concepção dos primeiros ensaios exploratórios após a seleção de moléculas líderes, até aqueles preconizados e exigidos pelas autoridades reguladoras para o início dos testes clínicos. Além disso, são mencionados os testes não clínicos que eventualmente possam ser realizados em concomitância com os ensaios clínicos. Para facilitar a compreensão, os temas apresentados também alcançam os pontos críticos envolvidos na reprodutibilidade, rastreabilidade e confiabilidade dos estudos não clínicos, bem como os requisitos necessários para submissão de dossiês às autoridades reguladoras para aplicação do formulário denominado Investigação de Nova Droga (IND, do inglês Investigational New Drug Application).

ESTUDOS INICIAIS DE DESENVOLVIMENTO DE NOVOS MEDICAMENTOS

O planejamento racional para a descoberta e o desenvolvimento de novos medicamentos exige competências de diferentes áreas do conhecimento.[1] No contexto da descoberta e do desenvolvimento, há duas abordagens complementares, uma baseada na estrutura química e a outra focada no alvo terapêutico (mecanismo de ação).[2] O planejamento baseado nessas abordagens pode ser considerado uma estratégia mais eficiente e relativamente mais econômica para o desenvolvimento de novos medicamentos, pois contribui em diversos estágios do processo, desde o mapeamento de substâncias líderes, que são estruturas químicas ou grupo de estruturas químicas que apresentam atividade e seletividade em uma triagem farmacológica ou bioquímica, passando por sua otimização e chegando à elaboração de substâncias candidatas a testes clínicos.[3]

Identificação e validação de alvos terapêuticos

Alvo terapêutico é um termo abrangente que, no contexto do desenvolvimento, significa o local onde a substância ligará/atuará, promovendo, dessa forma, sua atividade biológica. A identificação e a validação de alvos terapêuticos, que, na maioria dos casos, são proteínas (receptores, enzimas, transportadores, canais iônicos, receptores intracelulares, entre outros), compõem, de modo geral, uma das principais etapas na descoberta e no desenvolvimento de novos medicamentos, tendo em vista que esse processo se inicia com a escolha do alvo terapêutico previamente estudado e que apresente relação com a doença a ser tratada.[4]

A partir da concepção de medicamentos desenhados com base em um alvo específico, deve-se, primeiro, identificar um alvo relacionado a uma doença de interesse e, então, inicia-se o desenvolvimento de novas moléculas desenhadas em programas computacionais, para interagir seletivamente com aquele alvo. Com o objetivo de identificar novos alvos terapêuticos cada vez mais promissores, a seleção deve se tornar mais racional e quantitativa possível, além de envolver também a análise de vias bioquímicas relevantes no contexto celular.[2] Embora não seja trivial, a maneira mais lógica e segura para a identificação de novos alvos ainda tem sido avaliar e identificar as vias bioquímicas, que promovem determinadas alterações moleculares e/ou celulares e que estejam relacionadas com a doença.[5]

Atualmente, diferentes técnicas estão sendo utilizadas para a identificação de novos alvos terapêuticos, como a abordagem molecular e a de sistemas. A abordagem molecular está focada nos tipos celulares envolvidos na doença-alvo e utiliza amostras clínicas e modelos celulares. Nessa abordagem, é mais provável identificar alvos intracelulares como proteínas estruturais, regulatórias ou aquelas relacionadas ao metabolismo celular. Essa metodologia de identificação de alvo terapêutico tem sido amplamente utilizada na área da oncologia.[6] A abordagem de sistemas é voltada para a descoberta de alvos mediante o estudo de doenças em organismos como um todo. Em geral, essa informação é resultante de estudos em animais (*in vivo*) e de estudos clínicos. A abordagem de sistemas tem sido a principal estratégia de descoberta de novos alvos terapêuticos em doenças como obesidade, aterosclerose, insuficiência cardíaca, acidente vascular encefálico (AVE), distúrbios do comportamento, doenças neurodegenerativas, hipertensão e dislipidemias, nas quais o fenótipo relevante só pode ser detectado ao nível do organismo como um todo.[7] No entanto, estudos de identificação de novos alvos terapêuticos utilizam, de maneira geral, uma combinação de diferentes métodos, *in vivo* e *in vitro*, e a integração de abordagens complementares, como a genômica, proteômica, genética, entre outras.[8]

Após a identificação dos alvos terapêuticos, estes devem ser validados. A função da validação de um alvo é demonstrar o papel funcional que ele tem no fenótipo de uma determinada doença, ou seja, avaliar se a modulação do alvo terapêutico é capaz de proporcionar uma resposta biológica importante.[9] Em resumo, mesmo sendo dependente de estudos em humanos, a validação normalmente requer que o alvo esteja expresso em células e/ou tecidos relevantes para as doenças humanas e que a modulação desse possível alvo terapêutico em células e/ou modelos animais melhore o fenótipo da doença em estudo.[6]

Na maioria dos casos, os pontos iniciais na validação de alvos terapêuticos são obtidos em ensaios *in vivo* ou *in vitro* e envolvem a avaliação da expressão de proteínas e/ou RNA mensageiro em amostras de tecidos humanos, utilizando técnicas de imuno-histoquímica e hibridização *in situ*, respectivamente. Embora a caracterização de proteínas seja a opção preferida, essa técnica é, muitas vezes, limitada pela indisponibilidade de anticorpos específicos para determinado alvo. Os estudos *in vivo* são, normalmente, fatores decisivos na validação do alvo e, com frequência, fundamentais para avançar no processo de desenvolvimento de novos medicamentos, podendo envolver a utilização de animais geneticamente modificados ou transgênicos.[6] Embora muitas abordagens possam ser utilizadas na identificação e na validação de alvos terapêuticos, a eficácia propriamente dita será verificada e confirmada apenas na fase clínica, em que será observada a atividade da substância-teste sobre a doença em humanos.[10]

Ensaios *in silico*

In silico é um termo normalmente utilizado para ensaios realizados em computador que, por meio de modelos ou simulações digitais, têm por objetivo fazer predições, sugerir hipóteses e principalmente selecionar e otimizar substâncias com potencial de adentrar nos estágios posteriores do desenvolvimento. Os ensaios *in silico* podem envolver diferentes processos e utilizar metodologias distintas que, por fim, buscam a avaliação do perfil farmacocinético de novas substâncias e também a farmacodinâmica, mediante ensaios de triagem para ligação a um alvo específico, para que ensaios posteriores *in vitro* e *in vivo* possam ser aperfeiçoados e os recursos humanos e financeiros sejam otimizados.[11]

Em relação à farmacodinâmica *in silico*, a modelagem de homologia (em inglês, *homology modelling*), também conhecida como modelagem comparativa de proteínas, baseia-se em homologias entre sequências de aminoácidos, que implica semelhanças estruturais e funcionais. Essa metodologia visa o mapeamento de estruturas de alvos terapêuticos em três dimensões (3D).[11] Outra metodologia utilizada para avaliação farmacodinâmica é o acoplamento molecular (em inglês, *docking*). Por essa metodologia, pode-se avaliar a interação molecular entre um ligante e o seu alvo específico e, assim, prever a afinidade de ligação entre eles.[12] Além disso, é possível realizar uma triagem de substâncias de forma virtual (em inglês, *virtual screening*) utilizando-se uma técnica computacional que permite a avaliação de grandes quantidades de substâncias quanto à capacidade de se ligar a um alvo específico.[11]

Os ensaios de farmacocinética *in silico* também são valiosos para a seleção de substâncias que irão para os passos posteriores do desenvolvimento. Há uma gama de ensaios *in silico* disponível para a avaliação do perfil farmacocinético, como o estudo quantitativo das relações entre a estrutura química e a atividade biológica (QSAR, do inglês *quantitative structure-activity relationship*), utilizado para ensaios de absorção, biodisponibilidade, metabolismo etc.[13,14] Além disso, parâmetros que são visualizados pelo método QSAR também podem antecipar dados de solubilidade, permeabilidade através de membranas, volume de distribuição, ligação a proteínas plasmáticas, interação com bombas de efluxo de substâncias, penetração na barreira hematoencefálica, interação com o canal iônico hERG, interação com as enzimas CYP (em inglês, *cytochrome* P450) importantes para a metabolização de medicamentos, entre outros.[15] Dessa forma, os estudos *in silico* são de extrema importância para que o desenvolvimento de um novo medicamento seja conduzido de forma adequada, desde sua concepção até a condução de estudos *in vitro* e *in vivo*.

Ensaio de HTS

Há aproximadamente duas décadas, o processo de identificação de novas substâncias químicas com atividade sobre um determinado alvo era lento, trabalhoso, de rendimento limitado e com base no acaso. Com os avanços da genômica, bioinformática, química combinatória, ensaios em células e triagem biológica de alto rendimento (HTS, do inglês *high throughput screening*), um novo conceito para a descoberta de novas moléculas vem surgindo.[16] Nesse contexto, o método de HTS tem contribuído amplamente para o processo de renovação. O HTS é um processo automatizado bem estabelecido e amplamente utilizado na descoberta e no desenvolvimento de novas moléculas, tanto em empresas farmacêuticas e de biotecnologia quanto na pesquisa básica e aplicada, realizadas nas universidades e hospitais.[17] Nesse ensaio, diversos alvos terapêuticos são incorporados em ensaios moleculares ou baseados em células e expostos a milhares de moléculas, conferindo maior agilidade ao processo.[18,19]

São diversas as classes de alvos a que se dirigem as moléculas nos ensaios de HTS. As enzimas, como proteases, quinases, fosfatases, oxidorredutases, fosfodiesterases e transferase, entre outras, incluem a maioria dos alvos bioquímicos disponíveis na descoberta de novas moléculas.[20,21] Entre os alvos baseados em células, estão os receptores acoplados à proteína G (GPCR), receptores nucleares para hormônios e alguns tipos de canais iônicos. Apesar do grande número de genes humanos (~ 25.000) e do número de variantes de genes e proteínas (> 100.000), a quantidade de alvos moleculares em que se enquadram os medicamentos disponíveis na clínica ainda é bastante limitada (324 alvos). As explicações para essa discrepância podem ser múltiplas: alguns alvos podem não ser viáveis para a modulação por meio de moléculas de baixo peso molecular e outros podem não ser acessíveis por meio das tecnologias empregadas, constituindo um grande desafio e um enorme potencial para a futura descoberta de alvos. Entre eles, um grande número de canais iônicos, transportadores, receptores transmembranares, além de interações proteína-proteína, proteína-DNA, proteína-RNA e até mesmo interações RNA-DNA podem constituir alvos inovadores para modulação por moléculas de baixo peso molecular.[20]

Após análises sobre a produtividade das indústrias farmacêuticas, a técnica de HTS tem sido considerada um fator que impede a criatividade, que sustentou a indústria farmacêutica até o século passado. Tal observação tem originado várias discussões sobre o real valor da técnica de HTS na descoberta de novas moléculas candidatas a medicamentos.[22-24] No entanto, o que se depreende da literatura é que o HTS amadureceu e tornou-se uma parte integrante da investigação farmacêutica, constituindo uma peça fundamental na expansão do conhecimento biomédico. O HTS tem proporcionado instrumentos importantes para incrementar a ciência básica e auxiliar na descoberta e no desenvolvimento de novas moléculas, possibilitando avanços nos projetos de desenvolvimento de produtos farmacêuticos. Além disso, muitos benefícios secundários têm sido obtidos a partir da tecnologia de HTS. Deve-se enfatizar que todas as estratégias de identificação de novas moléculas têm os seus pontos fortes e fracos e é a combinação dessas estratégias que pode levar a uma estratégia de maior sucesso em todo o processo de desenvolvimento de novos medicamentos.[25]

ESTUDO DO PERFIL FARMACOCINÉTICO E DO METABOLISMO DE NOVAS SUBSTÂNCIAS

As principais características que determinam o sucesso de uma substância candidata ao desenvolvimento estão diretamente correlacionadas com as suas propriedades farmacocinéticas. Nesse contexto, por meio de estudos não clínicos planejados e adequadamente executados, é possível caracterizar o perfil farmacocinético de uma substância a fim de estabelecer um regime posológico adequado que permita a adesão do paciente ao tratamento e a correta interpretação dos resultados obtidos nos estudos de eficácia e segurança.[26] Na maioria das vezes, os efeitos tóxicos das substâncias que levam à descontinuidade do desenvolvimento estão associados à exposição sistêmica prolongada ao medicamento, formação de metabólito tóxico/reativo e/ou à possível interação entre fármacos.[27] Inúmeros medicamentos, como troglitazona, trovafloxacino e bromfenaco foram retirados do mercado em virtude da formação de metabólitos reativos hepatotóxicos[28-31] e outros ainda presentes no mercado a exemplo de acetaminofeno, amiodarona, ciclofosfamida e metrotexato, considerados hepatotóxicos quando administrados em altas doses.[29]

Considerando o fato de que as propriedades farmacocinéticas de uma substância são determinantes para o seu sucesso nos estudos clínicos, as indústrias farmacêuticas introduziram os estudos de absorção, distribuição, metabolismo e excreção (ADME ou DMPK, do inglês *drug metabolism and pharmacokinetic*) nas fases iniciais do processo de desenvolvimento de novos medicamentos. Nesse contexto, um estudo recente realizado por quatro grandes companhias farmacêuticas (AstraZeneca, Eli Lilly and Company, GlaxoSmithKline e Pfizer) mostrou que, com a introdução dos estudos de DMPK durante as fases de identificação de moléculas líderes, a farmacocinética passou a representar apenas 5% da causa das falhas e descontinuidade do desenvolvimento de novos medicamentos na fase clínica.[32] Do ponto de vista financeiro, a descontinuidade do desenvolvimento nas fases finais de um projeto acarreta perda de aproximadamente 90% do total do investimento.[33] Dessa forma, a realização dos estudos de DMPK para a identificação de substâncias com propriedades farmacocinéticas adequadas durante os estudos não clínicos é de extrema importância, pois reduz o tempo e, sobretudo, o custo dispendido com o desenvolvimento. Além disso, os estudos de DMPK realizados durante as fases iniciais do desenvolvimento geram informações importantes para modificações estruturais na substância que podem otimizar as suas propriedades de DMPK.

Em conjunto, os dados acerca das propriedades farmacocinéticas e dos estudos preliminares de segurança e eficácia são cruciais para decidir continuar ou não (em inglês, *go/no-go decision*) o projeto de desenvolvimento de um medicamento.[26]

Fatores que influenciam o perfil farmacocinético das substâncias

Características físico-químicas e propriedades fisiológicas

Diversas propriedades físico-químicas como lipofilicidade, coeficiente de dissolução, solubilidade, pKa e peso molecular interferem diretamente na absorção, distribuição e eliminação de uma substância.[26,34,35] A lipofilicidade e o coeficiente de dissolução são expressos pelo log de P (coeficiente de partição da substância não ionizada entre as fases aquosa e orgânica no sistema octanol/água) e log de D (coeficiente de partição de moléculas ionizadas, em geral, ácidos e bases fracas).[35] Substâncias com log de P > 5 são consideradas altamente lipofílicas e, embora apresentem alta permeabilidade de membrana, apresentam também baixa solubilidade que, entretanto, dificulta a respectiva absorção.[26,34]

Assim como a característica lipofílica, a solubilidade da substância em diferentes condições fisiológicas também interfere no seu processo de absorção. Um dos fatores que influenciam diretamente a solubilidade de uma substância é a sua constante de ionização (pKa), que define a concentração na qual as espécies neutras e as ionizadas de uma molécula estão igualmente distribuídas em determinada condição de pH.[36,37] O conhecimento relacionado à solubilidade e permeabilidade de uma substância é extremamente importante, pois permite predizer a biodisponibilidade oral e classificá-la de acordo com o sistema de classificação biofarmacêutica (SCB).[34,36,38]

A taxa de absorção após administração oral de uma substância depende primordialmente da sua capacidade de atravessar o epitélio intestinal. Diferentes métodos *in vitro* são utilizados para determinar a permeabilidade intestinal de uma substância, como:

a) utilização de células Caco 2 (célula intestinal obtida de adenocarcinoma humano);
b) células MDCK (do inglês *madin-darby canine kidney*); e
c) membrana artificial PAMPA (do inglês *parallel artificial membrane permeability assay*).

No entanto, as células Caco 2 são consideradas a melhor escolha para a avaliação da permeabilidade de substâncias desenvolvidas para absorção oral em virtude de seu processo espontâneo de diferenciação, que leva à formação de monocamada de enterócitos com características morfológicas e funcionais preservadas.[26,35]

Além das propriedades físico-químicas, os fatores fisiológicos associados com a afinidade de ligação de uma substância às proteínas plasmáticas e com a estabilidade metabólica dessa substância são importantes para determinação das suas propriedades de DMPK.[27,39]

A ligação de uma substância às proteínas plasmáticas, principalmente albumina e α_1-glicoproteína ácida, ocorre de forma rápida e reversível, até o estabelecimento do equilíbrio cinético entre a forma ligada e a não ligada. Apenas a forma não ligada é capaz de atravessar os capilares e atingir o órgão-alvo. A administração concomitante de mais de uma substância pode interferir na afinidade de ligação da outra e produzir efeito farmacológico exacerbado ou não produzir o efeito terapêutico desejado. A determinação da ligação de uma substância às proteínas plasmáticas pode ser realizada pelas técnicas de ultrafiltração e do equilíbrio de diálise.[27]

O processo de metabolização atua como um sistema de detoxificação, promovendo a alteração de substâncias estranhas (xenobióticos) mediante processos químicos para eliminá-las do organismo.[39] Os estudos de biotransformação permitem avaliar o grau de estabilidade metabólica de uma substância e predizer a possível formação de metabólito(s) mais ativo(s) do que a substância parental (pró-droga), a formação de um metabólito tóxico ou, ainda, avaliar a possibilidade de a substância parental, metabolicamente instável, não atingir a concentração terapêutica necessária para produzir efeito farmacológico.[26,39]

O principal órgão de metabolização e de detoxificação de muitas substâncias é o fígado. No entanto, esses processos podem ocorrer também no pulmão, rins e intestino. As enzimas metabolizadoras do sistema CYP450, principalmente CYP1A2, CYP2C9, CYP2C19, CYP2D6 e CYP3A4, são responsáveis pelas reações de fase I (oxidação, hidroxilação, desalquilação e desaminação), cujo principal objetivo é tornar as substâncias mais hidrossolúveis para serem excretadas.[26,39] A CYP3A4 é a mais abundante e a responsável pela metabolização de aproximadamente 40 a 50% dos medicamentos utilizados na clínica.[39,40] Para a determinação da estabilidade metabólica de um candidato a medicamento, testes *in vitro* e *in vivo* devem ser realizados. Os sistemas celulares mais utilizados para os estudos *in vitro* de metabolismo e que contêm as enzimas responsáveis pela metabolização das substâncias são:

a) microssoma hepático;
b) fração S9; e
c) cultura de hepatócitos humano (ensaio considerado padrão-ouro para determinação da depuração (em inglês, *clearance*) hepática).[26,29,41]

A identificação *in vitro* das principais enzimas responsáveis pela metabolização gera informação detalhada sobre o processo de metabolização do candidato a medicamento, permitindo, dessa forma, estabelecer um adequado direcionamento dos estudos clínicos em relação à:

a) interação de substâncias;
b) seleção de dose (p. ex.: para pacientes com problemas renais ou hepáticos); e
c) predição de efeito tóxico.[26,42-44]

Em paralelo, o ensaio realizado em microssomas, utilizando amostras de fígado provenientes de humanos e de diferentes espécies animais, deve ser realizado a fim de avaliar as possíveis diferenças entre as espécies e, a partir dos resultados obtidos, selecionar a espécie mais adequada para os estudos de toxicidade, bem como avaliar a possível participação das enzimas CYP3A4 e CYP2D6 em humanos.[26,29,41]

Diversos medicamentos foram retirados do mercado em virtude da interação entre diferentes substâncias relacionadas às CYP, como: Seldane®; Posicor®; Propulsid®; Lotronex®; Baycol®; e Serzone®.[45] São exemplos de substâncias indutoras das CYP (que aumentam o processo de metabolização) os barbitúricos, rifampicina, omeprazol e álcool; contudo, substâncias como a quinidina, cetoconazol e sulfafenazol, inibem essas enzimas, reduzindo o processo de metabolização.[41-43] Além das enzimas supracitadas, as enzimas de fase II (transferases), como a sulfotransferase, glucuroniltransferase e glutationa-S-transferase, facilitam a eliminação do xenobiótico a partir de reações de conjugação. Outras enzimas também estão envolvidas nos processos químicos de biotransformação, como:

a) álcool desidrogenase;
b) aldeído-desidrogenase; e
c) NADPH-quinona oxidoredutase.[42,43]

Dessa forma, a identificação das enzimas responsáveis pelo processo de metabolização de uma substância durante as fases de descoberta e de desenvolvimento de novos medicamentos é recomendada pelas agências reguladoras para avaliação da possível interação medicamentosa.[26,42]

Determinação das propriedades farmacocinéticas in vivo

Os ensaios de farmacocinética *in vivo* permitem avaliar quantitativamente o decurso temporal da absorção, a distribuição, o metabolismo e a excreção de uma substância e, a partir desses ensaios, obter informações importantes para determinação da dose desejada, bem como estabelecer o adequado regime posológico a ser utilizado na clínica.[26]

Inicialmente, durante a fase não clínica, é sugerida a realização da farmacocinética exploratória com o objetivo de dar suporte ao planejamento dos ensaios de farmacologia, auxiliar na interpretação dos resultados obtidos nos estudos de segurança e de eficácia, auxiliar o processo de seleção de dose e permitir a otimização da substância/formulação. Nessa fase, utiliza-se um número reduzido de animais e as amostras são coletadas por período de até 6 horas após a administração da substância. Existem limites de volume de sangue que pode ser coletado de acordo com a espécie e peso do animal. Para maiores detalhes sobre os volumes de sangue preconizados para coleta, consultar o protocolo *Guidelines for Survival Bleeding of Mice and Rats* desenvolvido e utilizado pelo National Institutes of Health (NIH).[46] Recomenda-se obedecer a esses limites, uma vez que a coleta de sangue em excesso pode interferir na avaliação do perfil farmacocinético de uma substância.

A partir da triagem inicial, é possível selecionar as substâncias que apresentam propriedades farmacocinéticas mais próximas das desejadas. Em seguida, as substâncias selecionadas são submetidas à triagem das propriedades farmacocinéticas de forma mais completa. Os modelos de triagem mais utilizados atualmente são:

a) PK (do inglês *pharmacokinetic*) do tipo instantânea (em inglês, *snapshot PK*);
b) PK do tipo rápida (em inglês, *rapid PK)*; e
c) PK do tipo completa (em inglês, *full PK)*.

Contudo, a escolha da estratégia final depende de inúmeros fatores, como material e instrumentos disponíveis, conhecimento dos pesquisadores e definição dos parâmetros farmacocinéticos que se deseja analisar.[47]

Durante a análise do perfil farmacocinético de uma substância, devem ser determinados os parâmetros farmacocinéticos, como:

a) área sob a curva;
b) concentração máxima;
c) tempo máximo;
d) tempo de meia-vida;
e) volume de distribuição;
f) depuração; e
g) biodisponibilidade.

Propriedades de DMPK desejáveis de uma substância candidata a medicamento para administração oral

Para ser utilizada pela via oral, uma substância deve apresentar as seguintes propriedades de DMPK:

a) solubilidade em água;
b) alta permeabilidade e baixo efluxo em célula CaCo 2;
c) biodisponibilidade suficiente para atingir o órgão-alvo desejado e produzir o efeito farmacológico;
d) tempo de meia-vida adequado com esquema posológico pretendido em humanos;
e) farmacocinética linear;
f) eliminação não dependente de uma única via ou de uma única enzima de metabolização, sem formação de metabólitos ativos ou reativos em grande quantidade e sem interação com as enzimas metabolizadoras em concentrações relevantes;
g) apresentar margem de segurança aceitável (índice terapêutico maior que 10 vezes); e
h) relação PK-PD (farmacocinética-farmacodinâmica) estabelecida.[26]

Ensaio de toxicocinética

Os estudos de toxicocinética são geralmente realizados durante os estudos de toxicologia e devem ser conduzidos conforme as normas de boas práticas de laboratório (BPL ou GLP, do inglês *good laboratory practice*; definição descrita na seção "Reprodutibilidade, rastreabilidade e confiabilidade dos estudos não clínicos", neste capítulo). A realização desses ensaios permite analisar a exposição sistêmica de uma substância em animais e estabelecer a relação entre a dose administrada e o decurso temporal dessa substância nos estudos de toxicidade. Além disso, a determinação do perfil farmacocinético de uma substância, após administração de múltiplas doses, possibilita melhor interpretação dos achados toxicológicos. O estudo de toxicocinética avalia também o potencial acúmulo de uma substância em determinado tecido e/ou órgão. Contudo, os dados gerados com os estudos de toxicocinética devem contribuir com os dados obtidos dos estudos de toxicologia, em termos de interpretação do teste de toxicidade e em comparação com os dados clínicos, como parte da avaliação do risco e segurança em humanos e, por essa razão, a toxicocinética faz parte da bateria de testes não clínicos recomendada pelas agências reguladoras.[27,48]

As principais questões que devem ser respondidas para facilitar a compreensão entre a exposição de uma substância-teste e a quantificação da fração absorvida nos tecidos são:

a) a substância é absorvida?;
b) qual é a taxa de absorção?;
c) como a substância parental/metabólito é distribuída no organismo?;
d) a substância é metabolizada?;
e) em caso positivo, em que local e qual a taxa de metabolização e quais os metabólitos formados?;
f) quais são a via e a taxa de eliminação da substância/metabólito?;
g) qual é o efeito da dose em relação à absorção, à distribuição, ao metabolismo e à eliminação?[49]

Para a realização dos estudos de toxicocinética, pode ser utilizado o protocolo completo, que visa responder a todas as questões listadas ou o protocolo reduzido, no qual são respondidas apenas as questões principais que ajudam na interpretação dos estudos de toxicologia. No protocolo completo, além do sangue, outras matrizes biológicas devem ser coletadas, como excretas (urina e fezes), gordura, músculos, fígado, rins, além da coleta dos possíveis órgãos-alvo e da pele, quando a administração da substância-teste ocorrer pela via dérmica. Além disso, se a substância parental e/ou seus metabólitos forem voláteis, grupos adicionais de animais devem ser inseridos para coleta das excretas, da carcaça e do ar expirado (no caso de substâncias voláteis) a fim de determinar a extensão de absorção e as vias de eliminação da substância-teste. O desenho do estudo e a seleção do protocolo deverão ser avaliados caso a caso, mas, sobretudo, deverão ser capazes de gerar informações suficientes para avaliação dos riscos e da segurança da substância candidata a medicamento.[48,49]

Dada a importância da determinação das propriedades farmacocinéticas no desenvolvimento de novos medicamentos, recomenda-se a realização dos ensaios descritos no Quadro 3.1.

CARACTERIZAÇÃO QUÍMICA, FABRICAÇÃO E CONTROLE DO PROCESSO DE FABRICAÇÃO

A caracterização química, a descrição e o controle do processo de fabricação (CMC, do inglês *chemistry, manufacturing and controls*) de uma substância ativa/produto acabado são fundamentais para a adequada execução dos estudos não clínicos e clínicos de uma substância candidata a medicamento, bem como para a correta interpretação e correlação entre os resultados obtidos em cada uma das fases de descoberta e desenvolvimento. No contexto do processo de fabricação, é importante ressaltar que este seja executado conforme as boas práticas de fabricação (BPF ou GMP, do inglês *good manufacturing practices*), a fim de garantir a qualidade, a segurança e a eficácia dos produtos farmacêuticos, bem como comprovar a consistência de fabricação e a reprodutibilidade lote a lote.[50] Visto que o CMC de uma substância ativa/produto acabado gera informações importantes que garantem a sua identidade e qualida-

QUADRO 3.1 Ensaios não clínicos de DMPK recomendados

Não BPL		BPL
In vitro	*In vivo*	*In vivo*
1) Propriedades físico-químicas [lipofilicidade (log P/log D), solubilidade, estabilidade química (pKa)] 2) Estabilidade metabólica 3) *Clearance* hepático 4) Interação entre substâncias (inibição/indução CYP) 5) Características fisiológicas (ligação a proteína plasmática/tecido) 6) Permeabilidade 7) Estabilidade plasmática e partição sangue total: plasma	1) Perfil farmacocinético (concentração *versus* tempo) – Área sob a curva – $C_{máx}$ – $T_{máx}$ – Distribuição – Depuração (*clearance*) – Tempo de meia-vida 2) Biodisponibilidade 3) Linearidade 4) Metabolização 5) Via de excreção	1) Toxicocinética – Perfil farmacocinético (concentração *versus* tempo) – Área sob a curva – $C_{máx}$ – $T_{máx}$ – Distribuição – Depuração (*clearance*) – Tempo de meia-vida 2) Biodisponibilidade 3) Metabolização 4) Via de excreção 5) Quantificação nos fluidos biológicos, órgãos, tecidos, excreta e no ar expirado (quando necessário)

BPL: Boas Práticas de Laboratório.
Fonte: Adaptado de Singh.[27]

de durante todo o processo de fabricação, a submissão deste para o pedido de registro de produtos é uma das exigências das agências reguladoras.

Para maiores informações referentes à caracterização química, processos de fabricação e controle da produção de um novo candidato a medicamento, seja na forma de substância ativa ou de produto acabado, requeridos pelas agências reguladoras, consultar o guia M4Q (R1).[51]

ESTUDOS DE SEGURANÇA

Estudos de segurança para avaliação da toxicidade

O avanço recente no desenvolvimento de novos medicamentos tem sido um grande desafio na ciência atual, pois a oferta de novas terapias para o tratamento de doenças importantes exige cada vez mais técnicas que garantam a segurança da sua utilização em seres humanos. Os estudos de segurança não clínicos são realizados com base na experiência e no histórico da utilização de uma determinada espécie animal, além de serem exigidos por órgãos governamentais anteriormente à realização dos estudos de segurança em humanos. Além dos estudos em animais, muitos testes *in vitro* têm sido desenvolvidos e validados para avaliação da segurança e do potencial toxicológico de substâncias; entretanto, tais ensaios são, muitas vezes, complementares aos testes *in vivo*.

O uso de animais para avaliação da toxicidade de substâncias teve início em 1920, quando J. W Trevan propôs a utilização do teste de dose letal 50% (DL_{50}). Após esse novo conceito, cientistas do Food and Drug Administration (FDA) passaram a desenvolver novos métodos, como testes de irritação ocular e cutânea em coelhos, os quais foram largamente aceitos e aplicados em todo o mundo. Além disso, pesquisadores do Instituto Nacional do Câncer dos Estados Unidos, também passaram a desenvolver testes em camundongos que visavam prever o potencial carcinogênico de novas substâncias. Entretanto, foi somente após a década de 1960 que as agências reguladoras passaram a exigir estudos de segurança realizados previamente em animais, pois foi nessa década que milhares de crianças nasceram com deficiência nos membros devido ao uso do medicamento talidomida durante a gestação. Após esse episódio, o FDA passou a exigir o IND para toda e qualquer nova substância que avançasse para a etapa de teste clínico, a qual deveria conter dados sobre a eficácia e a segurança da substância antes da primeira exposição em humanos.

No final da década de 1980, a Organization for Economic Cooperation and Development (OECD) e a Conferência Internacional de Harmonização (ICH, do inglês International Conference on Harmonization) determinaram e publicaram os guias para testes não clínicos de toxicidade de substâncias químicas e farmacêuticas, os quais ainda são preconizados pela maioria das agências reguladoras. Apesar de os guias para estudos não clínicos terem sido descritos inicialmente na década de 1980, novas revisões e ensaios foram propostos e implementados ao longo dos anos, sempre visando a realização de testes mais preditivos e éticos e que também possam reduzir, ou mesmo, em casos específicos, substituir o uso de animais.

Os guias para estudos não clínicos de segurança auxiliam de forma fundamental no processo de desenvolvimento de um novo medicamento, pois apresentam a base de como os ensaios devem ser conduzidos, sugerindo as espécies a serem utilizadas, o tempo de duração do ensaio, os órgãos e tecidos a serem investigados, as análises a serem realizadas, bem como quais dados devem ser apresentados no documento final. Apesar disso, tais guias ainda geram muitas dúvidas na comunidade científica e industrial em razão de, muitas vezes, indicarem o que deve ser feito, mas não como deve ser feito. Entretanto, cabe aos responsáveis pela condução do estudo interpretar e seguir as recomendações exigidas pelos guias, pois isso é o mínimo necessário para a aceitação dos testes pela maioria das agências reguladoras.

A sequência de ensaios a serem realizados é um fator importante no processo de desenvolvimento de um medicamento. Embora não haja uma programação-padrão para realização dos ensaios, o correto planejamento das ações a serem seguidas com uma substância em particular permite que muitos erros ou testes desnecessários não sejam realizados, economizando tempo e recursos financeiros, além de respeitar conceitos éticos relevantes na pesquisa experimental. Na Figura 3.1, sugerimos os estudos não clínicos

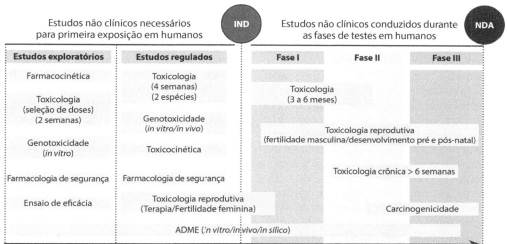

O desenvolvimento de um medicamento envolve diferentes sequência de estudos que são realizados ao longo de um processo que engloba etapas distintas, mas, ao mesmo tempo, complementares. Apesar de não haver um esquema-padrão a ser seguido, alguns ensaios são sugeridos, ou mesmo mandatórios, antes que a substância candidata seja avaliada em estudos clínicos. Estudos de farmacocinética, eficácia, genotoxicidade in vitro, toxicologia para seleção de doses, farmacologia de segurança e estudos iniciais de DMPK podem ser realizados ainda nas primeiras etapas do desenvolvimento. Os resultados desses estudos exploratórios constituem a base para realização dos estudos regulados, pois fornecem os dados iniciais sobre a substância no que diz respeito ao esquema de tratamento, às doses e vias de administração, aos potenciais efeitos toxicológicos e à eficácia para o tratamento pretendido. As substâncias que avançam no processo de desenvolvimento são submetidas a diferentes ensaios regulados (BPL), que podem compreender estudos de toxicidade de doses repetidas (até 28 dias) em duas espécies, genotoxicidade in vitro e in vivo, toxicocinética e de farmacologia de segurança. Ademais, em alguns casos, nessa fase do desenvolvimento, estudos de toxicidade reprodutiva podem ser necessários, dependendo da população pretendida na clínica, além de estudos de DMPK, que podem ser conduzidos durante todo o processo de desenvolvimento de medicamentos. Após a condução dos estudos exploratórios e dos regulados, um dossiê sobre a substância candidata deverá ser submetido à avaliação da autoridade reguladora que, no caso do FDA, é o IND. Tal processo tem o objetivo de avaliar se uma substância candidata está apta a ser testada em humanos (fases I a III). Caso a substância seja aprovada para os primeiros ensaios em humanos, ensaios não clínicos como os de toxicologia subcrônica e crônica e estudos de toxicologia reprodutiva podem ser realizados de forma simultânea aos ensaios clínicos. Além disso, estudos para avaliar o potencial efeito de carcinogenicidade também podem ser conduzidos nessa etapa. O tempo de duração de cada ensaio é abordado em guias específicos publicados pelas principais autoridades reguladoras, como FDA, European Medicines Agency (EMA), e Agência Nacional de Vigilância Sanitária (Anvisa); no entanto, a decisão de quais estudos serão necessários para o desenvolvimento de um determinado medicamento dependerá de inúmeros fatores, entre eles, a natureza química da substância e o tratamento clínico pretendido. Os estudos não clínicos expostos na figura representam um esquema temporal sugerindo quais e quando esses testes podem ser realizados. Por fim, o conjunto dos dados obtidos nos estudos não clínicos, aliados aos resultados obtidos nos estudos clínicos, fornecem as informações necessárias para o julgamento da autoridade reguladora sobre a comercialização do medicamento, processo conhecido nos Estados Unidos como aplicação de nova droga (NDA, do inglês New Drug Application).

FIGURA 3.1 Etapas do desenvolvimento não clínico de medicamentos.

que devem ser realizados durante o desenvolvimento de medicamentos. Ainda, nessa seção serão abordados os principais testes não clínicos de segurança exigidos no desenvolvimento de medicamentos, como ensaios de mutagenicidade; toxicidade aguda, subcrônica e crônica; toxicidade reprodutiva e do desenvolvimento; carcinogenicidade; tolerância local; e farmacologia de segurança.

Estudos preliminares de toxicologia

Ainda nas fases iniciais do desenvolvimento, muitas substâncias selecionadas como promissoras passam, em geral, por uma triagem de testes de segurança exploratórios, com o intuito de investigar possíveis efeitos tóxicos que possam comprometer o investimento no estudo. Esses testes exploratórios são, geralmente, realizados *in vitro*, ou mesmo com número reduzido de animais, além de não exigirem declaração de conformidade com as normas de BPL. Por isso, tais estudos apresentam custos bastantes reduzidos em relação aos ensaios regulados que, por sua vez, são exigidos em etapas posteriores no desenvolvimento de medicamentos. Os ensaios exploratórios são essenciais para as primeiras tomadas de decisões acerca do investimento em uma nova substância, pois podem fornecer informações importantes que impactam diretamente o planejamento dos ensaios não clínicos a serem realizados.

Um dos testes iniciais para avaliação da toxicidade de uma nova substância é o teste preliminar de AMES, realizado para avaliar o possível efeito genotóxico e que permite detectar alterações no material genético de organismos expostos a determinadas substâncias. Os diferentes testes de genotoxicidade detectam mutações gênicas e cromossômicas em organismos vivos. O teste de AMES é um ensaio *in vitro* de mutação reversa em bactérias, que tem como princípio detectar mutações provocadas pela substância candidata que revertem as mutações presentes na linhagem bacteriana e restauram a capacidade funcional da bactéria de sintetizar um aminoácido essencial (histidina). O teste permite monitorar substâncias com ação direta sobre o material genético da célula e a atividade positiva ou negativa dos metabólitos gerados pela biotransformação. A realização desse teste é mandatória para a maioria das substâncias no processo de desenvolvimento de medicamentos. Apesar de ser um teste regulado e exigido pelas autoridades, a realização do ensaio preliminar é fundamental para a detecção antecipada de possíveis efeitos genotóxico da substância-teste. Além disso, outro teste que pode ser realizado de maneira exploratória é o ensaio de micronúcleos *in vitro*. Esse teste fornece informações primárias, no âmbito cromossômico, sobre os danos no DNA causados por agentes químicos e físicos,[52] e foi desenvolvido com o objetivo de reduzir o número de animais nos testes de genotoxicidade. Fenech e Morley[53] modificaram a metodologia do ensaio de determinação de micronúcleos *in vivo*, utilizando a citocalasina B, em cultura de células. A citocalasina B é um inibidor da polimerização da actina requerida para a citocinese.[54] Ela induz o bloqueio da citocinese, mas não da divisão nuclear, resultando em um acúmulo de células binucleadas a partir de células que passaram por apenas um ciclo de divisão, independentemente do grau de sincronia e da proporção das células em divisão.[55] Dessa forma, esse teste também contribui com informações essenciais sobre o potencial genotóxico de uma substância, sendo necessário para o estabelecimento de potencial risco ao homem. Nessa etapa do desenvolvimento, a avaliação da genotoxicidade se restringe à realização dos testes *in vitro*; no entanto, em etapas posteriores, é requerida a realização de outros testes de genotoxicidade, como o do micronúcleo *in vivo*, que será comentado posteriormente.

Após a avaliação preliminar do potencial genotóxico de uma substância, é recomendada pelas agências reguladoras a realização de estudos preliminares de toxicologia envolvendo animais. Como regra geral, os estudos de toxicologia *in vivo* devem ser realizados em duas espécies de mamíferos, sendo uma roedora e uma não roedora; entretanto, em estágios preliminares, estudos realizados apenas em roedores podem fornecer indícios que podem corroborar o planejamento dos estudos regulados a serem conduzidos posteriormente. Um dos principais objetivos desses testes de toxicidade preliminar em animais é fornecer informações sobre as doses a serem utilizadas e os possíveis efeitos adversos da administração aguda, ou mesmo subcrônica de uma substância. O teste da dose máxima tolerada (MTD, do inglês *maximum tolerated dose*) e o escalonamento de doses são comumente utilizados para seleção das doses a serem utilizadas nos estudos regulados de toxicologia subsequentes com duração de até 30 dias. Esse teste de MTD é uma parte importante da toxicologia, pois identifica a dose em que a toxicidade no órgão-alvo possa ser observada, mas que também não seja tão elevada a ponto de comprometer o estudo em virtude da morbidade e mortalidade dos animais.[56] A MTD é definida como a maior dose que será tolerada em um estudo de toxicologia. Essa metodologia é normalmente determinada por parâmetros como sinais clínicos, alteração de peso corporal, consumo de comida, morbidade e mortalidade. Além disso, muitos protocolos de seleção de doses também sugerem a realização de análises hematológicas e bioquímicas, bem como histopatológicas, de possíveis órgãos-alvos para a melhor determinação da toxicidade entre as doses testadas.

Os estudos de toxicidade aguda ou doses repetidas também podem ser realizados durante a fase preliminar do estudo. Apesar de o estudo de MTD e/ou escalonamento de doses fornecer informações importantes acerca da toxicidade de um medicamento, os estudos de toxicidade aguda ou de doses repetidas têm protocolos mais completos que contemplam a histopatologia de uma grande diversidade de órgãos, análises comportamentais e clínicas mais complexas, análises bioquímicas e hematológicas completas, análises oftalmológicas e grupos para avaliação da recuperação dos efeitos adversos após o período de tratamento. No protocolo de toxicidade aguda, são, geralmente, avaliadas três diferentes doses de administração única e os animais são observados por 14 dias após o tratamento. Apesar de algumas agências reguladoras sugerirem ou mesmo exigirem ensaios de toxicidade aguda, a OECD não recomenda o ensaio de toxicidade oral aguda para produtos farmacêuticos. Além disso, segundo o guia M3(R2),[57] o estudo de toxicidade aguda é somente recomendado caso não haja nenhuma informação acerca da toxicidade proveniente de outro estudo, como MTD e escalonamento de doses. Nesse caso, os estudos de toxicidade aguda podem se limitar a fornecer informações sobre as vias e as doses a serem administradas, e tais dados podem ser provenientes de estudos não BPL desde de que o planejamento para o tratamento clínico seja suportado por uma toxicologia de doses repetidas realizada de acordo com as normas de BPL.[57]

A toxicidade de doses repetidas de curta duração também é um protocolo sugerido durante a fase exploratória. O teste mais indicado é o de toxicidade de doses repetidas de 28 dias.[58] Apesar de ser um ensaio mais completo e bastante complexo em relação aos estudos de toxicidade aguda e MTD, esse teste pode fornecer dados mais precisos, uma vez que avalia o nível de toxicidade da administração continuada de uma substância. Esse protocolo é, geralmente, o mínimo exigido para estudos de primeira exposição da substância em humanos (fase clínica I); no entanto, sua realização dependerá do propósito de tratamento clínico da substância em estudo, pois a duração do tratamento em humanos está diretamente relacionada ao protocolo não clínico a ser realizado. É importante salientar que a decisão de quais estudos exploratórios ou regulados de toxicologia serão realizados exige meticuloso planejamento por parte da equipe de desenvolvimento, pois a base para a definição desses estudos é um bom conhecimento sobre o programa que é pretendido na clínica, o que requer grande interação entre as equipes de estudos não clínicos e clínicos.

Estudos regulados de toxicologia

Mandatórios no processo de desenvolvimento de medicamentos, têm o objetivo de avaliar o grau de toxicidade de uma substância utilizando protocolos que obedeçam todas as recomendações dos guias para condução de estudos não clínicos para produtos farmacêuticos e devem ser realizados obrigatoriamente em conformidade com as normas de BPL. Após a realização dos estudos preliminares de toxicidade, os testes regulados devem ser conduzidos, preferencialmente, em duas espécies animais (à exceção dos testes de mutagenicidade). O planejamento desses estudos pode ser baseado em todos os dados obtidos dos estudos exploratórios de eficácia e toxicidade, os quais podem auxiliar na definição das doses, tempo de duração do estudo, e em dados sobre efeitos adversos esperados que mereçam atenção especial. Alguns estudos regulados de toxicologia são exigidos antes do início da fase clínica I; porém, outros podem ser conduzidos durante as diferentes fases da pesquisa clínica, como será descrito ao longo desta seção.

Apesar de não haver um planejamento único e padrão para o desenvolvimento de medicamentos, é recomendado realizar estudos de genotoxicidade (*in vitro* e *in vivo*), bem como um estudo de seleção de doses e toxicidade de doses repetidas (28 dias), antes da primeira exposição da substância em humanos. Em geral, com essa série de estudos, aliado a outros dados provenientes de estudos de farmacocinética, eficácia, farmacologia de segurança e caracterização química da substância é possível submeter um dossiê às agências reguladoras, a fim de solicitar permissão para iniciar estudos em seres humanos. É importante ressaltar que, na condução dos estudos regulados de toxicologia, a substância-teste deve estar em sua formulação final, ou seja, a mesma a ser utilizada nos estudos clínicos, incluindo certificado de análise feito em BPF. Além disso, a via de administração da substância deve ser, preferencialmente, a mesma pretendida para o tratamento em humanos. Tais exigências estão bem descritas nos guias de estudos não clínicos das principais agências reguladoras, como o FDA, a EMA e a Anvisa.

Nessa etapa, os testes de genotoxicidade *in vitro* AMES[59] e o ensaio do micronúcleo *in vitro*,[60] descritos anteriormente, devem ser realizados em conformidade com as normas de BPL, mesmo já havendo dados de estudos exploratórios realizados no início da fase de desenvolvimento. Além disso, é recomendada a realização do teste do micronúcleo *in vivo*,[61] o qual é especialmente relevante por fornecer dados sobre a genotoxidade de uma substância envolvendo processos ativos como o metabolismo, farmacocinética e reparo do DNA. Esse teste avalia a formação de micronúcleos em amostras de eritrócitos provenientes da medula óssea ou de células do sangue periférico de roedores, permitindo identificar possíveis danos citogenéticos causados por substâncias que resultam na formação de micronúcleos e alterações cromossomais. Em muitos casos, os ensaios de genotoxidade conduzidos em BPL são realizados antes da condução dos estudos de toxicidade de doses repetidas, especialmente por uma questão de tomada de decisão. Entretanto, isso depende da estratégia planejada para cada substância e dos resultados preliminares obtidos, sendo bastante comum a realização dos testes regulados de genotoxidade de forma concomitante aos ensaios iniciais de toxicidade de doses repetidas em BPL.

Uma decisão importante no planejamento dos estudos não clínicos é a duração dos estudos de toxicidade de doses repetidas a serem realizados. A duração recomendada desses estudos é, geralmente, relacionada à duração, à indicação terapêutica e ao planejamento dos estudos clínicos propostos. De maneira geral, a duração dos estudos de toxicidade conduzidos em duas espécies de mamíferos (uma roedora e outra não roedora) deve ser igual ou superior à dos estudos em humanos, porém com o máximo de duração recomendada pelo guia M3(R2)[57] para cada espécie (Tabela 3.1).

Os estudos de toxicidade de doses repetidas têm guias com a duração dos ensaios bem definida, como os guias nº 407 (toxicidade oral de doses repetidas de 28 dias em roedores), nº 408 (toxicidade oral de doses repetidas de 90 dias em roedores), nº 410 (toxicidade dermal de doses repetidas de 21/28 dias), nº 452 (estudos crônicos de toxicidade),[58-64] entre outros. Um dos protocolos de toxicidade de doses repetidas mais utilizados antes da primeira exposição da substância-teste em humanos é o de 28 dias. Esse teste tem por objetivo coletar informações sobre possíveis riscos à saúde resultantes da exposição repetida a uma substância, incluindo efeitos sobre os sistemas nervoso central (SNC), imunológico e endócrino, ou mesmo sobre indícios de alterações no sistema reprodutor. Apesar de esse teste ser indicado para administração oral de substâncias, outras vias de administração parenterais podem ser utilizadas, desde que bem justificadas e se assemelhem, o máximo possível, à pretendida na clínica. Ademais, esse teste também pode ser realizado durante 14 dias de doses repetidas, se houver justificativa para redução do tempo de tratamento (p. ex.: tempo de tratamento curto na fase clínica), além de ser altamente recomendada a adição de grupos de recuperação (animais que permanecem dias adicionais sem tratamento após a eutanásia dos animais principais) para o acompanhamento da possível reversão dos efeitos tóxicos observados. Assim como aplicado para todos os estudos regulados, o teste de toxicidade de doses repetidas deve ser realizado segundo as normas de BPL, mesmo havendo dados exploratórios sobre os efeitos tóxicos da administração repetida da substância em estudo. Os resultados provenientes desse estudo são fundamentais para a caracterização de toxicidade da substância-teste e podem fornecer uma relação de dose-resposta e dados para a determinação do nível de dose sem observação de efeito adverso (NOAEL, do inglês *no observed adverse effect level*).

Nas orientações (guias) sugeridas pelo FDA, os dados de toxicidade até aqui descritos já constituem uma boa base para aplicação do IND; no entanto, isso dependerá da natureza da aplicação pretendida para cada substância, podendo mudar caso a caso. Após a autorização para início dos estudos clínicos, outros estudos de toxicidade não clínico devem ser conduzidos, como os estudos prolongados (subcrônicos e crônicos de toxicidade). A avaliação da toxicidade é, usualmente, classificada de acordo com uma escala cronológica de tratamento; por exemplo, estudos agudos de toxicidade são aqueles que buscam verificar o efeito da substância mediante a administração de uma única dose, ou diferentes doses, durante um período de 24 horas. Além disso, estudos subagudos são aqueles que compreendem a observação dos efeitos tóxicos por até 30 dias, ao passo que estudos subcrônicos são definidos pela observação dos efeitos tóxi-

TABELA 3.1 Duração recomendada para os estudos de toxicidade de doses repetidas para suportar a condução de estudos clínicos

Máxima duração do estudo clínico	Duração mínima recomendada	
	Roedores	Não roedores
Até 2 semanas	2 semanas*	2 semanas
Entre 2 semanas e 6 meses	Mesmo do estudo clínico	Mesmo do estudo clínico
Mais que 6 meses	6 meses	9 meses

*Estudos clínicos com duração menor que 14 dias podem ser suportados por ensaios de toxicidade de mesma duração do estudo clínico.
Fonte: Adaptada de International Council for Harmonisation of Technical Requirements for Pharmaceuticals for Human Use.[57]

cos do tratamento de uma substância entre 30 e 90 dias. Os estudos superiores a 90 dias são classificados como crônicos. Entretanto, essa classificação pode ser diferenciada para algumas espécies; por exemplo, os estudos crônicos podem ser realizados por até um período de 6 meses em roedores e 9 meses em não roedores.[65]

Durante a realização dos estudos clínicos de fase I, é geralmente recomendada a condução prévia de estudos subcrônicos (90 dias), que muito se assemelham aos estudos de toxicidade de 28 dias. Os guias para ambos os tipos de estudos requerem tratamento diário, com pelo menos três diferentes doses e veículo (controle), além das observações e análises clínicas, bioquímicas, hematológicas, anatômicas e histológicas, que são detalhadas em cada guia. Apesar de haver um padrão mínimo a ser seguido para a condução desses estudos, análises adicionais podem ser acrescentadas para observação de algum efeito particular da substância, especialmente nos casos em que há fortes indícios de efeitos tóxicos sobre órgãos-alvo específicos. Esses testes também devem ser conduzidos em conformidade com as normas de BPL e se unem aos dados clínicos da fase I para a tomada de decisão sobre a continuidade do estudo na fase II. De forma geral, os estudos de toxicologia crônicos em animais, quando bem conduzidos, podem predizer até 70% das reações tóxicas em seres humanos.[66]

Ainda durante a fase I de estudos clínicos, é comum a realização de parte dos estudos de toxicidade reprodutiva, bem como aqueles para avaliação do potencial teratogênico; no entanto, uma fração desses estudos pode ser conduzida durante as fases clínicas II e III, dependendo das exigências e da posologia pretendida para cada substância. Os testes de toxidade reprodutiva são os mais rigorosos aplicados pelo FDA, configurando-se em um requisito para aprovação de novas substâncias. Segundo o guia S5(R2),[67] os medicamentos podem afetar a atividade reprodutiva de três principais maneiras:

- fertilidade e desenvolvimento embriofetal inicial (implantação);
- desenvolvimento embriofetal ou teratogenicidade; e
- desenvolvimento pré e pós-natal, incluindo função materna.

Os estudos de fase I, geralmente, podem iniciar em voluntários do sexo masculino, mesmo sem dados sobre toxicologia reprodutiva, desde que a substância não tenha apresentado evidências de dano testicular em estudos de toxidade de doses repetidas de 2 a 4 semanas de duração.[68] A exigência de estudos de toxicologia reprodutiva para início da fase clínica I difere entre os países; entretanto, é normal a exigência desses testes para estudos clínicos que envolvam mulheres em idade fértil. Os testes de fertilidade e implantação abrangendo o tratamento de machos (28 dias) e fêmeas (14 dias) com a substância-teste antes do acasalamento são caracterizados pela análise do sêmen (contagem e viabilidade), número de embriões implantados e sobrevida dos embriões no 6º dia de gestação. Já os testes de desenvolvimento embrionário e fetal são, geralmente, realizados em duas ou três espécies (ratos, camundongos, coelhos), em que a substância é administrada às fêmeas no período inicial da gestação (em ratos, do dia 6 ao dia 16 após o acasalamento). Nesse caso, os animais devem ser eutanasiados antes do parto, para contagem dos embriões e observações de anormalidades. Nos testes de desenvolvimento pré e pós-natal, as fêmeas são tratadas durante a gestação e lactação, com a prole sendo observada quanto às funções motoras, durante e após a amamentação. Nesse caso, alguns filhotes são analisados quanto a possíveis anormalidades em diferentes estágios do desenvolvimento, mesmo na idade adulta, para avaliação do desempenho sexual e segunda geração de filhotes.[67,68] Apesar de alguns ensaios *in vitro* de toxicidade reprodutiva serem rotineiramente realizados em alguns laboratórios, eles ainda não fornecem dados suficientes sobre o potencial teratogênico em mamíferos, além de não serem reconhecidos e regulados pelas autoridades.[68]

A bateria de testes de toxicologia reprodutiva aqui descrita é uma exigência no processo de desenvolvimento de medicamentos para a maioria das agências reguladoras; entretanto, para medicamentos fitoterápicos, a Anvisa[69] sugere que, caso tais ensaios não sejam realizados, é necessário que a bula do medicamento especifique que eles não devem ser utilizados em "[...] mulheres grávidas ou lactantes, uma vez que não existem estudos que possam garantir a segurança nessas situações".

Adicionalmente aos testes de toxicologia geral e de toxicidade reprodutiva, o teste de carcinogenicidade é exigido normalmente para medicamentos que serão usados para tratamento contínuo, por um período de 6 meses ou mais. Nesse caso, o teste para avaliação da carcinogenicidade deve ser realizado antes que a substância possa ser comercializada, porém nunca antes do início dos estudos clínicos. Além disso, esse ensaio pode ser requerido se substância pertencer a uma classe conhecida de substâncias carcinogênicas, e/ou os estudos crônicos de toxicologia apresentarem evidências de alterações de potencial carcinogênico ou, ainda, evidências mostrando que a substância ou seus metabólitos ficam retidos no organismo durante um longo período.[68] Curiosamente, substâncias com evidências positivas para os testes de genotoxicidade, na ausência de outros dados, são consideradas carcinogênicas para seres humanos e podem não requerer a realização de testes de carcinogenicidade de longo prazo. No entanto, caso a substância seja usado para o tratamento crônico em humanos, pode ser necessária a realização de um estudo crônico (de até 1 ano) para detecção de possíveis efeitos tumorigênicos.[70]

Os estudos de carcinogenicidade são, geralmente, realizados durante as fases II e III do desenvolvimento clínico, utilizando apenas uma espécie animal roedora, especialmente ratos. Adicionalmente, é sugerida a realização de outros ensaios *in vivo* que possam fornecer informações sobre a sensibilidade a substâncias carcinogênicas, como testes de curta duração em camundongos transgênicos, ou mesmo testes de carcinogenicidade de longa duração em outra espécie roedora (camundongos). O estudo de carcinogenicidade de longa duração em ratos é normalmente conduzido por pelo menos 2 anos de tratamento, com três ou quatro doses da substância-teste mais o veículo (controle). De forma geral, a dose mais baixa a ser testada é aquela próxima à dose máxima recomendada para humanos, enquanto a dose mais alta é a MTD obtida em estudos de segurança anteriores. Nos protocolos de carcinogenicidade, são utilizados entre 50 a 80 animais por grupo/sexo, o que confere um estudo completo com cerca de 600 a 800 animais, tratados e avaliados por 2 anos. Os guias ICH S1A,[70] S1B[71] e S1C(R2)[72] determinam as diretrizes mínimas a serem observadas nesses estudos, as quais requerem BPL, animais SPF (do inglês *specific pathogen free*) e análises histopatológicas de mais 50 tipos de tecidos realizadas por patologista veterinário com vasta experiência em carcinogênese. Por esses e outros fatores, o teste de carcinogenicidade é um dos mais trabalhosos e de custos mais elevados no processo de desenvolvimento não clínico.

Outros testes podem ser requeridos dependendo dos efeitos encontrados nos estudos-padrão de toxicologia. Por exemplo, caso a substância-teste provoque alterações em células imunológicas circulantes ou nos tecidos do sistema linfoide, estudos de imunogenicidade podem ser necessários. Tais estudos devem ser realizados em substâncias que têm como objetivo modular o sistema imunológico ou que apresentaram alterações como necrose, apoptose ou interação com receptores celulares compartilhados por tecidos diferentes e células imunológicas não alvo.[73] Muitos desses indícios podem ser obtidos pelos resultados das análises hematológicas, bioquímicas e histopatológicas provenientes de estudos prévios de toxicologia. Nesses casos, é sugerido conduzir ensaios como os de resposta ao anticorpo dependente de célula T (TDAR, do inglês *T-cell dependent antibody response*), de imunofenotipagem, da atividade de células *natural killer*, de resistência do hospedeiro, entre outros.[73] Além disso, para substâncias cuja classe seja previamente conhecida como imunogênica, testes de sensibilização também podem ser necessários. Para substâncias de administração tópica, testes de tolerância local são exigidos antes mesmo do início da fase I clínica, podendo ser parte de outros estudos de toxicologia e têm como objetivo avaliar o grau de tolerabilidade de uma substância em locais do corpo que poderão entrar em contato com o produto. Para a realização desses testes, a escolha da espécie depende de cada tipo de ensaio, a via de administração e a dosagem devem ser aquelas pretendidas para o uso clínico e o tempo de exposição e administração da droga devem estar diretamente relacionados à proposta da utilização em humanos. Os testes de tolerância local podem incluir ensaios de tolerância local à via de administração (dérmica, parenteral, ocular, retal, vaginal) e testes de toxicidade sistêmica. O guia CHMP/SWP/2145/2000 traz detalhes de como cada teste deve ser realizado.[74]

Como exposto nesta seção, os testes de toxicologia são estritamente regulados e requerem total comprometimento da equipe de desenvolvimento não clínico e clínico. A grande gama de substâncias disponíveis pode exigir protocolos distintos e exigências diferentes do ponto de vista regulatório. Por exemplo, muitas vezes o desenvolvimento de vacinais não requer a realização de testes de toxidade reprodutiva, mutagenicidade ou carcinogenicidade; no entanto, cada substância tem características únicas e é desenvolvida para o tratamento de uma doença específica e complexa, o que exige que o programa de desenvolvimento da substância seja analisado caso a caso. Embora as autoridades reguladoras sugiram uma bateria básica de testes a serem realizados, é fundamental que a equipe de desenvolvimento se antecipe aos possíveis efeitos adversos adicionais para a construção de um plano não clínico completo, ou mesmo além do esperado pelas autoridades, sem a realização de estudos desnecessários e com informações consistentes. Por fim, é altamente recomendado o contato prévio e direto da equipe de desenvolvimento da indústria farmacêutica com as autoridades reguladoras, com objetivo de estabelecer os melhores testes a serem aplicados para uma determinada substância.

Farmacologia de Segurança

Área relativamente nova no processo de desenvolvimento de novos medicamentos. Ela surgiu no final da década de 1990, a partir de relatos médicos acerca da presença de um efeito adverso cardíaco grave ocorrido com o uso do medicamento terfenadina (Seldane®, Marion Merrell Dow). Após milhares de prescrições médicas, foi constatado que a terfenadina tem o potencial de provocar *torsades de pointes* (TdP), uma síndrome cardíaca letal em pacientes saudáveis, quando esta é utilizada em doses elevadas ou em associação com outros medicamentos.[75,76] Esse episódio levou à retirada do medicamento do mercado. Até então, acreditava-se que somente medicamentos destinados ao tratamento de doenças cardíacas poderiam apresentar esse grave efeito adverso.

No desenvolvimento da terfenadina, foram utilizados os métodos de investigação tradicionais de toxicologia não clínica, os quais determinam a toxicidade de uma substância testada em altas doses. Todavia, por esses métodos não foi possível detectar a tendência da terfenadina em induzir TdP. Esse problema poderia ter sido evitado se, durante a rotina de testes de segurança, um programa de HTS utilizando biomarcadores para TdP tivesse sido realizado nas fases iniciais de descoberta dessa nova substância. No entanto, a utilização de biomarcadores para eventos adversos raros não fazia parte dos protocolos utilizados nas fases do desenvolvimento de novos medicamentos. Assim, uma área específica dentro do processo de desenvolvimento, denominada Farmacologia de Segurança, foi criada com o objetivo de identificar os efeitos farmacodinâmicos indesejáveis de substâncias sobre funções fisiológicas em relação à exposição em uma escala terapêutica ou acima desta, os quais não são identificados em estudos não clínicos toxicológicos.[77]

Determinar a taxa de risco/benefício para uma substância em fase de desenvolvimento é particularmente difícil quando eventos raros, mas potencialmente letais, são uma preocupação sobre um novo medicamento.[77] Assim, em 2001 a ICH aprovou o guia S7A,[78] o qual requer que as indústrias farmacêuticas realizem baterias de testes de farmacologia de segurança para substâncias administradas em humanos a fim de avaliar os riscos sobre funções fisiológicas vitais. Dessa forma, o programa de bateria de testes de farmacologia de segurança tem como objetivo determinar os efeitos farmacodinâmicos indesejados de uma substância, especialmente sobre o SNC, sistemas cardiovascular e respiratório, bem como implementar testes suplementares para avaliar outros sistemas.[79,80]

Atualmente, a grande tendência é que os estudos de farmacologia de segurança não sejam conduzidos apenas na forma de bateria de testes regulados preconizados por autoridades reguladoras, mas também de modo exploratório nas fases iniciais do processo de desenvolvimento. Assim, com a realização de testes preliminares *in vitro*, *ex vivo*, *in vivo* e cujos custos são relativamente baixos, é possível detectar precocemente possíveis efeitos adversos graves, possibilitando uma rápida remodelagem dos dados e redução dos problemas de segurança de novas substâncias, além de auxiliar na tomada de decisão de dar continuidade ou não ao desenvolvimento. Essa fase inicial é a parte do processo que dá suporte à seleção e à otimização de substâncias candidatas líderes, em que, geralmente, não é necessária a conformidade com as normas de BPL.

Estudos preliminares de farmacologia de segurança

A maior parte dos problemas que ocorre nos projetos de desenvolvimento de novos medicamentos ou mesmo a retirada de produtos do mercado está associada à segurança cardiovascular. No âmbito dos ensaios preliminares de segurança cardiovascular, uma atenção especial é dada à avaliação do efeito da substância-teste sobre o sistema de condução cardíaco a fim de evitar que substâncias provoquem atraso na fase de repolarização do potencial de ação (PA) ventricular.[81] Esse fenômeno está frequentemente associado ao bloqueio direto ou interrupção no processo de maturação e expressão dos canais de potássio hERG (subunidade alfa Kv11.1),[82,83] que são canais de retificação retardada do tipo rápida, codificados pelo gene hERG do tipo KCNH2.[84]

A importância dos canais hERG na atividade elétrica cardíaca tornou-se evidente após a constatação de que mutações gênicas presentes nesses canais estavam relacionadas à síndrome do QT longo (SQTL). A SQTL é um problema da condução elétrica do miocárdio que altera a repolarização ventricular e, consequentemente, aumenta a vulnerabilidade para o desenvolvimento de taquiarritmia ventricular do tipo TdP e possibilidade de morte súbita.[85,86] Uma síndrome semelhante pode ser induzida pela utilização de doses elevadas de alguns medicamentos bloqueadores de hERG utilizados para prevenção de arritmia, bem como outras classes de medicamentos.[87]

É atualmente bem estabelecido que a interferência na repolarização ventricular se reflete no aumento do intervalo QT observado no eletrocardiograma, uma medida que corresponde ao período que vai desde o início da despolarização até o final da repolarização ventricular.[88] A relação entre inibição dos canais hERG, modelos não clínicos de avaliação do intervalo QT, efeitos sobre o intervalo QT em humanos e arritmias cardíacas é bem conhecida e descrita especificamente nos guias S7A[78] e S7B,[89] direcionando a avaliação de risco de prolongação do intervalo QT (risco QT) de uma substância. Dada a importância dessa avaliação, é fundamental realizar a triagem para inibição dos canais hERG, durante o processo de seleção e otimização, usando a técnica de HTS. Nesse contexto, todas as substâncias que causem alguma interferência nos canais hERG são consideradas com potencial risco para aumentar o intervalo QT. Nos casos em que a inibição sobre os canais hERG persiste, a modelagem *in silico* é usada em associação com a química computacional para ajudar a redirecionar a síntese química.[90]

Além do ensaio de hERG, no início de cada programa de otimização as substâncias líderes devem ser rastreadas quanto a possíveis efeitos sobre outros canais iônicos cardíacos relevantes, como o de cálcio tipo L (Cav1.2), o de sódio (Nav1.5) e o de potássio de retificação retardada do tipo lenta (Kv7.1, I_{Ks}),[91-93] pois o bloqueio e/ou a ativação de qualquer um desses, pode causar eventos pró-arrítmicos. Outros alvos cardíacos (receptores alfa e beta-adrenérgicos) também devem ser avaliados nesse estágio como parte da rotina de investigação de efeito fora de alvo (em inglês, *off-target*).[90] Os estudos *in vitro* de segurança cardiovascular podem ser suplementados, se houver necessidade, com ensaios mais sofisticados como um teste que permite a análise de potenciais de ação extracelular em cardiomiócitos derivados de células-tronco embrionárias (CTEs) humanas.[94]

Quando substâncias líderes avançam na fase de otimização, podem ser testadas usando-se a técnica do coração de cobaia perfundido (Langendorff), que fornece informações importantes sobre a eletrofisiologia, a capacidade contrátil e o fluxo sanguíneo coronário. Um aumento discreto no intervalo QT pode ser detectado nesse modelo, sendo esse efeito preditivo de prolongação do intervalo QT em humanos.[90] Portanto, o teste de Langendorff é considerado um bom modelo de triagem para detectar QT longo comparado com outros modelos, como a telemetria em cães que não detecta aumento de QT menor que 10%.[95] Ainda na fase de otimização, as substâncias-teste podem ser avaliadas em uma escala de doses intravenosas em ratos anestesiados para avaliar os efeitos sobre a frequência cardíaca e a pressão sanguínea. Nessas avaliações, é possível observar mudanças dependentes das doses e experimentos posteriores devem ser realizados, incluindo estudos a respeito dos mecanismos de ação e/ou telemetria em animais conscientes. Além disso, substâncias-teste podem ser provadas em estudos com cães anestesiados, que fornecem informação adicional sobre a contratilidade cardíaca, o débito cardíaco e a pressão vascular pulmonar.[96] Para avaliar o possível mecanismo de ação, experimentos posteriores são frequentemente conduzidos (p. ex.: estudo dos potenciais de ação em tecidos isolados e estudos com vasos sanguíneos isolados).[90] Assim, a avaliação de risco cardiovascular global e integrado leva em conta todos os resultados obtidos de estudos *in vitro*, *ex vivo* e *in vivo*.

É importante mencionar que os ensaios preliminares de farmacologia de segurança para pequenas moléculas não devem se restringir ao sistema cardiovascular, mas também podem ser realizados para avaliar o efeito de substâncias líderes sobre as funções do SNC e do sistema respiratório, bem como outros sistemas se houver necessidade. Em relação ao SNC, os riscos possíveis a serem identificados durante as fases de seleção e otimização de substâncias líderes são ligados a alvos moleculares implicados no comportamento de vício,[97] ansiedade, depressão, aprendizado e memória, dor e nocicepção, funções motoras, atividade proconvulsivante,[98] sono e vigília, efeitos psicomiméticos, discinesia e psicoestimulação.[99-101] Nessa fase exploratória, o primeiro teste *in vivo* geralmente executado é o teste de Irwin,[102] o qual fornece uma rápida detecção da toxicidade da substância-teste, a escala de dose ativa, e os principais efeitos sobre o comportamento e a função fisiológica.[103] Adicionalmente, se a substância-teste é destinada a tratar doenças do SNC ou qualquer outro sistema fisiológico, mas apresenta evidências de ação sobre o SNC, ela deve também passar por estudos preliminares para avaliar o potencial de abuso e o comportamento de vício, de acordo com o guia *Investigação Não Clínica do Potencial de Dependência de Produtos Medicinais*.[104] Testes para a avaliação da susceptibilidade ao abuso também estão compreendidos no guia *Potencial de Abuso de Drogas*.[105]

Com relação à determinação da segurança respiratória, são previstos testes *in silico* para as substâncias líderes selecionadas para a otimização contra um painel de alvos celulares que medeiam efeitos adversos respiratórios (como contração/relaxamento da musculatura lisa bronquial, indução/inibição da produção de muco e edema pulmonar, depressão/estimulação da respiração) e ensaios biológicos para identificação de atividade sobre esses efeitos. Para detalhes sobre os alvos celulares de relevância para a segurança respiratória, consultar Pugsley e colaboradores.[77] A fim de confirmar uma possível ação da substância-teste nesses alvos que possa sugerir efeito indesejável pronunciável, é necessário determinar a natureza da ação, ou seja, se ocorre inibição, ativação ou modulação, bem como a potência da substância-teste em causar essa ação.[81] Ainda, as substâncias líderes otimizadas podem ser testadas quanto à função ventilatória pulmonar e ao tônus muscular das vias aéreas, utilizando-se a pletismografia em ratos conscientes e preparações de traqueia isolada de rato ou de cobaia, respectivamente.[81]

Estudos regulados de Farmacologia de Segurança

A segunda parte do programa de farmacologia de segurança inclui a bateria de testes definida nos guias S7A[78] e S7B.[89] Nessa etapa, as decisões são tomadas não mais no modo "excluindo substâncias com potenciais efeitos indesejáveis", mas no "apresentando uma substância provavelmente segura". Então, há uma mudança no *status* do desenvolvimento em que as autoridades reguladoras têm de decidir se uma substância será ou não avaliada em humanos.

O guia S7A[78] descreve três tipos de estudos de Farmacologia de Segurança: bateria de testes contemplando avaliações de sistemas fisiológicos vitais, como SNC, cardiovascular e respiratório; estudos suplementares, os quais incluem outros sistemas fisiológicos mais complexos (gastrintestinal, renal, imune, entre outros) e estudos posteriores, que são mais detalhados e direcionados à caracterização dos efeitos adversos específicos observados inicialmente na bateria de testes.[100] Já o guia ICH S7B é particularmente destinado a avaliação do risco pró-arrítmico da substância candidata a medicamento.[89]

Os testes essenciais sumarizados nesta bateria de testes são realizados antes do estudo clínico de fase I, sendo conduzidos com uma administração única da substância-teste, usando a mesma rota de administração dos estudos toxicológicos convencionais (via de regra a mesma dose que será usada clinicamente), e as avaliações são geralmente realizadas por um período de até 24 horas após a administração da substância-teste.[77] A bateria de testes preconizada deve ser realizada de acordo com as normas de BPL para atender às exigências regulatórias; e, embora não haja guias específicos para os testes posteriores e suplementares, a condução destes deve ser a mais próxima possível das normas de BPL.

É importante destacar que existem condições nas quais os estudos de Farmacologia de Segurança não são necessários, como para agentes de uso local (uso na derme e ocular), agentes citotóxicos para o tratamento de pacientes com câncer em estágio terminal, exceto agentes citotóxicos com novos mecanismos de ação. Para produtos derivados de biotecnologia com ligação altamente específica ao alvo, pode ser suficiente avaliar a farmacologia de segurança com os estudos de toxicologia e/ou estudos farmacodinâmicos. Contudo, uma avaliação mais extensa da Farmacologia de Segurança deve ser considerada para produtos derivados de biotecnologia que representem uma nova classe terapêutica ou que não têm ligação altamente específica ao alvo.

Bateria de testes do sistema cardiovascular

O guia S7A[78] recomenda o monitoramento de parâmetros cardiovasculares gerais. Nesse contexto, são avaliados a frequência cardíaca, a pressão arterial (sistólica, diastólica e média), os parâmetros do ECG (intervalos RR, PR, QRS, QT), bem como a sua morfologia, incluindo a pesquisa da presença de arritmias cardíacas.[100] Para tanto, é utilizada a técnica de telemetria em animais conscientes com amostragem de quatro animais por grupo, geralmente em delineamento experimental quadrado latino ou escalonamento de dose, com tempos de completa eliminação (em inglês, *wash out*) da substância-teste suficientes entre as dosagens. Esses estudos utilizam, geralmente, as mesmas espécies empregadas nos estudos toxicológicos.[77] Adicionalmente, o guia S7A[78] estabelece que avaliações do processo de repolarização e de anormalidades de condutância devem ser consideradas. Essas avaliações estão descritas mais detalhadamente no guia ICH S7B, que é direcionado para o estudo do efeito da substância-teste sobre a repolarização cardíaca ventricular para a determinação do risco pró-arrítmico.[89]

A estratégia para a realização dos testes descritos no guia ICH S7B[89] compreende a avaliação *in vitro* da atividade da substância-teste sobre os canais hERG e *in vivo* sobre o intervalo QT. Esses ensaios são ferramentas complementares; portanto, ambos devem ser conduzidos. O ensaio de hERG é atualmente considerado um modelo de escolha para a avaliação do risco pró-arrítmico cardíaco. Embora esse ensaio, realizado por técnicas de ligação e tecnologia automatizada (ensaio de HTS), pareça ser apropriado nos estágios iniciais (exploratórios) dos estudos de segurança, recomenda-se a realização do ensaio manual de hERG para a bateria de testes cardiovasculares. Apesar de ser mais trabalhosa, essa técnica é um indicador de função, em oposição à técnica de ligação que avalia apenas a afinidade da substância-teste ao receptor. Além disso, o ensaio manual de hERG ajusta-se mais facilmente às normas de BPL, obrigatórias nessa fase do desenvolvimento.[106]

De qualquer forma, os resultados com o ensaio de hERG não podem constituir um único ensaio-padrão *in vitro* realizado para a avaliação do risco pró-arrítmico. A repolarização ventricular é um processo fisiológico complexo, o qual não pode ser resumido exclusivamente em termos da atividade de corrente do hERG. Agonistas de canais de cálcio, por exemplo, são agentes conhecidos por prolongar a duração do PA (DPA a 90%) e favorecer a ocorrência de pós-despolarização precoce e/ou pós-despolarização tardia, as quais podem levar à TdP.[107] O risco cardíaco relacionado a esse mecanismo dependente de cálcio não pode ser detectado pelo ensaio de hERG. Além disso, o uso desse ensaio pode ensejar a conclusão equivocada sobre o risco cardíaco quando uma inibição parcial da corrente de hERG não resulta em prolongação do DPA90 por causa dos efeitos compensatórios sobre outros canais iônicos cardíacos. Assim, para avaliar adequadamente o risco cardíaco integrado, levam-se em conta estudos posteriores, especialmente aqueles destinados a investigar as propriedades eletrofisiológicas da substância-teste, como avaliação da duração do PA e estudos usando vários modelos pró-arrítmicos. A esse respeito, o ensaio em fibras de Purkinje constitui um teste adicional importante para investigar os possíveis efeitos de uma substância sobre os diferentes parâmetros do PA, como $V_{máx}$, DPA a 30%, DPA a 60%, DPA a 90%.[108] Ambos os ensaios de hERG e de fibras nervosas de Purkinje são ensaios clinicamente preditivos; porém nenhuma técnica *in vitro* pode reproduzir completamente a situação *in vivo*. Assim, tal como indicado nos guias, a abordagem *in vivo* em animais conscientes monitorados por telemetria continua a ser um componente essencial na avaliação do risco pró-arrítmico. Contudo, a telemetria em animais conscientes pode não constituir uma técnica-padrão isolada, visto que ela oferece parâmetros insuficientes para a compreensão dos mecanismos dos fenômenos observados.[109] Portanto, ambas as ferramentas *in vivo* e *in vitro* devem ser aplicadas para maximizar as chances de uma avaliação precisa acerca do risco cardíaco em uma área onde o prolongamento do intervalo QT pode levar à morte.[110] Como descrito no guia ICH S7B,[89] o conjunto de resultados desses estudos é parte da avaliação integrada do risco e suportam o planejamento e a interpretação de estudos clínicos subsequentes.

Bateria de testes do SNC

A bateria de testes de segurança sobre o SNC é composta por testes simples, usando técnicas tradicionais que podem ser executadas rapidamente. Esses testes são, frequentemente, realizados no início do processo de descoberta de substâncias candidatas a medicamentos como forma de triagem farmacológica para eliminar aquelas com risco sobre o SNC. Em virtude de sua aplicação precoce no processo de avaliação da segurança, tais estudos são realizados quase que exclusivamente em roedores.[103] Além disso, avaliações neurológicas podem ser realizadas em outras espécies (p. ex.: cães, mini porcos ou macacos).[111,112] Esses estudos são, em geral, realizados de maneira cega com amostragem de 10 animais por grupo.[77] A bateria de observação funcional (BOF) ou o teste de Irwin[102,113] pode ser usado para avaliar os efeitos de uma substância-teste sobre o SNC mediante parâmetros de atividade motora, mudanças comportamentais, coordenação, reflexo motor e sensorial e temperatura corporal.[114] Além disso, é bastante útil avaliar os efeitos de substâncias sobre o limiar convulsivo para detectar a atividade pró-convulsivante, a interação com um agente depressor do SNC, como um barbitúrico, para evidenciar um efeito sedativo latente ou psicoestimulante e o limiar de dor. Esses tipos de testes foram incluídos nos guias japoneses – categoria A,[115] mas foram retirados do guia S7A.[78,103] Estudos suplementares estão relacionados à avaliação dos efeitos sobre a função cognitiva (potencial de abuso, aprendizagem, memória e atenção) e função cerebral (eletroencefalograma [EEG]). Em razão da complexidade, não há protocolos-padrão e também não há requisitos que tais estudos sejam realizados de acordo com as normas de BPL.[103]

Bateria de testes do sistema respiratório

Compreende estudos mais simples, sendo a maioria realizada de maneira independente dos estudos toxicológicos, com uma administração única ou inalação da substância-teste, conduzidos de acordo com as normas de BPL.[116] Eles são normalmente realizados em roedores (na maioria dos casos, em ratos) conscientes, com amostragem de oito animais por grupo, dada a maior variabilidade dos parâmetros respiratórios. Animais de maior porte, como cães e macacos, podem também ser usados quando necessário (p. ex.: se o alvo está ausente em roedores ou o perfil farmacocinético não é adequado).[77] O guia S7A sugere a realização de duas séries de estudos, a bateria de testes e os estudos posteriores.[78] A bateria de testes inclui medidas quantitativas da frequência respiratória, volume tidal e saturação de oxigênio na hemoglobina.[117] Os estudos posteriores são necessários quando há suspeita de efeitos adversos baseados nas propriedades farmacológicas da substância-teste ou se os resultados da bateria de testes são indicativos de efeitos adversos.[116]

Em geral, os testes de segurança respiratória incluem a avaliação da eficiência da "bomba respiratória" e da troca gasosa. O padrão ventilatório é avaliado por monitorar diretamente as mudanças do volume pulmonar e do fluxo aéreo gerado pelos movimentos torácicos em animais conscientes usando o método da pletismografia, a qual fornece dados como volume tidal, minuto-volume, fluxo expiratório médio e frequência respiratória. Entre os modelos de pletismografia, estão o de corpo inteiro, o de cabeça fora (não invasivos) e o de câmara dupla (invasivo). As pletismografias de corpo inteiro e de cabeça fora têm sido os sistemas mais usados para avaliar a função ventilatória em animais conscientes. Esses tipos de pletismografia fornecem dados mecânicos pulmonares consistentes e confiáveis, ao passo que dados coletados por pletismografia de câmara dupla são afetados pelo estresse animal resultante da contenção.[116] É importante destacar que a pletismografia de cabeça fora fornece dados mais precisos da função respiratória em comparação à de corpo inteiro.[117,118]

Se a bateria de testes indica, por exemplo, uma limitação de fluxo respiratório por um decréscimo no fluxo expiratório médio (FE_{50}) ou um padrão de respiração superficial, as propriedades mecânicas do pulmão podem ser funcionalmente avaliadas por estudos posteriores invasivos ou manobras pulmonares em animais anestesiados com maior sensibilidade e especificidade. Nesse contexto, avaliações da resistência e da complacência pulmonar são realizadas inserindo-se um cateter sensível à pressão na cavidade pleural ou no esôfago para a medida da pressão pleural, transpulmonar ou das vias aéreas.[116]

Integração de componentes de avaliação da Farmacologia de Segurança a estudos de toxicologia

Há uma tendência global para a integração de alguns componentes das avaliações de Farmacologia de Segurança com estudos de toxicologia.[119] O desenvolvimento de metodologias não invasivas, como a monitorização do ECG, em conjunto com a monitorização da respiração, temperatura e atividade do animal, usando o sistema de telemetria externa, tem contribuído significativamente para essa prática.[120] Esse procedimento pode reforçar a estratégia global de avaliação de riscos e apresenta vantagens como o aumento da sensibilidade (p. ex.: aumento do poder estatístico) com base no número relativamente grande de animais usados em estudos toxicológicos, a redução do número de animais necessários para as avaliações de segurança em geral (em consonância com as diretrizes do National Centre for the Replacement, Refinement and Reduction of Animals in Research (NC3R); definição descrita na seção "Prova de conceito (ou de princípio) e estudo do mecanismo de ação", neste capítulo), a integração de dados de farmacologia de segurança com dados histopatológicos e hematológicos/clínicos e a redução de custos no desenvolvimento.[77]

Como já discutido, atualmente os estudos de farmacologia de segurança não se restringem à execução da bateria de testes designados pelos guias S7A[78] e S7B[89] para a submissão regulatória. As equipes envolvidas no desenvolvimento se empenham para elaborar estratégias de avaliação precoce de potenciais problemas relacionados à segurança de substâncias candidatas utilizando diferentes combinações de testes com base em apreciações científicas e a particularidade de cada substância, ou seja, caso a caso. Por se integrarem completamente ao processo de desenvolvimento, essas estratégias ajudam não somente na decisão de continuar ou não o projeto, mas também a direcionar as equipes de descoberta. Essas ações levam à identificação de substâncias candidatas com o perfil de segurança adequado, reduzindo, portanto, os atritos e propiciando maior chance de sucesso ao desenvolvimento.

PROVA DE CONCEITO (OU DE PRINCÍPIO) E ESTUDO DO MECANISMO DE AÇÃO

Como já comentado anteriormente, o desenvolvimento de um medicamento demanda um planejamento estratégico minucioso e requer distintas avaliações que englobam uma cadeia de eventos que podem se sobrepor e transcender as etapas não clínicas e clínicas (Figura 3.1). A avaliação da atividade (eficácia) não clínica de um novo candidato a medicamento envolve ensaios *in vitro*, *ex vivo* e *in vivo*, que podem ser realizados ao longo de todas as etapas do desenvolvimento de um medicamento. Esses ensaios são fundamentais para fornecer a base do conhecimento acerca da farmacodinâmica e a possibilidade de adentrar posteriormente nos estudos clínicos.

Em decorrência do progresso ocorrido nas ciências básicas nas áreas biomédicas, é natural que os métodos de análise de eficácia não clínica de um candidato a medicamento estejam consequentemente em constante avanço. Embora seja atualmente imprescindível a utilização de animais, esforços têm sido despendidos para que se possa reduzir ao mínimo possível o emprego de técnicas *in vivo*. De fato, a utilização racional de animais vem sendo discutida já há vários anos, principalmente com a divulgação das diretrizes do NC3R em 2004,[121] e, mais recentemente, com o Animal Research: reporting of In Vivo Experiments (ARRIVE),[122,123] que descreve diversas etapas importantes no planejamento e na execução de ensaios de eficácia não clínica, como desenho experimental adequado, técnicas de análise mais robustas e avaliação mais criteriosa dos resultados.

Apesar dos esforços destinados à padronização e validação de métodos alternativos, os ensaios *in vitro* de eficácia não clínica apresentam na prática grandes limitações, e a utilização de animais no processo de desenvolvimento de medicamentos ainda é fundamental para atender as normas exigidas pelas principais agências que controlam o registro e o uso de medicamentos.

Ensaios *in vitro* e *ex vivo*

Os ensaios *in vitro* são realizados normalmente em estágios iniciais do processo de desenvolvimento em que se tem por objetivo avaliar a possível interação e a seletividade da substância-teste sobre o alvo terapêutico desejado. Nessa fase do desenvolvimento, podem ser testadas diferentes substâncias previamente selecionadas pelos métodos *in silico* e também pela triagem nos ensaios de HTS.[124]

Os ensaios de ligação a proteínas (em inglês, *binding*) são, normalmente, utilizados para avaliar a capacidade de ligação ao alvo desejado e para a seleção de algumas substâncias que prosseguirão no processo de desenvolvimento. Nos ensaios de ligação específica, bem como em alguns ensaios funcionais, o objetivo é selecionar substâncias que apresentem maior seletividade ao alvo em detrimento de substâncias que são menos potentes. As metodologias utilizadas para os ensaios de ligação específica são diversificadas e, quase sempre, utilizam marcadores radioativos ou fluorescentes.[125] É importante ter em mente o objetivo final do projeto para que possíveis ações da substância-teste sobre alvos indesejados possam ser avaliadas (efeitos *off-target*) e, se necessário, a estrutura química da substância possa ser redesenhada a fim de reduzir perda de tempo e, principalmente, reduzir custos financeiros posteriores.

Após a realização dos ensaios de ligação específica e a escolha de substâncias promissoras ao desenvolvimento, opta-se por realizar outros ensaios *in vitro* para a avaliação inicial da atividade biológica uma vez que algumas substâncias já foram selecionadas e as concentrações de trabalho foram preestabelecidas. Para esse fim, há uma variedade de ensaios disponíveis que utilizam células humanas imortalizadas adquiridas de bancos de células, bem como células murinas, tanto de linhagens como de cultura primária. Por meio desses ensaios *in vitro*, é possível observar a atividade da substância sobre distintos aspectos, como indução de morte e proliferação celular, alteração na expressão de genes, mudança no perfil de proteínas, dosagens bioquímicas de mediadores, mudança no ciclo celular, avaliação de potencial de resistência a múltiplas drogas (MDR, do inglês *multiple drug resistance*), entre outros.[126-128]

No entanto, é importante ressaltar que as avaliações *in vitro* de atividades realizadas em células ou sobre um alvo isolado, como sobre uma enzima, podem gerar resultados falsos. Por esse motivo, as substâncias candidatas a medicamentos devem também ser avaliadas em modelos *ex vivo* em que há interferência de estruturas mais complexas. Nesses ensaios, são utilizadas pequenas quantidades de animais para a coleta de material biológico, como musculatura lisa do trato gastrintestinal, vias aéreas, trato urinário, vasos sanguíneos, cérebro, músculo cardíaco, tecidos das vias aéreas, sistema urogenital, glândulas endócrinas, fígado, baço, entre outros.[129]

Ensaios *in vivo*

A partir dos resultados iniciais obtidos de estudos *in vitro* e *ex vivo*, bem como de informações obtidas acerca do alvo terapêutico desejado, da indicação clínica e do conhecimento do perfil farmacocinético da substância candidata a medicamento, é possível delinear os ensaios *in vivo* visando confirmar a respectiva eficácia em um determinado modelo biológico. Além disso, a escolha de quais experimentos *in vivo* serão realizados deve ser discutida caso a caso, devendo-se optar por métodos mais robustos e cientificamente relevantes.

De maneira geral, os modelos de doenças podem ser divididos em três tipos: i) induzidos por um procedimento invasivo (fisiológico); ii) induzidos por uma substância (farmacológico); e iii) modelos de doença que utilizam animais geneticamente modificados (genéticos).[130-132] Todos esses modelos têm o objetivo de desenvolver alguma anormalidade similar à que ocorre na doença que se deseja estudar. Além disso, os modelos *in vivo* podem ser subdivididos em agudos ou crônicos, dependendo do tempo de duração da doença.

Embora os modelos animais possam gerar informações relevantes acerca da eficácia não clínica de uma substância, eles estão longe de representar a totalidade dos sinais e os sintomas das doenças humanas, e a prova definitiva da atividade (eficácia) somente será confirmada após a realização dos ensaios clínicos de fases II e III. Mesmo assim, os ensaios em animais são fundamentais para guiar os estágios iniciais do desenvolvimento, especialmente para a tomada de decisão de continuar ou não o projeto.

Outro aspecto importante a ser observado, quando se planeja avaliar a eficácia de uma substância em estudos não clínicos *in vivo*, é a confirmação de que o alvo terapêutico, que foi identificado e validado como uma proteína humana, apresenta de fato, similaridades com a proteína animal. Os ensaios de prova de princípio (também chamados de prova de conceito), normalmente, são realizados em espécies como *Mus musculus* ou *Rattus norvegicus* e, se não houver uma correlação com a proteína humana (alvo terapêutico), os ensaios em animais não gerarão resultados confiáveis. A utilização de diferentes espécies animais no decorrer do desenvolvimento de um medicamento é um dos maiores motivos de falha nesse processo em virtude da diferença entre espécies e dos problemas na transposição dos resultados para a espécie humana. De fato, as cadeias de eventos que ocorrem na fisiologia de algumas doenças em animais diferem com frequência do que se observa em humanos.[35,133] Além disso, o metabolismo dos animais é, por vezes, distinto do observado na espécie humana, o que pode resultar em alteração na duração de ação da substância-teste, afetando tanto a farmacologia quanto a toxicologia e gerando resultados inconclusivos.[134]

Avaliação do mecanismo de ação

Quando a descoberta e o desenvolvimento seguem todos os processos preconizados, como a identificação de um alvo terapêutico e o desenho de uma molécula capaz de interagir especificamente com esse alvo, os passos seguintes referentes aos ensaios de eficácia e a avaliação do mecanismo de ação ficam bem mais simplificados. Porém, se não houver evidências diretas acerca do alvo terapêutico desejado, o mecanismo de ação pode ser verificado no decorrer do desenvolvimento do projeto, até mesmo quando a substância candidata a medicamento já estiver sendo avaliada em estudos clínicos. Para tanto, são empregadas técnicas como a intervenção farmacológica mediante utilização de agonistas e antagonistas, dosagem de mediadores, expressão de genes, quantificação de proteínas, entre outras. Ademais, é possível que o mecanismo de ação de uma substância candidata a medicamento não tenha sido totalmente esclarecido e ela já tenha sido aprovada para a comercialização. Portanto, o estudo do mecanismo de ação pode transpor todas as etapas compreendidas no desenvolvimento até a fase de aprovação como um novo medicamento.

REPRODUTIBILIDADE, RASTREABILIDADE E CONFIABILIDADE DOS ESTUDOS NÃO CLÍNICOS

Na última década, observou-se um extraordinário aumento no número de revistas científicas especializadas, principalmente as de acesso aberto, acompanhado de um aumento no número de publicações científicas em periódicos internacionais, envolvendo principalmente o uso de modelos animais. Nesse mesmo período, as indústrias farmacêuticas globais observaram uma queda substancial no número de novos medicamentos aprovados pelo FDA, apesar do aumento crescente dos investimentos, da utilização de tecnologias cada vez mais sofisticadas para a descoberta e validação de novos alvos terapêuticos e da utilização de equipamentos de imagens que auxiliam nos estudos clínicos. Naturalmente, existem várias explicações para justificar essa queda no desenvolvimento de novos medicamentos por parte das grandes indústrias farmacêuticas, incluindo:

a) as empresas se tornaram muito grandes, com consequente aumento da burocracia e dificuldades na tomada de decisão;
b) as doenças atuais, em especial aquelas de caráter crônico, envolvem alvos muito mais complexos, portanto exigem novas estratégias visando desenvolver medicamentos para seus tratamentos;
c) as grandes empresas farmacêuticas globais perderam suas capacidades inovadoras em função do seu crescimento e complexidade.

Outro aspecto que vem atraindo a atenção das indústrias farmacêuticas e da comunidade científica em particular, nos últimos 5 anos, diz respeito à deficiência dos estudos não clínicos, mesmo aqueles publicados em revistas científicas internacionais de grande destaque, como *Nature*, *Cell*, *Science*, entre outras. Nesse contexto, estudos conduzidos por pesquisadores da Amgen e da Bayer Healthcare mostraram uma taxa muito baixa de reprodutibilidade (89 e 78%, respectivamente) de artigos publicados em revistas científicas internacionais.[135,136] Ademais, outros grupos avaliando um número maior de estudos não clínicos confirmaram a falta de reprodutibilidade, que variou entre 51 e 54%.[137-140]

Esses fatos vêm causando uma mudança radical nas normas para submissão e avaliação de artigos científicos nas principais revistas científicas. Alguns pontos críticos devem ser considerados para se eliminar eventuais desvios que possam interferir e/

ou produzir resultados falsos e que interfiram na confiabilidade, rastreabilidade e na reprodutibilidade dos resultados de estudos não clínicos, como:

a) qualidade sanitária dos animais de experimentação;
b) distribuição dos animais em cada grupo;
c) cálculo do tamanho da amostra;
d) condução dos experimentos;
e) análise estatística;
f) tratamento dos resultados;
g) qualidade dos reagentes; e
h) necessidade de grupos-controle.[141-143]

Para a qualidade nos estudos não clínicos, é fundamental que a instituição trabalhe dentro das boas práticas científicas institucionais, análogas às boas práticas de laboratório (BPL). Os princípios de BPL constituem um programa de qualidade relacionado com os processos organizacionais e condições experimentais, requerido para que um estudo não clínico seja aceito nas principais agências reguladoras internacionais.[144]

TRANSPOSIÇÃO DE DOSE DE ANIMAIS PARA HUMANOS

A transposição de doses entre espécies envolve o uso de ferramentas como a alometria, que permite estimar a dose máxima segura inicial para estudos clínicos em voluntários sadios. Embora o método alométrico seja de grande utilidade na transposição de doses, ele não se aplica a hormônios endógenos e proteínas, nem ao cálculo da dose máxima permitida.[145] Além disso, as diferenças fisiológicas e bioquímicas entre as espécies animais, como a expressão de enzimas metabolizadoras, transportadores, entre outras, devem ser levadas em consideração; portanto, métodos in silico e modelos PKPD também são extensivamente utilizados como ferramentas de apoio na transposição de doses para estudos clínicos.[146,147]

Um dos erros mais comuns observados nos estudos não clínicos refere-se à realização do cálculo da dose a ser utilizada em humanos (estudos de fase I), tendo como base os estudos realizados em animais (estudos de eficácia e de segurança de uma nova substância). Há uma tendência errônea de transposição linear baseada em uma simples conversão do cálculo da dose utilizada em animal de pequeno porte (mg/kg) que é extrapolada para um paciente humano com peso médio de 60 kg. Esse cálculo provoca uma enorme distorção, dando a impressão errônea de que para tratar um animal de grande porte seria necessária uma quantidade exorbitante da substância-teste.[148] Para a extrapolação correta da dose de pequenos animais para humanos (primeira dose da substância em humanos), conhecida como dose equivalente humana (HED, do inglês *human equivalente dose*), é necessário considerar um parâmetro importante que é a área de superfície corporal (BSA, do inglês *body surface area*). Para mais detalhes sobre a conversão de dose em animal para dose equivalente em humano considerando-se a superfície corporal, ver *Guidance for Industry. Estimating the Maximum Safe Starting Dose in Initial Clinical Trials for Therapeutics in Adult*.[145]

Um parâmetro relevante para determinar a HED é estimar o NOAEL, o que pode ser obtido nos estudos de segurança (toxicologia animal). O NOAEL representa a maior dose testada de uma substância em uma espécie animal que não produz efeitos adversos significantes, quando comparada ao grupo-controle. Assim, para calcular a HED, a dose animal (mg/kg) empregada deve ser o NOAEL.[149]

INVESTIGAÇÃO DE NOVA DROGA

Nos Estados Unidos, antes de iniciar os estudos clínicos com uma nova molécula, o FDA solicita ao patrocinador e/ou pesquisador que encaminhe um dossiê de todos os estudos não clínicos realizados com a substância candidata ao desenvolvimento de medicamento e os planos detalhados dos estudos clínicos (fases I, II e III) para o referido produto. O IND é o mecanismo pelo qual o investigador e/ou o patrocinador do estudo informa ao FDA todos os requisitos necessários para receber do órgão regulatório a autorização para iniciar os estudos em humanos (estudos clínicos). O patrocinador e/ou pesquisador tem total responsabilidade pela realização dos estudos clínicos.

Normalmente, o dossiê para solicitação do IND contém:[150, 151]

- Informações a respeito dos estudos não clínicos (*in vitro* e *in vivo*) sobre a substância. A relação dos testes não clínicos necessários para a submissão do IND pode variar com o produto em questão e também com a duração dos estudos clínicos. Além disso, é necessário comprovar que os estudos não clínicos foram realizados de acordo com as normas de BPL.
- Informações químicas sobre a substância candidata ao desenvolvimento de medicamento (CMC, ver seção "Reprodutibilidade, rastreabilidade e confiabilidade dos estudos não clínicos", deste capítulo).
- Protocolos clínicos detalhados para os experimentos de fases I, II e III, seguindo as recomendações relacionadas às boas práticas clínicas (BPC ou GCP, do inglês *good clinical practices*), bem como os demais estudos não clínicos a serem realizados durante a fase de pesquisa em humanos.

Assim que o IND é submetido, o FDA informa o recebimento dos documentos e tem até 30 dias para revisar os dados apresentados e aprovar ou não a solicitação. Dependendo de cada produto em fase de desenvolvimento, essa análise é realizada pelas seguintes instâncias no FDA:

a) Centro para controle de drogas e de estudos clínicos (indústrias) e pesquisa (CDER); e

b) Centro para análise de equipamentos, produtos radiológicos e avaliação de produtos biológicos e pesquisa (CBER).[152]

CONCLUSÃO E PERSPECTIVAS

Neste capítulo, foram discutidos, ainda que de forma resumida, os aspectos recentes e mais relevantes referentes à condução dos estudos não clínicos recomendados pelas principais agências reguladoras, necessários ao desenvolvimento de novos medicamentos. O tema é complexo, envolve pesquisa básica relacionada à fronteira do conhecimento e vem sofrendo grandes transformações ao longo das últimas décadas, principalmente em função dos avanços das pesquisas nas ciências básicas.

Apesar dos grandes esforços nos últimos anos para reduzir e, talvez no futuro, banir o uso de animais no processo de desenvolvimento de novos medicamentos, vários métodos alternativos já estão sendo adotados e recomendados pelas principais agências reguladoras internacionais. No entanto, o uso de animais no processo de desenvolvimento de novos medicamentos ainda é necessário e deverá permanecer assim por, pelo menos, mais uma década.

Após a leitura deste capítulo, é possível concluir que não há uma sequência única a ser recomendada para a realização dos estudos não clínicos durante o processo de desenvolvimento de um novo medicamento (Figura 3.1). Muitas das etapas previstas podem e devem ser realizadas em paralelo e a sequência pode variar muito em função da doença que se pretende tratar. O emprego das normas de BPL é absolutamente necessário, especialmente para a avaliação dos estudos de segurança, sendo esse aspecto um fator decisivo para que os estudos não clínicos possam ser aceitos em outros países nos quais as BPL vêm sendo recomendadas desde a década de 1970. Embora o Brasil adote praticamente os mesmos procedimentos (guias) recomendados pelo FDA e EMA, poucos laboratórios ou instituições nacionais podem conduzir estudos não clínicos em conformidade com as normas de BPL para efeito de registro de novos medicamentos. Esse fato tem causado prejuízos irreparáveis para algumas indústrias farmacêuticas nacionais, pois a falta de reprodutibilidade, rastreabilidade e confiabilidade dos estudos não clínicos tem sido um fator limitante para o desenvolvimento de novos medicamentos. Nesse contexto, a necessidade de animais de elevada qualidade sanitária, associada ao uso de protocolos bem desenhados, existência de recursos humanos qualificados, definição amostral sobre o tamanho dos grupos experimentais, uso de controles positivos e negativos, realização dos experimentos de forma cega, uso adequado de testes estatísticos, entre outros aspectos, já bem discutidos neste capítulo, são fatores mandatórios para que se possam obter resultados não clínicos confiáveis e reprodutíveis. Portanto, os estudos não clínicos devem ser rigorosamente realizados em conformidade com as boas práticas científicas institucionais e também empregando as normas de BPL (indispensáveis para a solicitação e aprovação do IND) a fim de assegurar a qualidade, a rastreabilidade e a confiabilidade dos resultados não clínicos, os quais darão suporte para o início dos estudos clínicos, contribuindo, assim, para o sucesso no desenvolvimento de um novo medicamento.

REFERÊNCIAS

1. Petschnigg J, Snider J, Stagljar I. Interactive proteomics research technologies: recent applications and advances. Curr Opin Biotechnol. 2011;22(1):50-8.
2. Haanstra JR, Bakker BM. Drug target identification through systems biology. Drug Discov Today Technol. 2015;15:17-22.
3. Marshall GR. Introduction to chemoinformatics in drug discovery: a personal view. In: Oprea TI, editor. Chemoinformatics in drug discovery. Weinheim: Wiley-VHC; 2004. p. 1-22.
4. Di Masi JA, Hansen RW, Grabowski HG. The price of innovation: new estimates of drug development costs. J Health Econ. 2003;22(2):151-85.
5. Walke DW, Han C, Shaw J, Wann E, Zambrowicz B, Sands A. In vivo drug target discovery: identifying the best targets from the genome. Curr Opin Biotechnol. 2001;12(6):626-31.
6. Lindsay MA. Target discovery. Nat Rev Drug Discovery. 2003;2(10):831-8.
7. Kitano H. Systems biology: a brief overview. Science. 2002;295(5560):1662-4.
8. Schenone M, Dančík V, Wagner BK, Clemons PA. Target identification and mechanism of action in chemical biology and drug discovery. Nat Chem Biol. 2013;9(4):232-40.
9. Terstappen GC, Reggiani A. In silico research in drug discovery. Trends Pharmacol Sci. 2001;22(1):23-6.
10. Rang HP. Choosing the target. In: Rang HP, editor. Drug discovery and development. Philadelphia: Churchill Livingstone; 2006. p. 63-75.
11. Ekins S, Mestres J, Testa B. In silico pharmacology for drug discovery: methods for virtual ligand screening and profiling. Br J Pharmacol. 2007;152(1):9-20.
12. Lengauer T, Rarey M. Computational methods for biomolecular docking. Curr Opin Struct Biol. 1996;6(3):402-6.
13. Hansch C, Leo A, Mekapati SB, Kurup A. QSAR and ADME. Bioorg Med Chem. 2004;12(12):3391-400.
14. Yamashita F, Hashida M. In silico approaches for predicting ADME properties of drugs. Drug Metab Pharmacokinet. 2004;19(5):327-38.
15. Gleeson MP, Hersey A, Hannongbua S. In-silico ADME models: a general assessment of their utility in drug discovery applications. Curr Top Med Chem. 2011;11(4):358-81.
16. Jurgen D. Drug discovery: a historical perspective. Science. 2000; 287(5460):1960-4.
17. Mayr LM, Fuerst P. The future of high-throughput screening. J Biomol Screen. 2008;13(6):443-8.
18. Hu W, Dong H, Li YZ, Hu XT, Han GJ, Qu YB. A high-throughput model for screening anti-tumor agents capable of promoting polymerization of tubulin in vitro. Acta Pharmacol Sin. 2004;25(6):775-82.
19. Pereira DA, Williams JA. Origin and evolution of high throughput screening. Br J Pharmacol. 2007;152(1):53-61.
20. Overington JP, Al-Lazikani B, Hopkins AL. How many drug targets are there? Nat Rev Drug Discov. 2006;5(12):993-6.
21. Mayr LM, Bojanic D. Novel trends in high-throughput screening. Curr Opin Pharmacol. 2009;9(5):580-8.
22. Lahana R. Who wants to be irrational? Drug Discov Today. 2003;8(15):655-6.
23. Ashburn TT, Thor KB. Drug repositioning: identifying and developing new uses for existing drugs. Nat Rev Drug Discov. 2004;3(8):673-83.
24. Garnier J. Rebuilding the R&D engine in big pharma. Harvard Bus Rev. 2008;86(5):68-76.
25. Macarron R, Banks MN, Bojanic D, Burns DJ, Cirovic DA, Garyantes T, et al. Impact of high-throughput screening in biomedical research. Nat Rev Drug Discov. 2011;10(3):188-95.
26. Hang TJ, Zhao W, Liu J, Song M, Xie Y, Zhang Z, Shen J, Zhang Y. A selective HPLC method for the de-

termination of indapamide in human whole blood: application to a bioequivalence study in Chinese volunteers. J Pharm Biomed Anal. 2006;40(1):202-5.
27. Singh SS. Preclinical pharmacokinetics: an approach towards safer and efficacious drugs. Curr Drug Metab. 2006;7(2):165-82.
28. Park BK, Kitteringham NR, Maggs JL, Pirmohamed M, Williams DP. The role of metabolic activation in drug-induced hepatotoxicity. Annu Rev Pharmacol Toxicol. 2005;45:177-202.
29. Lee WM. Drug-induced hepatotoxicity. N Engl J Med. 2003;349(5):474-85.
30. Smith KS, Smith PL, Heady TN, Trugman JM, Harman WD, Macdonald TL. In vitro metabolism of tolcapone to reactive intermediates: relevance to tolcapone liver toxicity. Chem Res Toxicol. 2003;16(2):123-8.
31. Dieckhaus CM, Thompson CD, Roller SG, Macdonald TL. Mechanisms of idiosyncratic drug reactions: the case of felbamate. Chem Biol Interact. 2002;142(1-2):99-117.
32. Waring MJ, Arrowsmith J, Leach AR, Leeson PD, Mandrell S, Owen RM, et al. An analysis of the attrition of drug candidates from four major pharmaceutical companies. Nat Rev Drug Discov. 2015;14(7):475-86.
33. Roy A. Stifling new cures: the true cost of lengthy clinical drug trials [Internet]. Silver Spring: FDA; 2012 [capturado em 18 nov. 2015]. Disponível em: http://www.manhattan-institute.org/html/fda_05.htm.
34. Meanwell NA. Improving drug candidates by design: a focus on physicochemical properties as a means of improving compound disposition and safety. Chem Res Toxicol. 2011;24(9):1420-56.
35. Wang J, Urban L. The impact of early ADME profiling on drug discovery and development strategy. Drug Discov World. 2004;73-86.
36. Food and Drug Administration. Guidance for industry. Waiver of in vivo bioavailability and bioequivalence studies for immediate-release solid oral dosage forms based on a biopharmaceutics classification system [Internet]. Silver Spring: FDA; 2015 [capturado em 18 nov. 2015]. Disponível em: http://www.fda.gov/downloads/Drugs/.../Guidances/ucm070246.pdf.
37. Reijenga J, van Hoof A, van Loon A, Teunissen B. Development of methods for the determination of pka values. Anal Chem Insights. 2013;8:53-71.
38. European Medicines Agency. Guideline on the investigation of bioequivalence: CPMP/EWP/QWP/1401/98 [Internet]. London: EMA; 2008 [capturado em 18 nov. 2015]. Disponível em: http://www.ema.europa.eu/docs/en_GB/document_library/Scientific_guideline/2009/09/WC500003011.pdf.
39. Baranczewski P, Stańczak A, Sundberg K, Svensson R, Wallin A, Jansson J, et al. Introduction to in vitro estimation of metabolic stability and drug interactions of new chemical entities in drug discovery and development. Pharmacol Rep. 2006;58(4):453-72.
40. Clarke SE, Jones BC. Human cytochrome P450 and their role in metabolism-based drug-drug interactions. In: Rodrigues AD, editor. Drug-drug interaction. New York: Marcel Dekker; 2002. p. 55-88.
41. Bjornsson TD, Callaghan JT, Einolf HJ, Fischer V, Gan L, Grimm S, et al. The conduct of in vitro and in vivo drug-drug interaction studies: a Pharmaceutical Research and Manufacturers of America (PhRMA) perspective. Drug Metab Dispos. 2003;31(7):815-32.
42. Food and Drug Administration. Guidance for industry. Assessment. Drug interaction studies: study design, data analysis, implications for dosing, and labeling recommendations[Internet]. Silver Spring: FDA; 2012 [capturado em 18 nov. 2015]. Disponível em: http://www.fda.gov/downloads/drugs/guidancecomplianceregulatoryinformation/guidances/ucm292362.pdf.
43. European Medicines Agency. Guideline on the investigation of drug interactions: CPMP/EWP/560/95/rev. 1 [Internet]. London: EMA; 2012[capturado em 18 nov. 2015]. Disponível em: http://www.ema.europa.eu/docs/en_GB/document_library/Scientific_guideline/2012/07/WC500129606.pdf.
44. International Council for Harmonisation of Technical Requirements for Pharmaceuticals for Human Use (ICH). Pharmacokinetics: guidance for repeated dose tissue distribution studies S3B [Internet]. Geneva: ICH; 1994 [capturado em 18 nov. 2015]. Disponível em: http://www.ich.org/fileadmin/Public_Web_Site/ICH_Products/Guidelines/Safety/S3B/Step4/S3B_Guideline.pdf.
45. Wienkers LC, Heath TG. Predicting in vivo drug interactions from in vitro drug discovery data. Nat Rev Drug Discov. 2005;4(10):825-33.
46. National Institutes of Health (NHI), Office of Animal Care and Use (OACU), Animal Research Advisory Committee (ARAC). Guidelines for survival bleeding of mice and rats [Internet]. Bethesda: NHI; 2001 [capturado em 18 nov. 2015]. Disponível em: http://oacu.od.nih.gov/ARAC/documents/Rodent_Bleeding.pdf.
47. Li C, Liu B, Chang J, Groessl T, Zimmerman M, He YQ, et al. A modern in vivo pharmacokinetic paradigm: combining snapshot, rapid and full PK approaches to optimize and expedite early drug discovery. Drug Discov Today. 2013;18(1-2):71-8.
48. International Council for Harmonisation of Technical Requirements for Pharmaceuticals for Human Use (ICH). Note for guidance on toxicokinetics: the assessment of systemic exposure in toxicity studies S3A [Internet]. Geneva: ICH; 1994 [capturado em 18 nov. 2015]. Disponível em: http://www.ich.org/fileadmin/Public_Web_Site/ICH_Products/Guidelines/Safety/S3A/Step4/S3A_Guideline.pdf.
49. Buchanan JR, Burka LT, Melnick RL. Purpose and guidelines for toxicokinetic studies within the National Toxicology Program. Environ Health Perspect. 1997;105(5):468-71.
50. International Council for Harmonisation of Technical Requirements for Pharmaceuticals for Human Use (ICH). Good manufacturing practice guide for active ingredient pharmaceuticals Q7 [Internet].

Geneva: ICH; 2000 [capturado em 18 nov. 2015]. Disponível em: http://www.ich.org/fileadmin/Public_Web_Site/ICH_Products/Guidelines/Quality/Q7/Step4/Q7_Guideline.pdf.
51. International Council for Harmonisation of Technical Requirements for Pharmaceuticals for Human Use (ICH). The common technical document for the registration of pharmaceuticals for human use: quality M-4Q (R1). Quality overall summary of module 2 and module 3: quality [Internet]. Geneva: ICH; 2002 [capturado em 18 nov. 2015]. Disponível em: http://www.ich.org/fileadmin/Public_Web_Site/ICH_Products/CTD/M4_R1_Quality/M4Q__R1_.pdf.
52. Burril W, Levine EL, Hindocha P, Roberts SA, Scott D. Technical report: the use of cryopreserved lymphocytes in assessing interindividual radiosensitivity with the micronucleus assay. Int J Radiat Biol. 2000;76(3):375-82.
53. Fenech M, Morley A. Solutions to the kinetic problem in the micronucleus test. Cytobios. 1985;43(172-173):223-46.
54. Carter SB. Effects of cytochalasin on mammalian cells. Nature. 1967;213(5073):261-4.
55. Fenech M. The in vitro micronucleus technique. Mutat Res. 2000;455(1-2):81-95.
56. Robinson S, Chapman K, Hudson S, Sparrow S, Spencer-Briggs D, Danks A, et al. Guidance on dose level selection for regulatory general toxicology studies for pharmaceuticals. London: NC3Rs/LASA; 2009.
57. International Council for Harmonisation of Technical Requirements for Pharmaceuticals for Human Use (ICH). Guidance on nonclinical safety studies for the conduct of human clinical trials and marketing authorization for pharmaceuticals M3(R2) [Internet]. Geneva: ICH; 2009 [capturado em 18 nov. 2015]. Disponível em: http://www.ich.org/fileadmin/Public_Web_Site/ICH_Products/Guidelines/Multidisciplinary/M3_R2/Step4/M3_R2__Guideline.pdf.
58. Organization for Economic Cooperation and Development. Test n° 407: repeated dose 28-day oral toxicity study in rodents. In: Organization for Economic Cooperation and Development. OECD guidelines for the testing of chemicals. Paris: OECD; 2008.
59. Organization for Economic Cooperation and Development. Test n° 471: bacterial reverse mutation test. In: OECD Guidelines for the Testing of Chemicals. In: Organization for Economic Cooperation and Development. OECD guidelines for the testing of chemicals. Paris: OECD; 1997.
60. Organization for Economic Cooperation and Development. Test n° 487: in vitro mammalian cell micronucleus. In: OECD Guidelines for the Testing of Chemicals. In: Organization for Economic Cooperation and Development. OECD guidelines for the testing of chemicals. Paris: OECD; 2014.
61. Organization for Economic Cooperation and Development. Test n° 474: mammalian erythrocyte micronucleus. In: Organization for Economic Cooperation and Development. OECD guidelines for the testing of chemicals. Paris: OECD; 1997.
62. Organization for Economic Cooperation and Development. Test n° 410: repeated dose dermal toxicity: 21/28-day study. In: Organization for Economic Cooperation and Development. OECD guidelines for the testing of chemicals. Paris: OECD; 1981.
63. Organization for Economic Cooperation and Development. Test n° 408: repeated dose 90-day oral toxicity study in rodents. In: Organization for Economic Cooperation and Development. OECD guidelines for the testing of chemicals. Paris: OECD; 1998.
64. Organization for Economic Cooperation and Development. Test n° 452: chronic toxicity studies. In: OECD guidelines for the testing of chemicals. In: Organization for Economic Cooperation and Development. OECD guidelines for the testing of chemicals. Paris: OECD; 2009.
65. International Council for Harmonisation of Technical Requirements for Pharmaceuticals for Human Use (ICH). Duration of chronic toxicity testing in animals (rodent and non-rodent toxicity testing) S4 [Internet]. Geneva: ICH; 1998 [capturado em 18 nov. 2015]. Disponível em: http://www.ich.org/fileadmin/Public_Web_Site/ICH_Products/Guidelines/Safety/S4/Step4/S4_Guideline.pdf.
66. Olson H, Betton G, Robinson D, Thomas K, Monro A, Kolaja G, et al. Concordance of the toxicity of pharmaceuticals in humans and animals. Regul Toxicol Pharmacol. 2000;32(1):56-67.
67. International Council for Harmonisation of Technical Requirements for Pharmaceuticals for Human Use (ICH). Detection of toxicity to reproduction for medicinal products and toxicity to male fertility S5(R2) quality [Internet]. Geneva: ICH; 2005 [capturado em 18 nov. 2015]. Disponível em: http://www.ich.org/fileadmin/Public_Web_Site/ICH_Products/Guidelines/Safety/S5/Step4/S5_R2__Guideline.pdf.
68. Rang HP, editor. Drug discovery and development. Philadelphia: Churchill Livingstone; 2006.
69. Brasil. Ministério da Saúde. Agência Nacional de Vigilância Sanitária. Resolução RDC n° 26, de 13 de maio de 2014. Dispõe sobre o registro de medicamentos fitoterápicos e o registro e a notificação de produtos tradicionais fitoterápicos [Internet]. Brasília: Anvisa; 2014 [capturado em 18 nov. 2015]. Disponível em: http://portal.anvisa.gov.br/wps/wcm/connect/a9e43d0044140f579b5affb9cd167b7c/rdc0026_13_05_2014.pdf?MOD=AJPERES.
70. International Council for Harmonisation of Technical Requirements for Pharmaceuticals for Human Use (ICH). The need for carcinogenicity studies of pharmaceuticals S1A [Internet]. Geneva: ICH; 1995 [capturado em 18 nov. 2015]. Disponível em: http://www.ich.org/fileadmin/Public_Web_Site/ICH_Products/Guidelines/Safety/S1A/Step4/S1A_Guideline.pdf.
71. International Council for Harmonisation of Technical Requirements for Pharmaceuticals for Human Use (ICH). Testing for carcinogenicity of pharmaceuticals S1B [Internet]. Geneva: ICH; 1997 [capturado em 18 nov. 2015]. Disponível em: http://www.ich.

org/fileadmin/Public_Web_Site/ICH_Products/Guidelines/Safety/S1B/Step4/S1B_Guideline.pdf.
72. International Council for Harmonisation of Technical Requirements for Pharmaceuticals for Human Use (ICH). Dose selection for carcinogenicity studies of pharmaceuticals S1C(R2) [Internet]. Geneva: ICH; 2008 [capturado em 18 nov. 2015]. Disponível em: http://www.ich.org/fileadmin/Public_Web_Site/ICH_Products/Guidelines/Safety/S1C_R2/Step4/S1C_R2__Guideline.pdf.
73. International Council for Harmonisation of Technical Requirements for Pharmaceuticals for Human Use (ICH). Immunotoxicity studies for human pharmaceuticals S8 [Internet]. Geneva: ICH; 2005 [capturado em 18 nov. 2015]. Disponível em: http://www.ich.org/fileadmin/Public_Web_Site/ICH_Products/Guidelines/Safety/S8/Step4/S8_Guideline.pdf.
74. European Medicines Agency. Guideline on non-clinical local tolerance testing of medicinal products: EMA/CHMP/SWP/2145/2000 [Internet]. London: EMA; 2014 [capturado em 18 nov. 2015]. Disponível em: http://www.ema.europa.eu/docs/en_GB/document_library/Scientific_guideline/2014/04/WC500165989.pdf.
75. Monahan BP, Ferguson CL, Killeavy ES, Lloyd BK, Troy J, Cantilena LR Jr. Torsades de pointes occurring in association with terfenadine use. JAMA. 1990;264(21):2788-90.
76. June RA, Nasr I. Torsades de pointes with terfenadine ingestion. Am J Emerg Med. 1997;15(5):542-3.
77. Pugsley MK, Authier S, Curtis MJ. Principles of safety pharmacology. Br J Pharmacol. 2008;154(7):1382-99.
78. International Council for Harmonisation of Technical Requirements for Pharmaceuticals for Human Use (ICH). Safety pharmacology studies for human pharmaceuticals S7A [Internet]. Geneva: ICH; 2000 [capturado em 18 nov. 2015]. Disponível em: http://www.ich.org/fileadmin/Public_Web_Site/ICH_Products/Guidelines/Safety/S7A/Step4/S7A_Guideline.pdf.
79. Pugsley MK. Safety pharmacology matures into a unique pharmacological discipline. J Pharmacol Toxicol Methods. 2004;49(3):137-9.
80. Bass AS, Vargas HM, Kinter LB. Introduction to nonclinical safety pharmacology and the safety pharmacology society. J Pharmacol Toxicol Methods. 2004;49(3):141-4.
81. Cavero I. Exploratory safety pharmacology: a new safety paradigm to de-risk drug candidates prior to selection for regulatory science investigations. Expert Opin Drug Saf. 2009;8(6):627-47.
82. Dennis A, Wang L, Wan X, Ficker E. hERG channel trafficking: novel targets in drug-induced long QT syndrome. Biochem Soc Trans. 2007;35(Pt 5):1060-3.
83. Killeen MJ. Drug-induced arrhythmias and sudden cardiac death: implications for the pharmaceutical industry. Drug Discov Today. 2009;14(11-12):589-97.
84. Warmke JW, Ganetzky B. A family of potassium channel genes related to eag in Drosophila and mammals. Proc Natl Acad Sci U S A. 1994;91(8):3438-42.
85. Zipes DP, Ackerman MJ, Estes NA, Grant AO, Myerburg RJ, Van Hare G. Task Force 7: arrhythmias. J Am Coll Cardiol. 2005;45(8):1354-63.
86. Wisely NA, Shipton EA. Long QT syndrome and anaesthesia. Eur J Anaesthesiol. 2002;19(12):853-9.
87. Haverkamp W, Breithardt G, Camm AJ, Janse MJ, Rosen MR, Antzelevitch C, et al. The potential for QT prolongation and proarrhythmia by non-antiarrhythmic drugs: clinical and regulatory implications. Report on a policy conference of the European Society of Cardiology. Eur Heart J. 2000;21(15):1216-31.
88. Kautzner J. QT interval measurements. Card Electrophysiol Rev. 2002;6(3):273-7.
89. International Council for Harmonisation of Technical Requirements for Pharmaceuticals for Human Use (ICH). The non-clinical evaluation of the potential for delayed ventricular repolarization (QT interval prolongation) by human pharmaceuticals S7B [Internet]. Geneva: ICH; 2005 [capturado em 18 nov. 2015]. Disponível em: http://www.ich.org/fileadmin/Public_Web_Site/ICH_Products/Guidelines/Safety/S7B/Step4/S7B_Guideline.pdf.
90. Hornberg JJ, Laursen M, Brenden N, Persson M, Thougaard AV, Toft DB, et al. Exploratory toxicology as an integrated part of drug discovery. Part II: screening strategies. Drug Discov Today. 2014;19(8):1137-44.
91. Bodi I, Mikala G, Koch SE, Akhter SA, Schwartz A. The L-type calcium channel in the heart: the beat goes on. J Clin Invest. 2005;115(12):3306-17.
92. Harmer AR, Valentin JP, Pollard CE. On the relationship between block of the cardiac Na$^+$ channel and drug-induced prolongation of the QRS complex. Br J Pharmacol. 2011;164(2):260-7.
93. Towart R, Linders JT, Hermans AN, Rohrbacher J, Van der Linde HJ, Ercken M, et al. Blockade of the I(Ks) potassium channel: an overlooked cardiovascular liability in drug safety screening? J Pharmacol Toxicol Methods. 2009;60(1):1-10.
94. Braam SR, Tertoolen L, van de Stolpe A, Meyer T, Passier R, Mummery CL. Prediction of drug-induced cardiotoxicity using human embryonic stem cell-derived cardiomyocytes. Stem Cell Res. 2010;4(2):107-16.
95. Guth BD, Germeyer S, Kolb W, Market M. Developing a strategy for the nonclinical assessment of proarrhythmic risk of pharmaceuticals due to prolonged ventricular repolarization. J Pharmacol Toxicol Methods. 2004;49(3):159-69.
96. Van Deuren B, Van Ammel K, Somers Y, Cools F, Straetemans R, Van der Linde HJ, et al. The fentanyl/etomidate-anaesthetised beagle (FEAB) dog: a versatile in vivo model in cardiovascular safety research. J Pharmacol Toxicol Methods. 2009;60(1):11-23.
97. Carter LP, Griffiths RR. Principles of laboratory assessment of drug abuse liability and implications for clinical development. Drug Alcohol Depend. 2009;213(1):S14-25.
98. Easter A, Bell ME, Damewood JR Jr, Redfern WS, Valentin JP, Winter MJ, et al. Approaches to seizure

risk assessment in preclinical drug discovery. Drug Discov Today. 2009;14(17-18):876-84.
99. Redfern WS, Wakefield ID. Safety pharmacology. In: Jacobson-Kram D, Keller KA, editors. Toxicology texting handbook. New York: Informa Healthcare; 2006. p. 33-78.
100. Bass AS, Siegl PK, Gintant GA, Murphy D, Porsolt R. Current practices in safety pharmacology. In: Gad SC, editor. Preclinical development handbook: toxicology. Chichester: Wiley; 2007. p. 611-94.
101. Guth BD. Preclinical cardiovascular risk assessment in modern drug development. Toxicol Sci. 2007;97(1):4-20.
102. Irwin S. Comprehensive observational assessment: Ia. A systematic, quantitative procedure for assessing the behavioral and physiologic state of the mouse.Psychopharmacologia. 1968;13(3):222-57.
103. Castagné V, Froger-Colléaux C, Esneault E, Anne Marie H, Lemaire M, Porsolt RD. Central Nervous System (CNS) safety pharmacology studies. In: Vogel HG, Maas J, Hock FJ, Mayer D, editors. Drug discovery and evaluation: safety and pharmacokinetic assays. Heidelberg: Springer-Verlag; 2013. p. 17-72.
104. European Medicines Agency. Guideline on the nonclinical investigation of the dependence potential of medicinal products: EMEA/CHMP/SWP/94227/2014. London: EMA; 2014.
105. Food and Drug Administration. Guidance for industry. Assessment of abuse potential of drugs [Internet]. Silver Spring: FDA; 2010 [capturado em 18 nov. 2015]. Disponível em: http://www.fda.gov/downloads/drugs/guidancecomplianceregulatoryinformation/guidances/ucm198650.pdf.
106. Baird TJ, Gaurin DV, Dalton JA. Contemporary practices in core safety pharmacology assessments. In: Faqi AS, editor. A comprehensive guide to toxicology in preclinical drug development. London: Elsevier; 2013. p. 107-38.
107. Antzelevitch C, Sicouri S. Clinical relevance of cardiac arrhythmias generated by afterdepolarizations. Role of M cells in the generation of U waves, triggered activity and torsade de pointes. J Am Coll Cardiol. 1994;23(1):259-77.
108. Dumotier BM, Adamantidis MM, Puisieux FL, Bastide MB, Dupuis BA. Repercussions of pharmacologic reduction in ionic currents on action potential configuration in rabbit Purkinje fibers: are they indicative of proarrhythmic potential? Drug Dev Res. 1999;47(2):63-76.
109. Porsolt RD, Picard S, Lacroix P. International Safety Pharmacology Guidelines (ICH S7A and S7B): where do we go from here? Drug Dev Res. 2005;64:83-90.
110. Picard S, Lacroix P. QT interval prolongation and cardiac risk assessment for novel drugs. Curr Opin Investig Drugs. 2003;4(3):303-8.
111. Moscarde E, Maurin A, Dorigatti R, Champeroux P, Richard S. An optimised methodology for the neurobehavioural assessment in rodents. J Pharmacol Toxicol Methods. 2007;56(2):239-55.
112. Tontodonati M, Fasdelli N, Moscardo E, Giarola A, Dorigatti R. A canine model used to simultaneously assess potential neurobehavioural and cardiovascular effects of candidate drugs. J Pharmacol Toxicol Methods. 2007;56(2):265-75.
113. Mattsson JL, Spencer PJ, Albee RR. A performance standard for clinical and functional observational battery examinations of rats. J Am Coll Toxicol. 1996;15(3):239-54.
114. Sahota PS, Popp JA, Hardisty JF, Gopinath C, editors. Toxicologic pathology: nonclinical safety assessment. Boca Raton: CRC; 2013.
115. Japanese guidelines for nonclinical studies of drugs manual 1995. Tokyo: Yakuji Nippo; 1995.
116. Hoymann HG. Lung function measurements in rodents in safety pharmacology studies. Front Pharmacol. 2012;3:156.
117. Hamdam J, Sethu S, Smith T, Alfirevic A, Alhaidari M, Atkinson J, et al. Safety pharmacology – current and emerging concepts. Toxicol Appl Pharmacol. 2013;273(2):229-41.
118. Nirogi R, Shanmuganathan D, Jayarajan P, Abraham R, Kancharla B. Comparison of whole body and head out plethysmography using respiratory stimulant and depressant in conscious rats. J Pharmacol Toxicol Methods. 2012;65(1):37-43.
119. Luft J, Bode G. Integration of safety pharmacology endpoints into toxicology studies. Fundam Clin Pharmacol. 2002;16(2):91-103.
120. Morton DB, Hawkins P, Bevan R, Heath K, Kirkwood J; Pearce P, et al. Refinements in telemetry procedures. Seventh report of the BVAAWF/FRAME/RSPCA/UFAW Joint Working Group on Refinement, Part A. Lab Animal. 2003;37(4):261-9.
121. Singh J. The national centre for the replacement, refinement, and reduction of animals in research. J Pharmacol Pharmacother. 2012;3(1):87-9.
122. NC3Rs Reporting Guidelines Working Group. Animal research: reporting in vivo experiments: the ARRIVE guidelines. J Physiol. 2010;588(Pt 14):2519-21.
123. Danos O, Davies K, Lehn P, Mulligan R. The ARRIVE guidelines, a welcome improvement to standards for reporting animal research. J Gene Med. 2010;12(7):559-60.
124. Walters WP, Namchuk M. Designing screens: how to make your hits a hit. Nat Rev Drug Discov. 2003;2(4):259-66.
125. de Jong LAA, Uges DRA, Franke JP, Bischoff R. Receptor-ligand binding assays: technologies and applications. J Chromatogr B Analyt Technol Biomed Life Sci. 2005;829(1-2):1-25.
126. Lapenna S, Giordano A. Cell cycle kinase as therapeutic targets for cancer. Nat Rev Drug Discov. 2009;8(7):547-66.
127. Elliott NT, Yuan F. A review of three-dimensional in vitro tissue models for drug discovery and transport studies. J Pharm Sci. 2011;100(1):59-74.
128. Bowes J, Brown AJ, Hamon J, Jarolimek W, Sridhar A, Waldron G, et al. Reducing safety-related drug

attrition: the use of in vitro pharmacological profiling. Nat Rev Drug Discov. 2012;11(12):909-22.
129. Soldatow VY, Lecluyse EL, Griffith LG, Rusyn I. In vitro models for liver toxicity testing. Toxicol Res (Camb). 2013;2(1):23-39.
130. Young JM, Spires DA, Bedord CJ, Wagner B, Ballaron SJ, De Young LM. The mouse ear inflammatory response to topical arachidonic acid. J Invest Dermatol. 1984;82(4):367-71.
131. Graham ML, Janecek JL, Kittredge JA, Hering BJ, Schuurman HJ. The streptozotocin-induced diabetic nude mouse model: differences between animals from different sources. Comp Med. 2011;61(4):356-60.
132. Hasty AH, Shimano H, Osuga J, Namatame I, Takahashi A, Yahagi N, et al. Severe hypercholesterolemia, hypertriglyceridemia, and atherosclerosis in mice lacking both leptin and the low density lipoprotein receptor. J Biol Chem. 2001;276(40):37402-8.
133. Mestas J, Hughes CC. Of mice and not men: differences between mouse and human immunology. J Immunol. 2004;172(5):2731-8.
134. Martignoni M, Groothuis GM, de Kanter R. Species differences between mouse, rat, dog, monkey and human CYP-mediated drug metabolism, inhibition and induction. Expert Opin Drug Metab Toxicol. 2006;2(6):875-94.
135. Begley CG, Ellis LM. Drug development: Raise standards for preclinical cancer research. Nature. 2012;483(7391):531-3.
136. Prinz F, Schlange T, Asadullah K. Believe it or not: how much can we rely on published data on potential drug targets? Nat Rev Drug Discov. 2011;10(9):712 2011.
137. Glasziou P, Meats E, Heneghan C, Shepperd S. What is missing from descriptions of treatment in trials reviews? BMJ. 2008;336(7659):1472-4.
138. Hartshorne JK, Schachener A. Tracking replicability as a method of post-publication open evaluation. Front Comput Neurosci. 2012;6:8.
139. Peers IS, Ceuppens PR, Harbron C. In search of preclinical robustness. Nat Rev Drug Discov. 2012;11(10):733-4.
140. Vasilevsky NA, Brusch MH, Paddock H, Ponting L, Tripathy SJ. On the reproducibility of science: unique identification of research resources in the biomedical literature. Peer J. 2013;1:e148.
141. Begley CG, Ioannidis PA. Reproducibility in science. Improving the standard for basic and preclinical research. Circ Res. 2015;116(1)116-26.
142. Curtis M, Bond RA, Spina S, Ahluwalia A, Alexander SPA, Giembycz MA, et al. Experimental design and analysis and their reporting: new guidance for publication in BJP. Br J Pharmacol. 2015;172(14):3461-7.
143. McGrath JC, Curtis MJ. BJP is changing its requirements for scientific papers to increase transparency. Br J Pharmacol. 2015;172(11):2671-4.
144. World Health Organization. Handbook Good Laboratory Practice (GLP): quality practices for regulated non-clinical research and development [Internet]. Geneva: WHO; 2009 [capturado em 18 nov. 2015]. Disponível em: http://www.who.int/tdr/publications/documents/glp-handbook.pdf.
145. Food and Drug Administration. Guidance for industry. Estimating the maximum safe starting dose in initial clinical trials for therapeutics in adult healthy volunteers [Internet]. Silver Spring: FDA; 2005 [capturado em 18 nov. 2015]. Disponível em: http://www.fda.gov/downloads/Drugs/.../Guidances/UCM078932.pdf.
146. Shargel L, Wu-Pong S, Yu, ABC. Applied biopharmaceuticals and pharmacokinetics. 5th ed. New York: McGrawHill; 2006.
147. Leahy DE. Integrating in vitro ADMET data through generic physiologically based pharmacokinetic models. Expert Opin Drug Metab Toxicol. 2006;2(4):619-28.
148. Boxenbaum H, DiLea C. First-time-in-human dose selection: allometric thoughts and perspectives. J Clin Pharmacol. 1995;35(10):957-66.
149. Reigner BG, Blesch KS. Estimating the starting dose for entry into humans: principles and practice. Eur J Clin Pharmacol. 2002;57(12):835-45.
150. Food and Drug Administration. Investigational new drug (IND) application [Internet]. Silver Spring: FDA; 2014 [capturado em 18 nov. 2015]. Disponível em: http://www.fda.gov/drugs/developmentapprovalprocess/howdrugsaredevelopedandapproved/approvalapplications/investigationalnewdrugindapplication/default.htm.
151. Food and Drug Administration. Guidance for industry. Investigational new drug applications prepared and submitted by sponsor- investigators [Internet]. Silver Spring: FDA; 2015 [capturado em 18 nov. 2015]. Disponível em: http://www.fda.gov/downloads/Drugs/GuidanceComplianceRegulatoryInformation/Guidances/UCM446695.pdf.
152. Rolbein ME. Understanding FDA regulatory requirements for investigational new drug applications for sponsor-investigators. J Investig Med. 2009;57(6):688-94.

LEITURAS SUGERIDAS

Kilkenny C, Browne WJ, Cuthill IC, Emerson M, Altman DG. Animal research: reporting in vivo experiments: The ARRIVE guidelines. PLoS Biol. 2010;8 e1000412.

McGrath JC, Lilley E. Implementing guidelines on reporting research using animals (ARRIVE etc.): new requirements for publication in BJP. Br J Pharmacol. 2015;72(13):3189-93.

Mullane K, Enna SJ, Piette J, Williams M. Guidelines for manuscript submission in the peer-reviewed pharmacological literature. Biochem Pharmacol. 2015;97(3):225-35.

Rang HP. Assessing drug safety. In: Rang HP, editor. Drug discovery and development. Philadelphia: Churchill Livingstone; 2006. p. 229-42.

Rang HP. Pharmacokinetic issues in drug discovery. In: Rang HP, editor. Drug discovery and development. Philadelphia: Churchill Livingstone; 2006. p. 163-75.

Wang B, Chandrasekera PC, Pippin JJ. Leptin- and leptin receptor-deficient rodent models: relevance for human type 2 diabetes. Curr Diabetes Rev. 2014;10(2):131-45.

4
EPIDEMIOLOGIA CLÍNICA

RODRIGO DIAZ OLMOS
PAULO A. LOTUFO

O Brasil vem passando por um processo de transição demográfica e epidemiológica há algum tempo. Esse processo engloba a substituição das doenças transmissíveis por doenças não transmissíveis e de causas externas, deslocamento da carga de morbimortalidade dos grupos mais jovens para os grupos mais idosos e a transformação de uma situação em que predomina a mortalidade para outra em que a morbidade é predominante. A inversão do padrão de predomínio de doenças infectocontagiosas no perfil de morbimortalidade para o de doenças crônicas não transmissíveis (particularmente as doenças do aparelho circulatório) ocorreu na década de 1960 no Brasil, mas quase duas décadas antes na cidade de São Paulo (pós-guerra imediato).[1] Para exemplificar, na São Paulo de 1930, entre as 10 causas de óbitos mais frequentes, figuravam as doenças do coração (4º lugar – 4,8%); as outras afecções do aparelho circulatório (6º lugar – 4,3%); o "câncer" (7º lugar – 4,1%); e as congestões e hemorragias cerebrais (9º lugar – 2,5%). Somando-se essas afecções sob a rubrica "doenças crônicas" não transmissíveis, já na década de 1930, elas ocupariam o 1º lugar em causa de mortes na Cidade de São Paulo. Em 1960, as doenças do coração passariam a ser, isoladamente, a principal causa (19%), seguidas pelo câncer (12,1%) e pelas lesões vasculares do sistema nervoso central (SNC) (7,7%). A décima causa, com 2,1%, já naquela época, era o diabetes.

Entretanto, ao contrário dos países capitalistas centrais, a transição epidemiológica no Brasil progrediu de uma forma caracterizada pela polarização epidemiológica,[2] conceito desenvolvido nos anos 1990 que descreve três tipos de polarização na transição epidemiológica prolongada que vem ocorrendo em países da América Latina em geral e no Brasil em particular: a polarização entre as doenças crônico-degenerativas (que assumiram o posto de principal causa de morte) e a persistência das doenças infectocontagiosas como causa de morte (e até recrudescimento de algumas e aparecimento de outras); a polarização geográfica (existência de regiões do país com perfil epidemiológico e padrão de saúde de países de primeiro mundo e regiões com índices de mortalidade comparáveis aos dos países mais pobres do mundo); e a polarização social (diferenças entre os indicadores de morbimortalidade entre diferentes grupos populacionais dentro de uma mesma região, estado ou mesmo cidade).

Nas últimas décadas, tem sido observada uma redução significativa nas taxas de fecundidade/natalidade (6 filhos por mulher entre 1940 e 1960 *versus* 1,9 filhos por mulher em 2010), um aumento da proporção de idosos (5,1% na década de 1970 para 10,8% em 2010 – a França levou 115 anos para duplicar a proporção de idosos de 7 a 14%, o que o Brasil conseguiu em 40 anos), uma grande redução na mortalidade precoce (proporção de mortes ocorridas antes dos 20 anos de idade passou de 12,2% em 2000 para 7,4% em 2010, e a mortalidade no 1º ano de vida caiu de 26,6 para 16,2 por 1.000 nascidos vivos no mesmo período), uma queda persistente, porém mais lenta do que a observada a partir do pós-guerra, da mortalidade por doenças infectoparasitárias (queda de 4,7% para 4,3% entre 2000 e 2010), um aumento progressivo da prevalência de fatores de risco como obesidade e sedentarismo e, consequentemente, do diabetes (ao mesmo tempo em que se observou uma redução significativa na prevalência de fumantes – 35,6% em 1986 para 15% em 2010) e um aumento da mortalidade por causas externas (com destaque para homicídios e acidentes de trânsito), principalmente após a década de 1980, chegando a 12,5% de mortalidade proporcional em 2010.

Atualmente, as doenças crônicas não transmissíveis (DCNT) são responsáveis por mais de 72% das mortes no Brasil. Elas englobam uma série de doenças que causam, além de mortes, grande morbidade, incapacidade e perda da qualidade de vida tanto para os afetados como para as famílias e cuidadores diretos. As DCNT englobam as doenças cardiovasculares, as neoplasias, as doenças respiratórias crônicas, o diabetes, as doenças neuropsiquiátricas, a doença renal crônica, a doença hepática crônica, as doenças reumáticas crônicas, entre outras. Quatro delas (doença cardiovascular, diabetes, câncer e doenças respiratórias crônicas) são responsáveis pela maioria dos óbitos por doenças crônicas (80,7%) e estão muito ligadas a condições socioeconômicas adversas. A Organização Mundial da Saúde (OMS) mostrou que 80% dos óbitos mundiais por DCNT ocorrem em países de baixa e média renda.[3] Os determinantes sociais das DCNT são as desigualdades sociais, as condições de trabalho, as diferenças de acesso aos bens e serviços, a baixa escolaridade, as desigualdades de acesso à informação, as condições de lazer e meio ambiente, além de determinantes mais proximais (hábitos de vida ou fatores de risco modificáveis), como tabagismo, consumo excessivo de álcool, inatividade física e alimentação pouco saudável.

A mortalidade, entretanto, nos fornece um quadro incompleto da carga de doenças, de forma que a incapacidade causada pelas DCNT pode complementar essa informação. As DCNT são responsáveis por 66% dos anos de vida ajustados por incapacidade (DALY, do inglês *disability-adjusted-life-year*), seguidas pelas doenças infecciosas, maternas e perinatais e deficiências nutricionais (24%) e causas externas (10%). Entre as DCNT, as doenças neuropsiquiátricas são as principais responsáveis por incapacidade (19%), seguidas pelas doenças cardiovasculares (13%), doenças respiratórias crônicas (8%), câncer (6%), doenças musculoesqueléticas (6%) e diabetes (5%),[4] com tendência de aumento das doenças musculoesqueléticas como causa de morbidade e incapacidade (Quadros 4.1 a 4.3).

Apesar de a mortalidade bruta causada pelas DCNT no Brasil ter aumentado cerca de 5% na primeira década deste século em decorrência tanto do aumento como, principalmente, do envelhecimento da população, a mortalidade padronizada por idade (que mede o risco de morte) diminuiu 20%, o que ocorreu, sobretudo, em relação às doenças cardiovasculares e respiratórias crônicas, fato possivelmente ligado à implementação bem-sucedida de políticas públicas para redução do tabagismo e ao incremento do acesso à atenção primária à saúde (APS).[4] Contudo, os principais fatores de risco associados às DCNT – hipertensão (30,8%), diabetes (10%), obesidade (19%) –, com exceção do tabagismo (17% em 2011 *versus* 35% em 1989), têm aumentado provavelmente em função da inatividade física e dieta pouco saudável, o que, por sua vez, pode ter relação com condições de lazer desfavoráveis, baixa escolaridade, condições inadequadas de trabalho e baixa renda.

Uma série de fatores, entre os quais destacam-se os demográficos, os socioeconômicos, os políticos, os relacionados ao sistema

QUADRO 4.1 Principais causas de anos de vida ajustados por incapacidade (DALY)

Área	1	2	3	4	5
Global	Doença arterial coronariana	Infecções respiratórias	Acidente vascular encefálico	Lombalgia/cervicalgia	Acidente de trânsito
Países desenvolvidos	Doença arterial coronariana	Lombalgia/cervicalgia	Acidente vascular encefálico	Neoplasia de pulmão	Depressão
Países em desenvolvimento	Doença arterial coronariana	Infecções respiratórias	Acidente vascular encefálico	Lombalgia/cervicalgia	Diarreia
Brasil	Doença arterial coronariana	Lombalgia/cervicalgia	Violência	Acidente vascular encefálico	Acidente de trânsito

DALY é a soma dos YLL (*Years of Life Lost* – anos de vida perdidos por morte precoce) e dos YDL (*Years Lived with Disability* – anos vividos com incapacidade).
Fonte: GBD 2013 Mortality and Causes of Death Collaborators.[5]

QUADRO 4.2 Principais causas de anos perdidos por morte precoce (YLL)

Área	1	2	3	4	5
Global	Doença arterial coronariana	Infecções respiratórias	Acidente vascular encefálico	Diarreia	Acidente de trânsito
Países desenvolvidos	Doença arterial coronariana	Acidente vascular encefálico	Neoplasia de pulmão	Suicídio	D. Alzheimer
Países em desenvolvimento	Infecções respiratórias	Doença arterial coronariana	Acidente vascular encefálico	Diarreia	HIV/Aids
Brasil	Doença arterial coronariana	Violência	Acidente vascular encefálico	Acidente de trânsito	Infecções respiratórias

Fonte: GBD 2013 Mortality and Causes of Death Collaborators.[5]

QUADRO 4.3 Principais causas de anos vividos com incapacidade (YLD)

Área	1	2	3	4	5
Global	Lombalgia	Depressão	Deficiência de ferro	Dor cervical	Distúrbios da audição
Países desenvolvidos	Lombalgia	Depressão	Dor cervical	Outras dores	Distúrbios da audição
Países em desenvolvimento	Lombalgia	Depressão	Deficiência de ferro	Dor cervical	Distúrbios da audição
Brasil	Lombalgia	Depressão	Ansiedade	Diabetes	Distúrbios da audição

Fonte: Global Burden of Disease Study 2013 Collaborators.[6]

de saúde e os culturais, tem influenciado a modificação do perfil epidemiológico brasileiro nas últimas décadas. Como já mencionado, a transição demográfica (queda nas taxas de natalidade, redução da mortalidade infantil e aumento da longevidade, levando a um aumento na proporção de idosos) e a progressiva mudança na utilização dos serviços de saúde, em conjunto com inúmeras outras modificações socioeconômicas e culturais, afetam sobremaneira a epidemiologia do Brasil. A forma de relação das pessoas com o sistema de saúde, com a ampliação do acesso a tecnologias diagnósticas cada vez mais sensíveis (e sua utilização de forma inadequada e excessiva), incluindo atividades de rastreamento de doenças nem sempre realizadas de forma organizada e baseada em evidências, também acaba afetando de alguma forma o perfil epidemiológico do país. Um exemplo é o progressivo aumento na incidência de alguns cânceres, na maioria das vezes associado à redução ou manutenção de sua taxa de mortalidade específica (principalmente daqueles sensíveis a atividades de rastreamento), levando à falsa sensação de que há uma epidemia de neoplasias. Esse fenômeno pode ser resultado da "descoberta" de cânceres clinicamente insignificantes (sobrediagnóstico)[7] como consequência da ampla utilização de atividades de rastreamento. É interessante notar que esse fenômeno também apresenta uma polarização epidemiológica e sua distribuição tem forte relação com variáveis socioeconômicas (maior em áreas com maior acesso à saúde, particularmente acesso a saúde suplementar). Entretanto, algumas neoplasias têm, de fato, aumentado e contribuído para a carga de doenças no Brasil, em virtude do envelhecimento da população e da redução relativa da mortalidade por causas cardiovasculares e infectocontagiosas.

EPIDEMIOLOGIAS CLÁSSICA E CLÍNICA

A epidemiologia é, geralmente, definida como o estudo dos fatores que determinam a ocorrência e a distribuição de doenças em uma população. Talvez ela possa ser entendida como a ciência básica da Saúde Pública e pode ser distinguida da prática clínica por seu foco populacional, ao contrário desta última que tem o paciente individual como foco e fonte de coleta de dados. Alguns autores distinguem a epidemiologia clássica da epidemiologia clínica. A primeira tem orientação populacional, estuda as origens comunitárias dos problemas de saúde e está interessada em descobrir fatores de risco e os determinantes socioeconômicos, ambientais, psicológicos e culturais dos agravos à saúde para prevenir ou retardar o aparecimento das doenças, lesões e morte; já a segunda, teria uma orientação mais individual, principalmente relacionada a pacientes em serviços de saúde, cujo objetivo seria melhorar a prevenção, detecção precoce, diagnóstico, tratamento, prognóstico, cuidado e reabilitação de pacientes sob risco ou já afetados por doenças específicas, para tanto, utiliza frequentemente ferramentas semelhantes às utilizadas pelos epidemiologistas clássicos, como a análise estatística e desenhos específicos de estudos. Alvan Feinstein, um dos fundadores da epidemiologia clínica, em 1968, a definiu desta maneira:

> epidemiologia clínica representa a forma com que a epidemiologia clássica, tradicionalmente orientada para estratégias populacionais, se expandiu para incluir as decisões clínicas do cuidado de doentes individuais.[8]

Outro fundador da Epidemiologia Clínica, David Sackett, originalmente um clínico (nefrologista), no prefácio de seu livro *Clinical Epidemiology. A Basic Science for Clinical Medicine*[9] menciona que

> [...] se surpreendia repetidamente com a extensão com que seu crescente conhecimento dos princípios epidemiológicos podia lançar luz tanto sobre as doenças dos pacientes como sobre o comportamento dos colegas clínicos no processo diagnóstico e terapêutico.

Também comenta que lhe ocorreu que

> [...] a aplicação destes mesmos princípios epidemiológicos sobre as crenças, julgamentos e intuições que integram a 'arte da medicina' poderia melhorar substancialmente a acurácia e a eficiência do diagnóstico e prognóstico, a efetividade do tratamento e a eficiência de se tentar manter atualizado e, mais importante, a habilidade de ensinar outros como fazer estas coisas.[9]

Tipos de estudos epidemiológicos

Para estudar os agravos e as condições de saúde que mais acometem a população brasileira e identificar os fatores que os influenciam, as formas de detecção e diagnóstico, o prognóstico e o melhor tratamento, existe uma série de desenhos de estudos que pode ser utilizada. Em geral, tipos diferentes de estudos servem para finalidades distintas, entretanto delineamentos distintos podem ser utilizados para responder a mesma pergunta. Os estudos de coorte, por exemplo, são o padrão-ouro para identificar fatores de risco e entender a evolução das doenças (história natural), já os ensaios clínicos randomizados são os mais indicados para avaliar a eficácia de intervenções farmacológicas. Colocado de outra forma, as coortes são muito úteis para responder perguntas relacionadas à associação causal entre variáveis (fator de risco e desfecho) e os ensaios clínicos são os melhores para responder perguntas relativas à eficácia de tratamentos farmacológicos.

A importância desse conhecimento não está restrita aos pesquisadores, mas é essencial para quem se inicia na leitura de artigos científicos uma vez que os resultados só podem ser entendidos e utilizados à luz do método (delineamento da pesquisa) empregado para obtê-los.

Os estudos epidemiológicos podem ser classificados de várias formas. É possível agrupá-los em estudos descritivos e analíticos, em observacionais e de intervenção, ecológicos e individuais, transversais e longitudinais, prospectivos e retrospectivos. A Figura 4.1 agrupa de forma didática os principais delineamentos de estudo. Observe-se, a seguir, a sequência lógica dos principais desenhos de estudos epidemiológicos:

1. Relato de caso (*case reports*).
2. Série de casos (*case series*).
3. Ecológico ou correlacional (*ecologic or correlational*).
4. Transversal ou seccional (*cross-sectional*).
5. Caso-controle (*case-control*).
6. Coorte ou de seguimento (*cohort or follow-up*).
7. Estudo de intervenção ou ensaio clínicos (*intervention trial or controlled trial*).

Os cinco tipos clássicos de delineamentos de estudos epidemiológicos são: transversal; ecológico; caso-controle; coorte; e ensaio clínico. Além disso, pode-se mencionar as revisões sistemáticas/metanálises e os estudos de custo-efetividade como parte do rol de desenhos epidemiológicos.

Os estudos descritivos são considerados os mais básicos e, geralmente, fonte de hipóteses a serem testadas em outros tipos de estudos. Respondem questões como "Qual a frequência/prevalência deste agravo?". Os relatos e séries de casos, os estudos ecológicos e os estudos transversais (estudos de prevalência ou seccionais) são exemplos de estudos descritivos. Os estudos de prevalência relacionam a frequência de agravos com a presença de outras variáveis, não tendo, no entanto, poder de inferência causal uma vez que as informações sobre o possível fator de risco (ou de exposição) e sobre a doença (ou agravo) são colhidas simultaneamente. Já os estudos analíticos, coorte e caso-controle (observacionais) e ensaios clínicos (de intervenção) têm poder de inferência causal uma vez que há um tempo decorrido entre a exposição (fator de risco) e o desfecho (doença). O Quadro 4.4 mostra as características dos três principais desenhos observacionais e o Quadro 4.5, as vantagens e as desvantagens dos desenhos mais utilizados.

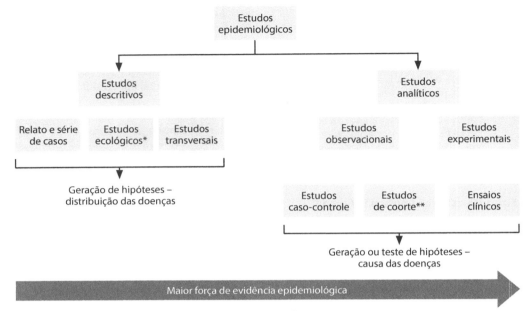

* Estudos ecológicos longitudinais produzem evidências mais fortes do que os transversais.
** Estudos de coorte prospectivos mais fortes do que os retrospectivos.

FIGURA 4.1 Delineamentos de estudos epidemiológico e sua força de evidência.

Uma confusão muito comum se refere à temporalidade dos estudos. É frequente concluir equivocadamente que as coortes sejam sempre prospectivas e os estudos de caso-controle, sempre retrospectivos.[10] Os estudos de coorte podem ser retrospectivos (Figura 4.2) e os de caso-controle, prospectivos. Na coorte retrospectiva, a exposição ocorreu no passado, mas, ainda assim, o ponto de partida foi a exposição. No estudo de caso-controle prospectivo, apenas os casos incidentes são incluídos (descartam-se os casos prevalentes). Outro equívoco comum é a confusão que muitas vezes acontece entre "estudos de corte" (tradução inadequada de *cross-seccional studies*, que são os estudos transversais ou seccionais) e os "estudos de coorte" (*cohort studies*).

Os estudos de intervenção (ou experimentais) são, por definição, analíticos, longitudinais e prospectivos, e diferem dos estudos de coorte prospectiva apenas pelo fato

QUADRO 4.4 Características dos estudos transversais, caso-controle e coorte			
Tipo de estudo	**Ponto de partida**	**O que se busca**	**Causalidade**
Coorte	Fator de risco ou de exposição	Doença	Determina causalidade
Caso-controle	Doença	Fator de risco ou de exposição	Determina causalidade
Transversal	Não há ponto de partida. As informações sobre fator de risco e doença são colhidas simultaneamente		Não determina causalidade

QUADRO 4.5 Vantagens e desvantagens dos principais desenhos de estudos

Tipo de estudo	Vantagens	Desvantagens
Transversal (*cross-seccional surveys*)	• Razoavelmente rápidos e fáceis de executar. • Úteis para gerar hipóteses.	• Não oferecem evidências de relação temporal entre os fatores de risco e a doença. • Inadequados para testar hipóteses. • Sujeitos ao viés de duração.
Ecológico (*ecological studies*)	• Razoavelmente rápidos e fáceis de executar. • Úteis para gerar hipóteses.	• Não permitem conclusões de causalidade uma vez que os dados não são individuais. • Sujeitos à falácia ecológica. • Inadequados para testar hipóteses.
Coorte (*cohort studies*)	• Podem ser prospectivos ou retrospectivos. • Podem ser usados para obter uma medida direta de risco. • Podem estudar muitos desfechos patológicos. • Bons para estudar fatores de risco raros.	• São demorados e caros (particularmente os prospectivos). • Podem avaliar apenas os fatores de risco medidos no início. • Podem ser usados apenas para doenças comuns. • Pode haver muitas perdas de seguimento.
Caso-controle (*case-control studies*)	• Razoavelmente rápidos e fáceis de executar. • Podem estudar muitos fatores de risco. • Bons para estudar doenças raras.	• Podem obter apenas uma medida indireta de risco. • Sujeitos ao viés de memória. • A seleção dos controles pode ser difícil. • As relações temporais podem não ser claras. • Estuda apenas um desfecho patológico de cada vez.
Randomizado controlado (*randomised controlled trials*)	• Padrão-ouro para avaliar intervenções terapêuticas e preventivas. • Permite extenso controle do processo de pesquisa ao investigador.	• São demorados e geralmente caros. • Avaliam apenas intervenções (ou exposições) que são controladas pelo investigador. • Pode haver problemas relacionados a mudanças no tratamento e perdas (ou desistências). • Podem ter poder de generalização limitado. Muitas vezes podem ser antiéticos.
Revisão sistemática e metanálise (*systematic reviews and meta-analysis*)	• Reduzem o elemento subjetivo das revisões da literatura. • Aumentam o poder estatístico. • Permitem analisar subgrupos. • Fornecem estimativas quantitativas de efeito.	• Misturar estudos de baixa qualidade em uma revisão ou metanálise não melhora a qualidade original dos estudos.
Custo-efetividade (*cost-effectiveness analysis*)	• Importantes clinicamente.	• Difícil identificar custos e pagamentos em muitos sistemas de saúde.

de que a exposição (muitas vezes uma intervenção farmacológica) é realizada ativamente e, preferencialmente, de forma aleatória pelo pesquisador. Há uma intervenção ativa no processo saúde-doença.

Antes de comentarmos as características dos principais desenhos de estudos epidemiológicos, vale a pena mencionar algumas palavras sobre os tipos de erros que podemos encontrar nesses estudos.

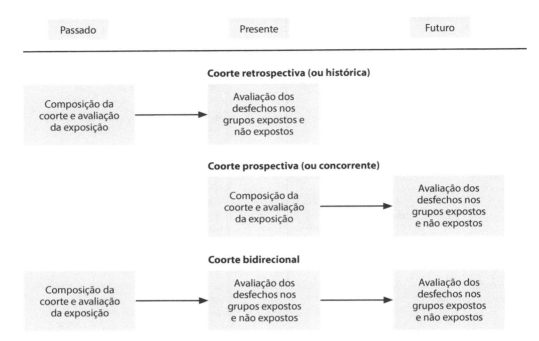

FIGURA 4.2 Representação gráfica da temporalidade das coortes retrospectiva ou histórica, prospectiva ou concorrente e bidirecional.

Fontes de erros nos estudos epidemiológicos

Um dos principais motivos para a realização de estudos epidemiológicos analíticos (tanto observacionais como de intervenção) é saber se há alguma associação causal entre uma exposição e um desfecho, de forma que um passo importante na análise crítica de estudos é a avaliação da validade dos resultados. Outra forma comumente utilizada para se referir à validade de um estudo epidemiológico é a acurácia com que uma associação é medida (p. ex.: a relação entre uma exposição e um desfecho). Essa validade de resultados se refere basicamente à consistência interna do estudo e é chamada de validade interna. A validade externa (comentada mais adiante) se refere à capacidade de utilizar os resultados do estudo em pessoas (ou pacientes) da população geral, do dia a dia da prática clínica. Está relacionada, dessa forma, com a capacidade de generalizar os resultados para pessoas fora do contexto do estudo.

Se os resultados de um estudo detectam uma associação entre uma exposição e um desfecho, três explicações são possíveis:

1. os resultados do estudo são falsos;
2. os resultados são verdadeiros, mas a aparente associação não é verdadeira e a exposição não é a causa subjacente do evento/desfecho observado; e
3. os resultados são verdadeiros e provavelmente a exposição tem uma associação causal com o desfecho (é a causa subjacente do evento).

De forma simplificada, deve-se sempre considerar se a associação estatística (seja ela positiva, negativa ou nula) observada entre exposição (fator de risco, intervenção) e desfecho (evento, doença) em um estudo pode ter explicações alternativas, particularmente acaso, viés e/ou confusão. Assim, é possível considerar que há duas fontes principais de erros nas associações observadas: uma associação falsa, aparentemente verdadeira em virtude de erros aleatórios (acaso) e/ou erros sistemáticos (viés); ou uma associação não causal, aparentemente causal em virtude de fatores de confusão. Alguns autores consideram o fator ou variável de confusão (em inglês, *confounding*) um tipo de viés, entretanto ele se diferencia do viés em vários aspectos:

1. sua origem está relacionada à complexidade das interações entre várias exposições e doenças (ao contrário do viés que se origina primariamente da ação do investigador ou pelos participantes do estudo);
2. a associação do fator de confusão com a variável dependente (desfecho) não é falsa, porém não é causal (um dos exemplos mais interessantes e ilustrativos é a relação positiva encontrada entre uso de isqueiros no bolso e câncer de pulmão), ao contrário do viés que produz associações falsas;
3. o efeito do fator de confusão (assim como o do acaso) pode ser medido quantitativamente, ao contrário dos efeitos do viés que são muito mais difíceis de serem avaliados e quantificados;
4. o fator de confusão e o acaso podem ser medidos e levados em consideração na análise estatística, já os vieses devem ser antecipados durante o desenho e a condução do estudo para minimizar sua ocorrência que pode, mesmo assim, acontecer, de forma que é extremamente importante considerar na interpretação dos resultados a existência de vieses, os possíveis tipos de viés e a provável direção do seu efeito, bem como a estimativa da magnitude de seu impacto.

Outra maneira de definir a questão é considerar o erro aleatório como um erro (diferença entre o valor observado e o valor verdadeiro) decorrente da variabilidade da amostra e o inverso da precisão e o viés como qualquer diferença entre o valor observado e o valor real decorrente de todas as causas exceto a variabilidade da amostra.[11] A Figura 4.3 ilustra de maneira didáti-

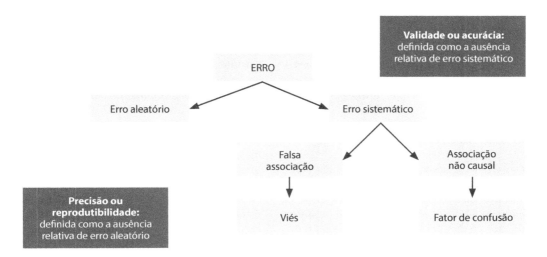

FIGURA 4.3 Tipos de erros em epidemiologia.

ca os erros nos estudos epidemiológicos. Os erros aleatórios (em inglês, *random error*) são aqueles originados em função da variabilidade da amostra (acaso), e uma maneira de reduzi-los é aumentar o tamanho da amostra do estudo, além de utilizar análise estatística adequada para determinar a probabilidade de que essa variabilidade seja responsável pelo resultado e para estimar o intervalo de confiança no qual a verdadeira estimativa do efeito esteja contida. Já o erro sistemático ou viés (em inglês, *systematic error* ou *bias*), geralmente, como já mencionado, resulta do processo de concepção e desenho do estudo que não tem relação com a variabilidade da amostra e que leva a resultados e conclusões sistematicamente (ao contrário de aleatoriamente, no caso do erro aleatório) falsos. Há dois grandes grupos de vieses, nos quais os mais de 30 tipos específicos descritos se encaixam: o viés de seleção; e o viés de informação (também conhecido como viés de aferição ou de observação).[12] A terminologia dos vieses não é totalmente padronizada, havendo sobreposição de significados, e variações de significado relacionadas às diferentes especialidades. O grupo denominado viés de seleção está relacionado a distorções no processo de seleção e inclusão de participantes no estudo que afetam a associação entre exposição e desfecho, produzindo resultados enviesados. Já o viés de aferição ou informação ocorre quando os métodos (ou o processo) de aferição, ou coleta de informações dos participantes, são inadequados ou diferentes em grupos diferentes de pacientes

Estudos transversais

Os estudos transversais ou seccionais, também chamados estudos de prevalência, são estudos descritivos nos quais a presença ou a ausência de exposição e doença (ou fator de risco e desfecho) são avaliadas no mesmo ponto do tempo. Exemplos de estudos de prevalência são os grandes inquéritos populacionais nos quais os participantes documentam suas características pessoais e demográficas, hábitos de vida, doenças, utilização dos serviços de saúde etc. A frequência de inúmeras doenças, lesões e outros desfechos de saúde são examinados em relação à idade, sexo, raça, variáveis socioeconômicas, uso de medicação, tabagismo, grau de atividade física, história familiar e outros fatores de risco. São estudos inadequados para determinar a relação temporal entre exposição e desfecho e podem estar sujeitos ao viés de duração, ou seja, tais inquéritos tendem a incluir casos mais leves, indolentes e duradouros de doença, uma vez que pessoas que apresentam esse tipo de doença tem uma chance maior de ser incluídas nesses estudos do que pessoas com doenças mais graves e agressivas.

Estudos ecológicos

Estudos nos quais a unidade de análise são populações, e não indivíduos como acontece com a maioria dos estudos epidemiológicos. Nos estudos ecológicos, relacionam-se as frequências com que algumas características (p. ex.: tabagismo) e alguns desfechos de interesse (p. ex.: câncer de pulmão) ocorrem em uma mesma área geográfica (p. ex.: um bairro, uma cidade, um estado ou um país). A exposição é conhecida para grupos de indivíduos (exposição média), e não para cada um dos indivíduos do grupo. Esses estudos, como outros estudos descritivos, são muito valiosos para formular hipóteses de associação causal, mas não podem concluir sobre causalidade. Também não fornecem informações sobre se as pessoas expostas à característica em estudo são as mesmas que desenvolveram o desfecho, sobre se a exposição ou o desfecho tem uma relação de temporalidade, ou se há outras explicações para a associação encontrada. Em virtude dessas limitações (falácia ecológica), afirmações como "há muita poluição atmosférica e muitos casos de asma em São Paulo, portanto a poluição causa asma" devem ser evitadas, pois embora essa associação tenha sido observada, não é possível saber se os asmáticos estão expostos a mais poluição do que os outros ou se os asmáticos não estão expostos a outro fator de risco para asma que possa explicar sua alta prevalência no exemplo.

Estudos de caso-controle

Estudos observacionais analíticos utilizados para investigar a associação causal entre variáveis denominadas fatores de risco ou de exposição e desfechos desfavoráveis (doença, agravos à saúde em geral, lesões, morte). Para tanto, parte-se da doença/desfecho (casos) para investigar, no passado, a exposição a fatores de risco ou proteção, em uma abordagem contrária à utilizada nas coortes, em que se parte do fator de risco ou exposição e espera-se a ocorrência de um desfecho. São estudos mais baratos que as coortes, mas estão sujeitos a maior número de vieses e a estimativa de risco é determinada de forma indireta. Entretanto, estudos de caso-controle bem desenhados e conduzidos podem produzir resultados muito bons e confiáveis. Sua principal força está no fato de produzirem informações a partir de um pequeno número de casos, o que os transforma na melhor opção de desenho para estudar doenças raras. Entre suas limitações, estão a dificuldade de obter informações, principalmente dos controles (viés de memória), a impossibilidade de calcular a incidência e a prevalência da doença, bem como o risco absoluto e o excesso de risco.

Estudos de coorte

As coortes são os estudos observacionais com a melhor força de evidência. São o padrão-ouro para investigar fatores de risco e proteção para várias condições e agravos e para estudar a forma de evolução das doenças (história natural), incluindo o prognóstico.

O termo "coorte" tem raízes militares. Coorte era uma divisão de 300 a 600 soldados do exército romano. Dez coortes formavam uma legião. Assim, a etimologia do termo enseja uma ótima analogia: um estudo de coorte consiste de um grupo de pessoas marchando em direção ao futuro à procura de um bom resultado (um grupo "marchando" no tempo desde uma exposição até um ou mais desfechos) (Figura 4.4).[13]

Há inúmeros sinônimos, nem sempre precisos, de estudos de coorte: estudo de incidência; estudo longitudinal; estudo de seguimento; estudo concorrente ou prospectivo. Como mencionado, nem todas as coortes são prospectivas. Elas podem ser retrospectivas nos casos em que toda a evolução, da exposição ao desfecho, ocorreu no passado; prospectivas, quando a exposição é atual e os desfechos ocorrerão ao longo do tempo de seguimento; e bidirecional, quando a exposição já ocorreu e o seguimento vem sendo feito a partir de então e continuará no futuro à espera da ocorrência de desfechos (Figura 4.2).

Os estudos de coorte também podem ser utilizados para avaliar a efetividade de intervenções farmacológicas e intervenções preventivas, entretanto deve ter muito cuidado no delineamento de coortes dessa natureza, nos ajustes de possíveis variáveis de confusão e na interpretação dos resultados, uma vez que existe uma série de vieses que podem produzir resultados inválidos (ver discussão anterior sobre viés). Exemplo de viés que pode produzir conclusões inade-

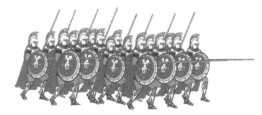

FIGURA 4.4 Uma coorte marchando em direção a um desfecho.
Fonte: Adaptada de Grimes e Schulz.[13]

quadas em uma coorte é o do participante saudável (*healthy volunteer bias*) que é considerado um viés de seleção. Em uma coorte para avaliar uma intervenção farmacológica (p. ex.: um medicamento para insuficiência cardíaca), ao se selecionar indivíduos que já utilizam a medicação (grupo exposto) e os compará-los a outros que não as utilizam (grupo-controle ou não exposto), é possível encontrar uma associação falsa que, na verdade, se deve a outras variáveis relacionadas ao fato de os participantes terem escolhido utilizar a medicação. O motivo pelo qual as pessoas usam medicações pode ter mais relação com desfechos do que com o efeito farmacológico específico da medicação em análise. Assim, a ideia de sortear pessoas para o grupo de intervenção e compará-lo com um grupo (também sorteado) não exposto (placebo), como ocorre nos ensaios clínicos randomizados, tem justamente a finalidade de reduzir os vieses de seleção, mais comuns nos estudos observacionais.

Ensaios clínicos

São o padrão-ouro para se responder questões relacionadas ao benefício de uma intervenção terapêutica ou preventiva e, ao contrário dos estudos observacionais, estão menos sujeitos a viés, embora também apresentem limitações. A validade externa, uma delas, se refere ao grau com que os resultados de um ensaio clínico podem ser extrapolados para a população geral. Na busca pela consistência das variáveis em estudo (validade interna), os pesquisadores precisam reduzir o número de fatores que possam influenciar os desfechos utilizando os critérios de inclusão e exclusão na seleção de participantes para os ensaios clínicos. Entretanto, essa tentativa de controle experimental rigoroso de um grupo de pessoas, com o objetivo de reduzir o número de variáveis independentes que possam afetar os desfechos e comprometer a validade interna do estudo, acaba reduzindo a capacidade de extrapolar os resultados, uma vez que os pacientes da prática clínica real são muito diferentes e mais heterogêneos do que os participantes de um estudo com critérios de inclusão e exclusão rígidos.[14] Outro problema relacionado aos ensaios clínicos é a pertinência clínica da pergunta do estudo. Estudos com delineamento e condução primorosos podem obter resultados cuja aplicabilidade e/ou relevância clínica são mínimos ou nulos caso a pergunta do estudo não seja pertinente clinicamente. Em relação a esse aspecto, vale mencionar a questão dos desfechos substitutos como alternativa aos desfechos clínicos. Há inúmeros estudos que por vários motivos (contingências financeiras e temporais) utilizam como objeto de análise os assim chamados desfechos substitutos (*surrogate endpoints*) em vez de desfechos clínicos que têm significado real para os pacientes. Um desfecho substituto é um evento intermediário na história da doença que pode ser preditor do evento clínico. Por exemplo, ao se estudar o valor de uma intervenção farmacológica em pacientes com doença pulmonar obstrutiva crônica (DPOC), o que de fato interessaria saber é se essa intervenção tem impacto sobre uma série de eventos clínicos, como reduzir os sintomas, melhorar a qualidade de vida, reduzir o número de exacerbações agudas, reduzir o número de internações hospitalares e prolongar a vida dos doentes, mas muitos estudos utilizam o efeito da intervenção farmacológica sobre um parâmetro fisiológico ou laboratorial, como o volume expiratório forçado no primeiro segundo (VEF_1), que nem sempre têm o mesmo valor que o desfecho clínico real.

A validade interna, por sua vez, está relacionada à consistência das associações encontradas na amostra e tem a ver com a avaliação do acaso, do viés e dos fatores de confusão como explicações alternativas para os achados do estudo.[15] Há uma série de itens metodológicos no delineamento de ensaios clínicos que devem ser avaliados e que tem relação com a validade interna do estudo. O Quadro 4.6 lista as perguntas necessárias diante de um ensaio clínico para a certeza de que o estudo é válido (validade interna), isto é, se há algum viés ou fator de confusão que possa ter levado a uma falsa conclusão.

O ESTUDO FOI CONTROLADO?

Ao se avaliar o benefício de uma intervenção farmacológica em um ensaio clínico, o grupo que recebe a intervenção sob investigação deve ser comparado a um grupo-controle que não recebeu a intervenção em questão, pois o benefício observado com a intervenção farmacológica é consequência da somatória de uma série de fenômenos que podem mascarar o efeito farmacológico específico do medicamento em estudo. Assim, o benefício observado com a intervenção pode ser fruto apenas da evolução natural da doença, e/ou do fenômeno estatístico da regressão à média; e/ou ainda dos efeitos inespecíficos placebo e *Hawthorne** e/ou da própria ação específica do medicamento em estudo. Se não houver um grupo de comparação concorrente e forem avaliadas apenas as diferenças entre o estado pré-intervenção e o pós-intervenção, não se saberá o quanto cada um dos efeitos relativos descritos contribuiu para o efeito final observado e, portanto, não será possível concluir se o medicamento foi eficaz em virtude de seu efeito farmacológico específico. Se, contudo, compararem-se grupos semelhantes em que um deles recebe a intervenção farmacológica e o outro um placebo, a diferença observada ao final do estudo poderá ser atribuída à ação específica do medicamento uma vez que o benefício potencial decorrente dos outros efeitos (história natural da doença, regressão à média, efeitos *Hawthorne* e placebo**) terá ocorrido nos dois grupos de maneira homogênea (a menos que os grupos não sejam semelhantes no início do estudo em virtude do viés de seleção).

HOUVE ALOCAÇÃO ALEATÓRIA DOS GRUPOS?

Os desfechos estudados em ensaios clínicos sofrem influência de inúmeras variáveis (conhecidas como variáveis independentes, fatores de risco ou determinantes dos desfechos), entre elas está o objeto de estudo, a intervenção. Portanto, ao se avaliar o efeito de uma intervenção, deve-se atentar para todas as variáveis determinantes de desfechos que possam funcionar como fatores de confusão, sob o risco de encontrar um efeito sobre os desfechos decorrente de uma outra variável e atribuí-lo à intervenção feita. Dessa forma, a única maneira de se ter certeza de que o efeito sobre os desfechos foi decorrente da intervenção é fazer os grupos de comparação terem, em média, os mesmos determinantes dos desfechos (grupos homogêneos quanto a fatores prognósticos e fatores de risco conhecidos e desconhecidos) e diferirem apenas quanto à intervenção a ser estudada. A maneira mais eficaz para se conseguir grupos de comparação que apresentem a mesma probabilidade de ter determinada característica é alocar os participantes do estudo de forma aleatória para os grupos de intervenção e controle. Somente com a alocação aleatória ("randomização"), será minimizado o viés de seleção (Quadro 4.7), ou seja, que a seleção seja feita baseada na vontade do pesquisador ou em qualquer outro método (métodos de-

---

* N. de A.: **Efeito Hawthorne** é um efeito positivo no comportamento (com impacto em desfechos de saúde) de indivíduos que se sentem valorizados (ou são alvo de atenção, como ocorre em participantes de ensaios clínicos). De acordo com o Merriam Webster's Collegiate Dictionary, é "a estimulação do objetivo desejado pelo simples fato de estar sob observação".

** N. de A.: **Efeito placebo**, como o efeito Hawthorne, é um efeito não específico, isto é, não deriva diretamente da ação farmacológica de um dado medicamento, mas de outros mecanismos, como efeitos psicológicos da crença do paciente de que ele está sendo tratado.

terminísticos) que produza grupos de comparação diferentes quanto ao prognóstico (grupos heterogêneos quanto a características determinantes de desfechos).

A ANÁLISE POR INTENÇÃO DE TRATAR FOI UTILIZADA?

Uma randomização bem-feita não garante um estudo livre de viés de seleção se os investigadores não puderem incluir todos os participantes randomizados na análise principal. Em um ensaio clínico, que pode avaliar centenas de pacientes durante anos, é comum que haja perda de seguimento de alguns pacientes ao longo do estudo, não sendo possível computar seus desfechos na análise final dos resultados. Essa perda de seguimento (*loss to follow-up*) pode ser um problema nos ensaios clínicos e faz parte de um grupo maior de situações geradoras de viés: as exclusões após a randomização. As exclusões após a randomização, por serem frequentemente não aleatórias, produzem desequilíbrios entre os grupos, de forma a produzir viés. Uma das formas para minimizar vieses dessa natureza é a utilização da análise por intenção de tratar (*intention to treat*), em que todos os pacientes randomizados são analisados como pertencentes ao grupo para os quais foram inicialmente alocados, mesmo se durante o estudo houve qualquer desvio do protocolo. De forma prática: "uma vez randomizado para o grupo x, sempre analisado como parte do grupo x". Se pacientes são excluídos após a randomização e a análise é feita apenas com os pacientes remanescentes ou apenas com aqueles que receberam a intervenção de fato (medicamento ativo ou placebo), independentemente da intervenção alocada de maneira aleatória no início, haverá uma análise não randomizada, algo muito semelhante a um estudo de coorte com todos os possíveis vieses daí decorrentes.

Questão muito importante a ser mencionada é a do relato detalhado de como os pacientes foram analisados, quantos foram excluídos e em que circunstâncias foram excluídos. Muitas vezes, os pesquisadores não relatam perdas ou exclusões no seguimento do estudo, dando uma falsa impressão de qualidade. Esses estudos parecem ser mais confiáveis e menos enviesados do que aqueles que relatam exclusões e perdas, quando, na verdade, estudos que não as relatam tendem a ser metodologicamente fracos e, portanto, mais sujeitos ao viés. Esse é o paradoxo da exclusão de acordo com Schulz e Grimes.[16]

O ESTUDO FOI CEGO?

Indivíduos têm opiniões e expectativas diferentes sobre a eficácia de um tratamento. Isso se aplica tanto aos participantes do estudo como aos investigadores. O comportamento humano é altamente influenciado por opiniões e expectativas. Dessa forma, saber em que grupo (controle ou intervenção) o participante se encontra, tanto por parte dos investigadores e avaliadores de desfechos como por parte dos próprios participantes, pode produzir distorções (vieses) por meio de uma série de mecanismos. A técnica do cegamento ou mascaramento tem por finalidade a redução desse tipo de viés.

As opiniões, crenças e expectativas sobre a eficácia de um tratamento podem influenciar sistematicamente inúmeras variáveis relacionadas aos desfechos clínicos (modificações no estilo de vida, adesão ao tratamento, relato dos sintomas, manejo clínico diferenciado, percepção tendenciosa), caso os tratamentos (intervenção ativa ou placebo) sejam do conhecimento dos participantes, dos investigadores (incluídos aqui os planejadores dos ensaios, os responsáveis pelo recrutamento, executores da randomização, médicos e enfermeiras cuidadores, coletores de dados de rotina, entre outros) e dos avaliadores de desfechos (*outcome assessor*). O cegamento tem como finalidade principal a eliminação do viés de aferição, ou seja, a aferição ou avaliação diferencial dos desfechos de interesse. Outras funções secundárias do cegamento são melhorar a adesão ao tratamento, reduzir perdas de seguimento e diminuir o viés causado por tratamento ou assistência suplementar dados de forma diferencial (cointervenções).

A importância e a eficácia do cegamento em reduzir viés variam de acordo com as circunstâncias. Ele é muito importante quando se avalia uma resposta subjetiva ao tratamento, como a dor. Entretanto, o cegamento dos pacientes também pode ser importante na avaliação de desfechos muito objetivos, como a mortalidade. Em estudos cujo o desfecho a ser avaliado é morte por infarto agudo do miocárdio, se o paciente souber que está usando o novo medicamento em vez do tratamento tradicional supostamente "ultrapassado", ele pode modificar seus hábitos de vida (parar de fumar, fazer atividade física, melhorar sua dieta), o que leva a uma modificação diferencial de variáveis que influenciam o desfecho e, portanto, gera viés.[17]

ENSAIOS CLÍNICOS COM CONTROLE ATIVO – EQUIVALÊNCIA E NÃO INFERIORIDADE

Ensaios clínicos programados para mostrar que um determinado tratamento produz um efeito semelhante a um tratamento tradicional comprovado (referência) levantam questões complexas, a começar pela terminologia. O termo ensaio clínico com controle ativo (*active-control trial*) se refere a estudos nos quais o tratamento controle é ativo, ou seja, não é um placebo. Se a intenção é mostrar que as diferenças entre o tratamento de referência (controle) e o novo tratamento (intervenção) não são grandes em nenhuma direção (nem para mais nem para menos), o trabalho é chamado de estudo de equivalência. Entretanto, em muitos estudos com controle ativo, a comparação é unidirecional (unicaudada), cujo objetivo é demonstrar que o novo tratamento não é substancialmente pior do que o tratamento tradicional de referência (controle). Essas pesquisas são chamadas de estudos de não inferioridade.[18]

Os ensaios clínicos clássicos (bicaudados), em que se compara um tratamento ativo com placebo, são conhecidos como estudos de superioridade, entretanto atualmente esse tipo de desenho pode não ser eticamente possível, uma vez que um novo tratamento deverá ser sempre comparado ao melhor tratamento existente (referência) e não a um placebo (a menos que não haja nenhum tratamento comprovado). Provar que um medicamento é tão efetivo quanto outro (estudo de equivalência), ou que, pelo menos, um medicamento não seja inferior a outro (estudo de não inferioridade) é difícil do ponto de vista estatístico. Os estudos de não inferioridade têm desenhos, limitações e maneiras de interpretar um pouco diferentes dos ensaios clínicos clássicos de superioridade. O grande cuidado em sua interpretação deve ser quanto a possíveis tratamentos ineficazes passarem pelo teste da não inferioridade em relação a um tratamento comprovadamente eficaz. Isso pode ocorrer porque, em alguns ensaios de não inferioridade, basta a intervenção em estudo reter cerca de 50% da eficácia do tratamento-padrão para ser considerada não inferior. Alguns autores chegam, inclusive, a sugerir se tratar de um desenho antiético em essência uma vez que não contempla o interesse dos pacientes.[19] Outros, por sua vez, discutem que em um mundo de recursos limitados, os estudos de não inferioridade são éticos se o novo tratamento for mais barato, mais fácil de administrar, menos tóxico e tiver algum benefício para um grande número de pacientes.[20] Entretanto, muitas vezes tratamentos com menos efeitos colaterais (mas muito mais caros) passam pelo crivo de estudos de não inferioridade, são licenciados e, por meio de grande campanha de *marketing*, acabam sendo incorporados na prática médica como se fossem a primeira escolha para determinada indicação. O fato é que os estudos de equivalência e não inferioridade existem e têm sido cada vez mais utilizados, de modo que se torna absolutamente necessário avaliar sua qualidade de forma crítica, o que começa com uma avaliação de como são divulgados e relatados em artigos publicados em jornais revisados por pares.[21]

QUESTÕES ÉTICAS

Há inúmeros exemplos de pesquisas antiéticas. As atrocidades nazistas serão sempre lembradas, entretanto existem exemplos tão graves quanto esses ocorridos em democracias como os Estados Unidos. O mais citado é o estudo de sífilis de Tuskegee (*Tuskegee Syphilis Study*),[22] uma coorte com cerca de 400 agricultores negros com sífilis não tratada, conduzida pelo Serviço de Saúde Pública daquele país (US Public Health Service) para avaliar a história natural da doença nos negros e comparar as diferenças raciais em suas manifestações clínicas. Foi iniciado em 1932, época em que não existia penicilina e os tratamentos existentes eram inefetivos, entretanto, em 1947, a penicilina foi reconhecida como tratamento básico para a sífilis, além disso, neste mesmo ano o Código de Nuremberg, em resposta às atrocidades nazistas, lançava as bases para a ética na pesquisa clínica com o início do consentimento informado. A despeito disso, os pesquisadores do Serviço de Saúde Pública Americano continuaram o estudo de Tuskegee sem fornecer penicilina aos participantes e sem dar quaisquer recomendações quanto à prevenção da transmissão da doença.[23] Os agricultores que tentaram se alistar no exército foram recusados por recomendação dos pesquisadores do estudo, já que na época o exército fornecia penicilina para todo ingressante. Em 1972, o escândalo veio a público após um jornalista publicar toda a história do estudo. Em 1997, o Presidente Clinton pediu desculpas formalmente aos sobreviventes de Tuskegee. O estudo tornou-se um dos estudos observacionais mais longo da história (1932-1972) e representa não somente a exploração dos negros na história da medicina, como também o potencial para a exploração de qualquer população vulnerável, seja em termos de cor, gênero, idade ou classe social.

Em 1964, a Associação Médica Mundial (AMM) aprovou em Helsinque um documento com princípios para a proteção de indivíduos em pesquisas biomédicas. Nesse documento, que ficou conhecido como Declaração de Helsinque, foram introduzidos conceitos de responsabilidade do investigador, comitês de ética e consentimento livre e esclarecido. A AMM reúne-se periodicamente para revisar a declaração original. Recentemente, tem havido outro tipo de problema ético, alvo de discussões no âmbito da AMM. Há uma visão (predominante entre pesquisadores norte-americanos, com o aval de instituições como o Food and Drug Administration (FDA); e entre alguns pesquisadores ingleses) segundo a qual os cuidados gerais oferecidos aos participantes de um estudo em um país subdesenvolvido devem ser os melhores disponíveis localmente, e não os melhores disponíveis no mundo. Ora, essa postura é defendida por grandes grupos farmacêuticos que pretendem realizar ensaios com placebo em locais em que medicamentos comprovadamente eficazes para a afecção em estudo não estão disponíveis para a maioria da população, de forma que o estudo, além de ficar mais barato, terá uma probabilidade maior de apresentar um resultado positivo uma vez que a intervenção será comparada com placebo. Esse tipo de deslize ético tem ocorrido principalmente com estudos de antirretrovirais em países africanos.

REFERÊNCIAS

1. Lotufo PA. Por que não vivemos uma epidemia de doenças crônicas: o exemplo das doenças cardiovasculares? Ciênc Saúde Coletiva. 2004;9(4):841-50.
2. Araujo JD. Polarização epidemiológica no Brasil. Epidemiol Serv Saúde. 2012;21(4):533-8.

3. Brasil. Ministério da Saúde. Plano de ações estratégicas para o enfrentamento das doenças crônicas não transmissíveis (DCNT) no Brasil, 2011-2022. Brasília: MS; 2011.
4. Schmidt MI, Duncan BB, Silva GA, Menezes AM, Monteiro CA, Barreto SM, et al. Chronic non-communicable diseases in Brazil: burden and current challenges. Lancet. 2011;377(9781):1949-61.
5. GBD 2013 Mortality and Causes of Death Collaborators. Global, regional, and national age-sex specific all-cause and cause-specific mortality for 240 causes of death, 1990-2013: a systematic analysis for the Global Burden of Disease Study 2013. Lancet. 2015;385(9963):117-71.
6. Global Burden of Disease Study 2013 Collaborators. Global, regional, and national incidence, prevalence, and years lived with disability for 301 acute and chronic diseases and injuries in 188 countries, 1990-2013: a systematic analysis for the Global Burden of Disease Study 2013. Lancet. 2015;386(9995):743-800.
7. Brodersen J, Schwartz LM, Woloshin S. Overdiagnosis: how cancer screening can turn indolent pathology into illness. APMIS. 2014;122(8):683-9.
8. Feinstein, AR. Clinical epidemiology. I. The populational experiments of nature and of man in human illness. Ann Intern Med. 1968;69(4):807-20.
9. Sackett DL, Haynes RB, Guyatt GH, Tugwell P. Clinical epidemiology: a basic science for clinical medicine. 2nd ed. Boston: Little Brown; 1991.
10. Lotufo PA, Benseñor IM. Delineamento de estudos em epidemiologia. In: Lotufo PA, Benseñor IM. Epidemiologia: abordagem prática. 2. ed. São Paulo: Sarvier; 2011. p. 90-108.
11. Rothman KJ, Lash TL, Greenland S. Modern epidemiology. 3rd ed. Philadelphia: Lippincott Williams & Wilkins; 1998.
12. Sackett DL. Bias in analytic research. J Chronic Dis. 1979;32(1-2):51-63.
13. Grimes DA, Schulz KF. Cohort studies: marching towards outcomes. Lancet. 2002;359(9303):341-5.
14. Olmos RD, Martins, HS, Lotufo PA, Benseñor IM. Ensaios Clínicos. Princípios Teóricos. In: Lotufo PA, Benseñor IM. Epidemiologia: abordagem prática. 2. ed. São Paulo: Sarvier; 2011. p. 182-213.
15. Hennekens CH, Buring JE. Epidemiology in medicine. Philadelphia: Lippincott Williams & Wilkins; 1987.
16. Schulz KF, Grimes DA. Sample size slippages in randomised trials: exclusions and the lost and wayward. Lancet. 2002;359(9308):781-5.
17. Schulz KF, Grimes DA. Blinding in randomised trials: hiding who got what. Lancet. 2002;359(9307):696-700.
18. Lesaffre E. Superiority, equivalence, and non-inferiority trials. Bull NYU Hosp Jt Dis. 2008;66(2):150-4.
19. Garattini S, Bertele V. Non-inferiority trials are unethical because they disregard patients' interests. Lancet. 2007;370(9602):1875-7.
20. Nishioka S. Ensaios clínicos de não inferioridade e de equivalência não são éticos? Rev Assoc Med Bras. 2009;55(2):95-107.
21. Piaggio G, Elbourne DR, Pocock SJ, Evans SJ, Altman DG; CONSORT Group. Reporting of noninferiority and equivalence randomized trials: extension of the CONSORT 2010 statement. JAMA. 2012;308(24):2594-2604.
22. Centers for Disease Control and Prevention. U.S. Public Health Service Syphilis Study at Tuskegee: the Tuskegee timeline [Internet]. Atlanta: CDC; 2013 [capturado em 18 nov. 2015]. Disponível em: http://www.cdc.gov/tuskegee/timeline.htm.
23. Corbie-Smith G. The continuing legacy of the Tuskegee Syphilis Study: considerations for the clinical investigation. Am J Med Sci. 1999;317(1):5-8.

5
PESQUISA CLÍNICA

JOÃO MASSUD FILHO

A busca por "medicamentos" e fórmulas que pudessem ser usadas no tratamento de enfermidades se iniciou em algum momento do passado remoto e continuou por séculos, havendo documentação sobre esse uso, mas sem relatos ou comprovação de qualquer resultado.

Existem muitas menções ao uso empírico desses "medicamentos" ou fórmulas. Uma delas está no Velho Testamento, segundo o qual o rei Nabucodonosor determinou que crianças da família real se alimentassem de vinho e carne por 3 anos, enquanto algumas outras receberam grãos e água pelo mesmo período. No fim desse tempo, observou-se que as crianças do segundo grupo eram mais saudáveis.

A máxima de Hipócrates, *Primum non noscere*, ainda norteia todo e qualquer estudo clínico com medicamentos.

No século X d.C., Avicena publicou a obra *Princípios da Medicina*, com base em experiência própria e de Hipócrates, Galeno, entre outros. Avicena estabeleceu sete princípios:

1. a droga deve ser pura;
2. a droga deverá ser usada em uma só doença;
3. a droga deverá ser testada em duas doenças (para observar sua validade terapêutica);
4. observar a qualidade da droga *versus* a força da doença;
5. observar os efeitos da droga *versus* a cura natural;
6. observar a consistência de resultados em outros estudos;
7. a droga deverá ser usada em animais antes de em seres humanos.

Em 1747, James Lind, oficial da marinha inglesa, fez o primeiro estudo comparativo para o tratamento e prevenção do escorbuto (com alta incidência em marinheiros após longo tempo navegando): o primeiro grupo era o controle sem nenhum tratamento e o segundo grupo era tratado com cítricos. No final do estudo, mostrou-se que o grupo tratado com cítricos se recuperou do escorbuto em 6 dias. Mesmo assim, consta que a marinha inglesa só estabeleceu a alimentação com cítricos após 50 anos do relato final de Lind.

Em 1796, o médico Edward Jenner conduziu um ensaio mostrando que a inoculação poderia prevenir a varíola.

A medicina experimental, graças aos trabalhos de Pasteur, Koch e Claude Bernard, foi o contraponto à medicina empírica começando, assim, a revolução terapêutica. O princípio da homeostase de Bernard foi fundamental para entender a ação de drogas no organismo.

Nos Salmos bíblicos, há a primeira citação do "placebo" como algo benéfico.

Em 1863, o médico Austin Flint fez a primeira comparação direta do uso do placebo com droga ativa no tratamento da febre reumática e concluiu-se que a atividade era igual nos dois grupos.

Em 1883, o filósofo Charles Peirce e o psicólogo Joseph Jastrow introduziram o conceito de randomização em agricultura. Em 1923, o estatístico R. A. Fischer reforçou o conceito de randomização.

Em 1927, houve a criação do Food and Drug Administration (FDA) a partir da Divisão de Química, criada por Lincoln em 1862. No início, a agência cuidava basicamente de alimentos e só anos depois passou a cuidar também de medicamentos.

Em 1944, houve a introdução de estudos multicêntricos.

Entre 1939 e 1945, durante a Segunda Guerra Mundial, houve inúmeros experimentos nazistas com seres humanos sem nenhum critério ético ou moral. Após o término da guerra, foi estabelecido o Código de Nuremberg[1] que se traduziu na primeira Normatização Ética da Pesquisa Biomédica, com 10 pontos fundamentais, como consentimento informado, protocolo adequado, benevolência, entre outros. A partir do Código de Nuremberg,[1] elaborou-se, em 1964, a Declaração de Helsinki[2] determinando critérios éticos para os médicos e a proteção dos pacientes na pesquisa clínica globalmente.

Em 1948, sob o patrocínio do British Medical Research Council, foi realizado um estudo randomizado com o uso da estreptomicina no tratamento da tuberculose.

Na década de 1960, o médico Henry Beecher, da Universidade de Harvard, publicou um artigo no *New England Journal of Medicine*, relatando 22 exemplos de pesquisas antiéticas conduzidas por médicos americanos.[3]

Em 1969, o FDA passou a exigir dos laboratórios farmacêuticos as evidências de qualidade, comprovadas por meio de experimentos clínicos controlados.

Fatos marcantes na história da pesquisa clínica no século XX foram tristemente fundamentais para a mudança nas normas e controles da pesquisa clínica: talidomida e seus efeitos adversos graves, na década de 1960; o estudo de Tuskegee[4] que deixou pacientes com sífilis sem tratamento, entre os anos 1940 e 1972; e o estudo da Aids na África, nos anos 1990, em que foi deixado sem tratamento um grupo de grávidas infectadas com HIV.

Assim, em 1996, os Estados Unidos, a Europa e o Japão estabeleceram a International Conference on Harmonization (ICH), abrindo caminho e fortalecendo os conceitos de boas práticas clínicas (BPC ou GCP, do inglês *good clinical practices*).

Embora haja vários exemplos de má prática na sua condução, os estudos clínicos tornaram-se de inegável importância na promoção da saúde e controle da doença. Eles têm possibilitado aumento significativo na expectativa de vida, viabilizaram os transplantes, tornaram o diabetes controlável, fizeram da letal Aids uma doença crônica, curaram ou prolongaram a vida de pacientes com câncer e, acima de tudo, têm melhorado a qualidade de vida do ser humano.

REFERÊNCIAS

1. Tribunal Internacional de Nuremberg. Código de Nuremberg [Internet]. Recife: GTP; 1947 [capturado em 10 dez. 2015]. Disponível em: http://www.gtp.org.br/new/documentos/nuremberg.pdf.
2. World Medical Association. WMA Declaration of Helsinki: ethical principles for medical research involving human subjects [Internet]. Ferney-Voltaire: WMA; c2015 [capturado em 10 dez. 2015]. Disponível em: http://www.wma.net/en/30publications/10policies/b3/index.html.
3. Beecher HK. Ethics and clinical research. N Engl J Med 1966;274:1354-60.
4. Centers for Disease Control and Prevention. U.S. Public Health Service Syphilis Study at Tuskegee: the Tuskegee timeline [Internet]. Atlanta: CDC; 2013 [capturado em 18 nov. 2015]. Disponível em: http://www.cdc.gov/tuskegee/timeline.htm.

PROJETO DE DESENVOLVIMENTO CLÍNICO

JOÃO MASSUD FILHO
DENISE MAROTTA

Desde a idade antiga, o tratamento das doenças é feito com base na utilização de produtos naturais. Desse modo, substâncias derivadas de produtos naturais têm sido utilizadas por muitos anos como uma fonte rica de compostos com aplicações na medicina, farmácia, veterinária e biologia, e cerca da metade dos medicamentos em uso atualmente deriva de plantas, microrganismos, ou elementos marinhos.

Com o avanço da ciência, muitos compostos de plantas já foram identificados e purificados, entre eles, um exemplo clássico é o ácido acetilsalicílico, com o nome comercial de referência Aspirina®, que foi produzido a partir do ácido salicílico encontrado na casca da planta salgueiro (*Salix alba*).

Atualmente, a Aspirina® é um dos analgésicos mais usados no tratamento de dores agudas e foi o primeiro anti-inflamatório não estereoidal desenvolvido, exercendo suas ações mediante a inibição da via do ácido araquidônico e, dessa forma, seu principal mecanismo de ação se dá pela inibição da enzima ciclooxigenase (COX), o que, em consequência, bloqueia a produção das prostaglandinas e prostaciclinas (mediadores inflamatórios que participam dos processos da dor e da inflamação).

É impressionante notar que a Aspirina® foi descoberta há mais de 100 anos como uma substância analgésica e, atualmente, também é usada como antipirético e anticoagulante. Isso mostra que a pesquisa e o desenvolvimento de uma droga continua mesmo que ela já esteja no mercado, seja descobrindo novas indicações ou melhorando a sua forma farmacêutica.

Outro exemplo importante sobre o avanço da ciência quanto a compostos de plantas que foram identificados e purificados é o alcaloide cocaína descoberto após se observar que mascar as folhas de coca (*Erythroxylum coca*) suprimia as dores da fome e ajudava a aliviar a fadiga. Após isolar e modificar a estrutura da cocaína, os químicos conseguiram produzir moléculas sintéticas derivadas da substância, como a benzocaína e a tetracaína, para serem usadas como anestésicos locais.

Esses exemplos demonstram claramente que os compostos derivados de produtos naturais, notadamente das plantas superiores, têm desempenhado um papel importante no desenvolvimento de alternativas terapêuticas relevantes para o tratamento de diferentes tipos de doenças.

Isso explica a importante atuação da etnobotânica[1,2] na descoberta de novas drogas, permitindo a identificação de novas moléculas bioativas provenientes das plantas. Nessa abordagem, a informação obtida a partir das comunidades tradicionais, sobre o uso de plantas medicinais em combinação com estudos químicos e farmacológicos realizados em laboratórios, parece haver uma maior possibilidade de encontrar atividade biológica nas plantas com usos medicinais registrados do que nas aleatoriamente selecionadas.

Em muitos países, a pesquisa sobre as plantas aumentou significativamente em virtude do interesse por fontes alternativas para novos medicamentos. Consequentemente, dos 250 medicamentos considerados básicos e essenciais pela Organização Mundial de Saúde (OMS), 11% são derivados de plantas medicinais.[3]

Nas mais de 250 mil espécies conhecidas de plantas no mundo, com cada uma delas apresentando uma estrutura química potencialmente inigualável, os cientistas procuram incansavelmente pistas para descobrir novos medicamentos úteis. Desse modo, as informações sobre o uso das plantas na medicina, ainda hoje, continuam sendo aplicadas. Mais informações sobre o tema poderão ser vistos no Capítulo 11, "Fitomedicamentos".

A ciência e a indústria farmacêutica estão constantemente comprometidas com a descoberta de novos medicamentos, seja à base de produtos naturais ou sintéticos.

Frequentemente, a mídia noticia a descoberta de novos "medicamentos" para a cura do câncer, da Aids, da doença de Alzheimer etc.

No entanto, quando se sabe que, de 10 mil moléculas, apenas uma ou duas chegam às prateleiras das farmácias porque, após passarem pelos vários estudos de toxicidade e eficácia, a maioria é descartada, há de se imaginar a dificuldade em descobrir novos medicamentos.

Produtos de origem vegetal, como será descrito no Capítulo 11, podem mostrar uma eficácia inferior quando comparados ao produto que lhe deu origem.

Produtos sintéticos, ainda que desenvolvidos com objetivos definidos para se ligarem a receptores ou órgãos-alvo, podem não se mostrar eficazes ou mesmo seguros quando estudados mais profundamente.

Um medicamento totalmente inovador é descoberto um passo antes de todas as fases que compõem a pesquisa e o desenvolvimento de um novo produto. Dessa maneira, o processo de descoberta de um novo medicamento tem início na pesquisa básica, quer seja de origem natural ou sintética, e é nessa fase que ocorrem a análise e a síntese de novas substâncias químicas que se demonstraram promissoras no combate a alguma patologia.

Após a fase da descoberta (pesquisa básica), vem a pré-clínica e, como também visto no Capítulo 3 "Estudos pré-clínicos", a pesquisa pré-clínica, ou não clínica, é fundamental nessa etapa de desenvolvimento, quando centenas de moléculas são desprezadas porque não atingem os objetivos esperados.

Depois da fase não clínica, vem a pesquisa clínica, apresentada e discutida no decorrer deste capítulo.

Os estudos pré-clínicos são feitos por modelos e técnicas experimentais que mimetizam a patologia humana em questão, com o objetivo de estudar como o medicamento em teste funcionaria dentro do organismo humano, a fim de minimizar e prevenir os possíveis riscos e danos que uma nova substância química pode causar nos seres humanos, garantindo a segurança e a eficácia da substância em pesquisa, antes de submetê-la aos seres humanos.

Como também já foi visto no Capítulo "Estudos pré-clínicos", os guias que normatizam a pesquisa e o desenvolvimento de um novo medicamento estipulam algumas particularidades dos testes feitos em laboratório, não sendo necessária a realização de todo o pacote pré-clínico, antes da primeira exposição do ser humano à substância em estudo. Contudo, os estudos não clínicos podem ser realizados, paralelamente, ao estudos clínicos.

Antigamente, os testes não clínicos e clínicos eram feitos com o medicamento preparado sem a preocupação com o produto final a ser comercializado.

Novos procedimentos aceitos internacionalmente estabelecem a necessidade de se definir o *chemical manufacturing con-*

trol (CMC) para a garantia de qualidade do produto ativo e determinação das impurezas e solventes residuais do medicamento, aceitos dentro de certos limites muito bem definidos para uso em seres humanos.

O desenvolvimento de um novo produto farmacêutico pode continuar sempre com a intenção principal de garantir a respectiva qualidade e, em consequência, avaliar a segurança e a eficácia do novo medicamento a ser administrado nos seres humanos.

Assim, após a descoberta do composto potencialmente ativo, as fases da pesquisa e de desenvolvimento de um novo medicamento podem ser divididas e realizadas em etapas, mas, em alguns momentos, podem ser realizadas em paralelo (Figura 5.1).

Contudo, é fundamental que todo o procedimento e todas as etapas da pesquisa e do desenvolvimento de um medicamento inovador devam ser planejadas como um processo único, contando sempre com uma equipe multidisciplinar para evitar desperdício de tempo e de recursos financeiros ou, até mesmo, diminuir a chance de um fármaco promissor não chegar ao mercado.

Conforme será visto no Capítulo 6, "Assuntos regulatórios", o FDA exige um plano global de desenvolvimento de um novo medicamento. Com isso, foi possível avaliar os respectivos pesquisa e desenvolvimento de forma mais didática e organizada, facilitando o acompanhamento passo a passo de todas as etapas e processos que os compõem, uma vez que o plano permite o preenchimento das lacunas entre a visão geral e a prática no dia a dia das atividades dos complexos processos multidisciplinares necessários para desenvolver um novo medicamento (Figura 5.2).

Com a implementação do plano de desenvolvimento, o projeto de pesquisa e de desenvolvimento de um novo medicamento foi transformado em fases distintas de implementação e etapas discretas, chamadas de estudos, em que cada etapa (cada estudo) é composta por metas e resultados bem definidos, sempre cabendo a decisão do *go/no-go* antes de nova fase.

O plano de desenvolvimento deve ser sempre adaptável, pois, a cada etapa (estudo) vencida, deve ser feita uma análise global de todos os resultados e do planejamento reavaliado, sempre com foco no objetivo final do projeto e vislumbrando o próximo passo e, se necessário, o plano pode ser modificado. Isso ocorre porque a pesquisa científica não é uma ciência exata, sendo quase impossível prever o resultado de um estudo (etapa) até que seja totalmente concluído. Portanto, as análises dos dados acumulados

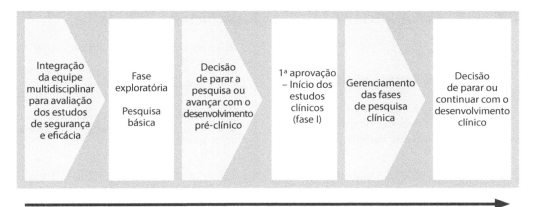

FIGURA 5.1 Esquema dos estágios da pesquisa e do desenvolvimento de um novo medicamento.

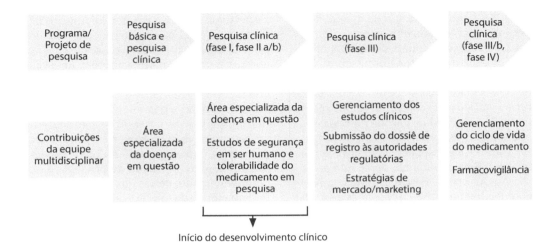

FIGURA 5.2 Esquema da visão geral das etapas e processos que compõem a pesquisa e o desenvolvimento de um novo medicamento.

são constantemente realizadas para se decidir sobre os aspectos da pesquisa e como modificá-los, sem pôr em causa sua validade e integridade.

Entre as variáveis (adaptações) de um plano de desenvolvimento, podem-se incluir:

- interrupção precoce de um estudo/etapa;
- tamanho da amostra;
- critérios do estudo/pesquisa;
- local do tratamento e do estudo;
- braços do tratamento;
- hipóteses (não inferioridade *versus* superioridade);
- população do estudo;
- estatística;
- combinar ensaios/fases de tratamento.

E, por fim, o valor-chave de adaptação do plano de desenvolvimento de um novo medicamento não está na redução da importância deste ou da pesquisa, mas no aumento do valor da informação e, consequentemente, da qualidade da pesquisa e desenvolvimento (P&D) do medicamento em estudo, tornando, dessa forma, o projeto de P&D mais ético e eficiente. Mesmo assim, a história tem mostrado a necessidade de retirada do mercado de produtos, seja por ineficácia, seja por eventos adversos graves, algumas vezes anos depois de seu lançamento.

REFERÊNCIAS

1. Haverroth M. Etnobotânica: uma revisão teórica. Florianópolis: UFSC; 2011.
2. Rezende EA, Ribeiro MTF. Conhecimento tradicional, plantas medicinais e propriedade intelectual: biopirataria ou bioprospecção? Rev Bras Pl Med.2005;7(3):37-44.
3. Braz-Filho R. Contribuição da fitoquímica para o desenvolvimento de um país emergente. Quim Nova. 2010;33(1):229-39.

FASES DA PESQUISA CLÍNICA

EDUARDO FRANCO MOTTI
JOÃO MASSUD FILHO

Um dos primeiros conceitos que se aprendem sobre a pesquisa clínica com novos medicamentos é que ela é dividida em fases, tradicionalmente chamadas de I a IV. Mais recentemente, uma fase 0 é também reconhecida.[1] Não há, no entanto, uma definição absoluta dessas fases, apenas uma descrição do que elas abrangem, nem há obrigatoriedade regulatória de que elas devam ser observadas rigidamente. Antes de descrevê-las, é importante entender por que elas existem.

Dividir a pesquisa clínica em fases tem um duplo objetivo: primeiro, ordenar uma sequência de estudos de dimensões crescentes, desenhados para obter informações incrementais sobre o produto em investigação; e segundo, limitar o risco a que se expõem os sujeitos da pesquisa a novos compostos. Além disso, para os fabricantes, o investimento feito em um novo produto pode ser feito em etapas crescentes, em que decisões são tomadas com base nos resultados dos estudos de uma fase. Mas em que parâmetros devem-se basear as decisões de avançar ou não com o desenvolvimento de um novo produto (*go/no-go*)? Toda molécula saída da pesquisa, ao avançar para a fase de desenvolvimento, deve ter um "perfil de produto desejado", isto é, deve ser balizada por critérios predefinidos de atuação farmacológica e clínica que, se adequadamente preenchidos, deverão levar o produto final a ter um lugar no armamentário clínico e contribuir para o sucesso de seu fabricante. Caso os resultados de uma fase não estejam de acordo com o perfil do produto desejado, o programa de desenvolvimento deve ser abandonado para que os investimentos sejam dirigidos a projetos mais promissores.

Assim sendo, ao final da fase pré-clínica do desenvolvimento de um produto, a empresa ou o grupo de pesquisadores interessados devem decidir se os dados obtidos nessa fase indicam segurança suficiente para o uso em humanos e há indicações preliminares de eficácia, que justifiquem a continuidade do investimento na molécula, baseados no perfil definido para o produto futuro. As informações pré-clínicas disponíveis são reunidas em um dossiê apresentado às autoridades regulatórias dos países onde será conduzida a fase clínica. Nos Estados Unidos, esse dossiê é chamado de Investigational New Drug (IND) e, não havendo contestação da agência, os estudos em humanos podem ser iniciados. No Quadro 5.1, estão resumidas as principais características de cada fase de experimentação em humanos.

QUADRO 5.1 Principais características das fases da pesquisa clínica

Característica	Fase 0	Fase I	Fase II	Fase III	Fase IV
Definição	Microdosagem exploratória	Farmacologia clínica	Dose-resposta	Estudos pivotais	Pós-registro
Objetivos principais	FC/FD inicial, afinidade com receptor in vivo	ADME, toxicidade, interações com alimentos e medicamentos	Efeito terapêutico, escalonamento de doses, segurança	Eficácia e segurança, risco-benefício	Farmacovigilância, efeito em populações especiais, segurança a longo prazo, novos comparadores
Nº participantes	Até 20	Dezenas	Centenas	Milhares	Variável
Duração aproximada	6 meses	1 ano	1-2 anos	2-4 anos	Variável
Estudos mais importantes		- 1ª dose em humanos - doses crescentes - DMT - oral versus parenteral	- Prova de conceito - Doses escalonadas - Biomarcadores	Estudos comparativos, randomizados, duplos-cegos de eficácia e segurança	Muito variáveis
Controles	Nenhum	Nenhum ou placebo	Placebo ou ativo	Ativo	Ativo
Importância para o registro	Nenhuma	Importante	Apenas quando resultados são muito positivos	Fundamental	Importante
% Sucesso*	Desconhecida	10-20	20-40	50-70	Não se aplica
% do Investimento total**	Desconhecida	6,7	10,2	26,2	13,2

FC/FD: farmacocinética/farmacodinâmica; ADME: absorção, distribuição, metabolismo, excreção; DMT= dose máxima tolerada.
*: Porcentagem de projetos que passam à fase seguinte, de acordo com várias publicações.
**: A agregar 25,9% de gastos nas fases de pesquisa e pré-clínica e 17,8% de outras despesas.
Fonte: Adaptado de Pharmaceutical Research and Manufacturers of America.[2]

FASE 0

Composta por estudos exploratórios, em que voluntários sadios recebem doses da ordem de micromoles (microdoses), insuficientes para qualquer evidência de ação farmacológica, mas que permitem a análise de parâmetros farmacocinéticos e farmacodinâmicos iniciais, com o uso de tecnologias sofisticadas de detecção de sua presença em órgãos-alvo, ligação a receptores específicos[3] e distribuição. Esses estudos não são mandatórios, nem têm qualquer objetivo terapêutico, mas são muito úteis porque:

- podem ser feitos rapidamente em número muito pequeno de voluntários, menor do que na fase I (3 a 5 por análise, cerca de 20 no total);
- praticamente não oferecem risco para os voluntários em virtude das doses usadas;
- podem utilizar a primeira síntese química do novo composto; e

- podem ser completados rapidamente, já que cada análise ou estudo dura poucos dias e, no total, menos de 6 meses.

Além disso, permitem a rápida identificação dos compostos com maior potencial de desenvolvimento, em menor tempo, reduzindo o investimento nessa fase e permitindo que mais recursos sejam canalizados a projetos com maior chance de sucesso.[4]

Como já foi discutido anteriormente, assim que um novo medicamento termina sua avaliação não clínica passa a ser estudada em seres humanos. Normalmente, os primeiros estudos são feitos em voluntários sadios (fase I) com exceção em câncer, Aids e outras patologias com grave ameaça à vida.

Em 2004, o FDA avaliou a discordância entre os grandes avanços científicos e o limitado processo de desenvolvimento de medicamentos, demorado e cada vez mais custoso. Assim, sugeriu que as empresas desenvolvessem um estudo anterior à fase I que foi denominado fase 0.

A fase 0 baseia-se no uso de microdosagem do medicamento a ser estudada. Essa dose é extremamente baixa (níveis centesimais comparativamente às que seriam usadas nos seres humanos) e não farmacologicamente ativa.

O objetivo desta fase é definir o perfil farmacocinético do medicamento em seres humanos quando comparado com o observado em animais. Dessa maneira, é possível estabelecer um projeto de fase I melhor adequado, com base nos resultados da fase 0.

A microdose é uma estratégia que complementa o padrão da transposição de animais para seres humanos redefinindo, assim, o conceito de fase I.

A fase 0 possibilita uma melhor seleção de medicamentos candidatos e estabelece a dose a ser utilizada na fase I.

Uma crítica a esse conceito se baseia no fato de a microdose ainda não ser aceita totalmente porque não se aplica a todos os medicamentos e não se sabe exatamente se a reação humana difere da microdose para a previamente estabelecida para a fase I.

No entanto, os defensores desta fase argumentam que se trata de um estudo exploratório feito em um número muito pequeno de voluntários (2 a 3), não oferece praticamente riscos de segurança ao mesmo tempo em que não tem benefícios e que poderia ser usada em oncologia. Este estudo não fornece dados de eficácia e segurança, mas possibilita definir melhor os parâmetros de farmacocinética.

As experiências, ainda poucas, com estudos de fase 0 têm mostrado que ela poderá acelerar o desenvolvimento de um novo medicamento, com diminuição de custo e tempo.

FASE I

Esta fase se caracteriza pela característica *first use in man*, quando não antecedida pela fase 0.

Nesta fase, o objetivo básico é testar a segurança e a tolerabilidade do medicamento, bem como a farmacocinética (PK) e a farmacodinâmica (PD). O número de voluntários sadios varia entre 20 e 80, dependendo do tipo de medicamento.

A fase I poderá ser feita também para fármacos já conhecidos e aprovados quando houver necessidade para novas indicações e/ou estudar interações medicamentosas.

São pontos estudados na fase I: linearidade; tolerância; PK/PD de dose única e doses múltiplas; e interações com alimentos, álcool, outros medicamentos e metabólicas.

Os objetivos da fase I são:

1. estabelecer o perfil farmacodinâmico de dose/resposta utilizando a dose inicial projetada para ser empregada em humanos e que é predita com base na farmacocinética descrita nos testes em animais;
2. determinar o perfil farmacocinético para titulação inicial e manutenção do *steady-state* visando a administração crônica;

3. definir um esquema seguro de administração para teste de eficácia em adultos, crianças e idosos;
4. estabelecer o tamanho da amostra necessária para os estudos de fase II e a duração do tratamento;
5. determinar potenciais interações medicamentosas, alimentação, potencial de indução enzimática e avaliar a necessidade de monitoramento da concentração plasmática do medicamento durante o teste da eficácia; e
6. estabelecer os parâmetros para a formulação final do medicamento.

Na interpretação dos dados farmacocinéticos, deve-se verificar:

1. A quantidade absorvida de medicamento é suficiente para efeito terapêutico?;
2. A velocidade de absorção é consistente com a resposta clínica desejada?;
3. O tempo de permanência no organismo é consistente com a duração da ação desejada?;
4. A variação intrassujeito e entressujeitos é aceitável face ao índice terapêutico do medicamento?;
5. Há alguma evidência de problemas de formulação?;
6. Existe alguma dose que produza concentrações plasmáticas ou teciduais que possam ser associadas com a resposta clínica desejada ou que sugiram preocupações com a segurança?;
7. Há relação entre concentração plasmática e o efeito do medicamento?;
8. Existem metabólitos que possam confundir a resposta terapêutica ou o perfil de segurança?;
9. Analisando o perfil farmacocinético (ADME), é possível detectar *subsets* na população que possam se comportar de maneira diferente do esperado?;
10. Afinal, qual a dose adequada para os estudos de eficácia?

Contudo, verifica-se que a farmacocinética não reflete necessariamente a farmacodinâmica porque, como exemplos:

1. há um intervalo entre o pico de concentração plasmática e o pico de efeito em virtude da baixa entrada do medicamento no tecido-alvo (para a digoxina, por exemplo, esse intervalo é de horas);
2. o efeito pode diminuir mais rápido do que a concentração plasmática em razão do desenvolvimento de tolerância (exemplos dos benzodiazepínicos e nitratos);
3. o efeito é persistente mesmo após a eliminação aparente por ser irreversível (acetilação da COX de plaquetas pelo ácido acetilsalicílico) ou o medicamento se liga muito fortemente ao receptor (salmeterol) ou se concentra no tecido-alvo (omeprazol);
4. a formação de metabólitos ativos também pode contribuir para o prolongamento da ação como no caso do diazepam.

Quando se considera a absorção, existem algumas considerações a serem feitas como no caso de a excreção urinária ser útil quando o medicamento não é metabolizado. Algumas vezes, também, a dosagem nas fezes se faz necessária. O conjunto de dosagens (sanguínea, urinária e fecal) possibilita definir a rota de absorção e a existência ou não de metabólitos.

A fase I também poderá ser desdobrada em Ia e Ib. Na Ia, é feito o escalonamento da dose até a dose máxima tolerada. Na Ib, é feita a avaliação PK/PD durante o escalonamento da dose.

Como se vê, a fase I é de vital importância no processo de desenvolvimento de um novo medicamento e é também quando ocorre maior ciência.

Por essas considerações, pode-se concluir que a fase I só deverá ser realizada em centros especializados e com *staff* altamente treinado para tanto.

FASE II

É marcada pelos primeiros estudos em pacientes com finalidade terapêutica e tem o objetivo de fornecer informações preliminares de eficácia e tolerabilidade em indivíduos com a condição a ser tratada. Nesta fase, são desenhados e implementados os estudos mais sofisticados do ponto de vista científico. Esses ensaios devem mostrar evidências sólidas do potencial terapêutico do novo medicamento em um número reduzido de participantes e no espaço mais curto de tempo possível.

Um dos estudos fundamentais da fase II é o de "prova de conceito". Ele é utilizado para validar um novo mecanismo de ação ou um novo alvo (*target*) para o uso do novo medicamento. Para isso, devem ser selecionados participantes que tenham especificamente a doença a ser tratada, sem outras moléstias confundidoras, e escolhido um desfecho (*endpoint*) cujas variações possam ser medidas rapidamente e com segurança, dando indicações claras do efeito desejado. Em geral, são utilizadas doses no limite superior da tolerância sugerida em fase I, para maior certeza do efeito e a observação dos participantes é muito rigorosa, até em regime de internação muitas vezes. O controle preferencialmente utilizado é o placebo para maximizar o potencial de detecção de diferença em relação ao tratamento ativo e minimizar a população exposta. Quando, por motivos éticos, isso não é possível, um controle ativo – geralmente a terapia-padrão – deve servir de grupo-controle. Um estudo de prova de conceito positivo traz esperanças sobre o caminho futuro do novo medicamento e serve para balizar vários parâmetros estatísticos para os estudos posteriores.[5]

A fase II também é importante para o desenvolvimento de **biomarcadores**, isto é, medidas laboratoriais que podem sinalizar modificações do curso da doença e do tratamento. A tendência do uso cada vez mais frequente desses biomarcadores permite maior exatidão na definição da população mais responsiva ao tratamento e, durante o estudo, a detecção mais precoce dos efeitos do novo fármaco. Os melhores exemplos estão no diagnóstico de mutações genéticas em pacientes com câncer, que tendem a levar ao uso de medicamentos que agem no passo metabólico influenciado pela mutação, o que se convencionou chamar de terapia individualizada. Assim, há biomarcadores para o diagnóstico e outros para acompanhamento do tratamento.

Outros estudos da fase II são aqueles que pretendem determinar a dose ótima a ser utilizada na fase III e, posteriormente, no registro do novo medicamento. Para isso, os **estudos de dose-resposta** em fase II também utilizam pacientes selecionados, que são tratados por tempo apenas suficiente para a demonstração do efeito desejado e das reações adversas mais comuns. A dose a ser selecionada é aquela que cause o maior efeito terapêutico com incidência aceitável de efeitos adversos, conforme mostra a Figura 5.3. Sempre que possível, os estudos de dose-resposta são ensaios randômicos duplos-cegos com cada dose a ser testada em um braço do estudo. Nesses estudos, o grupo-controle é, geralmente, a terapia-padrão, quando existente.

Em muitas publicações, a fase II é dividida em "a" e "b". Consideram-se estudos de fase IIa aqueles mais precoces e mais curtos, como o de prova de conceito, ou aqueles em que os sujeitos são observados em regime de internação. Os estudos de dose-resposta são, quase sempre, chamados de fase IIb. Infelizmente, o índice de sucesso de moléculas na fase II é baixo e a maioria é descontinuada por falta de eficácia, seguida por fatores ligados à segurança.[6,7]

Como mencionado, os estudos da fase II são críticos tanto em termos de desenho, como de execução. Por isso, os centros onde

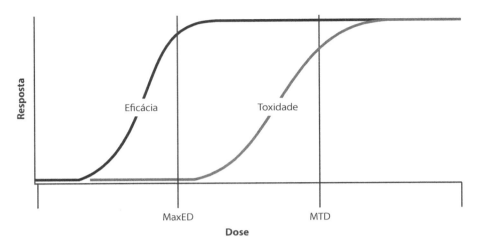

FIGURA 5.3 Efeito dose-resposta ideal.
MaxED: dose eficaz máxima; MTD: dose máxima tolerada.

são realizados devem ter grande experiência prática, agilidade nas aprovações e boa população de pacientes que permita a triagem dos melhores casos.

FASE III

É também chamada de fase confirmatória porque os achados das fases anteriores serão postos à prova em situações tão próximas quanto possível da realidade assistencial em que o futuro medicamento será utilizado. Na fase III, devem ser determinados os índices de eficácia e segurança do novo fármaco e, para isso, o padrão-ouro de conduta é a realização de **estudos randomizados, comparativos e duplos-cegos**, em que ele deve ser comparado com outro já conhecido e já utilizado na mesma indicação. Outro conceito importante é que os estudos de fase III devem possibilitar o registro sanitário do novo produto na indicação almejada pelo fabricante. Para isso, os resultados desses estudos devem ser a confirmação do objetivo primário de cada protocolo e, para cada indicação pretendida, em geral são necessários dois estudos independentes com resultados concordantes. Esses estudos são chamados **pivotais** em razão de sua importância para o registro do medicamento.

Como é planejada a fase III? Primeiro, a indicação pretendida deve fazer parte do perfil desejado do produto; os estudos de fase III devem prover informações suficientes para que a autoridade sanitária avalize essa indicação. Para isso, é necessária especial ênfase nos seguintes tópicos:

a) **Objetivo primário** do protocolo: pode ser um estudo de superioridade, de igualdade ou de não inferioridade, dependendo do estado atual de tratamento da doença e da indicação da nova medicação. Exemplo: uma nova medicação para uma doença cujo tratamento atual é deficiente deve demonstrar superioridade em relação a este, mas uma nova medicação com perfil de segurança muito melhor do que as atuais pode se sair bem com estudos de não inferioridade em relação à eficácia habitual.

b) **População** a ser estudada: critérios de inclusão e exclusão devem criar uma população semelhante à da "vida real", ou seja, comum o suficiente para permitir o recrutamento de voluntários em tempo hábil e, ainda assim, homogênea o suficiente para não permitir desvios-padrão elevados e evitando fatores confundidores. Geralmente, os estudos de fase III requerem de centenas a milhares de pacientes.

c) Escolha do **desfecho** (*endpoint*): comparar dois ou mais grupos em relação a uma variável, ou um desfecho, pressupõe que essa medida seja exequível e bem aceita pela comunidade científica e pela autoridade regulatória. Os desfechos mais comuns são clínicos (observáveis, como tempo de sobrevida, internação etc.), ou substitutos (*surrogate*), ou seja, aqueles medidos em substituição a um desfecho clínico (redução de massa tumoral em neoplasias, redução da hemoglobina glicada no diabetes etc.).

d) **Planejamento estatístico**: um dos fatores mais críticos e complexos dos estudos de fase III. A sequência das informações que levam a um bom plano estatístico está resumida na Figura 5.4. Dele dependem diretamente o investimento dos recursos necessários (dinheiro, pessoal, equipamento), a duração e a aceitabilidade dos resultados.

O primeiro dado para o planejamento estatístico é a frequência do desfecho na população estudada. Quanto maior a frequência, mais fácil de ser observado, menor a população necessária. Em seguida, o efeito pretendido do tratamento, quando muito grande, poucos pacientes podem demonstrar uma diferença, mas se a diferença esperada for pequena, a amostra cresce muito. Já no poder do estudo, no qual a porcentagem de sucesso esperada para se demonstrar a diferença estimada entre os tratamentos, normalmente é de 80% para mais. Tudo isso influi no cálculo da amostra de pacientes necessária que, por sua vez, influenciará no número de centros de pesquisa, na duração do recrutamento e nos recursos alocados.

e) **Produto de investigação**: tratar milhares de pacientes em grupos comparativos envolvendo uma nova medicação e outra já comercializada, de forma duplo-cega, envolve desafios industriais significativos. A produção deve atender a critérios rígidos de manufatura e estabilidade, atrelados ao processo de mascaramento dos produtos para o uso de forma cega e uma logística de distribuição mundial. Uma vez iniciado um tratamento no centro mais remoto, ele deve ser mantido sem descontinuações até o final da observação.

f) **Execução**: igualmente complexa e muitas vezes menos valorizada, a implementação dos estudos de fase III é responsável direta pelo sucesso de um programa de desenvolvimento de uma nova medicação. Baseada nas teorias de gerência de projetos, ela envolve equipes internas à empresa e fornecedores em âmbito mundial, além da contratação dos *experts* externos (investigadores clínicos) em número e distribuição ótimos para os recursos alocados. Habitualmente, um único estudo de fase III movimenta dezenas de milhões de dólares e centenas de profissionais, por um período que pode ir de 1 a 3 ou mais anos.

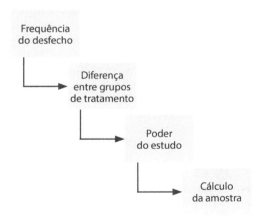

FIGURA 5.4 Planejamento estatístico de um estudo de fase III.

Como na fase II, a fase III também é, por vezes, subdividida em "a" e "b", sendo a primeira restrita aos estudos pivotais para o registro e a segunda para outros estudos com estrutura e objetivos semelhantes, mas não fundamentais para o registro e, às vezes, iniciados após os da fase IIIa, mas antes da concessão do registro.

FASE IV

É chamada de pós-registro, pós-comercialização, ou de vigilância. Por essa razão é multifacetada, pois conceitualmente abrange todos os estudos realizados após a concessão do registro de um novo produto. Durante muito tempo, e ainda hoje, vista como uma interferência das áreas de Marketing sobre as áreas Médicas e de Pesquisa, a fase IV não pode mais ser tratada como de menor importância na pesquisa clínica e no desenvolvimento de novos produtos. Como as fases 0-III ficam cada vez mais restritas e pragmáticas, elas deixam de analisar questões muito relevantes do ponto de vista clínico, mas não fundamentais para o registro, que devem ser abordadas na fase IV.

As atuais regras de boas práticas clínicas[8] determinam que todos os estudos clínicos devem seguir um mesmo padrão de rigor ético e científico. Isso praticamente eliminou estudos que, no passado, eram chamados de *seedings*, ou usados apenas para promover o uso de um produto e que geraram tanto preconceito contra a fase IV.

As próprias agência reguladoras passaram a requerer que os fabricantes de novos medicamentos realizem estudos de fase IV para continuar a produzir informação científica que ajude a conhecer melhor aspectos clínicos desses produtos. Alguns exemplos dessas situações são:

- Drogas órfãs aprovadas para doenças raras com base em estudos pequenos (*fast track*) devem continuar a ser estudadas após o registro para melhor conhecimento de sua atuação.
- Drogas cujo uso comercial revelou efeitos adversos insuspeitados na fase III devem passar por estudos de farmacovigilância estendida. Exemplo: anti-inflamatórios inibidores da Cox-2, glitazonas no tratamento do diabetes tipo 2.
- Drogas antineoplásica usadas em novas combinações com outros agentes.
- Há muitas outras formas de continuar a estudar uma droga após seu registro e que estão englobadas no conceito de fase IV, por exemplo:[9]
  - Megaestudos de segurança, com vários milhares de pacientes tratados por prazos longos, para análise do risco-benefício (p. ex.: estudo SCOUT com sibutramina).[10]
  - Estudos não intervencionais, como os de vigilância pós-comercialização: produtos que são submetidos a um regime diferenciado de acompanhamento de dados de eficácia ou de segurança, mas sem as características de um estudo clínico (ou seja, hipóteses de trabalho, critérios de inclusão/exclusão etc.) e que permitem a observação de efeitos adversos com frequência de 1:1.000 a 1:10.000 tratamentos.
  - Estudos observacionais de "efetividade no mundo real", em que as medicações são utilizadas dentro das indicações aprovadas e são coletadas informações de resultados práticos de seu uso.
- *Large Simple Trials* em que grandes volumes de pacientes são randomizados para duas práticas habituais e aprovadas de tratamento, e são observados dados simples, porém importantes, como a utilização de recursos financeiros em cada grupo, ou satisfação dos pacientes com o tratamento etc.
- Exploração de metodologias experimentais, como novos biomarcadores.

Há ainda um novo conceito que ganha expressão a cada dia: os estudos de investigador-patrocinador (EIP). O investigador-patrocinador já é reconhecido como aquele que assume concomitantemente ambas as funções e suas responsabilidades.[8] Os EIP têm crescido em importância, pois alguns investigadores têm excelentes ideias para novos usos de medicamentos e, ao mesmo tempo, os fabricantes reconhecem que não têm possibilidades de patrocinar todas essas iniciativas. Nos EIP, o investigador é o detentor da ideia do estudo, de sua condução e da publicação dos resultados, enquanto o fabricante fornece o produto e, às vezes, alguma contribuição acessória. O fabricante ainda pode usufruir de eventuais aprovações regulatórias do novo uso do fármaco, desde que assim conste em contrato entre os interessados.[11] Embora sejam mais comuns na fase IV, pode haver EIP em qualquer fase de desenvolvimento.

Nem sempre os estudos de desenvolvimento de novas medicações obedecem aos critérios que os enquadram nas fases citadas. Atualmente, há inúmeras iniciativas para reduzir o tempo e o custo dos estudos, bem como aumentar as chances de sucesso. Entre elas, vale a pena citar estudos com objetivos de fase I e II, ou II/III, estudos com desenho adaptativo etc.[12-15]

REFERÊNCIAS

1. Liu MB, Davis K, editors. A clinical trials manual from The Duke Clinical Research Institute: lessons from a horse named Jim. 2nd ed. Hoboken: Wiley; 2010.p. 13-49.
2. Pharmaceutical Research and Manufacturers of America. Industry profile 2006. Washington: PhRMA; 2006.
3. Garner RC, Lappin G. The phase 0 microdosing concept. Br J Clin Pharmacol. 2006;61(4):367-70.
4. Fuloria NK, Fuloria S, Vakiloddin S. Phase zero trials: a novel approach in drug development process. Ren Fail. 2013;35(7):1044-53.
5. Wong DF, Potter WZ, Brasic JR. Proof of concept: functional models for drug development in humans. In: Kenneth LD, Charney D, Coyle JT, Nemeroff C, editors. Neuropsychopharmacology: the fifth generation of progress. Philadelphia: Lippincott Williams and Wilkins; 2002.
6. Arrowsmith J. Trial watch: Phase II failures: 2008-2010. Nat Rev Drug Discov. 2011;10(5):328-9.
7. Arrowsmith J, Miller P. Trial watch: phase II and phase III attrition rates 2011-2012. Nat Rev Drug Discov. 2013;12(8):569.
8. International Council for Harmonisation of Technical Requirements for Pharmaceuticals for Human Use (ICH). Guideline for good clinical practice E6(R1) [Internet]. Geneva: ICH; 1996 [capturado em 18 dez. 2015]. Disponível em: http://www.ich.org/fileadmin/Public_Web_Site/ICH_Products/Guidelines/Efficacy/E6/E6_R1_Guideline.pdf.
9. Suvarna V. Phase IV of drug development. Perspect Clin Res. 2010;1(2):57-60.
10. James WPT. The SCOUT study: risk-benefit profile of sibutramine in overweight high-risk cardiovascular patients. Eur Heart J Suppl. 2005;7:L44-48.
11. Suvarna V. Investigator initiated trials (IITs). Perspect Clin Res. 2012;3(4):119-21.
12. Allison M. Reinventing clinical trials. Nat Biotechnol. 2012;30(1):41-9.
13. Rubin EH, Gilliland DG. Drug development and clinical trials: the path to an approved cancer drug. Nat Rev Clin Oncol. 2012;9(4):215-22.
14. Arrowsmith J. A decade of change. Nat Rev Drug Discov. 2012;11(1):17-8.
15. Orloff J, Douglas F, Pinheiro J, Levinson S, Branson M, Chaturvedi P, et al. The future of drug development: advancing clinical trial design. Nat Rev Drug Discov. 2009;8(12):949-57.

DOCUMENTOS ESSENCIAIS DE UM PROJETO DE PESQUISA CLÍNICA

EDUARDO FRANCO MOTTI

Esta seção aborda alguns dos documentos essenciais para a condução de um estudo clínico de acordo com as boas práticas em pesquisa clínicas (BPC ou GCP) da ICH,[1] nomeadamente a Brochura do Investigador, o Protocolo e a Ficha de Coleta de Dados ou, mais exatamente, o sistema de coleta de dados clínicos.

BROCHURA DO INVESTIGADOR

É um documento essencial nos estudos de desenvolvimento de novos produtos, pois reúne e sumariza toda a experiência anterior, pré-clínica e clínica, com o produto em investigação (PI), que possa ser importante para conhecimento do investigador, antes e durante o estudo.

A Brochura do Investigador (BI) é um documento vivo, atualizado periodicamente à medida que surgem novos dados sobre o PI. Seu conteúdo é regulado pela ICH-GCP (item 7) e inclui, em primeiro lugar, uma detalhada identificação, descrita no Quadro 5.2.

Mediante os dados de identificação, é possível saber qual o PI e suas denominações e, igualmente importante, a data de criação e da versão anterior. Essa informação é essencial para a verificação da atualidade dos dados contidos no documento. Em seguida, a lista de seções que compõem o índice de uma BI está descrita no Quadro 5.3.

QUADRO 5.2 Dados de identificação da Brochura do Investigador

PÁGINA TÍTULO *(exemplo)*
NOME DO PATROCINADOR
Produto:
Número da pesquisa:
Nome(s): químico, genérico (caso aprovado)
Marca comercial (caso permitido legalmente e desejado pelo patrocinador).

BROCHURA DO INVESTIGADOR

Número de edição:
Data de lançamento:
Substitui o número de edição anterior:
Data:

QUADRO 5.3 Índice típico de uma Brochura do Investigador
- Declaração de confidencialidade (opcional)
- Página de assinaturas (opcional)
1. Índice
2. Resumo
3. Introdução
4. Propriedades farmacêuticas, físicas, químicas e formulações
5. Estudos não clínicos
   5.1 Farmacologia não clínica
   5.2 Farmacocinética e metabolismo do produto em animais
   5.3 Toxicologia
6. Efeitos em seres humanos
   6.1 Farmacocinética e metabolismo do produto em seres humanos
   6.2 Segurança e eficácia
   6.3 Experiência de comercialização
7. Resumo de dados e guia para o investigador
NB: Referências sobre
   7.1 Publicações
   7.2 Relatórios

Como se vê, a finalidade da BI é fornecer informações aos investigadores e outros profissionais envolvidos no estudo, facilitando seu entendimento sobre o racional e a necessidade de aderir às várias características fundamentais do protocolo, como a dosagem, a frequência de doses/intervalo, os métodos de administração e os procedimentos de monitorização de segurança. A BI também facilita o gerenciamento clínico dos pacientes do estudo, pois ali estão informações de segurança e eficácia que transcendem o protocolo. O texto deve ser apresentado de forma concisa, simples, objetiva, balanceada e não promocional, possibilitando o entendimento pelos profissionais envolvidos, como clínicos e investigadores, sobre a análise não tendenciosa da relação risco-benefício apropriada para o estudo proposto.[1] À medida que as fases de desenvolvimento se sucedem, a BI deve ser atualizada com os novos dados. Durante o desenvolvimento clínico, as edições costumam ser aproximadamente semestrais. Cada nova edição deve ser imediatamente distribuída a todos os investigadores de todos os estudos programados e em curso, além dos comitês de ética e autoridades regulatórias.

Após o registro do produto, portanto na fase IV de desenvolvimento, o patrocinador do estudo pode optar por continuar a atualizar a BI em seu formato original, ou substitui-la pela bula aprovada, como o Sumário das Informações do Produto.

PROTOCOLO

Está regulado no item 6 da ICH-GCP[1] e é o documento que reúne as informações científicas, metodológicas e administrativas necessárias para a condução do estudo clínico. Essa é a definição a ser seguida neste capítulo. No Brasil, vigora uma situação peculiar, na qual diferentes organismos têm definições diferentes do protocolo. Para a agência regulatória Anvisa, a definição é a mesma da ICH-GCP (art. 6º, inc. XXXVII, da RDC nº 9/15).[2] Já a Comissão Nacional de Ética Médica (Conep) chama de protocolo o conjunto de informações que compõe um dossiê regulatório (item II.17 da Resolução CNS nº 466/12).[3]

O Protocolo é um documento independente, que deve fornecer ao leitor detalhes suficientes para permitir que avalie o estudo proposto sob as óticas científica e ética, bem como permite ao investigador compreender como devem ser feitos o tratamento e a observação dos sujeitos da pesquisa e a análise dos resultados. É fácil depreender que a maioria dos Protocolos é extensa, mas fundamental em cada linha. A seguir, um roteiro simplificado de seu conteúdo:

1. **Título** – Deve permitir identificar qual o objetivo do estudo, tratamento aplicado, desenho e população. Exemplo: estudo de fase III, randomizado, duplo-cego, sobre a eficácia e a segurança da medicação X comparada com placebo, em pacientes com a doença A observados por 6 meses quanto à evolução fotográfica das lesões de pele.
2. **Identificação** – Deve trazer claramente os códigos de identificação do estudo (inclusive o do registro em bases de dados públicas), patrocinador, investigador principal e dados de contato médico e em caso de emergências. Deve também trazer a identificação da versão e data de aprovação do Protocolo.
3. **Objetivo** – Descrição clara dos objetivos primário, secundário e exploratórios.
4. **Embasamento** – Explicação dos motivos que levaram ou justificaram a proposição do estudo, incluindo dados de investigações anteriores, validade dos tratamentos e dos métodos a serem empregados e das questões éticas associadas ao desenho do estudo.
5. **Métodos**
    5.1. População a ser estudada, critérios de inclusão e exclusão, critérios de retirada do estudo.
    5.2. Tratamento(s) utilizados, incluindo via de administração, dose, duração.
    5.3. Avaliação de eficácia, incluindo detalhes de quais testes serão realizados, quando e os critérios de análise dos resultados.
    5.4. Avaliação de segurança, sendo medidas clínicas, laboratoriais e outras, além de critérios de diagnóstico e observação de eventos adversos.
    5.5. Avaliação estatística, que inclui as bases para o cálculo amostral, definição de grupos de análise, descrição dos desfechos e suas medidas, testes estatísticos a serem utilizados e regras para análise de desvios e violações do protocolo.
    5.6. Análises interinas e regras de descontinuação.
6. **Questões éticas** – Devem abordar as razões de escolha da população e dos métodos do estudo, *vis-à-vis* as questões éticas elencadas nos códigos de ética nacionais e internacionais, confidencialidade das informações, acesso aos dados etc.
7. **Aspectos administrativos** – Uma extensa lista de itens que aborda os aspectos não clínicos do projeto, desde como o produto de investigação será preparado, distribuído, armazenado e administrado, até como funciona o sistema de coleta de informações, a preparação e o uso de todos os materiais necessários ao estudo, os sistemas de controle e garantia de qualidade, arquivamento das informações etc.

O Protocolo original frequentemente precisa ser alterado em função de novos dados surgidos em outros estudos, por questões metodológicas ou mesmo administrativas. Nesses casos de alteração, são preparadas "Emendas ao Protocolo", que podem ser adicionadas ao documento original, modificando-lhe apenas parte das informações, ou substituindo o protocolo original, tornando-o obsoleto. É obrigação do patrocinador distribuir imediatamente as emendas ao protocolo e monitorizar suas aprovações pelos órgãos éticos e regulatórios de supervisão do estudo, assim como assegurar-se de que todos os centros e equipes de investigação utilizem apenas a última versão aprovada.

FICHA DE COLETA DE DADOS

A Ficha de Coleta de Dados (em inglês *case report form* – CRF) é o meio utilizado para coligir as informações requeridas pelo protocolo. Por isso, ela se baseia no documento e é habitualmente dividida nas visitas que o protocolo determina que os participantes façam aos centros e, em cada visita, uma ou mais páginas são dedicadas a cada procedimento ou teste requerido pelo documento. As informações inseridas na CRF provêm de um "documento-fonte", normalmente dados do prontuário dos participantes em que as informações são originalmente registradas e, depois, transcritas para a CRF.

Nos nossos dias, as plataformas eletrônicas de coleta de dados (e-CRF) têm substituído os sistemas em papel, trazendo enormes ganhos de produtividade. Com a e-CRF, uma informação coletada em uma visita e transcrita para a plataforma eletrônica é automaticamente inserida na base de dados do estudo, permitindo análise quase em tempo real do que ocorre com os participantes, como a detecção de eventos adversos, tendências de eficácia, desvios etc.

A e-CRF faz parte de uma grande tendência de utilizar sistemas digitais para todas as etapas de um estudo clínico (e-trials), desde a preparação do protocolo, ordenamento e manejo de *supplies*, sistemas eletrônicos de randomização por comando de voz (*interactive voice response system* – IVRS), até o arquivo eletrônico do projeto (*electronic trial master file* – e-TMF).

O próximo grande desafio que se espera para um futuro não distante é a comunicação direta entre a e-CRF e os sistemas de prontuários eletrônicos (*electronic health records* – EHR), o que levará a um salto ainda maior de qualidade e rapidez aos estudos.

REFERÊNCIAS

1. International Council for Harmonisation of Technical Requirements for Pharmaceuticals for Human Use (ICH). Guideline for good clinical practice E6(R1) [Internet]. Geneva: ICH; 1996 [capturado em 18 dez. 2015]. Disponível em: http://www.ich.org/fileadmin/Public_Web_Site/ICH_Products/Guidelines/Efficacy/E6/E6_R1_Guideline.pdf.
2. Brasil. Ministério da Saúde. Agência Nacional de Vigilância Sanitária. RDC nº9, de 20 de fevereiro de 2015. Dispõe sobre o Regulamento para a realização de ensaios clínicos com medicamentos no Brasil [Internet]. Brasília: Anvisa; 2015 [capturado em 18 dez. 2015]. Disponível em: http://portal.anvisa.gov.br/wps/wcm/connect/c3dc820047823081b0a-7fbfe096a5d32/rdc0009_20_02_2015.pdf?MOD=AJPERES.
3. Brasil. Ministério da Saúde. Conselho Nacional de Saúde. Resolução CNS nº 466, de 12 de dezembro de 2012 [Internet]. Brasília: MS; 2012 [capturado em 18 dez. 2015]. Disponível em: http://conselho.saude.gov.br/resolucoes/2012/Reso466.pdf.

AVALIAÇÃO DA PESQUISA CLÍNICA

JOÃO MASSUD FILHO

Os critérios metodológicos para a definição dos protocolos de pesquisa já foram discutidos em outra parte deste capítulo.

A demonstração efetiva da segurança e eficácia de um novo medicamento se dá por meio dos estudos clínicos, em suas três fases (I, II e III). No entanto, a confiança nos resultados obtidos só se dará com a certeza de que o estudo foi conduzido corretamente, sob os pontos de vista legal, ético e científico.

Até 1996, os Estados Unidos, a Europa e o Japão adotavam critérios distintos para avaliação do desenvolvimento de medicamentos. A finalidade de que ela pudesse ser reproduzida em outro país e que também fosse aceita internacionalmente levou à organização da Conferência Internacional de Harmonização (ICH), estabelecendo normas e critérios para esta avaliação. Outros países e organizações, posteriormente, aderiram à ICH (Canadá, OMS, entre outros). Dessa conferência surgiu o GCP (*good clinical practice*).

Em 2005, durante a IV Conferência Pan-Americana para Harmonização da Regulamentação Farmacêutica, estabeleceu-se o documento das Américas de boas práticas clínicas.

Esses dois documentos, embora independentes, têm um escopo comum, qual seja garantir a boa prática clínica, as normas de auditoria e a qualidade na pesquisa clínica.

O GCP é um padrão de qualidade ético e científico para o desenho, condução, coleta de dados e relatos dos ensaios clínicos que envolvem os seres humanos. A adesão a este padrão de qualidade garante publicamente que os direitos, a segurança e o bem-estar dos sujeitos da pesquisa sejam protegidos, consistentes com os Princípios da Declaração de Helsinki, e que os dados do estudo clínico são confiáveis.

O GCP estabelece uma série de normas a serem seguidas pelo pesquisador e sua equipe, patrocinador e equipe de acompanhamento da pesquisa.

Ainda que o pesquisador e sua equipe tenham experiência em outras pesquisas, deve-se ter em mente que cada protocolo é diferente dos anteriores e para isso deverá haver treinamento adequado e específico para cada estudo. O seguimento dessa norma viabiliza a qualidade do estudo.

Todo ensaio clínico deve ser monitorado pelo representante do patrocinador. Segundo a ICH, a[1]

> [...] monitoria é o ato de supervisionar o progresso de um estudo clínico, certificando que o mesmo está sendo conduzido, registrado e relatado de acordo com o protocolo, com os Procedimentos Operacionais Padrão (POP), as boas práticas clínicas e os requerimentos regulatórios aplicáveis.

A monitoria deverá ser feita antes do estudo para certificar que o centro de pesquisa está apto a conduzir estudos clínicos, durante o processo para avaliar a conformidade com a exigência de GCP e, no final do ensaio, para o fechamento correto do estudo.

Deve-se assegurar o controle de qualidade do estudo por meio da monitoria englobando também atualização dos POP, treinamento e capacitação da equipe do pesquisador e atendimento aos requerimentos legais pertinentes.

Outra ação para garantia dessa qualidade é a auditoria, feita de maneira independente da monitoria e realizada pelo próprio patrocinador, ou seu designado, e também pelos órgãos sanitários.

Um dos princípios básicos da pesquisa clínica é que todos os dados e relatos estejam devidamente documentados: "o que não está escrito não existe".

REFERÊNCIA

1. International Council for Harmonisation of Technical Requirements for Pharmaceuticals for Human Use (ICH). Guideline for good clinical practice E6(R1) [Internet]. Geneva: ICH; 1996 [capturado em 18 dez. 2015]. Disponível em: http://www.ich.org/fileadmin/Public_Web_Site/ICH_Products/Guidelines/Efficacy/E6/E6_R1_Guideline.pdf.

DELINEAMENTO ADAPTATIVO

MARCELO ALEXANDRE COSTA VAZ

As metodologias adaptativas são conhecidas há muito tempo, mas só recentemente, com o avanço da tecnologia e o surgimento de necessidades específicas, é que a sua aplicação no desenvolvimento de novos medicamentos tem sido possível.

O melhor conhecimento do processo de desenvolvimento de novos fármacos, o maior nível de complexidade no desenvolvimento de alguns novos produtos farmacêuticos (nos quais os delineamentos convencionais têm se mostrado incapazes de avaliar), a maior exigência de dados e informações para se efetivar o registro de um novo medicamento resultou no aumento do tempo, do custo e da exposição de voluntários de pesquisa.

O tempo demasiadamente longo para um medicamento, que pode curar milhões de pessoas, em chegar ao mercado ou a exposição de um grande número de pacientes a um novo medicamento que pode ter um risco de segurança ou ser ineficaz trazem à discussão um problema ético e científico que, associado ao crescente custo de desenvolvimento, motivou a busca de novas soluções metodológicas para o desenvolvimento de novos produtos farmacêuticos.

O FDA, atento a esses fatores, iniciou um programa de apoio aos desenvolvedores (patrocinadores) em relação aos desafios científicos subjacentes ao desenvolvimento de novos produtos farmacêuticos. Em 2006, o FDA lançou uma iniciativa estimulando a utilização de delineamentos inovadores, em especial utilizando dados acumulados em delineamentos adaptativos e no potencial da abordagem bayesiana em pesquisa clínica.

Nos últimos anos, o potencial do uso de delineamento adaptativo atraiu muita atenção e as associações de indústrias farmacêuticas e as de biotecnologia têm se reunido para desenvolver e propor estratégias, metodologias e formas de implementação para consideração regulatória das agências reguladoras (FDA, EMA). Apesar de todas essas iniciativas, ainda não há um consenso em termos de definição, metodologias ou aplicações nessa área do conhecimento.

O FDA, em seu rascunho de guia para direcionamento dos estudos com delineamento adaptativo, considera algumas adaptações "bem conhecidas" e outras "não bem conhecidas". As primeiras são facilmente aceitas pelo FDA no processo de desenvolvimento de um medicamento. As segundas precisam de uma discussão mais aprofundada com a agência reguladora.

Neste capítulo, são descritas algumas das técnicas em uso para se resolver esses problemas, a possibilidade de reduzir o tempo e o custo de desenvolvimento e o aumento do grau de segurança para o voluntário de pesquisa ao longo do desenvolvimento do novo fármaco.

ESTUDOS ADAPTATIVOS

São estudos clínicos com delineamento adaptativo em que há a inclusão de modificações de um ou mais de seus aspectos com base em dados obtidos a partir do próprio estudo, mantendo a validade e a integridade dos dados do estudo (Quadro 5.4).

Todos os aspectos envolvidos na adaptabilidade do estudo devem ser planejados desde o início do estudo e nunca decorrer de uma alteração posterior. Em outras palavras, adaptativo é uma característica do delineamento do estudo e não uma emenda de um planejamento mal feito.

É premissa dos delineamentos adaptativos que a adaptação seja baseada em dados originados do próprio estudo. Portanto, delineamentos de estudos que se baseiam em dados provenientes de outras fontes (que não o próprio estudo) não são adaptativos.

Também deve-se diferenciar entre estudos com delineamento adaptativo e delineamentos flexíveis (Figura 5.5). Delineamento adaptativo é um delineamento flexível, mas todos passos e fatores envolvidos na adaptabilidade são planejados e predefinidos, incluindo as adaptações a serem feitas com base no resultado da análise interina. Delineamentos flexíveis não planejados são estudos com propriedades desconhecidas e, frequentemente, de baixo valor técnico científico.

Os tópicos que podem ser adaptados dentro de um delineamento adaptativo são:

- critérios de alocação do sujeito de pesquisa aos grupos de estudo;
- critérios de elegibilidade;
- regimes de tratamento nos grupos de estudo;
- tamanho amostral;
- tratamentos concomitantes utilizados;
- momentos de avaliações dos objetivos;
- objetivos primário e secundário;
- métodos analíticos utilizados para avaliar os objetivos;
- critérios de interrupção.

De forma a se preservar a validade dos dados e a integridade do estudo, deve-se estar atento a uma série de regras no planejamento e desenvolvimento desse tipo de ensaio clínico. Todo o planejamento do estudo, com os momentos de análise de dados, do que será adaptado e com que base devem ser previamente documentados no protocolo de pesquisa.

Desses dados, os mais comumente citados são os critérios de alocação, adaptação no tamanho amostral, critérios de interrupção do estudo e tratamentos concomitantes utilizados.

Outras definições relacionadas ao delineamento adaptativo:

- **Análise interina** – Qualquer análise de dados proveniente de um estudo ainda em andamento e não restrito aos casos em que comparações serão feitas. Os dados incluídos em uma análise interina podem ser de qualquer natureza desde que provenientes do estudo em questão. Qualquer análise de dados, mesmo sem a intensão de modificar o estudo, é uma análise interina. As implicações relacio-

QUADRO 5.4 Validade e integridade do estudo

Validade dos dados	Integridade do estudo
- Prover correta inferência estatística - Assegurar consistência entre diferentes estágios do estudo - Diminuir o viés operacional	- Prover resultados convincentes - Planejamento prévio baseado em adaptações pretendidas - Assegurar a confidencialidade dos dados - Assegurar o caráter cego do estudo

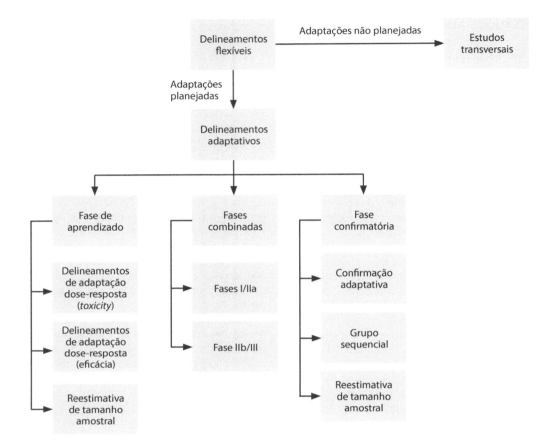

FIGURA 5.5 Resumo dos diferentes tipos de delineamentos flexíveis.
Fonte: Adaptada de Kairalla e colaboradores.[1]

nadas a essa análise interina no estudo depende dos dados que estão sendo analisados, de sua confidencialidade e do caráter cego do estudo.
- **Comitê estatístico independente** – Compreendido por estatísticos cuja função é realizar a análise estatística dos dados provenientes da análise interina, conforme descrito no protocolo de estudo e no plano de análise estatística. Este comitê deve ser totalmente independente do patrocinador (seja o patrocinador empresa farmacêutica, universidade ou qualquer outra instituição).
- **Comitê independente de monitoramento de dados** – É composto por especialistas na área terapêutica em estudo e em farmacovigilância, cuja função é analisar os resultados gerados pelo comitê estatístico e prover uma recomendação com base no que foi previamente descrito no protocolo. Esse comitê deve ser totalmente independente do patrocinador, apesar de contratado por este para tal fim (não pode haver vínculo de subserviência ou nenhum tipo de vínculo que caracterize conflito de interesses entre os membros do comitê e o produto/patrocinador).

- **Análise cega** – Ocorre quando o caráter de cegamento em relação à alocação nos grupos de tratamento é preservado durante toda a análise interina.
- **Análise aberta** – Aquela em que a distribuição de alocação nos grupos de tratamento é conhecida, usualmente para realizar a comparação entre os grupos.
- **Estudo com delineamento convencional** – Aquele com tamanho amostral fixo que não apresenta nenhuma adaptação ao longo do estudo.
- **Viés** – Tendência sistemática que pode induzir uma diferença nas estimativas do efeito de um tratamento, aumentando o risco de erro tipo 1.

ESTRUTURA DE UM DELINEAMENTO ADAPTATIVO

Os estudos com delineamento convencional apresentam uma estrutura linear com um estudo central que se inicia com a seleção e inclusão de voluntários, seguida pela fase de manutenção, encerramento da coleta de dados, análise de dados interpretação e conclusão (Figura 5.6).

No caso de um delineamento adaptativo, há a necessidade de pelo menos um momento de coleta intermediária de dados com análise e recomendação sobre a adaptação a ser implementada no decorrer do estudo (Figura 5.7).

Este momento chama-se "análise interina", podendo haver uma ou mais dessas análises ao longo do estudo. Cada uma delas tem de estar vinculada a um motivo específico e bem caracterizado, tendo definido o que será avaliado e o que deve ser feito em cada possível situação encontrada na análise.

Entre as possibilidades de adaptabilidade em um estudo clínico, destacam-se cinco grupos:

- tamanho amostral;
- alocação;
- término do estudo;
- mudança de grupos de estudo/tratamento (fusão de fases).

ADAPTABILIDADE NO TAMANHO AMOSTRAL

Nos estudos convencionais, o tamanho amostral é estimado no delineamento do estudo e tem como base a variabilidade do efeito dos tratamentos a serem comparados,

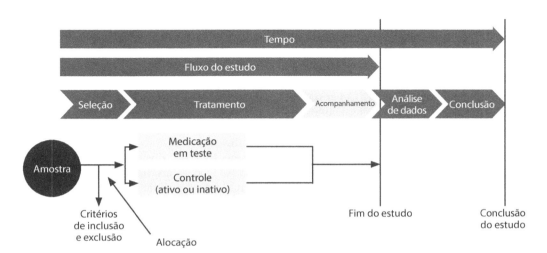

FIGURA 5.6 Delineamento convencional de um ensaio clínico. Neste exemplo com grupos em paralelo.

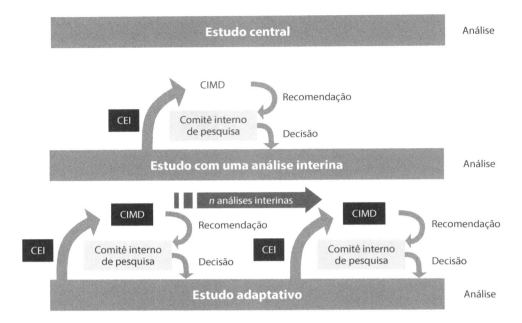

FIGURA 5.7 Delineamento adaptativo em comparação com a estrutura convencional de delineamento.
CE: comitê estatístico independente; CIMD: comitê independente de monitoramento de dados.

a magnitude do efeito e a significância clínica (menor diferença clinicamente significativa entre os tratamentos).

Contudo, muitas vezes essas variáveis não são conhecidas ou apresentam grande variabilidade entre os estudos existentes. Dessa forma, o grau de erro na estimativa se eleva, obrigando a utilização de outras técnicas para uma estimativa mais precisa do tamanho amostral necessário. É importante compreender que a opção por uma técnica adaptativa só deve ser utilizada quando é impossível utilizar as técnicas convencionais em virtude dos riscos de comprometimento potencial da validade dos dados e da integridade do estudo.

A adaptabilidade no tamanho amostral é feita a partir dos dados de variabilidade e das diferenças entre os tratamentos observados após a análise interina do estudo. Conhecendo-se esses dados, o tamanho amostral necessário pode ser recalculado (com base em informações mais precisas).

É importante observar que o nível de significância e o erro tipo 2 (que reflete o poder do estudo) podem sofrer interferência por cada análise interina feita, sendo necessário a análise separada dos dados e combinação de significância ao final do estudo. Como resultado dessa análise combinatória de significância e para manter o poder final dos resultados, o tamanho amostral costuma ficar maior do que se tivesse sido estimado sem a necessidade de análise interina (se os dados obtidos fossem conhecidos).

Ainda como uma opção interessante de adaptabilidade é a reestimativa do tamanho amostral com análise cega. Ou seja, sem abertura dos grupos de tratamento. Este tipo de análise é possível quando apenas a variabilidade geral não é conhecida; desse modo, não há a necessidade de quebra o caráter cego do estudo e não há a necessidade de análise interina nem de fechamento interino da base de dados. Este tipo de reestimativa do tamanho amostral também não interfere no poder da amostra nem no erro tipo 1.

Existem várias técnicas para se reestimar o tamanho amostral. A decisão de qual delas utilizar depende essencialmente do que está sob estudo, se existe sazonalidade ou qualquer outro fator temporal interferindo na resposta.

As técnicas mais relevantes são:

- **Estimativa a partir de estágios de tamanho fixo** – O mais comum, neste exemplo, é ter uma única análise interina para reestimativa do tamanho amostral, mas pode haver diversos estágios definidos ao longo do estudo. Por exemplo, é possível se definir por uma análise interina quando se recrutar 50% da amostra (o valor a ser utilizado tem de ser discutido com o profissional de estatística para se ter uma melhor ideia de quantos valores são necessários para compor uma boa estimativa).
- **Estimativa paciente a paciente** – Após a obtenção do resultado de cada paciente, é feita uma análise e verifica-se o resultado agregado (de todos os pacientes já analisados) e um novo tamanho amostral é definido para se obter um resultado final (positivo ou negativo).

  Este tipo de análise costuma ser aplicado em estudos de doenças muito raras, crônicas ou com tratamentos de alto risco em que o componente de segurança do sujeito de pesquisa é importante e associado ao medicamento investigacional.
- **Estimativa após incrementos de informação fixa** – Em vez de se utilizar o número de pacientes incluídos no estudo ou o de pacientes atingido em um certo momento do estudo (p. ex.: o momento em que a primeira avaliação de eficácia é coletada), utiliza-se o número de resultados de determinado parâmetro (usualmente, o parâmetro empregado na análise do objetivo primário) para se definir o momento da análise interina. Este método é uma opção ao método de incremento de tamanho fixo uma vez que garante o número de observações do parâmetro da variável primária. Por exemplo, quando obtiver 50 espirometrias realizadas na visita em que o objetivo primário (neste caso, volume expiratório forçado no 1 segundo (VEF_1), proveniente da espirometria) está sendo avaliado.
- **Estimativa por estágios variáveis** – O momento e o tamanho da amostra necessária da próxima análise interina para reestimativa de tamanho amostral são calculados a cada estágio.

ADAPTABILIDADE NA ALOCAÇÃO

Nos estudos convencionais, é utilizada uma probabilidade de alocação fixa desde o início. Neste processo, a distribuição de todas as variáveis conhecidas e desconhecidas estará balanceada no final do estudo. Contudo, este modelo não garante que as covariáveis estarão balanceadas ao longo do estudo.

Muitas vezes, porém, é necessário garantir a homogeneidade de covariáveis em todos os momentos do estudo. Nesses casos, a utilização dos dados dos pacientes que estão sendo incluídos no estudo compõe uma fórmula que ajusta a probabilidade de ir para um grupo ou para o outro. Obviamente, esse algoritmo que modifica a probabilidade de alocação entre os grupos é automatizado e nenhum participante do estudo tem conhecimento ou interferência no valor dessas probabilidades. A implementação deste tipo de técnica só é possível na prática da pesquisa com a utilização de sistema interativos por voz ou internet.

- **Alocação covariada** – A probabilidade de um paciente ser alocado em um grupo ou em outro depende da distribuição das variáveis covariadas que já entraram no estudo. Este tipo de alocação tem sido muito utilizado desde que os sistemas interativos de voz ou via internet foram implementados. Permite que a distribuição dessas variáveis seja uniforme e homogênea entre os grupos. Tem sido muito utilizada para garantir que os diversos fatores de risco ou fatores modificadores da doenças sejam distribuídos igualmente entre os grupos.

- *Play the winner* – A probabilide de alocação varia conforme os resultados obtidos pelos pacientes que vêm sendo tratados, e a probabilidade de alocação para o grupo que tem a melhor resposta. Ou seja, a cada resposta positiva, maior a chance de alocar os pacientes seguintes no grupo de melhor resultado.

O propósito desta técnica é oferecer o melhor tratamento com base no conhecimento imediato de resposta ao medicamento. Como resultado direto, esta técnica leva em consideração um aspecto ético importante de sempre priorizar o melhor tratamento, reduzindo o número de pacientes expostos ao tratamento menos eficaz.

Naturalmente, neste tipo de alocação, ao final, o grupo de melhor resposta terá um número maior de pacientes do que o grupo com pior resposta. A análise estatística feita deverá considerar esse aspecto de frequência em vez da comparação tradicional entre médias. Esta técnica é muito interessante quando a resposta ao tratamento tem padrão binário. Ou seja, pode ser resumida em sim ou não; sucesso ou insucesso. Respostas numéricas contínuas não permitem a utilização deste tipo de aleatorização.

- *Bandit* – A probabilidade de alocação varia conforme uma abordagem bayesiana fundada em informação prévia de variáveis não conhecidas em conjunto com as informações coletadas para determinar o melhor tratamento em que alocar o paciente. O peso de cada novo resultado é avaliado descontando-se o peso que esse novo caso adiciona ao modelo para selecionar a probabilidade de alocação do paciente seguinte.

- *Up-and-down* – Neste modelo, especialmente delineado para definição de dose ideal e de intervalo de dose, a alocação do próximo paciente depende da resposta terapêutica observada no caso anterior. De forma simplificada, se a resposta é positiva, o paciente seguinte receberá uma dose imediatamente inferior. Se a resposta é negativa, o próximo paciente receberá uma dose imediatamente superior.

- **Bayesiana** – A probabilidade de alocação nos grupos é diferente dependendo do grau de influência das características de cada indivíduo sobre *endpoint* primário. Modelo bastante complexo, pois, entre outras coisas, requer a construção de uma rede bayesiana de probabilidades de cada característica individual e de todas as possíveis combinações.

ADAPTABILIDADE NO TÉRMINO DO ESTUDO

Também conhecida como estudo sequencial de grupos, permite a interrupção precoce por ineficácia, futilidade ou segurança. Vários fatores têm sido propostos para basear a decisão de continuar o estudo (grupo seguinte) ou de o interromper. É importante reforçar que os critérios de interrupção têm de ser definidos antes do início do estudo, e os dados devem ser avaliados por um comitê independente.

ADAPTABILIDADE NA FUSÃO DE FASES

Os delineamentos adaptativos com a fusão de fases combinam fases exploratórias e confirmatórias em um único estudo. São estudos com delineamento de dois estágios, podendo aumentar a eficiência e reduzir o intervalo entre estudos (Figura 5.8). As informações dos pacientes que participaram na primeira fase são também utilizadas na segunda fase na análise final dos dados.

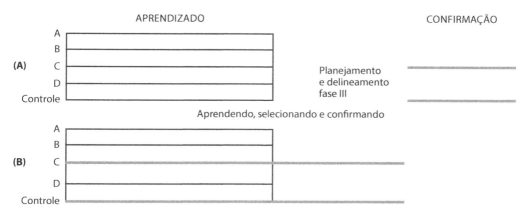

(A) Exemplifica o processo de duas fases executado de forma convencional. Inicialmente, se executa, por exemplo, um estudo de múltiplos braços (definição de dose). Para completar o estudo, analisam-se os dados, planeja-se o estudo confirmatório (fase III) e inicia-se somente com a dose selecionada e grupo-controle. (B) Exemplifica a solução do mesmo problema utilizando um delineamento adaptativo de fusão de fases, com uma análise interina em que se definem a dose ideal, e o estudo continua. Nesse caso, se houver pacientes ainda sob tratamento de estudo no momento da análise, há uma nova aleatorização para distribuir os pacientes dos grupos encerrados entre aqueles remanescentes.

FIGURA 5.8 Estudos de fase combinada.

Contudo, como se utilizam os dados de ambas as fases, deve-se ter muito cuidado com viés, ruptura do caráter de cegamento dos grupos de estudo e impacto no poder e na significância dos resultados.

Os estudos de fusão de fases também podem ser utilizados entre as fases Ib e II de desenvolvimento, o que seria muito interessante para reduzir a utilização e exposição de pacientes em fases precoces do desenvolvimento. Contudo, como são fases em que sendo gerado conhecimento que impactará as decisões para os estudos posteriores, há uma preocupação importante com viés e incremento de erros tipos 1 e 2.

Planejamento/Protocolo de estudo

O estudo adaptativo deve ter o seu delineamento definido desde o início, e não ser decorrente de uma alteração posterior. Dessa forma, todos os fatores devem ser definidos no protocolo antes do início do estudo, incluindo o que será adaptado, quais serão os fatores analisados para se realizar a avaliação, quais serão os pontos de decisão para a adaptação e qual será a adaptação feita.

É um processo muito complexo que exige uma série de premissas para assegurar a validade e a integridade dos dados, como:

- acesso aos dados acumulados;
- ter regras;
- alocação;
- amostra;
- interrupção;
- decisão;
- redelineamento nos estágios previamente definidos.

Durante o processo de análise interina, precisa haver um fechamento da base de dados, pelo menos daqueles que devem ser analisados para a decisão do processo. Se houver a quebra do cegamento do estudo para análise dos grupos, então esta quebra deve ser controlada e apenas pessoas não participantes do estudo podem ter acesso aos dados. Na Figura 5.9, são exemplificados a que tipo de dados cada participante do estudo pode ter acesso. Nas colunas, estão os partícipes do estudo; nas linhas, os dados; em cinza escuro, demarcado quem não pode ter acesso a informações; em cinza claro, assinalado quem pode ter acesso aos dados.

Visão regulatória

As agências regulatórias internacionais têm sido muito receptivas para os delineamentos adaptativos. Todavia, alguns fatores devem ser levados em consideração:

- Os delineamentos adaptativos apresentam grande chance de trazer ao estudo viés e aumentar o risco de erros tipos 1 e 2, comprometendo a validade e a integridade dos dados. Portanto, deve haver uma boa razão ética ou metodológica para a utilização de uma metodologia adaptativa.

- Os níveis de significância iniciais podem não ser corretos pela interferência da análise interina e, consequentemente, os intervalos de confiança podem não ser precisos.

- Adaptações no delineamento do estudo podem ir tão longe que, ao final, tem-se um estudo completamente diferente do original, comprometendo a análise e a interpretação dos resultados.

- Adaptações consideradas bem compreendidas, como reestimativa de tamanho amostral, randomização covariada ou fusão de fases, têm seus processos mais bem definidos e podem ser mais facilmente controladas e inspecionadas, alcançando melhor aceitação nas agências reguladoras. Entretanto, convém discutir e mitigar os problemas de delineamento, incluindo uma discussão com as autoridades reguladoras.

Antes de iniciar um estudo com delineamento adaptativo, deve-se ter certeza

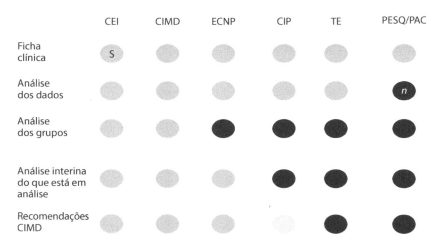

FIGURA 5.9 Nível de acesso aos dados dos partícipes do estudo.
CEI: centro independente de Estatística; CIMD: comitê independente de monitoramento de dados; ECNP: estatístico interno não participante do projeto; CIP: comitê interno de pesquisa; TE: tempo de estudo.

quanto à disponibilidade de recursos tecnológicos e humanos.

Ao implantar uma plataforma de desenvolvimento que inclua o delineamento adaptativo, sugere-se começar com adaptações simples e de acordo com os direcionamentos regulatórios locais.

REFERÊNCIA

1. Kairalla JA, Coffey CS, Thomann MA, Muller KE. Adaptive trial designs: a review of barriers and opportunities. Trials. 2012;13:145.

POPULAÇÕES ESPECIAIS EM PESQUISA CLÍNICA

JOÃO MASSUD FILHO

A pesquisa clínica tem um roteiro bem definido e validado pelos órgãos regulatórios internacionais. Suas etapas, em fases, são fundamentais para se conhecer a medicação antes que ela se torne um produto. Seus achados farão parte do dossiê regulatório comprovando, basicamente, a segurança e a eficácia de um novo medicamento.

A pesquisa clínica valida o uso do medicamento para todas as populações? Definitivamente não, porque não se pode extrapolar a pesquisa para todos os outros indivíduos.

Nos estudos de fase I, observa-se que a farmacocinética e a farmacodinâmica são diferentes na infância e no idoso. A farmacocinética varia por fatores genéticos, idade/composição corporal, função renal, função hepática, enfermidades hemodinâmicas, entre outros. Assim, as intoxicações iatrogênicas são mais frequentes nessas faixas etárias.

Ainda entre adultos, é preciso diferenciar as respostas do homem e da mulher. A mulher pode ser considerada uma população especial porque as diferenças hormonais, comparativamente com o homem e também com ela mesma em momentos diferentes da vida, dependendo da idade e do ciclo em que esteja, faz com que as respostas ao uso de alguma droga sejam diferentes.

Observa-se, de maneira geral, maior número de homens nos estudos clínicos justamente para evitar as influências hormonais da mulher. De todo modo, desde 1988 o FDA exige tabulações de gênero, idade e raça. Influenciada pelos hormônios cujas alterações repercutem sistematicamente, a mulher apresenta diferente estágio de desenvolvimento das doenças cardiovasculares, por exemplo, em relação ao comportamento destas no homem. Há nitidamente uma diferença na prevalência de algumas doenças no sexo feminino.

Se considerado o índice de massa corpórea (IMC) como um parâmetro de seleção, se verá que ele será diferente para um mesmo peso (diferença na altura). Também se observa que as drogas lipofílicas agem desigualmente nos dois sexos porque a composição corporal é diferente.

O FDA recomenda incluir mulheres com potencial de engravidar em estudos clínicos a partir da fase II.[1] Essa inclusão ainda gera dúvidas e questionamentos por causa da experiência catastrófica com a talidomida nos anos 1960. O uso de medicamentos na gravidez e no parto se baseia, além de nos estudos clínicos tradicionais, incluindo mulheres, também nas avaliações de farmacovigilância.

Estima-se que mais de 50% dos medicamentos usados em pediatria nunca foram testados em crianças. Seu uso é por extrapolação dos testes em adultos. A farmacocinética é diferente por vários fatores: elevada proporção de água corpórea; proteínas plasmáticas em quantidade diferente;

mucosa intestinal imatura; flora bacteriana em formação; secreção/comprimento/motilidade do intestino reduzidas.

A determinação da farmacocinética é muito difícil na criança pela necessidade de dosagens periódicas no sangue e na urina. Desse modo, algumas vezes, usa-se a obtenção dessas dosagens em diferentes crianças, colhendo as amostras em diferentes períodos sem sacrificar muito as crianças.

Em contrapartida, sem a farmacocinética, usa-se a extrapolação por meio do peso ou da superfície corporal. Esse fato pode implicar overdose para neonatos e infradose para outras faixas etárias

Também não pode se generalizar o medicamento em pediatria porque as diferentes fases de desenvolvimento infantil (pré-termo, neonato, crianças entre 1 e 2 anos, entre 2 e 12 anos e entre 12 e 16 anos) promovem respostas distintas.

O pH é alto nos primeiros dias de vida e diminui no final do 1º mês, mas só alcança níveis de adultos entre 5 e 12 anos de idade.

Nas crianças, a rota de metilação é importante, ao contrário do que acontece nos adultos. Assim, o paracetamol é menos tóxico em crianças do que no adulto porque a sua metabolização usa a rota da metilação.

Na criança, o CYP-450 é parcialmente desenvolvido. O metabolismo dos medicamentos é insuficiente e grandes mudanças ocorrem na criança enferma.

A pesquisa clínica em crianças é difícil por si mesma e pelas dificuldades de operacionalização.

A conclusão, em relação às crianças, é que a terapêutica deverá ser feita com muito critério pelos problemas potenciais de segurança e da própria eficácia.

A pesquisa clínica em idosos exige uma série de cuidados e análises para execução segura.

Deve-se lembrar que os aspectos farmacocinéticos e farmacodinâmicos nos idosos são diferentes daqueles nos adultos. A biotransformação no idoso é mais lenta, como no caso do diazepam. A excreção também poderá estar prejudicada. O uso de alguns medicamentos exige cuidado especial, por exemplo, os anti-inflamatórios não hormonais por causa da função renal comprometida. Acrescente-se que a massa hepática dos idosos é menor, havendo redução de 30% ou mais do CYP-450. Existe, também, uma maior permeabilidade da barreira hematoencefálica nesta população. Daí os riscos com o uso de produtos que atuem no sistema nervoso central (SNC): maior sonolência; alterações do equilíbrio; e alterações do comportamento e da cognição.

Tendo em vista que a população idosa é cada vez mais crescente, mais cuidada, mais medicada e com outros diagnósticos, torna-se necessário estabelecer regras e critérios rígidos para a pesquisa clínica nesta faixa etária. Também, por tudo isso, o desenho do protocolo clínico é mais complicado já que os idosos usam polifarmácia em muitos casos, com predominância dos medicamentos cardiovasculares, analgésicos/anti-inflamatórios, com ação no SNC e gastrintestinal.

É preciso ressaltar, também, que os hábitos alimentares são diferentes, há uma maior associação de medicamentos e sua potencial interação e, com frequência, ocorre uso inadequado em virtude das deficiências sensoriais, embora, teoricamente, a adesão dos idosos seja semelhante à de outras faixas etárias.

Um outro ponto fundamental é considerar a pesquisa clínica em diferentes etnias em que a prevalência e a incidência das doenças variam. Há uma influência grande dos fatores externos e da miscigenação. Desse modo, é fundamental o estudo em países multiétnicos, como o Brasil, avaliando inicialmente a farmacocinética e a farmacodinâmica. Embora haja poucas variações do PK/PD entre as etnias, é preciso avaliar os outros fatores envolvidos, como alimentação, álcool, ambiente e doenças regionais. No estudo de eficácia e tolerância, é necessário considerar respostas diversas seja por causa da biotransformação, seja pela excreção.

Concluindo, a pesquisa clínica pode e deve ser realizada em diferentes faixas etárias, etnias, gênero e estado de saúde desde que se observem as variações individuais e a definição cuidadosa dos critérios de avaliação de segurança e eficácia.

REFERÊNCIA

1. Food and Drug Administration. Dialogues on diversifying clinical trials [Internet]. Washington: FDA; 2011 [capturado em 18 fev. 2016]. Disponível em: htttp://www.fda.gov/downloads/ScienceResearch/SpecialTopis/WomensHealthResearch/UCM334959.pdf

PECULIARIDADES DA PESQUISA CLÍNICA EM ONCOLOGIA

CARLOS GIL FERREIRA
ANDRÉIA CRISTINA DE MELO

O câncer é uma das principais causas de morte no mundo.[1] Para alguns tumores, a sobrevida em 5 anos tem melhorado; para outros, os ganhos ainda são muito pequenos, reforçando a necessidade de pesquisa clínica em oncologia.[1] Atualmente, apenas 3 a 5% dos pacientes com câncer são sujeitos de pesquisa em estudos clínicos.[2] O custo do desenvolvimento de um novo medicamento chega a quase 1 bilhão de dólares, com mais da metade desse recurso destinada a ensaios clínicos.[3] Adicionalmente, poucas medicações clinicamente testadas são aprovadas pelas agências regulatórias e, por fim, comercializadas.[2]

A última década testemunhou uma expansão no conhecimento e na compreensão da carcinogênese, como resultado de projetos como o Genoma Humano[4] e o *Cancer Genome Atlas*.[5] Esse conhecimento permitiu o desenvolvimento e o avanço de terapias racionalmente concebidas e, muitas vezes, acompanhadas de um biomarcador preditivo para identificar os pacientes com maior probabilidade de benefício. Esse paradigma da terapia-alvo em populações potencialmente definidas pelos biomarcadores determinou uma evolução na pesquisa clínica em oncologia.[3]

Os protocolos de pesquisa, em todas as suas fases de desenvolvimento, são desenhados para uma seleção estruturada e criteriosa de pacientes, procedimentos predefinidos e intervenções testadas para prover estimativas confiáveis do benefício terapêutico.[6]

O uso de agentes direcionados a uma determinada alteração molecular envolve alterar o desenho de estudos de fase I, por exemplo. O objetivo típico de um estudo de fase I para um agente citotóxico clássico é determinar a dose máxima tolerada (DMT) ou a dose que resulta em menos do que um limite pré-especificado de toxicidade tolerável, presumindo que oferecer a dose máxima tolerada de um fármaco leva a um maior efeito clínico. Em um estudo com uma medicação-alvo um ponto essencial, além da segurança, é determinar a dose capaz de inibir um alvo preestabelecido. O objetivo torna-se, então, determinar a dose biológica ótima, que não é necessariamente a DMT. Dessa maneira, estudos de fase I empregando agentes citotóxicos incluem, com frequência, sujeitos de pesquisa diagnosticados com vários tipos de câncer e sem outras opções terapêuticas. Já nos estudos com medicações-alvo, o foco é idealmente pacientes com determinadas alterações moleculares.[3]

Outro ponto importante é entender os mecanismos de resistência aos tratamentos atuais quando estudos com novas terapias são propostos. A compreensão desses mecanismos permite que tanto a concepção de um agente como seus ensaios clínicos se efetuem de uma maneira mais focada e eficiente.[3]

Inicialmente, a taxa de resposta era suficiente para a aprovação do FDA de medicações oncológicas, mas, no início dos anos 1980, a agência americana definiu que a taxa de resposta por si só não reflete adequadamente a sobrevida. Em 1985, o FDA estipulou que o ganho em sobrevida deveria ser demonstrado para aprovação de novos medicamentos em oncologia. Hoje, o FDA ainda considera a sobrevida global como o *endpoint* mais confiável e preferencial. Avaliada facilmente, a sobrevida global não é ambígua, não está sujeita à influência do pesquisador e oferece uma clara avaliação dos riscos e benefícios de determinada intervenção. A principal desvantagem é o longo período de observação. Além disso, quando os pacientes mudam do braço-controle para o braço-experimental após a progressão da doença, o benefício em sobrevida global pode ser obscurecido.[7] Tratamentos de 2ª linha também podem confundir o resultado. Se um *surrogate endpoint* é usado, os efeitos de um agente empregado em 1ª linha podem ser avaliados antes da introdução de terapias em 2ª e 3ª linhas.[8]

Desde que o FDA adotou, em 1992, um regulamento de aprovação acelerada de medicações, muitos patrocinadores modificaram os *endpoints* de novos estudos. A partir de então, os chamados *surrogate endpoints* têm sido empregados na aprovação regular de medicamentos oncológicos. Os *surrogate endpoints* mais usados em oncologia incluem a taxa de resposta objetiva (TRO), a sobrevida livre de progressão (SLP), a sobrevida livre de doença (SLD) e o tempo até a progressão.[8]

Em comparação com a sobrevida global, o uso de *surrogate endpoints* em estudos de fase III pode encurtar o tempo para que os pacientes comecem a usar uma nova terapia. É fundamental uma validação adequada desses *endpoints*, mostrando que eles são substitutos da sobrevida global, por exemplo.[8]

Os principais benefícios dos *surrogate endpoints*, quando comparados à sobrevida global, são: menor tempo para conclusão dos ensaios clínicos; um menor tempo até a aprovação de novas medicações ou indicações com pacientes recebendo tratamento fora de protocolo mais rapidamente; o recebimento mais rápido por pacientes de novas terapias e com um menor custo no desenvolvimento.[8,9]

A remissão espontânea de um tumor é um evento raro e, dessa forma, a resposta objetiva fornece uma evidência clara de atividade antitumoral. O FDA define como resposta objetiva a soma das respostas parciais e completas. Como a resposta, em geral, ocorre rapidamente, dentro de 2 ou 3 meses, esse foi um *endpoint* bastante usado nas décadas de 1980 e 1990. Na realidade atual, se um alvo molecular é conhecido, este pode ser usado como um critério de inclusão para enriquecer a população tratada com respondedores prováveis. A desvantagem desse *endpoint* é que ele não mede diretamente o benefício completo do tratamento.[10]

A sobrevida livre de doença é o tempo desde a randomização até a recidiva ou morte. É um *endpoint* interessante quando a sobrevida longa torna a mensuração da sobrevida global inviável muito comum em estudos de adjuvância, por exemplo.[7]

A sobrevida livre de progressão é um *endpoint* semelhante à sobrevida livre de doença e trata-se do tempo até a progressão da doença ou morte por qualquer causa, o que ocorrer primeiro. O FDA aceita a sobrevida livre de progressão como uma avaliação mais precisa do que a taxa de resposta objetiva e favorece seu uso como um *surrogate endpoint*. Ao contrário da taxa de resposta objetiva, que exige a prova da redução do tumor, a sobrevida livre de progressão capta os efeitos de terapias que não necessariamente afetam o tamanho do tumor, mas que impedem o seu crescimento; além disso, esse *endpoint* captura o evento morte, evitando, assim, o viés associado à censura da morte em análises da taxa de resposta objetiva.[7,8]

Por fim, o tempo até a progressão difere da sobrevida livre de progressão por censurar as mortes que ocorrem antes da progressão da doença em avaliação. Ao contrário da sobrevida global, o tempo para progressão não sofre influência de *crossover* ou de tratamentos instituídos em linhas subsequentes. Na melhor das hipóteses, o tempo para a progressão fornece uma estimativa, uma vez que a progressão ocorre em algum ponto desconhecido entre as observações programadas.[7,10]

Concluindo, embora a sobrevida global seja o *endpoint* padrão-ouro para estudos clínicos em oncologia, ele pode exigir um grande número de pacientes e um seguimento para demonstrar a eficácia esperada. Os *surrogate endpoints* aceleram o tempo necessário para trazer novos agentes ao uso na comunidade, têm suas vantagens e desvantagens e devem ser interpretados com cuidado à luz de cada situação testada.

REFERÊNCIAS

1. International Agency for Research in Cancer. Globocan 2012: estimated cancer incidence, mortality and prevalence worldwide in 2012 [Internet]. Lyon: IARC; 2012 [capturado em 18 dez. 2015]. Disponível em: http://globocan.iarc.fr/Pages/fact_sheets_cancer.aspx.
2. Murthy VH, Krumholz HM, Gross CP. Participation in cancer clinical trials: race-, sex-, and age-based disparities. JAMA.;291(22):2720-6.
3. Maitland ML, Schilsky RL. Clinical trials in the era of personalized oncology. CA Cancer J Clin. 2011;61(6):365-81.
4. National Human Genome Research Institute (NHGRI) [Internet]. Bethesda: NIH; c015 [capturado em 18 dez. 15]. Disponível em: http://www.genome.gov/.
5. The Cancer Genome Atlas [Internet]. Bethesda: NIH; c015 [capturado em 18 dez. 15]. Disponível em: http://cancergenome.nih.gov/.
6. Schilsky RL. Personalizing cancer care: American Society of Clinical Oncology presidential address 2009. J Clin Oncol. 2009;27(23):3725-30.
7. Food and Drug Administration. Guidance for industry: clinical trial endpoints for the approval of cancer drugs and biologics [Internet]. Rockville: FDA; 2007 [capturado em 18 dez. 2015]. Disponível em: http://www.fda.gov/downloads/Drugs/GuidanceComplianceRegulatoryInformation/Guidances/ucm071590.pdf.
8. Shi Q, Sargent DJ. Meta-analysis for the evaluation of surrogate endpoints in cancer clinical trials. Int J Clin Oncol. 2009;14(2):102-11.
9. Schatzkin A, Gail M. The promise and peril of surrogate end points in cancer research. Nat Rev Cancer. 2002;2(1):19-27.
10. Schilsky RL. End points in cancer clinical trials and the drug approval process. Clin Cancer Res. 2002;8(4):935-8.

IMPLANTAÇÃO E AVALIAÇÃO DE QUALIDADE DE UM CENTRO DE PESQUISA CLÍNICA

GUSTAVO KESSELRING

Todo pesquisador que já fez parte de um projeto de pesquisa clínica patrocinado pela indústria farmacêutica já deve ter pensado em montar o seu próprio centro de pesquisa clínica, talvez pela vontade de estar na fronteira do conhecimento lidando com a inovação das novas terapias na área da saúde, talvez pela oportunidade de estudar a eficácia e a segurança dessas terapias antes que a comunidade médica o faça, talvez pela possibilidade de oferecer uma esperança de tratamento a um paciente sem opção terapêutica no arsenal de medicamentos disponíveis no mercado, talvez pelo incentivo financeiro ou ainda por tudo isso junto.

Contudo, instituições de saúde que têm pesquisadores que trazem estudos clínicos para serem realizados em suas dependências entendem que essas pesquisas clínicas podem trazer benefícios financeiros adicionais para elas.

O que seguramente nenhum pesquisador clínico ou instituição sabe é que a implantação de um centro de pesquisa clínica é um desafio empresarial extremamente complexo que requer uma capacitação não ensinada nas faculdades de medicina. Inicialmente, esse pesquisador em conjunto com a instituição deve se fazer as seguintes perguntas cujas respostas objetivas e francas guiarão o sucesso, ou não, do empreendimento, a saber:

1. Queremos fazer isso porque gostamos de estar na fronteira do conhecimento médico e científico?

   Se a resposta for afirmativa, o pesquisador e sua equipe deverão se familiarizar com todo o processo de desenvolvimento pré-clínico e clínico (estudos fase I a IV) dos novos medicamentos, o que seguramente não foi ensinado de forma adequada no curso de farmacologia durante a graduação médica. Além disso, o investigador deve entender que a pesquisa clínica não é igual a uma pesquisa acadêmica, pois a pergunta a ser respondida é se a nova terapia é eficaz e segura para uso em larga escala na população.

2. Gostamos e exercemos a prática de trabalhar em equipe?

   O investigador e a instituição devem entender que a pesquisa clínica não é uma atividade como a assistência médica que se faz nos consultórios e ambulatórios onde ela é o centro do processo. A pesquisa clínica é uma atividade altamente complexa e que envolve outros profissionais da área de saúde (enfermeiros(as), farmacêuticos(as), biomédicos(as)), assim como profissionais das áreas administrativas, financeiras, legais, regulatórias, de transporte internacional de material biológico, além da assistência médica dada aos sujeitos de pesquisa durante os estudos clínicos. Sem um trabalho de equipe e muito bem coordenado entre todas essas áreas, não existe um estudo clínico bem feito.

3. O pesquisador e sua equipe têm tempo livre suficiente para se dedicarem a esta outra atividade profissional?

Esta resposta tem de ser muito franca e objetiva, pois investigadores clínicos, em geral, acreditam que podem "supervisionar" a pesquisa que é feita por outros profissionais, esquecendo-se de que o investigador principal é o responsável legal pela pesquisa, pela assistência médica dada aos pacientes envolvidos na pesquisa, assim como pela veracidade dos dados nela produzidos. Para que um investigador clínico possa estar ciente de todas essas responsabilidades, ele tem de entender que isso tomará boa parte de seu tempo profissional.

4. Existem profissionais nas equipes do pesquisador e na instituição habilitados para o trabalho administrativo e de negócios que a pesquisa exige?

Como a pesquisa clínica tem como objetivo principal saber se uma nova terapia é eficaz e segura para uso em larga escala na população, o valor principal dela está nos dados obtidos, e não nos resultados clínicos da pesquisa. Com isso, existe a necessidade do trabalho em conjunto harmônico de uma série de profissionais da área de saúde (médicos, enfermeiros, farmacêuticos, biomédicos, assistentes sociais) com administradores, técnicos em transporte biológico e outros.

O treinamento de todos esses profissionais, explicando-lhes a importância de cada um no processo da pesquisa clínica, é fundamental para o sucesso do centro de pesquisa.

5. Queremos fazer isso porque queremos ganhar muito dinheiro com esta outra atividade?

Esta é uma pergunta frequente e que merece ampla reflexão. Uma associação recentemente criada nos Estados Unidos (Society for Clinical Research Sites – SCRS)[1] e que agrega 1.500 centros de pesquisa clínica em 39 países mostra dados atuais em que o lucro operacional dos centros afiliados a esta instituição vem decrescendo nos últimos anos (Figura 5.10).

Como essa é uma tendência que não se reverterá no médio prazo, os centros de pesquisa precisarão, cada vez mais, ter equipes de profissionais muito bem treinados e que possam fazer mais estudos com recursos limitados.

6. Quanto a instituição tem de capital financeiro e de tempo para investir nes-

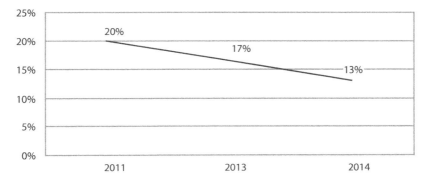

FIGURA 5.10 Lucro operacional dos centros de pesquisa entre 2011 e 2014.
Fonte: Society for Clinical Research Sites.[1]

te empreendimento e em quanto tempo espera obter retorno?

Novamente uma pergunta sempre feita quando a instituição está na fase de decisão de implementar ou não um centro de pesquisa clínica. Aqui, o mais importante é que seja feito um plano de negócios (*business plan*) criterioso e que se tenha em mente que este tipo de investimento é de longo prazo com maturação e retorno de investimento entre 5 e 10 anos.

Dependendo do tipo de instituição, os custos fixos podem ser mais ou menos amortizados dentro do investimento a ser feito. Dados da SCRS (Figura 5.11) mostram a distribuição global pelo tipo de instituição onde os centros de pesquisa clínica estão inseridos. A maioria dos centros de pesquisa clínica é de clínicas médicas (38%) ou centros profissionais de pesquisa clínica (33%) onde os custos de investimento em treinamento de recursos humanos, marketing, desenvolvimento de negócios (*business development*) e participação em conferências/feiras de pesquisa clínica podem impactar positivamente ou negativamente no tempo do retorno do investimento. Sempre é bom lembrar que, se não houver um forte investimento nestas áreas, dificilmente o centro de pesquisa conseguirá atrair um número de pesquisas e de patrocinadores adequado para atingir a maturação do negócio em 5 a 10 anos.

CONTROLE DE QUALIDADE DE UM CENTRO DE PESQUISA CLÍNICA

Depois que um centro de pesquisa clínica é implantado e começa a operar recrutando pacientes para seus estudos clínicos, defronta-se com o desafio de oferecer e manter a qualidade necessária para atender aos padrões do GCP (*good clinical practice*). A denominação GCP indica padrões de qualidade ética e científica para o desenho, condução, registro, informação e acompanhamento dos estudos que envolvem a participação de seres humanos.

A conformidade com esses padrões assegura os direitos, a segurança e o bem-es-

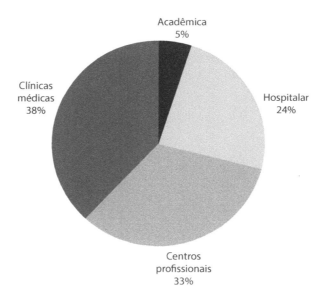

FIGURA 5.11 Taxa de conversão por tipo de site.
Fonte: Society for Clinical Research Sites.[1]

tar dos sujeitos de pesquisa de acordo com os princípios originados na Declaração de Helsinki[2] e atribui credibilidade aos dados.[3]

A condução de estudos clínicos em acordo com os padrões de GCP é uma tarefa árdua, requerendo investigadores e equipes muito bem treinados na condução adequada dos estudos e que os centros de pesquisa mantenham toda a documentação dos estudos clínicos. O grupo de controle de qualidade (CQ) é o foco natural para o treinamento das atividades relacionadas ao GCP.

O ideal é que, à medida que as atividades do centro de pesquisa clínica cresçam, se estabeleça um grupo de CQ que, inicialmente, pode ser de uma pessoa por meio período ou período completo de trabalho, a depender do volume dos estudos conduzidos.

O objetivo do grupo de CQ é desenvolver e implementar programas desenhados para aumentar a qualidade dos estudos clínicos conduzidos naquele centro desde o início. Isso aumenta a segurança do paciente e melhora o desempenho das visitas de monitoria dos estudos feitas pelos patrocinadores. As responsabilidades do grupo de CQ são:

- Conformidade com o GCP.
- Conformidade com as regulações das agências sanitárias (Anvisa, FDA e EMA).
- Conformidade com os procedimentos operacionais padrão (SOP) dos patrocinadores.
- Conformidade com os requerimentos dos protocolos como critérios de inclusão/exclusão, visitas previstas e realização de testes e exames previstos no protocolo de pesquisa.
- Revisão dos formulários da pesquisa antes do início do estudo.
- Revisão de 100% dos Termos de Consentimento Livre e Esclarecidos (TCLE) dos sujeitos de pesquisa.
- Revisão dos documentos "fonte" ou dos registros médicos dos sujeitos de pesquisa.
- Pesquisa de desvios na documentação dos estudos e revisão dos desvios em conjunto com os pesquisadores para correção e prevenção de erros futuros.

Em razão de sua importância, o grupo de CQ deverá se reportar ao diretor de operações clínicas do centro de pesquisa e manter independência quanto às atividades dos investigadores e suas equipes.[4] Além disso, deve exercer um papel de cooperação positiva com as equipes do centro de pesquisa e não se considerar um adversário a ser vencido.[4]

Patrocinadores como indústrias farmacêuticas e Contract Research Organizations (CRO) reconhecem e apreciam esse investimento em qualidade. No final, o grupo de CQ ajudará os pesquisadores e suas equipes a terem um padrão de qualidade internacional de pesquisa, facilitando os processos de auditorias dos patrocinadores dos estudos e das agências sanitárias, como a Anvisa, o FDA e a EMA.

Para uma compreensão mais ampla do assunto deste capítulo, recomenda-se a leitura do manual *How to grow your investigative site*, de Barry M. Miskin,[5] e o acesso ao site da Society of Clinical Research Sites.[1]

REFERÊNCIAS

1. Society for Clinical Research Sites [Internet]. Ellicott City: SCRS;c2016 [capturado em 05 jan. 2016]. Disponível em: myscrs.org/.
2. World Medical Association. WMA Declaration of Helsinki: ethical principles for medical research involving human subjects [Internet]. Ferney-Voltaire: WMA; c2015 [capturado em 10 dez. 2015]. Disponível em: http://www.wma.net/en/30publications/10policies/b3/index.html.
3. Food and Drug Administration. Guidance for industry. E6 good clinical practice: consolidated guidance [Internet]. Rockville: FDA; 1996 [capturado em 18 dez. 2015]. Disponível em: http://www.fda.gov/downloads/Drugs/.../Guidances/ucm073122.pdf.
4. Koshore Nadkarni RA, Antel S, Sargent K. The value of site-based quality assurance systems for clinical research testing sites. The Monitor. 2000;14(4):30.
5. Miskin B. How to grow your investigative site: a guide to operating and expanding a successful clinical research center. Boston: Center Watch; 2002.

CAPACITAÇÃO EM PESQUISA CLÍNICA

STEPHEN SONSTEIN

CERTIFICAÇÃO PROFISSIONAL E RECONHECIMENTO

Um dos métodos mais comuns usados para padronizar e aumentar a qualidade da força de trabalho profissional é por meio da certificação pessoal e do credenciamento institucional. O primeiro é um processo usualmente sancionado por um grupo que representa a profissão (p. ex.: sociedade profissional), em que o candidato prova ter conhecimento, habilidade e atitude para executar um trabalho específico. Em geral, inclui uma avaliação padronizada administrada pelo corpo certificador. Quando o indivíduo completa as provas com sucesso, recebe um reconhecimento formal pelo órgão certificador e, quase sempre, pode indicar esse reconhecimento pelo acréscimo de letras características após seu nome, nas interações profissionais. Há várias organizações que outorgam certificação a profissionais em pesquisa clínica. Além do exercício da medicina pelo clínico, exigência legal a certificação profissional para praticar qualquer uma das atividades da pesquisa clínica, as autoridades, regularmente, dão prioridade aos indivíduos certificados. Várias das instituições que participam de empreendimentos de pesquisa clínica são credenciadas pelos organismos profissionais. A Associação para o Credenciamento de Programas de Proteção à Pesquisa em Humanos (Association for the Accreditation of Human Research Protection Programs – AAHRPP)[1] fiscaliza e credencia instituições em todo o mundo (p. ex.: Institutional Review Boards, Ethics Committees) para "promover excelente pesquisa ética". Várias autoridades reguladoras governamentais credenciam indústrias farmacêuticas ou centros de pesquisa clínica para realizar pesquisa de alta qualidade e ética e desenvolvimento de produtos. Programas acadêmicos mais recentes, que formam profissionais em pesquisa clínica e assuntos de regulamentação, começaram a desenvolver um processo de credenciamento para padronizar currículos acadêmicos e garantir que os graduados de seus programas educacionais sejam qualificados adequadamente para o trabalho em pesquisa clínica.

DESENVOLVIMENTO DE DISCIPLINAS ACADÊMICAS DE PESQUISA CLÍNICA E TRANSLACIONAL

A educação e o treinamento na pesquisa clínica e translacional desenvolveram-se nos últimos 25 anos de modo similar ao da maioria das outras disciplinas relacionadas com a saúde. Como mostrado na Quadro 5.5,[2] ela se iniciou como uma atividade necessária para que um novo medicamento avance no processo de regulamentos de aprovação. Os indivíduos que participam do empreendimento da pesquisa clínica, sejam pesquisadores ou pessoal de apoio, são treinados informalmente ou tutoreados no processo até que possam atuar independentemente. Conforme aumentam a complexidade do processo e a necessidade de pessoal capacitado, os programas de treinamento corporativos e privados evoluem e as organizações profissionais criam programas de educação e treinamento para os empregados das indústrias de desenvolvimento de medicamentos, das organizações de pesquisa contratadas e dos centros médicos acadêmicos que apoiam o empreendimento de pesquisa clínica.

As instituições acadêmicas entraram em cena e agora há 62 programas nos Estados Unidos, apoiados pelo Instituto Nacional de Saúde (National Institute of Health), que formam novos pesquisadores e 125 programas globais em centros médicos acadêmicos, universidades públicas e privadas que oferecem certificados e formação em Medicina Farmacêutica, administração de triagens clínicas e assuntos de gestão e legislação. Na Europa, a Iniciativa em Medicamentos Inovadores (Innovative Medicines Initiative),[3] um esforço conjunto da EMA, da comunidade acadêmica e da indústria farmacêutica, desenvolveu o programa Pharmatrain que oferece um currículo padronizado de cursos em Medicina Farmacêutica em 55 instalações primariamente universitárias. Programas acadêmicos que formam profissionais em pesquisa clínica também existem na Austrália, Brasil, Hong Kong e Coreia do Sul. Essas ofertas acadêmicas variam do grau de assistente até o de mestrado e alguns programas estão explorando o potencial de oferecer o doutorado. Vários desses programas têm um componente experimental (preceptoria/estágio) ou experiência de trabalho de campo orientado que treina habilidades, além do conteúdo didático. A pesquisa clínica tornou-se uma disciplina acadêmica legítima.

Enquanto os programas de bacharelado e graduação estão focados em produzir pessoal "de entrada", os programas de pós-graduação oferecem uma variedade de áreas de concentração para estudantes com uma graduação prévia. Os mestrados focalizam a investigação clínica, o manejo dos estudos clínicos, ciências de informação, ciências de legislação e propriedade intelectual. Os programas acadêmicos também estão explorando a oportunidade de atender a necessidades associadas, como o desenvolvimento de negócios, bioinformática e aspectos conexos às ciências médicas. Grande número de indivíduos que ingressam na profissão de pesquisa clínica são adultos que desejam mudar de carreira. Para atender à necessidade particular desses estudantes, os programas acadêmicos prepararam programas acelerados oferecendo mais conteúdo a distância e cursos de curta duração.

Um dos impedimentos significativos para satisfazer a crescente necessidade de mão de obra na pesquisa clínica é a exigência de experiência prévia feita pela indústria farmacêutica patrocinadora e pelas entidades de pesquisa contratantes que

	QUADRO 5.5 Evolução da educação e do treinamento em pesquisa clínica
Atividade	• Treinamento informal: demonstrações, tutoramento • Cursos de curta duração: como fazer • Equipes profissionais (treinamento, apoio)
Matéria	• Envolvimento acadêmico: padrões e competências • Currículo formal: programas de longa e curta duração • Credenciamento e certificação nacional
Profissão	• Padrões internacionais/harmonização de treinamento/ reconhecimento mútuo • Certificação e especialização internacional • Manutenção por meio de desenvolvimento profissional continuado

as apoiam. Mesmo existindo atualmente muitas vias de adquirir o conhecimento, as aptidões e habilidades para atuar efetivamente no empreendimento, as corporações patrocinadoras e as empresas de pesquisa clínica (Clinical Research Organization – CRO), em geral, exigem 2 a 5 anos de experiência para alguém que queira se candidatar a uma vaga. Não há nenhum estudo rigoroso que conclua que os indivíduos experientes são de fato mais competentes. Isso tem dificultado muito que os novos graduados em programas acadêmicos ou de escolas profissionais consigam emprego na indústria. Com frequência, para adquirir a experiência exigida para ingressar na indústria, eles trabalham como coordenadores clínicos para médicos que estão realizando triagens clínicas. Muitos são voluntários não remunerados até adquirir qualificação para se candidatar a um emprego. Organizações que certificam profissionais em pesquisa clínica implementaram critérios experimentais similares para realizar as provas de certificação. Usualmente, são necessários 2 anos de experiência documentada para se inscrever nas provas de certificação da Association of Clinical Research Professional (ACRP) e Society of Clinical Research Association for Clinical Research Excellent (SoCRA).[4,5] Como mais e mais autoridades de contratação estão reconhecendo o valor da certificação profissional, isso levou ao "dilema circular" que, muitas vezes, o candidato precisa ter uma certificação profissional para obter um emprego, mas é preciso ter um trabalho, a fim de obter o certificado profissional.

Um dos problemas que surgiram com a exigência de experiência antes de se contratar é a pirataria de pessoal que ocorre entre empresas, quando há uma escassez de mão de obra. Isso é especialmente verdadeiro na indústria do CRO. Se uma empresa recebe um contrato que, para ser efetuado, exige 20 novos e "experientes" pesquisadores clínicos associados (CRA), de que forma ela recruta os outros que não seja a de os atrair a partir de outra CRO e pagando-lhes um salário maior? O resultado final tem sido tanto o número elevado de rodízio de pessoal como a remuneração salarial artificialmente inflada. Estão em curso esforços entre a comunidade acadêmica com parceiros da indústria e os órgãos de credenciamento de pessoal, de modo que a qualidade dos egressos dos programas acadêmicos seja reconhecida e, assim, tornar desnecessários os requisitos de experiência prévia para contratação.

Em 2003, os líderes de alguns dos primeiros programas acadêmicos formaram um grupo profissional denominado de Consórcio de Programas Acadêmicos em Pesquisa Clínica (Consortium of Academic Programs in Clinical Research – CoAPCR).[6] Inicialmente, esse grupo pretendeu ser um fórum de diretores de programas acadêmicos que enfrentam problemas similares de crescimento e integração com a comunidade acadêmica, bem como estimular o desenvolvimento de novos programas para absorver a mão de obra necessária. O consórcio cresceu e seus membros agora estão abertos a todos os programas acadêmicos que objetivam a pesquisa clínica/translacional e assuntos de regulamentação, bem como às organizações profissionais e comerciais que apoiam seus programas acadêmicos e contratam seus diplomados. Mais recentemente, o consórcio acrescentou à sua missão a definição e aceite das principais competências exigidas dos profissionais de pesquisa clínica e a integração desses padrões de competências nos currículos de programas acadêmicos. Vários dos seus líderes são membros da Força-Tarefa Conjunta de Competência em Ensaios Clínicos (Joint Task Force for Clinical Trial Competence – JTF) que publicou um artigo recentemente[7] descrevendo aspectos de competência central harmonizada para o profissional de pesquisa clínica. Esses aspectos são adotados pelo Consórcio e suas instituições membros, as quais iniciaram a reforma do currículo acadêmico e e os objetivos e resultados de aprendizados para essas competências. Tais esforços devem aumentar a maturação da pesquisa clínica como disciplina acadêmica com a padronização dos currículos entre instituições e o credenciamento de programas acadêmicos de modo semelhante ao processo que existe para a maioria dos outros programas acadêmicos relacionados com a saúde. Finalmente, é previsto que o credenciamento dos profissionais da pesquisa clínica exigirá preparação acadêmica como a que existe para quase todos os demais profissionais da saúde.

Os programas acadêmicos em pesquisa clínica atualmente servem não só para atender ao aumento da força de trabalho global qualificada, mas oferecem também a oportunidade de desenvolver a próxima geração de líderes inovadores para o empreendimento de pesquisa clínica e translacional. Concluída a pós-graduação, os estudantes emergem como pensadores críticos, capazes de avaliar a informação e os resultados contemporâneos, consumir e analisar a pesquisa acadêmica e oferecer novas ideias, contribuindo para inovações e processos mais eficientes que servem de ponte sobre as lacunas em um campo de avanços científicos constantes que cresce em complexidade metodológica e regulatória.

Outro aspecto que impacta a força de trabalho em pesquisa clínica é não haver definição e descrição geral aceitas de posições para a miríade de papéis que existem no empreendimento. A posição do coordenador de pesquisa clínica pode ter exigências muito distintas de um local de ensaios clínicos para outro. A descrição de pesquisador clínico associado ou monitor na Europa Ocidental pode diferir significativamente do mesmo título na América Latina. Além da experiência, não existe nenhum outro critério-padrão usado para promover ou progredir na profissão.

GRUPO DE TRABALHO PARA TRIAGEM CLÍNICA EFICAZ

Recentemente, vários grupos profissionais relacionados com empreendimentos de pesquisas clínicas publicaram artigos e textos técnicos ou apresentaram temas em encontros profissionais que revelaram esta mensagem.[8-11] À medida que o conceito de educação baseada em competências alcançou a indústria de desenvolvimento de medicamentos, vários desses grupos têm elaborado listas de conhecimentos, habilidades e atitudes que definem as competências essenciais exigidas dos profissionais de pesquisa clínica. Para a maior parte, a abordagem de cada grupo tem sido focada sobre um componente específico da empresa de pesquisa clínica. Alguns exemplos são as instituições Centro Nacional para o Progresso da Ciências Translacional (National Center for Advancing Translational Sciences), nos Estados Unidos, que têm desenvolvido listas de competências essenciais para cientistas de pesquisa translacional;[12] a Federação Internacional das Associações de Médicos Farmacêuticos (International Federation of Associations of Pharmaceutical Physicians) que desenvolveu listas de competências essenciais para médicos farmacêuticos;[2] o Consórcio de Programas Acadêmicos em Pesquisa Clínica (Consortium of Academic Programs in Clinical Research) que desenvolveu competências essenciais para os coordenadores clínicos (CRC) e monitores (CRA);[13] a Associação de Profissionais em Pesquisa Clínica (Association of Clinical Research Professionals – ACRP) que definiu um plano de carreira para CRC, CRA e pesquisadores que incorporam as declarações de competência;[14] e a Sociedade Profissional de Assuntos Regulatórios (Regulatory Affairs Professions Society) que adotou as regras essenciais de competência relacionadas aos profissionais de assuntos regulatórios.[15] A profissão de enfermeiro tem contribuído com esse esforço pela variedade de estudos de esquemas do papel da pesquisa clínica e publicações definindo competências.[16-20] Esses esforços começaram o processo de mover a pesquisa clínica do foco de atender às regulamentações para o foco da competência profissional.

Em uma tentativa de reunir esses esforços díspares, mas de alta qualidade, focados na qualidade da pesquisa clínica, na primavera de 2013, foi organizada uma reunião de representantes de indústrias farmacêuticas, organizações de pesquisa por contrato, instituições acadêmicas e sociedades profissionais no Centro de Pesquisa Multirregional (Multi-Regional Trial Center) da Universidade de Harvard. Reuniu-se um grupo de base ampla e muito representativo, a JTF. Os membros da JTF concordaram em trabalhar para alinhar e harmonizar as regulamentações muito mais voltadas para a competência essencial dos profissionais de pesquisa clínica, em um conjunto único de normas de alto nível, que pode ser adotado em âmbito mundial e servir de quadro para a definição de competência profissional em toda a pesquisa clínica. A JTF publicou seus resultados em junho de 2014.[7]

Foi determinado que todas as qualificações de competência podem ser alinhadas dentro de oito domínios de competências. Os domínios e suas descrições são listadas na Quadro 5.6.

A etapa seguinte requer a adaptação das regras individuais de conhecimento, habilidade e atitude (CHA) dos objetivos de estudo de cada uma das muitas publicações e apresentações, além de alinhá-las dentro de cada domínio de competência apropriado.

QUADRO 5.6 Oito domínios de competências essenciais harmonizadas para o profissional da pesquisa clínica

• Inclui todos os elementos de comunicação no local e entre o local e o patrocinador, CRO e os reguladores. • Compreendendo as qualificações da equipe de trabalho necessárias para realizar a triagem clínica	**Comunicação e equipe de trabalho**	**Conceitos científicos e delineamento experimental**	• Compreende o conhecimento dos conceitos científicos relacionados com o projeto e a análise da triagem clínica
• Compreende os princípios e as práticas de liderança e profissionalismo na pesquisa clínica	**Liderança e profissionalismo**	**Considerações éticas e de segurança dos participantes**	• Compreende os cuidados com o paciente, aspectos de proteção à pessoa e segurança na execução do ensaio clínico.
• Compreende como os dados são adquiridos e processados durante a triagem clínica, incluindo a fonte dos dados, a digitação, as dúvidas, o controle de qualidade e correção e o conceito de base de dados chaveada	**Processamento dos resultados e informática**	**Desenvolvimento e regulação de medicamentos**	• Compreende o conhecimento de como os medicamentos são desenvolvidos e regulamentados
• Compreende o conteúdo necessário em âmbito local para realizar o estudo (aspectos financeiros e de pessoal). • Inclui operações locais e de estudo (não inclui GCP regulatório).	**Gerenciamento do estudo e do local**	**Execução de triagens clínicas (ETC)**	• Compreende o estudo do manejo e a conformidade ETC; manejo seguro (identificação e relato dos efeitos adversos, vigilância pós-comercialização e farmacovigilância) e manipulação de produto em investigação

A etapa final envolve a revisão de todas regras de aprendizado CHA objetivas dentro de cada domínio de competência e harmonizá-las originando regras CHA finais, cada uma dentro de domínios específicos, que incluem e representam as prioridades de cada organização individual, mas sem redundâncias ou repetições. Decidiu-se que as regras de competência harmonizadas nesse nível devem refletir, principalmente, as habilidades cognitivas e que os aspectos de desempenho e de atitude de aprendizado são mais bem definidos em um nível mais granular pelos grupos que usam essas regras de competência harmonizadas, como um quadro para desenvolver mais as expressões voltadas para componentes específicos da empresa (p. ex.: descrição de funções; critérios de credenciamento; requisitos de formação).

À JTF e às organizações colaboradoras foi dada a oportunidade de rever os objetivos de aprendizado do domínio de competência. Os comentários e sugestões foram integrados no produto final, um Quadro de Competências Essenciais para o Profissional de Pesquisa Clínica, apresentado a seguir:

- **Conceitos científicos e delineamento experimental** – Compreendem o conhecimento de conceitos científicos relacionando-os ao delineamento experimental e análise das triagens clínicas:
  - Demonstrar conhecimento de fisiopatologia, farmacologia e toxicologia conforme se relacionem com a descoberta e o desenvolvimento de medicamentos.
  - Identificar as questões clinicamente importantes que são hipóteses de pesquisa clínica potencialmente testáveis, por meio de revisão da literatura profissional.
  - Planejar a triagem experimental.
  - Explicar os elementos (estatística, epidemiologia e operacional) do planejamento do estudo clínico e translacional.
  - Analisar criticamente os resultados do estudo com uma compreensão da eficácia terapêutica e comparativa.

- **Considerações éticas e de segurança dos participantes** – Compreendem os cuidados com o paciente, aspectos de proteção e segurança da pessoa na condução da triagem clínica:
  - Comparar e contrastar os cuidados clínicos e o manejo clínico dos participantes da pesquisa.
  - Avaliar e aplicar o entendimento do passado aos aspectos éticos atuais, as variações culturais e os aspectos comerciais no processo de desenvolvimento de medicamentos.
  - Definir os conceitos de "equilíbrio clínico" e "equívocos terapêuticos" conforme se relacionem com a condução da triagem clínica.
  - Explicar como os critérios de inclusão e exclusão estão inseridos nos protocolos clínicos para assegurar a proteção das pessoas.
  - Comparar as exigências para proteção e privacidade das pessoas sob diferentes regulamentações nacionais e internacionais e assegurar sua implementação em todas as fases do estudo clínico.
  - Explicar a evolução das exigências de consentimento informado aos participantes da pesquisa e os princípios e conteúdo dos documentos-chaves que asseguram a proteção das pessoas participantes da pesquisa clínica.
  - Descrever os aspectos éticos envolvidos ao lidar com populações vulneráveis e a necessidade de salvaguardas adicionais.
  - Resumir os princípios e métodos de distribuição e equilibrar os riscos e as vantagens por meio de seleção e manejo das pessoas da triagem clínica.

- **Desenvolvimento e regulação de medicamentos** – Compreendem o conhecimento de como os medicamentos são desenvolvidos e regulamentados:

- Discutir os eventos históricos que provocaram o desenvolvimento de processos regulatórios governamentais para medicamentos, aparelhos e produtos biológicos.
- Descrever as funções e responsabilidades das várias instituições participantes no processo de desenvolvimento de medicamentos.
- Explicar o processo de desenvolvimento de medicamentos e as atividades que integram a realidade comercial no manejo do ciclo de vida dos produtos médicos.
- Resumir a estrutura regulatória e legislativa que fundamenta o desenvolvimento e registro de medicamentos, aparelhos e produtos biológicos e garantir sua segurança, eficácia e qualidade.
- Descrever os processos e fases específicos que devem ser seguidos para que a autoridade regulatória aprove a autorização para comercialização de um produto médico.
- Descrever as exigências de relatos de segurança das agências regulatórias tanto antes como depois da aprovação.
- Avaliar os aspectos gerados e os efeitos da expansão global na aprovação e regulamentação dos produtos médicos.

- **Execução de triagens clínicas (ETC)** – Compreende a administração do estudo e a observância da ETC; administração da segurança (identificação e relato dos efeitos adversos, vigilância pós-comercialização e VP) e o tratamento do produto sob investigação:
    - Avaliar a execução e o manejo das triagens clínicas em relação ao contexto do plano de desenvolvimento clínico.
    - Descrever a função e as responsabilidades da equipe de pesquisa clínica conforme definidas pelas normas de boas práticas clínicas.
    - Avaliar a concepção do projeto e a documentação das triagens clínicas conforme exigência para atender às normas de boas práticas clínicas.
    - Avaliar o plano de execução e a documentação das triagens clínicas conforme exigência para atender às normas de boas práticas clínicas.
    - Comparar e contrastar os regulamentos e normas dos organismos regulatórios globais com relação à realização de triagens clínicas.
    - Descrever controles, armazenamentos e dispensação apropriados do produto sob investigação.
    - Diferenciar os tipos de eventos adversos que ocorrem durante a triagem clínica entendendo o processo de identificação para eventos adversos e descrever as exigências de relato para IRB's/IEC's, financiador e autoridades reguladoras.
    - Descrever como os regulamentos e normas globais garantem a proteção e privacidade do humano durante a realização das triagens clínicas.
    - Descrever as exigências de relatos dos órgãos regulatórios globais relacionados à condução da triagem clínica.
    - Descrever o papel e o processo de monitorização do estudo.
    - Descrever o papel e os propósitos das auditorias de triagem clínica.
    - Descrever as exigências de relatos de segurança das agências regulatórias prévias e após aprovação.
    - Descrever os vários métodos pelos quais os aspectos de segurança são identificados e geridos durante a fase de desenvolvimento da pesquisa clínica e após a comercialização.
    - Descrever os vários métodos pelos quais os itens de segurança são identificados e geridos durante a fase de desenvolvimento e a fase de comercialização.

- **Gerenciamento do estudo e do local** – Compreende o conteúdo necessário no local para realização do estudo (aspectos financeiros e de pessoal). Inclui as operações locais e de estudo (não incluindo as regulatórias/ETC):

- Descrever os métodos utilizados para determinar se o patrocinador supervisiona, participa ou não da triagem clínica.
- Desenvolver e administrar os recursos financeiros, o cronograma e o pessoal transdisciplinar necessário para realizar o estudo clínico ou pesquisa translacional.
- Aplicar conceitos de administração e métodos de treinamento eficazes para lidar com o risco e melhorar a qualidade na condução da pesquisa clínica.
- Utilizar elementos de gestão do projeto relacionados com a organização do local de estudo para gerenciar o recrutamento de pacientes, os procedimentos completos e o progresso do trabalho.
- Identificar as responsabilidades legais, encargos e prestação de contas envolvidas na realização da triagem clínica.
- Identificar e explicar os procedimentos específicos, as exigências de documentos e vigilância dos pesquisadores principais, patrocinadores, autoridades regulatórias e CRO que se relacionam com a condução da triagem clínica.

- **Processamento dos resultados e informática** – Compreende como os dados são obtidos e processados durante a triagem clínica, incluindo sua origem, a entrada de dados, consultas, controle de qualidade e correção do conceito de um banco de dados bloqueado:
    - Descrever o papel que a bioestatística e a informática oferecem na pesquisa biomédica e de saúde pública.
    - Descrever o fluxo típico dos resultados por toda a triagem clínica.
    - Resumir o processo de captura eletrônica dos dados (CED) e a importância da tecnologia da informação na coleta, captura e manejo dos dados.
    - Descrever as exigências ICH-GCP de correção e consulta de dados.
    - Descrever o significado dos sistemas de garantir a qualidade dos dados e como os SOP são usados para orientar estes processos.

- **Liderança e profissionalismo** – Compreendem os princípios e práticas de liderança e profissionalismo em pesquisa clínica:
    - Descrever os princípios e práticas de liderança, administração e tutoria e aplicá-las no ambiente de trabalho.
    - Identificar e implementar procedimentos para a prevenção ou manejo dos conflitos éticos e profissionais associados com a condução da pesquisa clínica.
    - Identificar e aplicar as normas profissionais e códigos de ética adequados à condução da pesquisa clínica.
    - Descrever o impacto da diversidade cultural e a necessidade de competência cultural na concepção e condução da pesquisa clínica.

- **Comunicação e equipe de trabalho** – Compreendem todos os elementos de comunicação no local de realização da pesquisa e entre o local e o patrocinador, CRO e reguladores, além das habilidades da equipe de trabalho para conduzir a triagem clínica:
    - Discutir as relações e a comunicação apropriada entre patrocinador, CRO e o local da pesquisa clínica.
    - Descrever as partes componentes da publicação científica tradicional.
    - Comunicar eficazmente o conteúdo e a importância dos achados da pesquisa clínica a colegas, grupos de advogados e comunidade não científica.
    - Descrever os métodos necessários para trabalhar com eficácia com equipes de pesquisa multidisciplinar e interprofissional.

Houve aceitação generalizada e utilização da Estrutura Central de Competências (Core Competency Framework) por muitos grupos de pesquisas clínicas. As 62 instituições acadêmicas que compreendem a Rede Nacional de Ciência Clínica e Translacional (National Clinical and Translational Science Award Network – NCATS), nos Estados Unidos, adotaram a Estrutura para começar a padronizar os requisitos de formação de pesquisadores e equipes. Muitos programas acadêmicos que formam profissionais de pesquisa clínica estão adotando o Core Competency Framework para os currículos de seus cursos visando garantir que seu programa produza uma nova geração de graduados que atendam às necessidades da profissão. O Consórcio de Programas Acadêmicos em Pesquisa Clínica (Consortium of Academic Programs in Clinical Research) tem utilizado o Esquema JTF como base para os padrões e as normas que comporão seu próximo processo de credenciamento programático a ser desenvolvido com a Comissão de Credenciamento de Programas de Educação em Saúde Associada (Commission on Accreditation of Allied Health Education Programs). A ACRP integrou o esquema JTF em sua via de desenvolvimento da profissão (*career development pathway*) e seus programas de treinamento estão alinhados com as competências essenciais. A Rede de Pesquisa Clínica NIHR (NIHR Clinical Research Network), no Reino Unido, está trabalhando para incorporar o esquema em seus esforços para desenvolver a equipe de trabalho. Vários centros médicos acadêmicos estão revisando seus programas internos de treinamento para se alinhar com as competências essenciais do esquema. A Alliance for Clinical Research Excellence and Safety (ACRES) está utilizando as competências do esquema para ajudar a formular seu próximo processo de credenciamento de local clínico. Os laboratórios subscritores se concentram no atendimento à JTF em suas normas técnicas sobre aptidões operacionais (*operational skills management*).[21] Recentemente, a Associação de Profissionais em Pesquisa Clínica assumiu a liderança da JTF e pretendeu canalizar seus esforços para envolver ainda mais as comunidades acadêmicas, clínicas, corporativas e regulatórias. Os objetivos de longo prazo da JTF são consistentes com o conceito de mover o foco da pesquisa clínica de só estar em conformidade com as regulamentações para o da competência profissional. Eles incluem:

- harmonização sistemática e aceitação de base ampla das funções e resultados de desempenho para as muitas funções que existem na empresa de pesquisa clínica;
- padronização e documentação de educação/treinamento e experiência em pesquisa clínica;
- definição de planos de carreira e critérios de promoção;
- certificações exigidas do pessoal;
- certificações dos locais que realizam ensaios clínicos.

CARACTERÍSTICAS DA FORÇA DE TRABALHO FUTURA DE PROFISSIONAIS EM PESQUISA CLÍNICA

Assim, tendo em conta os desenvolvimentos já descritos, como se pode caracterizar a força de trabalho de pesquisa clínica do futuro? A diferença mais significativa dos dias atuais será a exigência de preparação educacional formal. O surgimento de pesquisa clínica e translacional como uma disciplina acadêmica legítima e reconhecida facilitará esta mudança. Já não é possível fornecer a base de conhecimentos necessários para habilitar alguém a se adaptar ao mundo da pesquisa clínica em rápida evolução somente por tutoria. A utilização de tratamentos médicos individualizados, biomarcadores, triagens clínicas adaptativas, monitoramento baseado em risco, registros médicos eletrônicos, aquisição de dados baseados na rede de computadores e uma série de novos métodos adicionais no horizonte exigirão um profissional de pesquisa clínica com uma compreensão muito mais ampla e profunda da ciência que está na base dos ensaios clínicos, e não apenas na habilidade técnica para seguir um protocolo. Isso exigirá preparação educacional rigorosa. Em última análise, a ciência da pesquisa clínica se tornará um componente significativo do ensino recebido por todos os profissionais médicos e a implementação e a responsabilidade legal para as triagens clínicas estarão nas mãos de "triagistas" que não devem depender de um coordenador clínico experiente para orientação. Treinar um recepcionista para ser um coordenador clínico, ou treinar um técnico de laboratório para ser um monitor clínico, não será mais possível ou profissionalmente aceitável.

É necessária a certificação pessoal para atuar na atividade de pesquisa clínica. A Medicina Farmacêutica será uma especialidade médica de reconhecimento internacional. Os médicos pesquisadores, os coordenadores e enfermeiros pesquisadores clínicos, os profissionais de aspectos regulatórios e os monitores clínicos serão todos formados em instituições acadêmicas com programas certificados em pesquisa clínica e translacional. Eles terão oportunidade de pôr em prática os conteúdos didáticos por meio de atividades de treinamento como internistas, instrutores ou residências especializadas. Completar esses requisitos será necessário para prestar exames de certificação e não, como ocorre hoje, só com o requisito experimental.

A conformidade com os regulamentos continuará necessária, mas, para alcançar o sucesso, é necessária também a competência contínua. No mundo dinâmico da pesquisa clínica e translacional do futuro, para se ter competência continuada (e recredenciamentos), será exigido o desenvolvimento profissional continuado como existe atualmente em outros campos médicos.

As várias funções no empreendimento de pesquisa clínica serão definidas por meio das competências exigidas e suas definições serão padronizadas internacionalmente. A promoção e a ascensão na carreira de pesquisador clínico serão baseadas na demonstração de competência crescente a ser monitorizada e rastreada por meio de padrões (*portfolios*) de competência reconhecidos internacionalmente.

REFERÊNCIAS

1. Association of Acredditation of Human Research Protection Programs [Internet]. Washington: AAHRPP; c2001 [capturado em 18 dez. 2015]. Disponível em: http://www.aahrpp.org/.
2. Silva H, Stonier P, Buhler F, Deslypere JP, Criscuolo D, Nell G,et al. Core competencies for pharmaceutical physicians and drug development scientists. Front Pharmacol. 2013;4:105.
3. Innovative Medicines Initiative [Internet]. Brussels: IMI;c2010 [capturado em 18 dez. 2015]. Disponível em: http://www.imi.europa.eu/.
4. Association of Clinical Research Professional [Internet]. Alexandria: ACRP; c2015 [capturado em 18 dez. 2015]. Disponível em: http://www.acrpnet.org/MainMenuCategory/Certification.aspx.
5. Society of Clinical Research Associates for Clinical Research Excellence [Internet]. Chalfont: SOCRA; c2016 [capturado em 05 jan. 2016]. Disponível em: https://www.socra.org/certification/certification-program-overview/introduction/.
6. Consortium of Academic Programs in Clinical Research [Internet]. [local desconhecido]: CoAPCR; c2014 [capturado em 05 jan. 2016]. Disponível em: http://www.coapcr.org.
7. Sonstein SA, Seltzer J, Li R, Jones CT, Silva H, Daemen E. Moving form compliance to competency: a harmonized core competency framework for the clinical research professional. Clin Researcher. 2014;28(3):17-23.
8. Jones CT, Browning S, Gladson B, Hornung C, Lubejko BG, Parmentier J,et al. Defining competencies in clinical research: Issues in clinical research education and training. Res Practitioner. 2012;13(2):99-107.
9. Sonstein SA. Core competencies for entry-level positions in clinical research. In: 44th Annual Meeting of the Drug Information Association; 2008 June 22-26; Boston, Massachussets; 2008.
10. Sonstein S, Silva H, JonesCT. Harmonization of core competencies across the clinical research enterprise to help enhance the quality of clinical trials and the personnel who conduct them. In: Program and Abstracts of the 48th Annual Meeting of the Drug. Information Association: Philadelphia; 2012.
11. Silva H. Challenges to clinical research in the USA and Latin America. In: Pan Conference on Medical Education; 2009 October 9-13; Buenos Aires, Argentina; 2009.
12. Clinical and Translational Science Awards. Core competencies for clinical and translational research

[Internet]. Bethesda: CTSA; 2011 [capturado em 05 dez. 2016]. Disponível em: https://ctsacentral.org/consortium/best-practices/335-2/.
13. Jones CT, Browning S, Gladson B, Hornung C, Lubejko BG, Parmentier J, et al. Defining competencies in clinical research: issues in clinical research education and training. Res Practitioner. 2012;13(2):99-107.
14. Association of Clinical Research professionals. ACRP Professional Development Pathway. Course Development for Clinical Researchers 2013: request for proposal [Internet]. Alexandria: ACRP; 2013 [capturado em 05 jan. 2016]. Disponível em: http://www.acrpnet.org/pdf/RFP%20SME_FINAL_ED_28May2013.pdf.
15. Regulatory Affairs Professionals Society. Regulatory affairs professional framework [Internet]. Rockville: RAPS; 2013 [capturado em 05 jan. 2016]. Disponível em: http://www.raps.org/uploadedFiles/Site_Setup/Home_Page/About_RAPS/The_Regulatory_Profession/PDF_Framework_Whitepaper.pdf.
16. Bevans M, Hastings C, Wehrlen L, Cusack G, Matlock AM, Miller-Davis C, et al. Defining clinical research nurse practice: results of a role delineation study. Clin Transl Sci. 2011;4(6):421-7.
17. Castro K, Bevans M, Miller-Davis C, Cusack G, Loscalzo F, Matlock AM, et al. Validating the clinical research nursing domain of practice. Oncol Nurs Forum. 2011;38(2):E72-80.
18. Ehrenberger H, Lillington, L. Development of a measure to delineate the clinical trials nursing role. Oncol Nurs Forum. 2004;31(3):E64-8.
19. Competency Framework Working Group. Competency framework for clinical research nurses: a tool to promote patient safety and quality data [Internet]. London: NIHR; 2011 [capturado em 18 dez. 2015] Disponível em: https://www.crn.nihr.ac.uk/wp-content/uploads/Learning%20and%20development/Research%20Nurse%20Competency%20Framework-Oct2011.pdf.
20. Hastings C, Fisher CA, McCabe MA; National Clinical Research Nursing Consortium, Allison J, Brassil D, et al. Clinical research nursing: a critical resource in the national research enterprise. Nurs Outlook. 2012;60(3):149-56.
21. Kapp K. Tale of two c's: a move from compliance to competency [Internet]. Princeton: UL; 2015 [capturado em 05 jan. 2016]. Disponível em: http://www.uleduneering.com/blog/index.php/2015/04/tale-two-cs-compliance-competency/.

6

EVOLUÇÃO DA CIÊNCIA DA REGULAÇÃO: UMA CHAVE PARA O DESENVOLVIMENTO E A COMERCIALIZAÇÃO GLOBAL DOS MEDICAMENTOS

JURIJ PETRIN

A indústria farmacêutica, muito provavelmente, é a indústria mais regulada do mundo. O início da moderna supervisão regulatória dos medicamentos remonta à década de 1970, quando o desastre da talidomida definiu a necessidade de uma forte supervisão da indústria farmacêutica. As autoridades regulatórias têm de garantir a segurança aos seres humanos não só durante a comercialização de novos medicamentos, mas também durante os ensaios clínicos, por conseguinte ao longo de todo o ciclo de vida de cada produto, independentemente do tipo de fármaco ou indicação. A única maneira de garantir que os medicamentos utilizados pelos pacientes são seguros, eficazes e de boa qualidade é exigir a adesão estrita a diversas leis, normas e regulamentos durante o desenvolvimento, e comercializá-los somente depois de aprovados por um órgão regulador independente.

Os órgãos reguladores de cada país emitem leis, normas e regulamentos que devem ser obedecidos em seus próprios territórios e em uma escala global. No passado isso, introduziram-se muitos padrões diferentes para o desenvolvimento, a aprovação e a comercialização de medicamentos, especialmente quando se consideram as regiões mais ricas do planeta (Estados Unidos, Europa Ocidental, Austrália, Nova Zelândia, Canadá, Japão), e – com algumas exceções – o resto do mundo. Muitos países menos desenvolvidos foram completamente excluídos da pesquisa de novos fármacos, negando aos respectivos pacientes o acesso a tratamentos inovadores, pelo menos, como parte do desenvolvimento clínico, e, em virtude de suas pobres economias, novos medicamentos nem foram lançados para comercialização, ou só o foram tardiamente. Tais mercados estão repletos de medicamentos cuja segurança, eficácia e qualidade são questionáveis e não comprovadas.

Em 1990, as agências reguladoras e associações da indústria farmacêutica dos Estados Unidos, União Europeia (UE) e Japão, com a participação do Canadá e da Organização Mundial da Saúde (OMS), criaram a Conferência Internacional sobre Harmonização dos Requisitos Técnicos para o Registro de Produtos Farmacêuticos para Uso Humano (ICH, do inglês International Conference on Harmonization of Technical Requirements for Registration of Pharmaceuticals for Human Use).[1] Desde então, o desenvolvimento de fármacos entrou em uma era inteiramente nova, com a maioria dos medicamentos sendo desenvolvidos de modo global. No entanto, ainda existem diferenças entre os vários países que devem ser consideradas ao desenvolver um novo fármaco.

DESENVOLVIMENTO DE NOVOS MEDICAMENTOS

Processo longo, complicado e caro. Historicamente, as empresas americanas e europeias, capazes de desenvolver novos medicamentos, realizam a maioria dos estudos clínicos importantes em países com pesquisa bem estabelecida e tradição na América do Norte, Europa e Austrália. As empresas farmacêuticas japonesas fazem a maioria de seus trabalhos no Japão, enquanto o resto do mundo apenas desempenha um papel marginal na obtenção de dados para registro de fármacos novos nos principais mercados mencionados. A indústria farmacêutica na maioria das outras regiões foi, sobretudo, de natureza genérica e seus órgãos reguladores e pesquisadores normalmente não são expostos ao desenvolvimento de novos fármacos.

O surgimento da ICH tentou remediar a situação, iniciando a elaboração e a publicação de diretrizes harmonizadas de desenvolvimento de medicamentos, as quais seus membros (EUA, Europa, Japão) poderiam usar em suas atividades de desenvolvimento de medicamentos, com objetivo de fazê-lo mais rápido e mais barato.

A tarefa inicial da ICH foi complicada por uma série de motivos, sendo um deles o fato de que apenas três principais regiões do mundo eram membros formais, representados por autoridades do setor de regulação e representantes da associação das indústrias, enquanto as outras regiões eram apenas observadoras. Isso excluiu os mercados emergentes (ME) da Europa Oriental, América Latina, África, Oriente Médio e Ásia-Pacífico dos debates, dos grupos de trabalho de peritos e de qualquer influência sobre as normas que a ICH elaborasse. O resultado foi que a entidade começou a estabelecer normas de desenvolvimento de medicamentos com pouca ou nenhuma preocupação quanto às necessidades das autoridades reguladoras dos mercados emergentes.

A ICH iniciou-se oficialmente com uma reunião em Bruxelas em 1990. No mesmo período, final dos anos 1980 e início dos anos 1990, começou um momento histórico de mudanças na situação política e econômica do mundo. A queda do muro de Berlim, a reformulação e o acelerado crescimento econômico da Europa Oriental, América Latina e Ásia, de repente, abriram as portas para as indústrias farmacêuticas multinacionais iniciar a comercialização, bem como realizar pesquisas em países que não existiam antes ou aos quais não era permitido o acesso a esse processo. Antes, a situação política nessas áreas geográficas normalmente exigia o licenciamento de produtos estrangeiros por meio de companhia farmacêutica local (principalmente genéricos). Ao mesmo tempo, nesses países praticamente não se realizavam atividade em pesquisa e desenvolvimento que coletassem dados para a inclusão nos requerimentos de novos fármacos nos Estados Unidos (NDA, do inglês New Drug Application, ou requerimentos de novos fármacos) e nos requerimentos de autorização para comercialização na União Europeia (UE) (MAA/EU, do inglês Marketing Authorisation Application/EU, ou requerimentos de autorização para comercialização).

A mudança na política global e a situação comercial resultante coincidiram perfeitamente com o estabelecimento da ICH.

O principal objetivo da entidade era aumentar a uniformidade internacional das normas técnicas para garantir que os medicamentos de alta qualidade, seguros e eficazes fossem desenvolvidos e registrados de modo mais eficiente e econômico em qualquer lugar do mundo. Essas atividades foram realizadas para promover a saúde pública, evitar a duplicação desnecessária de ensaios clínicos em humanos e minimizar o uso de testes em animais, sem comprometer a segurança e eficácia.

CONFERÊNCIA INTERNACIONAL DE HARMONIZAÇÃO (ICH) – DOCUMENTO TÉCNICO COMUM

A verdadeira extensão para países que não os Estados Unidos, Japão e Canadá e para aqueles fora da UE começou com a elaboração do Common Technical Document (Documento Técnico Comum – DTC).

A decisão de reunir todas as informações de qualidade, segurança e eficácia em um formato comum levou à elaboração e submissão de relatórios harmonizados, simplificando o desenvolvimento de fármacos. Para a indústria farmacêutica, eliminou a necessidade de reformatar a informação científica para apresentação às diferentes autoridades reguladoras de diferentes países; e para as agências reguladoras, permitiu a implementação de boas práticas de revisão.

O DTC está organizado em cinco módulos. O módulo 1, Administrativo, é específico da região e não integra o DTC harmonizado; os módulos 2, 3, 4 e 5 pretendem ser comuns para todas as regiões. O DTC tornou-se o formato obrigatório para o registro de novos fármacos em todo o mundo. O triângulo DTC mostra a organização geral do DTC/ICH (Figura 6.1).[1]

A introdução das discussões do DTC aumenta a transparência de como as novas normas harmonizadas estão sendo debatidas e preparadas e ampliou a participação para muitos outros países. Em 2003, foi fundado o Grupo de Cooperação Global (Global Cooperation Group – GCG) que convidou especialistas de regulação de várias Iniciativas de Harmonização Regionais (IHR ou Regional Harmonization Initiatives, como a ASEAN (Brunei, Camboja, Indonésia, Laos, Malásia, Mianmar, Filipinas, Singapura, Tailândia e Vietnam); Cooperação Econômica da Ásia e do Pacífico (APEC, formado por 21 países membros, como Rússia, China, Hong Kong, Taiwan, Japão, Coreia do Sul, Austrália, Nova Zelândia, Papua Nova Guiné, Chile, México, Peru e vários outros que já faziam parte de outras IHR); Conselho de Cooperação do Golfo (CCG – Barein, Kuwait, Omã, Qatar, Arábia Saudita, Emirados Árabes Unidos); Rede Pan-Americana para a Harmonização da Regulamentação Farmacêutica (PANDRH, do inglês Pan American Network for Drug Regulatory Harmonization) que incluiu o Mercosul (Argentina, Brasil, Paraguai, Uruguai), o Grupo Andino (Bolívia, Colômbia, Equador, Peru, Venezuela), Comunidade do Caribe (CARICOM), o NAFTA (North American Free Trade Agreement integrado por EUA, Canadá, México) e o Sistema de Integração da América Central (SICA); e a Comunidade de Desenvolvimento Africano do Sul (Southern African Development Community – SADC, integrado por Angola, Botswana, República Democrática do Congo, Lesoto, Malaui, Ilhas Maurícios, Moçambique, Namíbia, Ilhas Seychelles, África do Sul, Suazilândia, Tanzânia, Zâmbia e Zimbábue). Em 2008, vários países que antes eram parte da IHR se juntaram ao GCG como membros individuais (Austrália, Brasil, China, Taiwan, Índia, Coreia do Sul, Rússia e Cingapura) e, finalmente, em 2011, a Comunidade do Leste Africano (East African Community, integrado por Burundi, Quénia, Ruanda, Tanzânia, Uganda) juntou-se também. Poucos países continuam fora dessas atividades de harmonização, o que revela que a regulação do desenvolvimento e do uso de medicamentos é verdadeiramente um problema global que preocupa a todos os envolvidos.

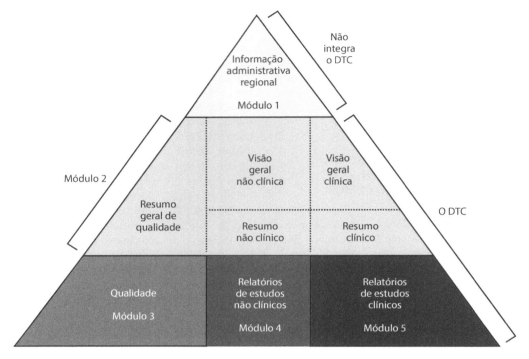

FIGURA 6.1 Triângulo DTC. O Documento Técnico Comum é organizado em cinco módulos. O módulo 1 é específico de cada região ou país. Os módulos 2, 3, 4 e 5 deveriam ser comuns a todas as regiões.
Fonte: International Council for Harmonisation of Technical Requirements for Pharmaceuticals for Human Use.[1]

DESENVOLVIMENTO DE NOVOS FÁRMACOS NOS ESTADOS UNIDOS

O FDA (Food and Drug Administration, Administração de Alimentos e Medicamentos dos EUA) é, provavelmente, a agência reguladora mais importante do mundo.[2] A vantagem significativa que ela oferece às empresas farmacêuticas são as várias reuniões formais livres de encargos entre a empresa que está desenvolvendo um novo fármaco e a Divisão FDA correspondente. Nessas reuniões, a empresa tem a oportunidade de discutir com a entidade problemas, preocupações e planos de levar o desenvolvimento para a próxima etapa. Se bem programadas e conduzidas adequadamente, essas discussões são um componente inestimável ao desenvolvimento bem-sucedido de fármacos, economizando tempo e recursos.

Reuniões formais com o FDA

Três tipos de reuniões podem ocorrer entre os patrocinadores ou requerentes e funcionários do FDA: tipos A, B e C.

Reunião tipo A

Necessária para ajudar a fazer prosseguir um programa de desenvolvimento de produto que se encontra parado. Reuniões do tipo A incluem os seguintes objetivos:

- resolução de litígios;
- discussão de questões clínicas sobre uma resposta e uma nova tramitação que deve ser debatida;
- Solicitação do documento de avaliação de Registro Especial (SPA, do inglês Spe-

cial Protocol Assessment), solicitado pelos requerentes ou patrocinadores após receber a avaliação do FDA de pedido de registro submetido a procedimentos especiais de avaliação.

As reuniões tipo A são programadas para se realizarem dentro de 30 dias a contar da entrada do pedido por escrito no FDA.

Reuniões tipo B

Exemplos:

- reuniões de pedido de pré-investigação de novo medicamento;
- certas reuniões de fim de fase I;
- reuniões de fim de fase II e pré-fase III;
- reuniões para requerer pré-registro de novo medicamento (NDA) ou novo produto biológico (BLA, do inglês *biologics license application*).

As reuniões tipo B devem ocorrer no prazo de 60 dias a contar da entrada do pedido de reunião por escrito no FDA. Se possível, as questões de desenvolvimento do produto devem ser combinadas no menor número de reuniões possíveis. Geralmente, o FDA não concederá mais de uma das reuniões tipo B para cada solicitação de registro potencial. Pode ser possível realizar mais do que um de alguns dos encontros tipo B no caso de desenvolvimento concomitante de um produto em requerimentos independentes.

Reuniões tipo C

Quaisquer outras que não os tipos A ou B entre o FDA e um requerente ou patrocinador, referente ao desenvolvimento ou reavaliação de um produto.

Reuniões tipo C devem ocorrer no prazo de 75 dias a contar da entrada do pedido de reunião por escrito, no FDA.

SUBMISSÃO DE PESQUISA DE UM MEDICAMENTO NOVO (PMN)

O requerimento inicial de IND (do inglês Investigational New Drug) é uma compilação de documentos no qual o requerente que patrocina o desenvolvimento do medicamento fornece para o FDA as informações iniciais sobre o desenvolvimento pré-clínico e a fabricação inicial, demostrando que o produto é de qualidade suficiente e razoavelmente seguro para uso inicial em humanos e que o composto tem atividade farmacológica que justifica desenvolvimento comercial adicional. Na medida em que o desenvolvimento progride, os novos resultados e documentos são acrescentados de modo contínuo.

Além da IND comercial-padrão que é preparada e apresentada tipicamente por indústrias farmacêuticas ou de biotecnologia, existem outros tipos IND:

- de pesquisador: apresentado por um médico que inicia e conduz uma pesquisa e sob cuja prescrição direta o novo fármaco é administrado ou dispensado. Como exemplos, o médico pode apresentar um PMN para propor o estudo de um medicamento não aprovado, ou de um produto aprovado, mas para uma nova indicação ou em uma nova população de pacientes;
- para uso emergencial: permite que o FDA autorize o uso de um medicamento experimental em uma situação de emergência em que não há tempo para apresentação de uma IND em conformidade com o regulamento-padrão. Também é usado para pacientes que não atendem aos critérios de um protocolo de estudo existente ou se não existe um protocolo de pesquisa aprovado;
- para tratamento: submetido para medicamentos experimentais que se revelam promissores em testes clínicos contra doenças graves ou com risco de vida imediato, enquanto é realizado o trabalho clínico final e ocorre a avaliação pelo FDA.

Cada submissão de IND deve conter informações em três grandes áreas:

- Estudos de Farmacologia e Toxicologia em animais.
- Informações de fabricação.
- Protocolos Clínicos e Informações do pesquisador.

A quantidade de informação necessária depende da novidade do medicamento, da extensão de conhecimentos do fármaco, dos riscos conhecidos ou suspeitos e da fase de desenvolvimento do medicamento. O relatório do IND aumenta durante o desenvolvimento conforme as informações vão sendo acrescentadas à medida que se tornam disponíveis.

Um relatório de IND típico consiste nos seguintes componentes:

1. Folha de rosto e formulário FDA 1571;
2. Índice;
3. Informações introdutórias;
4. Plano geral de pesquisa;
5. Informação do pesquisador;
6. Protocolo(s) clínico(s);
7. Informações químicas, de fabricação e controles;
8. Farmacologia e toxicologia;
9. Experiência humana prévia;
10. Informações adicionais;
11. Informações relevantes.

O plano geral de pesquisa discute uma breve descrição do plano global de investigação para o ano após o início do IND; a justificativa para o estudo/pesquisa do medicamento; indicações a serem estudadas; e o enfoque geral proposto para avaliação do medicamento. Além disso, ele deve discutir os ensaios clínicos que serão realizados no primeiro ano, o número estimado de pacientes que receberão o medicamento nos estudos citados e identificar qualquer risco significativo esperado com base nos resultados toxicológicos em animais ou nos estudos prévios em humanos.

A Brochura do Investigador fornece uma descrição concisa do fármaco, da formulação e da estrutura química (se conhecida). Ela também fornece um resumo dos efeitos farmacológicos e dos efeitos toxicológicos em animais e seres humanos. Ela disponibiliza um resumo de farmacocinética e destino biológico em animais e seres humanos, resumo de segurança e eficácia de ensaios prévios em humanos, descrição dos possíveis riscos e efeitos colaterais previstos com base na experiência prévia com o fármaco ou com compostos relacionados, bem como precauções ou monitoramentos a serem feitos.

A seção principal da Brochura do Investigador trata de estudos não clínicos – farmacologia não clínica, farmacocinética e biotransformação do medicamento em animais e toxicologia.

Quando disponível, a partir da fase de desenvolvimento, é acrescentada uma seção que discute os efeitos nos seres humanos – desde farmacocinética e biotransformação do medicamento, passando por segurança e eficácia, experiência no mercado e, por fim, o resumo dos resultados e orientações para os investigadores.

A seção de Química, Fabricação e Controles (CMC, do inglês *chemistry, manufacturing and controls*) descreve a composição, a fabricação e o controle do fármaco e do medicamento. O detalhamento da informação pode e variará de acordo com cada fase de desenvolvimento, mas em todas as etapas devem ser oferecidas informações suficientes para assegurar a devida identificação, qualidade, pureza e concentração do fármaco experimental.

Para a fase I, a ênfase é colocada na identificação e controle de matérias-primas e do novo medicamento. A quantidade de informação necessária depende do objetivo do ensaio proposto – os dados de estabilidade devem cobrir a duração do ensaio. As razões possíveis para preocupação são: o produto é feito com componentes desconhecidos ou impuros; a estrutura química é conhecida ou pode ser altamente tóxica; o produto não é estável durante o período proposto de testes; o perfil de impurezas carrega um risco potencial para a saúde ou não está suficientemente caracterizado.

A descrição do fármaco deve contemplar as características físicas, químicas ou biológicas, bem como evidências da estrutura química. Ela precisa fornecer informações básicas sobre o fabricante, o seu nome e endereço. O IND precisa fornecer informações sobre o método de preparação (diagrama de fluxo, relação dos reagentes, solventes, catalisadores), bem como os métodos de análise e os limites para assegurar identidade, potência, qualidade e pureza. Deve ser comprovada também estabilidade suficiente para todo o tempo que durar o estudo toxicológico e clínico. Deve ser incluída referência à Farmacopeia dos Estados Unidos (USP) quando isso é apropriado para as informações solicitadas do medicamento.

A descrição do medicamento deve relacionar todos os componentes utilizados na produção – aqueles que se destinam a aparecer no produto farmacológico final e aqueles que não. O breve resumo da composição quantitativa pode incluir alternativas razoáveis para compostos inativos. Ele precisa fornecer informações básicas sobre o fabricante, o seu nome e endereço. O IND deve fornecer limites aceitáveis e métodos analíticos para garantir a identidade, a potência, a qualidade e a pureza. Devem ser fornecidas também informações de estabilidade suficiente para suportar o uso durante todo o estudo toxicológico e clínico. Deve ser incluída referência à USP quando isso é apropriado para as informações solicitadas no medicamento.

Para os estudos que utilizam placebo, deve ser fornecida uma breve descrição geral da composição, fabricação e controle.

A seção de Farmacologia e Toxicologia deve fornecer informações adequadas sobre quem concluiu que é seguro realizar os estudos clínicos propostos. A seção deve incluir a identificação e a qualificação de pessoas que realizam a pesquisa e a avaliação de segurança, bem como o local dos estudos e registros.

A Farmacologia e a Distribuição do fármaco devem informar os efeitos farmacológicos, relacionados com a indicação terapêutica, ou relacionados a possíveis efeitos adversos, bem como as interações com outros fármacos. Deve ser apresentada discussão sobre o possível mecanismo de ação se for conhecido.

Informações sobre o destino do fármaco devem incluir absorção, distribuição, biotransformação e excreção e informar potenciais interações medicamentosas.

A seção de Toxicologia deve fornecer resumo dos efeitos toxicológicos, com relatórios completos de toxicidade aguda, subaguda e crônica; toxicologia genética; estudos de reprodução e desenvolvimento fetal; testes de toxicidade especial e estudos *in vitro* para avaliar a toxicidade.

Resumo da Experiência Prévia em Humanos deve fornecer informações detalhadas relevantes para a segurança ou a eficácia de pesquisas e informações de comercialização nos Estados Unidos ou em outros países, os ensaios controlados anteriores e qualquer informação publicada relevante para o IND. Quaisquer publicações ou outras referências, incluídas no IND (em língua que não inglês) deverão ser acompanhadas de uma tradução completa e precisa, com uma cópia da publicação original.

União Europeia

Muitos dos programas de desenvolvimento de fármacos são executados na Europa, principalmente nos países da UE. A autorização e a supervisão dos ensaios clínicos são da responsabilidade das autoridades reguladoras dos diferentes Estados membros da UE; no entanto, a Agência Europeia de Medicamentos (EMA, do inglês European Medicines Agency) desenvolveu e mantém um portal de ensaios clínicos e de banco de dados que é usado para apresentação, autorização e fiscalização dos ensaios naquela comunidade.[3]

Os patrocinadores do desenvolvimento de medicamentos podem obter aconselhamento dos reguladores também na Europa, embora os procedimentos sejam diferentes daquele dos Estados Unidos. Os pareceres científicos podem ser obtidos em qualquer fase de desenvolvimento de um medicamento de agências reguladoras dos Estados membros individuais da UE, mas também da EMA, em Londres. A decisão sobre onde procurar aconselhamento científico é inteiramente de cada empresa. A grande diferença dessas reuniões de aconselhamento em relação às dos Estados Unidos é que as da Europa não são gratuitas e os valores são significativos.

Da EMA, os pareceres científicos e a assistência protocolar são fornecidos pelo Comitê dos Medicamentos para Uso Humano (CHMP, do inglês Committee for Medicinal Products for Human Use) sob recomendação do Grupo de Trabalho de Aconselhamento Científico (SAWP, do inglês Scientific Advice Working Party).

Durante as reuniões de aconselhamento científico, a Agência orienta a empresa sobre os testes e os estudos adequados para o desenvolvimento do medicamento, como o objetivo de facilitar o desenvolvimento e a oferta de medicamentos de alta qualidade, eficazes e aceitavelmente seguros, para benefício dos pacientes.

Pedido de ensaio clínico

O Clinical Trial Application (CTA) é apresentado *on-line* no portal EudraCT. O requerente propõe o ensaio a um dos Estados-membros envolvido como o Estado-membro declarante; este deve revisar o pedido em nome de todos os outros Estados-membros e determinar se o ensaio clínico proposto deverá ser realizado ou não. Os detalhes podem ser encontrados na página da EMA.

Mercados emergentes

"Mercados emergentes" (ME) é a expressão usada em geral e um tanto incorretamente para os países da Europa Oriental, América Latina, África, Oriente Médio e Ásia-Pacífico. As mudanças políticas e econômicas dessas regiões nos últimos 20 anos têm permitido às indústrias farmacêuticas e de biotecnologia estrangeiras registrar e comercializar seus produtos diretamente, sem a necessidade de licenciá-los a empresas locais. Além disso, as inúmeras necessidades médicas não atendidas, o grande número de pacientes potencialmente elegíveis para estudo clínicos e numerosos investigadores clínicos altamente motivados abriram as portas para a realização de ensaios clínicos em países que antes praticamente nunca foram usados na geração de dados clínicos para a aprovação de novos tratamentos nos principais mercados (especialmente dos Estados Unidos e Europa).

Essa oportunidade, no entanto, trouxe uma série de obstáculos que as empresas e seus executivos, habituados a fazer a pesquisa nos Estados Unidos, Europa Ocidental, Canadá e Austrália, tiveram de superar.

Os países dos ME são caracterizados por populações numerosas, várias necessidades médicas não atendidas e mercados farmacêuticos menos movimentados. Ainda que as indústrias farmacêuticas tenham sido lentas na comercialização dos seus produtos nos ME ao longo da última década, elas têm usado as suas capacidades de pesquisa clínica desde meados dos anos 1990.

As indústrias farmacêuticas estão sempre à procura de novos grupos de pacientes para realizar suas pesquisas. Isso inclui pacientes com certos tipos de doenças que são mais prevalentes nos ME do que são nos Estados Unidos ou na Europa, ou doentes "virgens" (isto é, sem tratamento), e sempre por um grande número de pacientes dispostos a aderir rapidamente. Além disso, e especialmente desde a criação da norma ICH E-5, as empresas precisam testar seus novos medicamentos em pacientes de diferentes origens étnicas e raciais, em ambientes de prática médicas diferentes em todo o mundo.

Atualmente, todas as principais autoridades reguladoras aceitam resultados clínicos estrangeiros de estudos realizados em ME, mas o requerente precisa ser capaz de provar que os resultados foram coletados em ensaios clínicos bem concebidos, bem conduzidos e bem analisados. Com outras palavras, o principal incentivo para realizar ensaios clínicos em ME não é mais um custo mais baixo, mas velocidade, qualidade e acesso aos pacientes de estudo corretos.

Por essas razões, é de extrema importância que as empresas selecionem cuidadosamente os países certos para realizar suas pesquisas uma vez que existem grandes diferenças entre eles.

Há alguns fatores principais que sempre devem ser considerados no processo de tomada de decisão ao apresentar para registro estudos clínicos realizados nos ME:

1. **IND *versus* não IND (pesquisa de um fármaco novo *versus* fármaco não novo)** – A pesquisa será realizada sob as regras do IND dos Estados Unidos ou não? Resultados obtidos fora do IND naquele país são admitidos no NDA americano, mas eles têm de ser de alta qualidade e o planejamento e execução do estudo devem passar pela análise do FDA, do mesmo modo como se fossem realizados sob as normas IND dos Estados Unidos. Se os responsáveis planejam preparar o NDA nos Estados Unidos para o futuro, eles são veementemente aconselhados a abrir uma IND e realizar pelo menos os estudos principais sob as normas do IND americano, independentemente do local da pesquisa. Isso é particularmente importante se o medicamento testado for fabricado naquele país, uma vez que teria de enfrentar obstáculos administrativos ao enviar um produto não aprovado para fora com destino a um ME sem um IND, necessitando de renúncias de exportação.

2. **Exigências detalhadas, complicadas e não transparentes de CTA em alguns mercados** – Em vários ME, não existem normas de ensaios clínicos ou elas estão defasadas, são complicadas ou não abordam todos os detalhes necessários para a pesquisa de alta qualidade. Isso deve ser avaliado previamente para garantir que os estudos serão realizados em conformidade com todas as leis locais, bem como com as orientações internacionais. Outro problema prático é que, em vários ME, regulamentos e normas mudam com frequência porque os países estão passando por esforços de modernização e harmonização, o que pode resultar em alterações de exigências.

3. **Relatórios de segurança e implicações para os principais países** – Relatórios de segurança durante os ensaios clínicos são um dos tópicos que costumam ser negligenciados nos ME. Normas de segurança e de farmacovigilância locais, às vezes, não existem, ou não são detalhadas o suficiente para oferecer as informações de que os pesquisadores necessitam para o seu trabalho diário. Além de atender as exigências reguladoras locais, os pesquisadores precisam garantir comunicação imediata de qualquer evento significativo de segurança para todos os países onde o novo medicamento está sendo estudado. Isso é ainda mais complicado pelas práticas habituais, pois os patrocinadores usam distintas e pequenas CRO locais (Contract Research Organizations) específicas do país para o mesmo ensaio e a coleta de dados de segurança pode ser difícil, a menos que seja harmonizada. Portanto, precisam ser tomadas, com antecedência, medidas para organizar a supervisão adequada de segurança, a permuta de informações e um banco de dados central e seguro independentemente de onde os testes estão sendo conduzidos.

4. **Conformidade regulamentar** – Uma parte importante para assegurar a qualidade da pesquisa e dos resultados obtidos é o acompanhamento adequado dos estudos, bem como as auditorias internas e externas. Nos ME, a verificação dos dados de origem é difícil, muitas vezes, por causa das diferenças de idioma e de práticas médicas, com diversos tipos de documentação médica local.
5. **Questões do CMC** – Nem todos os produtos em desenvolvimento podem ser usados em todo o mundo, e as características do grupo precisam ser verificadas com antecedência. Isso inclui questões aparentemente triviais como tamanho da cápsula e cor (em alguns mercados asiáticos, cápsulas grandes e certas cores podem não ser culturalmente aceitas). Além disso, é preciso estar atendo a diferentes requisitos de estabilidade para a realização de estudos em regiões com temperaturas e níveis de umidade extremos; as empresas, normalmente, consideram o desenvolvimento de tais dados para o produto comercial final, mas não necessariamente durante os ensaios clínicos. No mais, é preciso evitar componentes de origem suína para a pesquisa em países com população predominantemente muçulmana etc.
6. **Contatos com reguladores** – Os contatos com os órgãos reguladores nem sempre são fáceis nos ME. Considerando que, muitas vezes, não contam com normas detalhadas e transparentes, isso também significa que há poucos ou nenhum procedimento-padrão e alertas de revisão, o que dificulta aos patrocinadores e CRO conduzir os seus negócios. A situação está melhorando, mas ainda está longe do ideal.

AUTORIZAÇÕES DE COMERCIALIZAÇÃO

O ICH harmonizou muitos formatos de documentos e outras ferramentas pelos quais os dados são desenvolvidos e apresentados aos órgãos reguladores para análise e aprovação. No entanto, a maioria dos procedimentos de revisão até hoje permanece específica do país, e isso, em grande medida, determina a forma como os medicamentos são aprovados para comercialização em todo o mundo.

Estados Unidos

O FDA é uma agência reguladora dentro do Department of Health and Human Services (Departamento de Saúde e Serviços Humanos). A estrutura da agência é composta pelo Gabinete do Comissário e quatro diretorias que supervisionam as funções fundamentais da instituição: Produtos Médicos e Tabaco; Alimentos, Ações Regulatórias Gerais e Fiscalização; e Operações. As duas divisões principais que analisam novos medicamentos e produtos de biotecnologia são o Centro de Avaliação e Pesquisa de Fármacos (Center for Evaluation and Research – CDER) e o Centro de Avaliação e Pesquisa de Biológicos (Center for Biologics Evaluation and Research – CBER). O CDER regula os medicamentos de venda livre e os de prescrição, incluindo tratamentos biológicos e medicamentos genéricos. O CBER regula o uso de produtos biológicos, como vacinas, sangue e produtos celulares, tratamento genético, produtos de tecidos e xenotransplantes. As submissões para o CBER são os já citados NDA e a maioria das solicitações para o CBER está na forma de um BLA, também já mencionado.

A legislação dos Estados Unidos reconhece três tipos principais de produtos farmacêuticos:

- NDA 505 (b) (1) – novo medicamento cujo fármaco não foi aprovado previamente;
- NDA 505 (b) (2) – novo medicamento que se baseia, pelo menos em parte, em resultados não obtidos pelo requerente;
- ANDA 505 (j) – versão genérica de um medicamento já aprovado.

Requerimentos regulatórios são preparados em formato de DTC e enviados eletronicamente para a Divisão adequada para revisão.

Tanto quanto possível, os requerimentos e as revisões pelo FDA seguem um padrão regular de avaliação que permite ao requerente estar ciente das conclusões do FDA, tanto quanto possível em cada etapa, e, em geral, orientam-se por etapas cujas principais são descritas a seguir.

Reunião de pré-apresentação

O interessado discutirá o conteúdo planejado do que é requerido com a divisão de avaliação FDA apropriada em uma reunião pré-NDA/BLA. O FDA e o requerente concordam com o conteúdo de um relatório completo para a indicação proposta, incluindo discussões preliminares sobre a necessidade de uma avaliação de risco e estratégias de alívio (REMS, do inglês *Risk Evaluation and Mitigation Strategies*) ou outras ações de gestão de risco. Esta reunião é com a equipe de avaliação do FDA, incluindo o respectivo pessoal sênior apropriado.

Solicitação de registro (de fármaco) original

Os relatórios devem ser completos, salvo acordo em contrário entre a equipe de assessores do FDA e o requerente na reunião pré-NDA/BLA. Qualquer complementação do relatório acordado com o FDA na reunião de pré-apresentação pode ser apresentada após o protocolo inicial, mas deve ser encaminhada no máximo até 30 dias após o recebimento do pedido inicial.

Relatórios incompletos são sujeitos à decisão de recusa de arquivo. Nesse caso, o requerimento precisa ser reapresentado.

O relatório deve seguir as normas de Princípios e Práticas de Boa Gestão de Revisão (GRMP, do inglês *Good Review Management Principles and Practices*) para produtos PDUFA.[4] Esse guia inclui o princípio subjacente de que o FDA considerará a tramitação mais eficiente para a conclusão de uma revisão abrangente que focaliza as deficiências do relatório e conduz à aprovação imediata quando possível.

A sigla PDUFA é do inglês Prescription Drug User Fee Act, ou taxa de usuário de medicamento sujeito à prescrição.

Carta do 74º dia

A resposta inicial do FDA para o requerente a respeito de sua solicitação em curso ocorre no 74º dia, sob a forma de uma denominada "carta do 74º dia", que também inclui planos preliminares sobre a possibilidade de realizar uma reunião do Comitê Consultivo (CC) para discutir a solicitação.

Comunicação do meio do ciclo

O gerente "regulador de projetos" do FDA (*Regulatory Project Manager* – RPM) e outros membros apropriados da equipe de assessores do FDA chamam o requerente, geralmente dentro de 2 semanas após a reunião de avaliação de meio do ciclo interno da Agência, para informá-lo do estágio da revisão do seu requerimento e relatório. A informação inclui quaisquer problemas significativos identificados pela equipe de assessores até aquela data, solicitação de informações complementares, informações sobre as principais preocupações de segurança e o pensamento preliminar da equipe em relação a gestão de risco, data(s) proposta (s) para a reunião do final da tramitação, atualizações sobre os planos para a reunião da Comissão Assessora (CA) (desde que uma reunião esteja prevista), além de outras datas marcantes projetadas para o restante do ciclo de avaliação.

Reunião de fim de ciclo

Outra reunião é realizada normalmente entre a equipe de revisão sênior do FDA e o requerente para discutir a situação do relatório técnico no final do ciclo de revisão.

Tópicos potenciais para discussão na reunião do ciclo final incluem as principais deficiências identificadas até aquela data; questões a serem discutidas na reunião da CA (se planejado); avaliação atual da necessidade de REMS ou de outras ações de gestão de risco; pedidos de informações da equipe de avaliação do requerente; e dados adicionais ou análises que o requerente poderá apresentar.

Inspeções

O FDA realiza inspeções de boas práticas clínicas (BPC ou GCP, do inglês *good clinical practice*), boas práticas de laboratório (BPL ou GLP, do inglês *good laboratory practice*) e boas práticas de fabricação (BPF ou GMP, do inglês *good manufacturinbg practice*) de qualquer aplicação NDA ou BLA. O FDA normalmente completa todas as inspeções em 6 meses a contar da data de entrada original para requerimentos prioritários e em 10 meses a contar da data de entrada para requerimentos-padrão. Isso permite 2 meses no final do ciclo de revisão para corrigir eventuais deficiências identificadas pelas inspeções.

Tipos de avaliações

A maioria dos fármacos passa por avaliações-padrão em que as decisões são normalmente feitas em cerca de 10 meses. No entanto, para os medicamentos e produtos biológicos destinados ao tratamento de doenças graves, o FDA tem quatro possíveis abordagens para tornar esses medicamentos disponíveis o mais rápido possível:

- Análise prioritária.
- Tratamento inovador (*breakthrough*).
- Aprovação acelerada.
- Tramitação acelerada (*fast track*).

Análise prioritária

O objetivo do FDA é posicionar-se sobre o pedido no prazo de 6 meses (em comparação com 10 meses da análise-padrão).

A análise prioritária é reservada aos produtos que, se aprovados, representariam melhorias significativas na segurança ou na eficácia do tratamento, diagnóstico ou prevenção de doenças graves quando comparados com o tratamento-padrão.

A melhoria significativa pode ser demonstrada pelos exemplos que se seguem:

- Evidência de aumento da eficácia no tratamento, na prevenção ou no diagnóstico de doença.
- Melhoria da segurança geral.
- Demonstração de aumento de adesão do paciente ao tratamento resultando em melhoria nos resultados graves.
- Comprovação de segurança e eficácia em uma nova subpopulação.

O FDA informa ao requerente a classificação de análise prioritária no prazo de 60 dias após a entrada do BLA ou NDA original. A designação de um medicamento como "prioridade" não altera as exigências científicas para sua aprovação ou a qualidade das devidas provas; por isso é necessário o relatório técnico de desenvolvimento completo.

Tratamento inovador

Tratamento inovador (*breakthrough*) é um processo para acelerar o desenvolvimento e avaliação de medicamentos que são destinados ao tratamento de doenças graves e as evidências clínicas preliminares indicam que o fármaco "pode demonstrar melhora substancial" sobre o tratamento disponível atual em parâmetros clinicamente importantes.

Parâmetros clinicamente importantes poderiam ser:

- Uma variável que mede o efeito sobre a morbidade ou mortalidade irreversível (MMI).
- Ação em sintomas que representam graves consequências da doença.
- Efeito em um desfecho substituto estabelecido.
- Efeito em um desfecho substituto ou parâmetro clínico intermediário considerado razoavelmente provável para prever uma vantagem clínica.
- Efeito sobre biomarcador(es) farmacodinâmico(s) que não satisfaz os critérios de substituto aceitável, mas sugere de modo vigoroso o potencial para um efeito clinicamente significativo sobre a doença subjacente.
- Um perfil de segurança significativamente maior em comparação com o tratamento disponível (p. ex.: menor toxicidade limitadora da dosagem de um medicamento anticâncer), com evidências de eficácia semelhante.

O medicamento que recebe a designação de "tratamento inovador" pode tramitar da seguinte forma:

- Com características de tramitação acelerada (*fast track*).
- Com orientação intensa do programa de desenvolvimento de fármacos eficientes, iniciando logo na fase I.
- Com comprometimento organizacional envolvendo os gerentes seniores do FDA.

Idealmente, o pedido de classificação de "tratamento inovador" deve ser recebido pelo FDA antes das reuniões de fim de fase II, se se deseja obter alguma das vantagens dessa classificação. O FDA responderá no prazo de 60 dias a contar da recepção do pedido.

Aprovação acelerada

Os regulamentos de aprovação acelerada aceitam medicamentos contra doenças graves que preenchem uma necessidade médica não atendida a ser aprovados com base em um objetivo específico ou em um objetivo clínico intermediário.

O objetivo específico para aprovação acelerada é comprovado por um marcador – uma medição de laboratório, imagem radiográfica, sinal físico ou outra medida que possa prever o benefício clínico, mas não é em si uma medida desse benefício. Um objetivo clínico intermediário é a medida de um efeito terapêutico considerado razoavelmente capaz de prever o benefício clínico de um fármaco como um efeito sobre a MMI.

O uso de objetivos clínicos substitutos ou intermediários pode economizar um tempo valioso no processo de aprovação de medicamentos. Por exemplo, em vez de esperar para saber se o medicamento realmente prolonga a sobrevivência de pacientes com câncer, o FDA pode aprovar um fármaco baseada em evidências de que ele reduz o tumor porque a diminuição do tumor é considerada razoavelmente provável para prever um benefício clínico real. O requerente ainda terá de realizar estudos para confirmar se a redução do tumor sinaliza de fato que os pacientes vivem mais tempo. Esses estudos são conhecidos como "ensaios confirmatórios de fase IV".

Tramitação acelerada

A tramitação acelerada (*fast track*) é um processo para acelerar a análise de medicamentos para tratar doenças graves e preencher uma necessidade médica ainda não atendida. O objetivo é antecipar o acesso a novos medicamentos importantes. Aids, mal de Alzheimer, insuficiência cardíaca e câncer são exemplos óbvios de doenças graves. No entanto, doenças como epilepsia, depressão e diabetes também são consideradas condições sérias.

O preenchimento de uma necessidade médica não atendida é definido como "o fornecimento de um tratamento para doenças sem tratamento existe ou fornece um tratamento que potencialmente é melhor do que o disponível".

Qualquer medicamento desenvolvido para tratar ou prevenir uma condição sem tratamento atual é dirigido a uma necessidade não satisfeita. Se há tratamentos disponíveis, o medicamento para tramitação acelerada deve mostrar alguma vantagem sobre eles.

O medicamento que recebe o rótulo de "tramitação acelerada" usufrui uma ou todas as seguintes vantagens:

- reuniões mais frequentes com o FDA para discutir o plano de desenvolvimento do medicamento e assegurar a coleta de resultados adequados, necessários para subsidiar sua aprovação;
- comunicação escrita mais frequente do FDA sobre temas como o planejamento dos ensaios clínicos propostos e a utilização de biomarcadores;
- direcionamento para análise prioritária e aprovação acelerada;
- análise contínua, o que significa que uma empresa farmacêutica pode enviar seções completas de seu relatório BLA ou NDA para revisão pelo FDA, em vez de esperar até que todos os segmentos da NDA sejam concluídos para que o relatório seja analisado.

A empresa requerente deve solicitar a designação de "tramitação acelerada". O pedido pode ser feito em qualquer momento durante o processo de desenvolvimento do medicamento. O FDA analisará o pedido e decidirá no prazo de 60 dias se o medicamento atende uma necessidade médica grave não atendida.

UNIÃO EUROPEIA

A EMA foi criada em 1995 e é o principal órgão regulador centralizado para a UE, com sede em Londres. Além disso, cada Estado-membro tem a sua própria autoridade reguladora, com autoridade e responsabilidade principalmente sobre questões regulamentares em seu próprio país.

A EMA é responsável pelo procedimento centralizado de avaliação científica dos pedidos de autorização de comercialização de medicamentos humanos e veterinários na UE.

No procedimento centralizado, as empresas farmacêuticas apresentam um requerimento único de autorização de comercialização; se aprovado, a Comissão Europeia autoriza a comercialização em toda a UE, bem como nos países da Área Econômica Europeia (EEA, do inglês European Economic Area):[5] Islândia; Liechtenstein; e Noruega.

A maior parte do trabalho de avaliação científica da EMA é realizada por seus comitês científicos, integrados por membros de países do EEA, bem como representantes de organizações dos pacientes, de profissionais de saúde e de consumidores. Essas comissões têm diversas tarefas relacionadas com o desenvolvimento, a avaliação e a supervisão de medicamentos na UE.

A EMA atua com uma rede de 4.500 especialistas europeus, que inclui os membros dos comitês científicos da Agência e dos seus grupos de trabalho e de outros grupos. Esses especialistas são disponibilizados à EMA pelas autoridades reguladoras de medicamentos dos países da EEA.

Assim, a Agência está envolvida apenas na avaliação científica dos medicamentos abrangidos pela aplicação do procedimento de autorização centralizado. No entanto, milhares de outros medicamentos que não se inserem nesse âmbito são comercializados nos Estados membros da UE individualmente, de acordo com os procedimentos de autorização nacionais que não envolvem a EMA, ou em vários Estados-membros mediante procedimentos descentralizados ou de reconhecimento mútuo.

Um grupo coordenador que representa os Estados membros da UE supervisiona o reconhecimento mútuo e os procedimentos descentralizados é o Grupo de Coordenação do Reconhecimento Mútuo e Procedimentos Descentralizados – Human (Coordination Group for Mutual Recognition and Decentralized Procedures – Human – CMDh).[6]

A EMA pode envolver-se na avaliação de medicamentos autorizados em âmbito nacional, se eles são encaminhados a ela por meio de um procedimento de arbitragem. Isso pode ser consequência de um problema de segurança ou que requeira a solução centralizada no interesse de proteger a saúde pública dentro de toda a UE.

PROCEDIMENTO CENTRALIZADO

Os pedidos de registro de medicamentos que contenham um fármaco novo devem usar o procedimento centralizado se a indicação terapêutica é o tratamento de:

- Aids;
- câncer;
- doença neurodegenerativa;
- diabetes.

Outros fármacos novos podem, a pedido do requerente, ser aceitos para análise no procedimento centralizado quando o requerente demonstrar que o fármaco é:

- uma nova substância ativa OU
- o medicamento constitui uma inovação terapêutica, científica ou técnica significativa, ou a concessão de uma autorização comunitária para o medicamento é do interesse dos pacientes no âmbito comunitário.

Reunião pré-submissão

Cerca de 7 meses antes da data prevista para a apresentação do pedido de registro, o requerente deve ter uma reunião formal pré-submissão com a EMA. A reunião é uma oportunidade para o requerente obter da Agência aconselhamento processual, regulamentar e legal.

As reuniões pré-submissão também permitem aos requerentes estabelecer contato com o pessoal da Agência que estará envolvido com a análise.

Seleção do relator/correlator

A nomeação do relator e/ou correlator é feita com base em critérios objetivos, o que garante pareceres científicos objetivos e permite a utilização do melhor especialista da EEA disponível na área científica relacionada.

A função do relator é fazer a avaliação científica e de preparar um relatório de avaliação para o Comitê dos Medicamentos para Uso Humano (CHMP), de acordo com o calendário acordado para o processo de avaliação. O correlator prepara um relatório de avaliação completo independente ou uma crítica ao relatório do relator, a critério do CHMP.

Apresentação do pedido de autorização de comercialização

As exigências detalhadas e atualizadas para apresentar um pedido de registro (*Marketing Authorization Application* – MAA) à EMA e ao relator e/ou correlator e aos membros do CHMP estão na página da

EMA. A documentação deve estar em formato CTD-ICH.

Calendário para a avaliação

Uma vez que o requerimento é validado e com a confirmação de que relator e correlator receberam o processo (incluindo as informações adicionais solicitadas durante a fase de validação), a EMA inicia o procedimento na data de início mensal publicado na respectiva página (Quadro 6.1).

Em geral, o parecer do CHMP é dado no prazo de 210 dias (descontando o tempo para o requerente fornecer respostas às possíveis perguntas do CHMP).

PROCESSO DE RECONHECIMENTO MÚTUO

Procedimento para obter autorizações de comercialização em vários Estados-membros quando o medicamento em questão recebeu autorização para ser comercializado no mercado de um Estado-membro.

O procedimento depende de quem inicia o reconhecimento mútuo: se é um Estado-membro ou o titular da autorização de comercialização.

Durante o procedimento de reconhecimento mútuo, os Estados-membros devem aprovar o relatório de avaliação, o resumo das características do medicamento, a bula e o rótulo na forma em que foi aprovado originalmente no Estado-membro de referência (isto é, Estado-membro que realizou a avaliação e que, por primeiro, aprovou o produto).

PROCEDIMENTO DESCENTRALIZADO

Usado para obter autorizações de comercialização em vários Estados-membros quando o produto medicinal em causa ainda não recebeu autorização de comercialização em nenhum Estado-membro no momento do pedido de registro e o produto não se enquadra na categoria "procedimento centralizado obrigatório". O requerente submete o pedido MAA baseado num relatório idêntico nos Estados-membros desejados e designa um Estado-membro a atuar como Estado-membro de Referência que irá efetuar a avaliação principal.

O Estado-membro de Referência tem 120 dias para preparar um relatório de avaliação preliminar, um rascunho com o resumo das características do medicamento e um esboço de rotulagem e bula. Todos os Estados-membros envolvidos têm 90 dias para aprovar o rascunho do relatório de avaliação, o resumo das características do produto e da rotulagem e do folheto informativo.

OUTROS PAÍSES

Não é objetivo deste capítulo discutir os detalhes das regras de apresentação e os procedimentos de revisão em todos os outros países do mundo. Basicamente todos eles diferem, pois precisam seguir as leis, diretrizes e regulamentos locais. Muitos países ao redor do mundo optam por esperar que os principais países, como EUA, UE, Japão, Austrália, Canadá e alguns outros, realizem suas análises e aprovem os produtos antes de tomar uma decisão por conta própria. Isto é principalmente devido ao fato de que a maioria dos órgãos reguladores em todo o mundo são relativamente pequenos em comparação com o FDA e a EMA, não têm acesso a especialistas locais para avaliar todo e qualquer tipo de produto inovador, e dependem da experiência das principais agências reguladoras para considerar os novos produtos como seguros, eficazes e de boa qualidade. Eles normalmente solicitam um relatório simplificado e um CTD (ou equivalente) abreviado, geralmente constituídos por resumos. Relatórios de estudos individuais são disponibilizados somente se solicitado. Um item importante do processo é o Certificado de Produtos Farmacêuticos (Certificate of Pharmaceu-

QUADRO 6.1 Calendário-padrão para a avaliação de um pedido centralizado

Dia	Ação
1º	Início do procedimento.
80º	Recebimento do relatório de avaliação ou crítica do relator e correlator(es) pelos membros do CHMP e EMA. A EMA envia o relatório de avaliação/crítica do relator e correlator ao requerente deixando claro, porém, que ele só traz conclusões preliminares e que é enviado apenas para conhecimento e ainda não representa a posição do CHMP.
100º	Relator, correlator e outros membros do CHMP e da EMA recebem os comentários de membros do CHMP (inclusive revisores nomeados).
115º	Recebimento, pelos membros do CHMP e EMA, da relação das questões do relator e correlator conforme as discussões com os revisores nomeados (incluindo as recomendações e a discussão científica do CHMP).
120º	O CHMP adota a relação de questões, as conclusões gerais e a revisão de dados científicos a ser enviada ao requerente pela EMA. Interrompe-se a contagem do tempo. No máximo até o 120º dia o CHMP pode requerer inspeção de GMP/GLP ou GCP se necessário (inicia-se o procedimento de inspeção).
121º	Apresentação das respostas, incluindo resumo revisado das características do produto, do texto do rótulo e da bula em inglês. Reinício da contagem do tempo.
150º	Resposta conjunta do relatório de avaliação do relator e correlator recebido pelos membros do CHMP e da EMA. A EMA envia o relatório de avaliação conjunto ao requerente, deixando claro que ele só traz conclusões preliminares e é enviado somente para conhecimento, e ainda não representa a posição do CHMP. Se adequada, pode ser realizada inspeção. Reunião do subgrupo EMA/QRD para revisão das informações do produto em inglês com a participação do requerente (opcional).
170º	Data-limite para que os membros do CHMP enviem seus comentários ao relator e correlator, EMA e outros membros do CHMP.
180º	Discussão e decisão do CHMP sobre a necessidade de adoção de uma relação de "questões pendentes" e/ou de explicações orais pelo requerente. Se for necessária a explicação oral, a contagem do tempo é interrompida para permitir que o requerente prepare a exposição. Apresentação do relatório de inspeção final para a EMA, o relator e correlator pela equipe de inspeções (o mais tardar até o 180º dia).
181º	Reinício da contagem do tempo. Explanação oral (se necessária).
181 a 210º	Esboço final do resumo em inglês com as características do produto, rótulos e bulas enviado pelo requerente ao relator e correlator, EMA e outros membros do CHMP.
210º	Adoção da opinião da CHMP + relatório da análise do CHMP (e calendário para elaborar as traduções das informações do produto).
Até 215º	O requerente fornece à EMA o resumo das características do medicamento, o anexo II, rotulagem e bula e o anexo A, em 20 idiomas (todos os idiomas da UE, incluindo o norueguês). A EMA circula os rascunhos das traduções entre os Estados-membros para a revisão.
Até 232º	O requerente encaminha à EMA as traduções finais do resumo das características do medicamento, o anexo II, a rotulagem e as bulas nos 20 idiomas, considerando os comentários recebidos dos Estados-membros até dia 229º.
No 237º	Transmissão da opinião e anexos em todos os idiomas da UE ao requerente, à Comissão e aos membros da Comissão Permanente, à Noruega e à Islândia.
No 246º	O requerente encaminha à EMA uma réplica (ou modelo) colorido aproximado da embalagem interna e externa de cada forma farmacêutica.

GMP: good manufacturing practice (boas práticas de fabricação); GLP: *good laboratory practice* (boas práticas de laboratório); GCP: *good clinical practice* (boas práticas clínicas); EMA: European Medicines Agency; CHMP: Committee for Medicinal Products for Human Use; QRD: quality review of documents.
Fonte: European Commission.[7]

tical Product – CPP), emitido pela agência principal depois de terem aprovado o produto, e que certifica que o medicamento em questão foi aprovado para comercialização no país de origem. O requerente deve confirmar que os dados informados no relatório completo para a agência principal são os mesmos informados no relatório simplificado, e também anexar o rótulo aprovado. O órgão requerido revisa os relatórios simplificados e compara se os resultados são os mesmos, como os que chegaram à agência principal, que forneceu o CPP. Este é o mecanismo típico através do qual novos medicamentos obtêm aprovação em muitos países ao redor do mundo.

REFERÊNCIAS

1. International Council for Harmonisation of Technical Requirements for Pharmaceuticals for Human Use (ICH) [Internet]. Geneva: ICH; 2015 [capturado em 18 nov. 2015]. Disponível em: http://www.ich.org.
2. Food and Drug Administration [Internet]. Silver Spring: FDA; c2015 [capturado em 18 nov. 2015]. Disponível em: http://www.fda.gov/.
3. European Medicines Agency [Internet]. London: EMA; c1995-2015 [capturado em 18 nov. 2015]. Disponível em: http://www.ema.europa.eu/ema/.
4. Food and Drug Administration. Guidance for review staff and industry: good review management principles and practices for PDUFA products [Internet]. Silver Spring: FDA; 2005 [capturado em 18 nov. 2015]. Disponível em: http://www.fda.gov/downloads/Drugs/.../Guidances/ucm079748.pdf.
5. European Economic Area [Internet]. Geneva: EEA; c2015[capturado em 18 nov. 2015]. Disponível em: http://www.efta.int/eea.
6. Co-ordination Group for Mutual Recognition and Decentralised procedures- human (CMDh) [Internet]. London: HMA; c2015 [capturado em 18 nov. 2015]. Disponível em: http://www.hma.eu/cmdh.html.
7. European Commission. Notice to applicants. Volume 2A: procedures for marketing authorisation [Internet]. Brussels: EC; 2006. Chapter 4, Centralised procedure; [capturado em 18 nov. 2015]; p. 1-39. Disponível em: http://www.it-asso.com/gxp/eudralex_v27/contents/vol-2/a/chap4rev200604%20.pdf.

LEITURAS SUGERIDAS

Food and Drug Administration. Guidance for industry formal meetings between the FDA and sponsors or applicants [Internet]. Silver Spring: FDA; 2009 [capturado em 18 nov. 2015]. Disponível em: http://www.fda.gov/downloads/Drugs/Guidances/ucm153222.pdf.

Food and Drug Administration. Investigational new drug (IND) application [Internet]. Silver Spring: FDA; 2014 [capturado em 18 nov. 2015]. Disponível em: http://www.fda.gov/drugs/developmentapprovalprocess/howdrugsaredevelopedandapproved/approvalapplications/investigationalnewdrugindapplication/default.htm

Petrin J. New horizons. Int Clin Trials. 2010;5:94-7.

7

FARMACOVIGILÂNCIA

SERGIO GRAFF
NATASHA GAGO KOLLER
MICHELLE FLEURY MEJIAS

O risco do uso de medicamentos é uma preocupação desde a antiguidade. Diversos registros o demonstram e um dos mais antigos data de 2200 a.C, o Código de Hammurabi, da Babilônia, que dizia que um médico que causasse a morte de um paciente perderia as mãos. Já em 460-570 a.C, Hipócrates considerado o pai da medicina, reconheceu que o método de cura de um paciente talvez não ajude o outro e admitia que o principal objetivo era colaborar para a cura do indivíduo sem prejudicar sua saúde. Posteriormente, em 131-201 d.C, Galeno considerado o pai da farmácia, advertia contra os perigos das prescrições mal escritas e confusas que poderiam levar a erros, causando, assim, danos ao paciente. Mais tarde, em 1224, o imperador Frederico II de Hohenstaufen implantou a inspeção regular dos compostos preparados nas farmácias e declarou que a vida de um fornecedor seria sacrificada caso o consumidor morresse.[1]

No século XVII, pela primeira vez, uma medicação teve a utilização suspensa em virtude de sua toxicidade. Membros da Faculdade de Medicina de Paris foram proibidos de usar o antimônio, entretanto essa suspensão não foi mantida, pois atribuiu-se ao antimônio a cura da febre tifoide que acometeu Luís XIV.[2]

Nos fim do século XIX e início do XX, apareceram na Inglaterra, na Suíça e nos Estados Unidos as primeiras legislações e órgãos específicos de controle de medicamentos, com ênfase na proteção do consumidor contra as fraudes. Nesse período, ocorreram importantes inquéritos sobre suspeitas de reações adversas, como os referentes às mortes súbitas durante anestesia por clorofórmio e à icterícia após o uso de arsenicais no tratamento da sífilis. Um dos mais importantes eventos da época foi um episódio de fibrilação ventricular, em uma jovem de 15 anos que faleceu na Inglaterra, decorrente do uso de clorofórmio como anestésico em uma cirurgia de rotina do pododáctilo. Essa substância fora introduzida na prática clínica um ano antes, por James Simpson, em 1847 substituindo o éter, que provocava mais náuseas e vômitos. Na época, a revista médica britânica *The Lancet* solicitou aos médicos que notificassem morte associada com anestesia, o que foi uma iniciativa precursora do sistema de relato espontâneo de suspeita de reação adversa e, a partir desse fato, começaram os avanços quanto à regulamentação dos medicamentos. A notificação espontânea se tornou realidade naquele país e hoje é fonte significativa de novas e valiosas informações sobre reações graves pouco conhecidas ou não descritas na literatura.[2-5]

Com isso, a American Medical Association criou o Council on Pharmacy and Chemistry, surgindo o American Food, Drug and Inseticide Administration, que mais tarde originaria a agência norte-americana de regulação, o Food and Drug Administration (FDA).[2]

Mesmo com a criação do FDA, em 1937 ocorreram mais de 100 mortes pelo dietilenoglicol contido no xarope de sulfanilamida, cujos efeitos tóxicos já estavam documentados. Como consequência desse fato, o Congresso norte-americano aprovou o Food, Drug and Cosmetic Act, alterando a regulamentação dos medicamentos e proibindo a comercialização de novos fármacos sem a autorização do FDA, concedida somente mediante a comprovação de sua segurança pelo fabricante. Essa alteração na regulamentação acabou influenciando outros países que posteriormente passaram a adotar essas medidas.[2]

No Brasil, entre a segunda metade do século XIX e a primeira metade do XX, apareceram as primeiras regulações para garantir a qualidade dos medicamentos. Apesar da criação dos órgãos de controle e da divulgação dos graves acidentes relacionados ao uso dos medicamentos no Brasil e no mundo, a difusão de informações sobre toxicidade sempre foi tardia e, muitas vezes, de efeito transitório.[2]

Em 1957, chegou ao mercado da Alemanha um novo medicamento, inicialmente comercializado como sedativo e que se tornou rapidamente disponível em mais de 140 países, onde foi usado indiscriminadamente e sem prescrição médica como hipnoanalgésico para crianças, adultos e idosos e, posteriormente, para prevenir enjoos e vômitos nas gestantes. Essa molécula se mostrou promissora para substituir os barbitúricos, cujos eventos indesejáveis já eram amplamente conhecidos e havia uma grande preocupação relacionada às intoxicações, principalmente de crianças. Nesse sentido, as campanhas publicitárias sobre a talidomida faziam referência, sobretudo, à segurança do medicamento quando comparado com os barbitúricos.[1,6]

Por volta dos anos 1960, começaram a aparecer inúmeros casos de focomelia, uma má-formação congênita em que os ossos longos eram mais curtos do que o normal, em que a porção superior do membro era mais afetada. Em 1961, Lenz apresentou 34 casos de recém-nascidos com graves deformidades das extremidades levantando a hipótese de essas anomalias terem sido provocadas pelo uso de talidomida durante a gestação,[7] hipótese reforçada por McBride.[8] Esse nexo tardio entre os casos de focomelia e a talidomida deveu-se principalmente à precariedade dos registros epidemiológicos da época (Figura 7.1).[1,4,6,9,10]

Até hoje a talidomida é considerada um dos piores desastres da história da Medicina moderna, entretanto considera-se que ela deu origem à farmacovigilância, mudando para sempre a relação da sociedade com os medicamentos.[1,9]

Foi nessa época que o FDA se fortaleceu e passou a assumir a coordenação de todas as atividades relacionadas com a política de regulação de medicamentos dos Estados Unidos, pois a talidomida não havia sido aprovada em razão do limitado conheci-

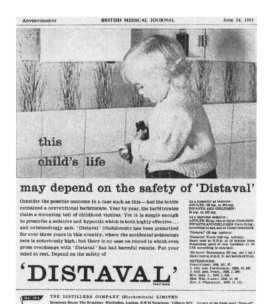

FIGURA 7.1 Propaganda da talidomida (Distaval) em 1961.[11]

mento sobre seu metabolismo, além do risco de neuropatia periférica em pacientes tratados por períodos mais longos. Em 1962, nos Estados Unidos, foi aprovada a emenda Kefauver-Harris, que exigia dos fabricantes de fármacos a comprovação da eficácia e segurança relacionadas às substâncias por eles fabricadas.[4]

Em 1963, por ocasião da 16ª Assembleia Mundial da Saúde, foi adotada uma resolução que reafirmava a necessidade de uma disseminação rápida das informações relativas às reações adversas ao medicamento (RAM) e que acabou conduzindo à criação do Programa Internacional de Monitoramento de Drogas da Organização Mundial da Saúde (OMS) em 1968, cujo principal objetivo é estabelecer e manter um método efetivo de detectar reações adversas não reveladas nos ensaios clínicos. Entre as funções do Programa, estão a identificação e análise de novos sinais de reações adversas a partir das informações de relato de caso submetido aos Centros Nacionais. Além dessas, incluem-se a alimentação do banco de dados da OMS e a troca de informações entre a entidade, o Uppsala Monitoring Centre (UMC) e Centros Nacionais, principalmente por meio de Vigimed – sistema de troca de informações baseado na internet.[1,4,10]

Ao longo dos anos, o conceito de farmacovigilância passou por algumas mudanças. Inicialmente, ela se definia como o conjunto de atividades destinadas a identificar e avaliar os efeitos do uso agudo e crônico dos tratamentos farmacológicos na população ou em subgrupos expostos a tratamentos específicos. Então, em 2002, a OMS ampliou esse conceito definindo a farmacovigilância como a ciência relativa à detecção, avaliação, compreensão e prevenção de efeitos adversos ou outros problemas relacionados a medicamentos. Assim, a farmacovigilância passou a ter maior abrangência envolvendo todo e qualquer evento adverso relacionado a medicamento e não apenas reações adversas como no início. Além disso, o mundo globalizado, o aumento do livre comércio e a utilização cada vez maior da internet levaram a uma grande mudança no acesso aos medicamentos e às informações a seu respeito, ampliando o campo de atuação da farmacovigilância, incluindo produtos fitoterápicos, medicamentos tradicionais e complementares, hemoterápicos, produtos biológicos, produtos para a saúde e vacinas. A farmacovigilância evoluiu muito e sua importância, hoje, é reconhecida como ciência crítica da prática clínica efetiva e da ciência da saúde pública, porém ainda é necessário desenvolver-se mais para atender às expectativas públicas e às demandas da saúde pública moderna.[2,4,6,12]

A farmacovigilância também pode ser chamada de "estudo fase IV", pois trata-se de uma necessidade complementar aos ensaios clínicos fases I, II e III feitos em seres humanos antes da liberação do medicamento para utilização na população em geral quando, em virtude das limitações inerentes ao desenho experimental da pesquisa clínica, diversos efeitos decorrentes ao uso de medicamentos podem não ter sido detectados.[6]

Após o desenvolvimento de um medicamento novo, são realizados os estudos pré-clínicos para investigação de suas atividades farmacológicas e toxicológicas *in vitro*, ou seja, no laboratório e em animais. Posteriormente, com a aprovação pré-clínica do medicamento novo, são postos em andamento os ensaios clínicos fase I, feitos em voluntários saudáveis para investigar a segurança e a farmacocinética; os ensaios clínicos fase II, quando já em pacientes, são estudadas a eficácia e a segurança em comparação com outros medicamentos conhecidos; e, finalmente, os ensaios clínicos controlados randomizados da fase III para mensuração da segurança e da eficácia do medicamento em amostras probabilísticas da população.[6,10]

De acordo com os resultados dos testes em seres humanos, pode, então, ser autorizada a comercialização do medicamento. Entretanto, a informação obtida nas várias fases de estudos clínicos até a aprovação do medicamento pela autoridade sanitária não é suficiente para prever o que ocorrerá na prática clínica cotidiana no tocante ao surgimento de reações adversas pouco frequentes ou naquelas de desenvolvimento lento, que são mais facilmente detectadas nas etapas posteriores à comercialização. Em certos casos, apenas 500 – e raramente mais de 5.000 – pessoas receberam o medicamento antes de ele ser lançado no mercado; por esse motivo, é fundamental controlar a segurança e a eficácia dos tratamentos novos (e ainda pouco corroborados do ponto de vista clínico), uma vez postos à venda, sob condições reais.[6,10]

A aprovação de um medicamento significa que sua eficácia foi demonstrada e que quaisquer efeitos indesejados detectados nos estudos anteriores à comercialização foram considerados aceitáveis, entretanto isso não significa que a relação benefício-risco do medicamento seja definitiva. Uma vez comercializado, o medicamento deixa o ambiente científico seguro e protegido dos ensaios clínicos e passa a ser um produto de consumo público e legal. O mais comum é que, até o momento da comercialização, a eficácia e a segurança do medicamento só tenham sido comprovadas em curto prazo e em um pequeno número de pessoas cuidadosamente selecionadas.[6,10]

Desse modo, considera-se que a farmacovigilância ou vigilância pós-comercialização são sinônimos referentes ao mesmo processo de detecção, acompanhamento e controle de problemas decorrentes do uso já legalmente autorizado e generalizado de medicamentos. Esses estudos são vistos como essenciais em relação aos medicamentos novos, pois proporcionam a avaliação do seu uso em grandes populações sem o controle experimental dos ensaios clínicos, tendo como principal objetivo proteger pacientes e profissionais de saúde fazendo um produto farmacêutico ter o melhor benefício-risco possível dentro de sua correta indicação de uso. Na prática, isso pressupõe que se conte com um sistema de farmacovigilância bem organizado.[1,10]

Um exemplo recente de aplicação dos conceitos da farmacovigilância, considerando também um marco histórico, aconteceu em setembro de 2004, quando a empresa Merck Sharp & Dome (MSD) retirou voluntariamente do mercado em todo o mundo um de seus produtos mais lucrativos, o medicamento Vioxx® (rofecoxib), que havia sido lançado em 1999. Esse medicamento era considerado uma alternativa segura ao uso de anti-inflamatórios não esteroidais (AINE) para o tratamento da dor e atingiu a marca de US$ 2,5 bilhões no mercado de 80 países, porém foi retirado do mercado com base nas evidências de que aumentava o risco de os pacientes sofrerem distúrbios cardiovasculares, como infarto do miocárdio, nos Estados Unidos entre 1999 e 2003. Estimativas do FDA indicam ter havido mais de 28 mil infartos e mortes associadas a esse medicamento e até hoje a empresa MSD enfrenta ações judiciais em virtude desses efeitos indesejados após o uso do Vioxx®.[4,13]

ATIVIDADES RELATIVAS À DETECÇÃO

A captação dos eventos é, sem dúvida, uma das etapas mais importantes na farmacovigilância. Uma boa captação diminuirá a necessidade de chamadas de seguimentos (*follow-up*) e muito retrabalho.[14]

Basicamente, existem duas formas principais de vigilância:[14]

1. Vigilância passiva.
2. Vigilância ativa.

A vigilância passiva é aquela que se dá pela notificação voluntária. Ela deve ser efetuada espontaneamente pelos profissionais de saúde às empresas farmacêuticas ou centro de farmacovigilância quando há suspeita de reações adversas a um medicamento. É o método indicado para se iniciar um sistema de farmacovigilância.[14]

A vigilância ativa serve para determinar o número de suspeitas de reações adversas, por meio de um processo contínuo e pré-organizado. Um exemplo da vigilância ativa é a monitorização de pacientes tratados com um medicamento particular, por meio de programa de gerenciamento de risco.[14]

O método mais utilizado pelas indústrias farmacêuticas em todo o mundo é a vigilância passiva. Nesse caso, o paciente ou o profissional de saúde entrará em contato de maneira voluntária com o fabricante para notificar um evento adverso. Embora esse método apresente uma série de limitações, como a subnotificação, a dificuldade de se estabelecer o número de pacientes expostos e a real incidência do evento, continua sendo um modelo de fácil implementação.[14]

O método pode ser intensificado com ações como facilitar a notificação *on-line* e outras ferramentas.[15] Na maioria das indústrias farmacêuticas, o serviço de atendimento ao consumidor (SAC) é a grande "porta de entrada" das notificações de eventos adversos. Exatamente por isso, ele deve se distanciar da imagem tradicional como balcão eletrônico de reclamações.[14]

Os profissionais que realizam esse tipo de atendimento precisam, obrigatoriamente, estar familiarizados e ter um conhecimento técnico suficiente para prestar as informações necessárias ao paciente/consumidor, além de ter capacidade para detectar um evento adverso que nem sempre é dito ou fornecido de forma clara pelo consumidor uma vez que não perceber que uma chamada recebida pelo SAC da empresa era relacionada a um evento adverso poderá comprometer todo o sistema de gestão da farmacovigilância.[14]

Muitas vezes, tanto o profissional de saúde quanto o paciente têm dúvidas sobre determinado sinal ou sintoma e questionam o profissional sobre a ocorrência resultar ou não do uso daquele medicamento ou mesmo da associação medicamentosa que está sendo administrada.[14]

Nesse momento, ao contrário do que muitos pensam, a bula do medicamento será o grande aliado. Há cerca de 10 anos ou mais, muitos médicos diziam ao paciente que ele não precisava ou mesmo que não devia ler a bula porque ela não servia para nada![14]

Os tempos mudaram e, atualmente, a bula mais atual de um medicamento contém o conhecimento mais efetivo sobre o produto, baseado não apenas nos testes pré-registro, mas também em novas reações ou associações evidenciadas na etapa pós-comercialização.[14]

Assim, a resposta baseada na bula fornecerá um dos principais critérios para a classificação de um evento como se verá mais adiante, que é a previsibilidade. Esse evento é previsto na bula mais atual do produto ou nunca foi descrito?[14]

Outra questão importante e que deve fazer parte do aprendizado dos profissionais do atendimento ao cliente é como formular perguntas ao paciente.[14]

Basicamente, existem dois tipos de perguntas que se pode fazer:[14]

1. Perguntas abertas.
2. Perguntas fechadas.

Habitualmente, fazem-se perguntas fechadas, isto é, perguntas cuja resposta é "sim" ou "não" ou uma alternativa entre várias passadas ao consumidor. Dessa forma, muitas vezes, direcionam-se as respostas, criando um viés para a análise e a classificação adequada do caso.[14]

Sempre que possível, deve-se iniciar com abordagens abertas, como "diga-me o que está acontecendo" ou "explique-me como se iniciaram os sintomas". Isso fará o paciente sentir-se confortável para explicar detalhadamente o ocorrido. Claro que ao serem atendidos pacientes poliqueixosos ou confusos, será necessário redirecioná-los por meio de perguntas fechadas.[14]

Muito importante é a orientação de que na etapa de captação do evento nenhum juízo deve ser feito pelo atendente. Frases como "isso nunca aconteceu antes", "esse produto não causa isso" ou ainda expressões que demonstrem não estar acreditando no que está sendo dito ou demonstrar surpresa ou susto com o fato são expressamente proibidas![14]

O mais importante nessa etapa é coletar todas as informações necessárias para a análise do quadro e verificar se a reação é esperada ou inesperada.[14] Reação esperada é todo evento descrito na bula mais atual do medicamento, todas as demais são inesperadas.[14]

Basicamente, para abrir um relato de evento adverso, são necessários, no mínimo, um informante, um medicamento, um paciente e um evento ocorrido. Todas as demais informações coletadas são desdobramentos para o melhor entendimento desses quatro pilares.[14]

ATIVIDADES RELATIVAS À AVALIAÇÃO E COMPREENSÃO

Para que as notificações possam contribuir com a segurança dos medicamentos, é preciso que sejam analisadas por especialistas e que as informações sejam difundidas. A coleta dos dados por si só contribui pouco para melhorar a segurança dos pacientes. A análise de especialistas e a supervisão dos dados são necessárias para determinar as tendências do seguimento.[10,16,17]

Para a avaliação das notificações de casos, diferentes procedimentos foram desenvolvidos com a finalidade de determinar a estrutura da probabilidade de uma relação causal entre a exposição a um medicamento e os efeitos adversos. Esses procedimentos são baseados principalmente na relação temporal entre a administração do medicamento e o evento, a plausibilidade médica ou farmacológica da reação (com base nos sinais e sintomas, exames laboratoriais, achados patológicos, mecanismo de ação) e na probabilidade ou exclusão de outras causas.[10,16,17]

O tempo transcorrido entre o início do tratamento e o surgimento das primeiras manifestações da reação adversa pode ser determinado da seguinte maneira:[10]

- Administração prévia do medicamento e surgimento do episódio descrito, sempre e quando a sequência cronológica for compatível com o mecanismo de ação do medicamento e o processo fisiopatológico da reação adversa.[10]
- Administração do medicamento antes do surgimento do episódio descrito, mas não totalmente coerente com a farmacologia do princípio ativo ou com o processo fisiopatológico da reação (p. ex.: agranulocitose que aparece 3 meses depois da suspensão do medicamento).[10]
- Não há informação suficiente para determinar a sequência cronológica.[10]
- Segundo os dados da notificação, não há uma sequência temporal razoável entre a administração do medicamento e o surgimento da reação adversa, ou então a sequência é incompatível com o mecanismo de ação ou com o processo fisiopatológico (p. ex.: uma neoplasia que surge poucos dias depois do início do tratamento).

A relação causal pode ser atribuída a um medicamento ou a vários outros, em caso de pacientes que utilizem mais de um medicamento, como acontece nas interações medicamentosas. Além disso, a causa pode ser atribuída à classificação quanto ao mecanismo pelo qual a reação é produzida. Para a avaliação da relação causa-efeito (causalidade e imputabilidade), diversos métodos foram desenvolvidos e o mais utilizado é o algoritmo de Naranjo que consiste em uma escala de probabilidade que inclui a sequência cronológica entre a administração do medicamento suspeito e o surgimento do quadro clínico, a plausibilidade da relação de causalidade (levando em consideração a descrição prévia da reação na literatura médica ou às propriedades farmacológicas conhecidas do medicamento), o desfecho da reação após a retirada do medicamento, o reaparecimento do quadro clínico descrito com a readministração do medicamento suspeito ou após reexposição a ele e a possível existência de causas alternativas. Além disso, também pode incluir informação adicional baseada em exames complementares realizados para descartar outras etiologias não farmacológicas.[10,17]

Os algoritmos são escalas ou conjunto de perguntas que, do ponto de vista prático, facilitam a avaliação de causalidade. Entre os vários algoritmos, destacam-se o de Karch e Lasagna e o de Naranjo que são os mais utilizados. Cada um deles tem suas vantagens e limitações.[18]

O algorítimo de Karch e Lasagna, avalia a relação de causalidade relacionando as suspeitas de RAM, consistindo em um número de questões fechadas, em que a combinação dos resultados leva ao estabelecimento da relação causal (Figura 7.2).[17]

O algorítimo de Karch e Lasagna avalia a relação de causalidade diante de suspeitas de RAM e consiste em um número de questões fechadas, em que a combinação dos resultados provoca a relação causal, o que dificulta sua utilização e, em alguns casos, leva ao emprego do algoritmo de Naranjo.[19]

Segundo o algoritmo de Naranjo, as suspeitas de reações adversas são classificadas nas quatro categorias seguintes:

1. reação adversa comprovada ou definida;
2. provável;
3. possível; e
4. duvidosa.

É razoável postular que, em alguns casos, o quadro apresentado não será devido ao medicamento implicado, ainda que exista uma relação temporal e não haja causa alternativa; desse modo, se poderia criar mais uma categoria de causalidade, a causalidade "condicional".[10]

ATIVIDADES RELATIVAS À PREVENÇÃO

Estratégias de prevenção devem ser planejadas, já que grande parte dos eventos adversos provém de erros nas práticas de uso de medicamentos e de reações específicas que poderiam ter sido evitadas.[10]

A prevenção de riscos deveria ser realizada de forma sistemática e periódica. Os profissionais de saúde (médicos, cirurgiões-dentistas, farmacêuticos, enfermeiros), os usuários, as companhias farmacêuticas e

Questionário				Seleção						
Intervalo de tempo apropriado entre o agente – Evento	N	S	S	S	S	S	S	S	S	S
Reação conhecida provocada pelo agente	–	N	N	S	S	S	S	S	S	S
Existe uma explicação alternativa? (p. ex.: doença de base)	–	S	N	S	S	N	N	N	N	N
Promovida a suspensão do agente	–	–	–	–	–	N	S	S	S	S
Reação melhorou com a suspensão do agente	–	–	–	–	–	–	N	S	S	S
Readministração do agente realizada	–	–	–	–	–	–	–	–	N	S	S
Reaparecimento da mesma reação com a readministração	–	–	–	–	S	N	–	–	–	N	S
Definida										X
Provável					X		X		X	
Possível						X				X
Condicional				X						
Não relacionada (não é uma RAM)	X	X					X			

FIGURA 7.2 Algoritmo de Karch e Lasagna.
Fonte: Ribeiro.[18]

as autoridades de saúde têm responsabilidade conjunta. A comunicação entre esses agentes cumpre um papel fundamental na prevenção sistemática. Também se podem desenvolver programas de farmacovigilância intensiva ou acompanhamento para determinados medicamentos (p. ex.: como foi feito para a clozapina) ou grupos de risco (p. ex.: grávidas; crianças; idosos).[10]

No tocante às reações adversas não evitáveis, o objetivo deve ser detectá-las precocemente, o que se configura na principal medida de redução da magnitude do dano. O fornecimento de informação, tanto aos profissionais de saúde como aos pacientes, constitui sem dúvida a melhor estratégia. Devem ser estabelecidos mecanismos de integração das atividades de vigilância sanitária no que diz respeito à promoção e publicidade, em relação à informação sobre reações adversas, advertências e contraindicações.[10]

REFERÊNCIAS

1. Monteiro EO. Farmacovigilância: por que devo relatar uma reação adversa a drogas? Rev Bras Med. 2008;65:6-13.
2. Rozenfeld S. Farmacovigilância: elementos para a discussão e perspectivas. Cad Saúde Pública. 1998;14(2):237-63.
3. Figueiredo PM, Costa AA, Santa Cruz FC, Melo JRR, Nogueira MS, Góes TPA. Reações adversas a medicamentos. Fárm Medic. 2005;34(6):32-9.
4. Silva RC. Fortalecimento do sistema de informação em farmacovigilância em Bio-Manguinhos [dissertação]. Rio de Janeiro: Fundação Oswaldo Cruz; 2013.
5. Routledge P. 150 years of pharmacovigilance. Lancet. 1998;351(9110):1200-1.
6. Mendes PCP, Pinheiro RO, Avelar KES. História da farmacovigilância no Brasil. Rev Bras Farm. 2008;89(3):246-51.
7. Mellin GW, Katzenstein M. The saga of thalidomide. Neuropathy to embryopathy, with case reports of congenital anomalies. N Engl J Med. 1962;267:1238-44.
8. McBride WG. Thalidomide and congenital abnormalities. Lancet. 1961;278(7216):1358.
9. Organização Mundial da Saúde. A importância da farmacovigilância. Brasília: OPAS; 2005.
10. Organização Mundial da Saúde. Boas práticas de farmacovigilância para as Américas. Washington: OPAS; 2011. (Rede PAHRF documento técnico n. 5).
11. Distaval thalidomide advertisement [Internet]. Brit Med J. 1961; 1(5242): 12 [capturado em 29 jan. 2016]. Disponível em http://www.bonkersinstitute.org/medshow/thalidomide.html.
12. Rigo KGP, Nishiyama P. A evolução da farmacovigilância no Brasil. Acta Sci Health Sci. 2005;27(2):131-5.
13. Antoniolli JV. Desastre farmacêutico nos EUA: análise da conduta da corporação Merk no caso Vioxx (1996-2004) [monografia]. Porto Alegre: UFRGS; 2010.
14. Graff S. Vigilância pós-comercialização: aprendendo a atender o consumidor com reação adversa. 2. ed. São Paulo: Scortecci; 2014.
15. Dias MF, Souza NR, Bittencourt MO, Nogueira MS. Vigilância sanitária e gerenciamento do risco em medicamentos. Fárm Medic. 2005;34(6):12-20.
16. Organização Mundial da Saúde. Monitorização da segurança de medicamentos: diretrizes para criação e funcionamento de um Centro de Farmacovigilância. Brasília: OPAS; 2005.
17. Varallo FR, Mastroianni P. Análise da causalidade por algoritmos de decisão de causalidade. In: Varallo FR, Mastroianni P. Farmacovigilância para promoção do uso correto de medicamentos. Porto Alegre: Artmed; 2013. p. 63-66.
18. Ribeiro A. Estudo de causalidade das reações adversas. São Paulo: Hospital Sírio Libanês. Instituto de Ensino e Pesquisa; 2015.
19. Isoppo M, Heberle RC. Avaliação dos serviços de farmacovigilância e farmácia clínica dos hospitais sentinela do sul do Brasil [monografia]. Tubarão: UNISUL; 2009.

8
TOXICOLOGIA CLÍNICA

SERGIO GRAFF
NATASHA GAGO KOLLER
MICHELLE FLEURY MEJIAS

Intoxicação, por definição, é a ocorrência de efeitos nocivos, resultantes da exposição a uma substância química ou a um agente físico ou biológico.

Os efeitos tóxicos das substâncias químicas, de plantas e de animais peçonhentos são conhecidos pelo homem há muitos anos. Papiros e escritas nas tumbas de faraós do antigo Egito tratavam dos efeitos causados pela exposição a essas substâncias. Cleópatra, a rainha do Egito entre os anos 69 e 30 a.C., utilizara, segundo esses papiros, estricnina para envenenar prisioneiros e teria se suicidado deixando-se picar por uma cobra venenosa. Muito antes, Homero em seus clássicos *Ilíada e Odisseia* (850 a.C), citava o uso de flechas envenenadas, denominadas *toxikon*, e o filósofo Sócrates (470 a 399 a.C) foi condenado à morte com a ingestão da planta *hemlock* (cicuta), cujo princípio ativo é um alcaloide similar à nicotina denominado conina.

Os efeitos tóxicos das substâncias sempre estiveram ligados, em toda a história da humanidade, ao desenvolvimento de armas químicas para matar os inimigos.

A partir de 1500, a toxicologia avança no estudo desses efeitos, inicialmente com Paracelsus (Philippus Aureolus Theophrastus Bombastus von Hohenheim, 1493 a 1541) que identificou que substâncias químicas específicas eram realmente responsáveis pela toxicidade das plantas e animais e relatou ainda que a resposta do organismos a elas dependia da dose recebida e acabou sendo o responsável pela célebre frase: "Todas as substâncias são venenos e não existe nenhuma que não seja. O que diferencia o medicamento de um veneno é a dose".

Mais tarde, nos anos 1800, um médico legista espanhol naturalizado francês, Orfilla (Mathieu Joseph Bonaventure Orfila, 1787 a 1853), foi o primeiro a demonstrar, por meio de autópsias, os efeitos dos toxicantes sobre órgãos específicos e criar a "teoria do órgão-alvo", por isso considerado até os dias atuais o fundador da toxicologia moderna.

A partir dessa época, a toxicologia não parou mais de evoluir. Se, por um lado, o homem criava substâncias tóxicas para serem utilizadas como armas de guerra ou mesmo para melhorar a produtividade agrícola ou ainda para curar doenças; por outro, o conhecimento de seu mecanismo de ação tóxica e possíveis intervenções em casos de superdosagens também evoluía com o passar dos anos.

O desenvolvimento de análises toxicológicas capazes de detectar pequenas doses ou metabólitos, aliadas ao laboratório de análises clínicas e patologia capazes de perceber alterações enzimáticas e hormonais ou lesões em órgãos, fez o diagnóstico ser cada vez mais precoce e o sucesso no tratamento cada vez maior.

A constante necessidade em capacitar profissionais para o atendimento a pacientes intoxicados levou à publicação, em 21/12/12, no diário oficial da União, da Resolução CFM nº /2005 que reconhece a Toxicologia Médica como área de atuação médica para especialistas em Clínica Médica, Pediatria e Terapia Intensiva.[1]

DIAGNÓSTICO DAS INTOXICAÇÕES

As exposições a substâncias potencialmente tóxicas são extremamente frequentes tanto em adultos quanto em crianças em todo o mundo. A maior parte dessas exposições, entretanto, resulta em nenhum sintoma ou apenas em sinais e sintomas leves, geralmente autolimitados e que requerem apenas um tratamento domiciliar ou ambulatorial.

O diagnóstico de uma intoxicação aguda pode ser uma tarefa bastante fácil quando o paciente chega ao serviço após a ingestão de uma superdosagem de um medicamento conhecido ou de um produto químico também conhecido e extremamente difícil quando não existem indícios de uma exposição tóxica.

Mesmo nos casos em que não haja histórico de exposição a substâncias químicas deverá se suspeitar de intoxicação, quando paciente estiver apresentando sinais ou sintomas de:

- depressão do sistema nervoso central (SNC) com ou sem coma;
- arritmias cardíacas ou outros distúrbios em paciente jovem que nunca apresentou qualquer antecedente cardíaco;
- edema pulmonar;
- crises convulsivas;
- hipotensão grave ou choque;
- acidose metabólica;
- hipoglicemia grave;
- alterações comportamentais, agitação, alucinações em paciente sem antecedentes psiquiátricos.

A anamnese detalhada com o paciente, seus familiares e acompanhantes é fundamental para o diagnóstico adequado.

Algumas premissas, entretanto, devem ser levadas em conta para evitar-se um diagnóstico apressado e errôneo. A primeira é que "sem exposição não há intoxicação" e a segunda é que "exposições a baixas doses podem não resultar em intoxicação".

Um exemplo clássico é um pintor que apresente um quadro clínico de cefaleia, vômitos e diarreia. Embora a inalação de solventes possa produzir esse quadro, não podemos esquecer que inúmeras patologias também podem e que, portanto, todas as possibilidades devem ser investigadas e o fato de o paciente ser pintor não confirma ou dá um nexo causal aos sintomas apresentados.

As intoxicações agudas em nosso meio resultam, principalmente, de tentativas de suicídio e acidentes circunstanciais (ocupacionais ou no lar). Envolvem, sobretudo, os medicamentos, os pesticidas e os produtos químicos de uso domiciliar.

As possibilidades de exposição às substâncias químicas, incluindo medicamentos e drogas de abuso são inúmeras e os quadros clínicos bastante diferentes, entretanto algumas exposições produzem sintomas comuns.

Se realmente, por meio da história clínica, não pudermos obter alguma "pista", o exame clínico poderá nos permitir tecer hipóteses diagnósticas baseadas em "síndromes toxicológicas ou síndromes tóxicas".

SÍNDROMES TÓXICAS

Algumas intoxicações por substâncias químicas apresentam sinais e sintomas comuns, o que permite que sejam agrupadas didaticamente em "síndromes", facilitando a identificação de possíveis agentes causais. Mokhlesi e colaboradores[2] descrevem 13 grupos de sinais e sintomas, caracterizados como síndromes tóxicas que estão listadas a seguir:

- **Síndrome anticolinérgica** – Compreende sinais como midríase, visão turva, febre, pele seca, diminuição do peristaltismo intestinal (íleo), retenção urinária, taquicardia, hipertensão, agitação psicomotora, psicose, coma, convulsões e mioclonias. Pode ocorrer nas intoxicações por anti-histamínicos, atropina, baclofen, benzotropina, antidepressivos tricíclicos, fenotiazínicos, propantelina, escopolamina e trihexafenidil (artane).
- **Síndrome colinérgica** – O paciente pode apresentar sialorreia, lacrimejamento, incontinência urinária, diarreia, cólicas, vômitos, fraqueza muscular, aumento da secreção brônquica, bradicardia e miose. Comum nas intoxicações por pesticidas inibidores das colinesterases, como carbamatos e organofosforados e nas superdosagens por fisostigmine e pilocarpina.
- **Síndrome beta-adrenérgica** – Caracteriza-se pela presença de taquicardia, hipertensão e tremores, presentes nas superdosagens de albuterol, cafeína, terbutalina e teofilina.
- **Síndrome alfa-adrenérgica** – O paciente pode apresentar sinais como hipertensão, bradicardia e midríase; a síndrome pode ocorrer nas exposições a doses elevadas de fenilpropanolamina e fenilefrina.
- **Síndrome beta e alfa-adrenérgica** – Algumas substâncias podem atuar nos dois receptores, produzindo uma miscelânea dos sinais descritos nas duas últimas síndromes citadas, como hipertensão, taquicardia, midríase e ressecamento de mucosas. As principais substâncias incluem as anfetaminas, cocaína, efedrina, fenciclidina e pseudoefedrina.
- **Síndrome sedativo-hipnótica** – Inclui sinais como sonolência variável e coma, confusão mental, fala "pastosa", distúrbios respiratórios com apneia. Vários agentes depressores do SNC, como anticonvulsivantes, antipsicóticos, barbitúricos, benzodiazepínicos, etanol e opiáceos podem ser os responsáveis.
- **Síndrome alucinógena** – Apresenta alucinações, psicoses, pânico, febre, midríase, hipertermia e sinestesias que podem ser causados por intoxicações por anfetaminas, maconha, cocaína, ácido lisérgico (LSD) e fenciclidina (pode apresentar miose).
- **Síndrome extrapiramidal** – Paciente apresentando rigidez generalizada e tremores, opistótono, trismo, hiper-reflexia e coreoatetose. Geralmente causada por haloperidol, fenotiazínicos, risperidona, metoclopramida.
- **Síndrome narcótica** – Inclui alteração mental, respiração lenta, miose, bradicardia, hipotensão, hipotermia, diminuição do peristaltismo intestinal e é mais frequente nas intoxicações por opiáceos e opioides, dextrometorfano e propoxifeno.
- **Síndrome da serotonina** – Caracterizada por irritabilidade, hiper-reflexia, diarreia, sudorese, hiperemia, febre, trismo, tremores e mioclonias. Os principais agentes envolvidos incluem a fluoxetina, meperidina, paroxetina, sertralina, trazodone e clomipramina.
- **Síndrome epileptogênica** – O paciente pode apresentar hipertermia, hiper-reflexia, tremores, convulsões. Geralmente associada a intoxicações por estricnina, nicotina, organoclorados, lidocaína, cocaína, xantinas, isoniazida, hidrocarbonetos clorados, anticolinérgicos, cânfora, fenciclidina.
- **Síndrome por solventes** – Caracteriza-se por letargia, confusão, cefaleia, inquietação, incoordenação e despersonalização. Os agentes envolvidos são

principalmente hidrocarbonetos, acetona, tolueno, naftaleno, tricloroetano, hidrocarbonetos clorados.
- **Síndrome da desacloplação da fosforilação oxidativa** – Apresenta sinais como hipertemia, taquicardia e acidose metabólica. Mais frequente nas intoxicações por fosfeto de alumínio (fosfina), salicilatos, 2,4-diclorofenol, dinitrofenol, glifosato, fósforo, pentaclorofenol, fosfato de zinco.

ABORDAGEM INICIAL E TRATAMENTO DO PACIENTE INTOXICADO

A abordagem inicial do paciente intoxicado não é muito diferente daquela feita para um paciente grave com qualquer outra patologia. A obtenção de dados da história clínica pode ser mais difícil nos casos de tentativa de suicídio ou naqueles em que o paciente foi encontrado desacordado e levado ao hospital.

O tratamento do paciente gravemente intoxicado inclui as seguintes etapas:

- Avaliação inicial (ABCD da reanimação).
- Diminuir a absorção do toxicante.
- Administração de antagonistas e antídotos.
- Medidas de suporte e correção de distúrbios associados.
- Aumentar a excreção do toxicante.

Prevenção da absorção do toxicante

A descontaminação gastrintestinal é uma das etapas do tratamento das intoxicações agudas causadas por exposição oral. Tem por objetivo evitar ou diminuir a absorção do agente tóxico ingerido, diminuir sua concentração no sangue e reduzir a gravidade da intoxicação.

Vários procedimentos são propostos, incluindo lavagem gástrica, emese induzida por xarope de ipeca, administração de carvão ativado, catárticos e irrigação intestinal.

Em 1997, a Associação Americana de Centros de Toxicologia (AAPCT) e a Associação Europeia dos Centros de Toxicologia (EAPCCT, do inglês European Association of Poisons Centres and Clinical Toxicologists) publicaram recomendações para a indicação dos métodos de descontaminação gastrintestinal, estabelecendo que não devem ser utilizados rotineiramente no tratamento uma vez que não há evidências comprovando que sua utilização melhore a evolução clínica das intoxicações. Os critérios são baseados na gravidade da intoxicação, tempo decorrido da ingestão e nos riscos dos métodos utilizados na descontaminação, entre eles:[3-7]

- risco potencial causado pela ingestão do agente tóxico;
- possibilidade de remoção significativa do agente tóxico;
- avaliação dos riscos inerentes aos procedimentos em relação ao possível benefício determinado pela remoção do agente tóxico.

Lavagem gástrica

Somente deve ser considerada em pacientes que tenham ingerido quantidade significativa de um agente tóxico, que determine importante toxicidade sistêmica ou risco de vida e quando o procedimento puder ser iniciado até 1 hora após a ingestão.

A técnica consiste na passagem de uma sonda orogástrica de grande calibre, seguida de administração e aspiração sequencial de pequeno volume de soro fisiológico, com o objetivo de remover a substância tóxica presente no estômago. A entubação endotraqueal, quando necessária, deve ser estabelecida para proteção de vias aéreas em pacientes com depressão neurológica. O paciente deve ser mantido em decúbito lateral esquerdo e a infusão deve respeitar a capacidade gástrica do paciente. Em adultos, administram-se 250 mL por vez e, em crianças, de 5 a 10 mL por quilograma de peso, utilizando-se um volume total apropriado conforme a idade, ou seja:

- recém-nascidos: 500 mL;
- lactentes: 2 a 3 litros;
- escolares: 4 a 5 litros;
- adultos: 6 a 8 litros.

As complicações mais frequentes são a broncoaspiração, entubação endotraqueal inadvertida, laringoespasmo, efeitos cardiorrespiratórios, trauma de mucosa esofagogástrica e alterações hidreletrolíticas.

Emese

O xarope de ipeca a 7% foi utilizado para a indução de vômitos. Em estudos experimentais, a quantidade de marcadores removidos pela utilização do xarope de ipeca foi muito variável e diminuiu conforme o tempo. Não há evidências em estudos clínicos de que a indução de emese pela ipeca melhore a evolução de pacientes intoxicados. A utilização de ipeca pode retardar a administração de carvão ativado e diminuir a eficácia de antídotos orais. A sua utilização rotineira não deve ser recomendada como tratamento das intoxicações e atualmente está praticamente em desuso. O uso de xarope de ipeca pode ser considerado apenas em pacientes conscientes e alertas, que ingeriram quantidade potencialmente tóxica de uma substância, que não promoverá depressão neurológica rapidamente e quando sua administração puder ser realizada até 1 hora após a ingestão do agente tóxico. As complicações mais frequentes são diarreia, letargia, sonolência e persistência dos vômitos por um período maior que 1 hora. Complicações mais graves são muito raras e incluem pneumonia aspirativa, síndrome de Mallory-Weiss e pneumomediastino.

Carvão ativado

O carvão ativado adsorve substâncias presentes no trato gastrintestinal por contato direto, formando um complexo e diminuindo a absorção do agente tóxico, reduzindo ou prevenindo sua toxicidade sistêmica. A administração de carvão ativado deve ser considerada em pacientes que ingeriram quantidade potencialmente tóxica de uma substância, que seja bem adsorvida pelo carvão ativado e, preferencialmente, até 1 hora após a exposição. Estudos em voluntários demonstraram que a eficácia do carvão ativado diminui conforme o tempo decorrido da ingestão e o maior benefício para o tratamento do paciente intoxicado ocorre com sua utilização na primeira hora após a exposição. O uso de carvão ativado em dose múltipla para diálise intestinal consiste em medida de eliminação e poderá ser adotado nas intoxicações por agentes que apresentem circulação êntero-hepática e por medicamentos de liberação prolongada, como fenobarbital e teofilina em apresentação "Retard". A dose ótima de carvão ativado é desconhecida porque é muito variável conforme o agente tóxico ingerido. A dose geralmente recomendada é de 1 grama por quilograma de peso em crianças e doses variando de 50 a 100 gramas para adolescentes e adultos, administrada pela via oral ou por sonda nasogástrica. Administrar mediante suspensão líquida na proporção de 1:4 ou 1:8, em água, soro fisiológico ou soro glicosado para crianças. Na indicação de múltiplas doses de carvão ativado, a mesma dose pode ser repetida a cada 4 horas nas primeiras 12 horas após a exposição, ou até 48 horas conforme as manifestações clínicas e características do agente tóxico. As contraindicações para o uso de carvão ativado incluem substâncias com alto risco de aspiração brônquica como os derivados de petróleo, agentes corrosivos e pacientes com risco de sangramento ou perfuração por lesões de mucosa ou cirurgia recente. Algumas substâncias não são adsorvidas pelo carvão ativado, como ácidos, álcalis, álcoois, metais, incluindo lítio e ferro. Os efeitos adversos mais comuns são vômitos e constipação intestinal. As complicações mais frequentemente descritas são a aspiração brônquica de carvão ativado em pacientes sem proteção de vias aéreas e a obstrução intestinal.

Catárticos (laxantes)

A administração de laxantes não representa nenhum papel específico no tratamento das intoxicações ou na descontaminação gastrintestinal e somente é recomendada no intuito de diminuir possíveis efeitos adversos provocados pelo carvão ativado. Quando o carvão ativado é mantido por mais de 12 horas, recomenda-se a associação de laxantes para evitar constipação intestinal (sulfato de sódio ou magnésio 250 mg/kg de peso em crianças ou 15 a 20 g em adultos, uma ou duas vezes por dia conforme trânsito intestinal).

Principais toxicantes e seus antídotos

Existem poucos antídotos disponíveis e, para a maioria das exposições tóxicas a substâncias, o tratamento será baseado apenas nas medidas gerais e tratamento de manutenção.

O Quadro 8.1 lista os antídotos, suas indicações e mecanismos de ação para as intoxicações que mais frequentemente podem necessitar de UTI em nosso meio.

Lembre-se de que antes de administrar um antídoto, deve-se ter certeza de que:

- A toxicologia da substância química é conhecida.
- Há evidências suficientes de que se trata de uma intoxicação e que o agente é conhecido.
- Que a introdução do antídoto será favorável à evolução do paciente
- Dart[8] recomenda que serviços que atendam emergências devam ter em estoque, pelo menos, os seguintes antídotos: N--Acetilcisteína; atropina; soro antiofídico; gluconato e cloreto de cálcio; *kit* para cianeto, deferoxamine; fragmento FAB – antidigoxina, dimercaprol; etanol; glucagon; azul de metileno; naloxone; pralidoxima; fisostigmine; e bicarbonato de sódio.

Aumento da eliminação do toxicante já absorvido

Diurese forçada (com diuréticos)

Técnica adotada no passado para forçar a eliminação de substâncias excretadas pelos rins, como o fenobarbital. Tal técnica tem sido abandonada em razão da falta de estudos científicos que suportem sua eficácia e segurança e pelos riscos de produzir alterações hidreletrolíticas graves.

Manipulação do pH urinário

Pode ser utilizada terapeuticamente para aumentar a eliminação renal de algumas substâncias. A característica ácida das substâncias é dada pelo logaritmo da constante de dissociação ácida (pKa). Assim, substâncias que apresentem pKa ácido tendem a ser mais bem excretadas em meio alcalino, e aquelas com pKa mais alcalino são mais bem excretadas quando a urina tem pH mais ácido. Os limites do pH urinários para essa condição são estabelecidos entre 4,5 a 7,5.

A alcalinização urinária é mais frequentemente utilizada para a eliminação de salicilatos, fenobarbital e dapsona. Para tanto, utiliza-se a infusão endovenosa de bicarbonato de sódio (1 a 2 mEq/kg por 3 ou 4 horas, até atingir pH urinário entre 7 e 8, repetir se necessário).

A acidificação urinária (pH < 5,5) permite aumentar a excreção renal de algumas bases fracas não polares com valores de pKa entre 6 e 12. Pode ser útil para aumentar a excreção de anfetaminas, por exemplo. Utiliza-se para acidificar a urina cloreto de amônia ou hidrocloreto de arginina, ou ainda o ácido ascórbico (vitamina C).

Entretanto, em virtude de a acidificação urinária aumentar os danos tubulares renais causados pela mioglobinúria, essa técnica quase não é utilizada.

QUADRO 8.1 Antídotos, suas indicações e mecanismos de ação para as intoxicações mais frequentes

Droga/Fármaco	Antídoto
Acetaminofeno/Paracetamol	N-Acetilcisteína (Flumimucil)
Ácido Fluorídrico (HF)	Gluconato de cálcio, cloreto de cálcio
Agonistas alfa (p. ex.: clonidina), opioides (p. ex.: codeína, difenoxilato, fentanila, heroína, meperidina, propoxifeno e morfina)	Naloxona
Anticolinérgicos, difenidramina, dimenidrinato	Fisostigmina
Anticolinesterásicos (inibidores das colinesterases)	Atropina e pralidoxima (exceto para carbamatos → somente atropina)
Anticongelantes (etilenoglicol)	Fomepizole (difícil de encontrar no Brasil), etanol
Antidepressivos tricíclicos, salicilatos	Bicarbonato de sódio
Arsênio, cobre, chumbo, mercúrio	D-penicilamina (Cuprimine®)
Benzodiazepinicos	Flumazenil
Betabloqueadores, hipoglicemiantes	Epinefrina glucagon
Bloqueadores de canal de cálcio	Cloreto de cálcio, glucagon
Chumbo	EDTA, dimercaprol, succimer
Cianeto	Nitrito de amila, nitrito de sódio, tiossulfato de sódio
Digoxina	Digibind ou Digoxina Imune Fab
Etilenoglicol	Tiamina
Ferro	Deferoxamina
Heparina	Sulfato de protamina
Heroína e outros opiáceos e opioides	Naloxona (Narcan®)
Metanol	Etanol
Potássio	Insulina glucose + kayexalate
Raticidas cumarínicos	Vitamina K1

EDTA: ácido etilenodiamino tetracético (*ethylenediamine tetraacetic acid*).

Doses múltiplas de carvão ativado

A administração de carvão ativado em doses múltiplas (como visto anteriormente) pode ser também uma medida na ampliação da eliminação de substâncias, pois interrompe a circulação êntero-hepática sendo também denominada de diálise gastrintestinal. É útil para medicamentos como o fenobarbital.

Remoção extracorpórea de toxicantes

Hemodiálise

Principal método de remoção extracorpórea de substâncias. Para que ela seja eficaz, entretanto, o toxicante deve apresentar algumas características como ter um baixo peso molecular (< 500 d), ser hidrossolúvel, baixa ligação à proteína plasmática

(< 70-80%) e baixo volume de distribuição (< 1 L/kg). Intoxicações graves em que a hemodiálise pode ser muito útil incluem aquelas com metanol, etilenoglicol, ácido bórico, salicilatos e lítio.

Hemoperfusão

A principal diferença entre esse processo e o anteriormente citado está relacionada ao tipo de filtro, em que o sangue entra em contato direto com um sistema adsorvente (cartucho de carvão ativado). Suas vantagens incluem a eficácia na retirada de substâncias pouco hidrossolúveis, com alto peso molecular e fortemente ligadas à proteína plasmática, pois a hemoperfusão depende muito mais da capacidade de o adsorvente ligar-se ao toxicante do que das características da substância.

Indicação de terapia intensiva

De forma geral, é possível dizer que nem toda exposição a substâncias químicas necessitará de tratamento intensivo, mas aquelas que necessitarem somente terão um desfecho favorável se medidas adequadas forem instituídas de forma rápida e criteriosa. Os critérios para indicação de internação em terapia intensiva têm sido bastante discutidos, sobretudo para exposições a substâncias tóxicas. Em um trabalho retrospectivo, foram identificados oito fatores de risco clínico que podem predizer se há necessidade de intervenção em terapia intensiva. São eles:[2]

- PaCO > 45 mmHg;
- necessidade de entubação endotraqueal;
- convulsões induzidas por toxicante;
- arritmias cardíacas;
- intervalo QRS com duração = 0,12 s;
- pressão sistólica < 80 mmHg;
- bloqueio atrioventricular de 2º e 3º graus; e
- falta de resposta ao estímulo verbal.

As conclusões desse estudo sugerem que se um paciente intoxicado não apresentar nenhuma das oito características, nenhuma intervenção em terapia intensiva como entubação orotraqueal, vasopressores ou antiarrítmicos, diálise ou hemoperfusão é necessária. Além destas, outras indicações para admissão em UTI contemplam:[2]

- Glasgow < 12;
- necessidade de diálise ou hemoperfusão;
- acidose metabólica progressiva;
- superdosagem de antidepressivo tricíclico ou fenotiazina com sinais de toxicidade cardíaca;
- hiperpotassemia grave;
- alteração na temperatura corpórea; e
- necessidade de infusão contínua de naloxone.

REFERÊNCIAS

1. Conselho Federal de Medicina. Resolução CFM nº 2.005/2012. Dispõe sobre a nova redação dos Anexos II e III da Resolução CFM nº 1.973/2011, que celebra o convênio de reconhecimento de especialidades médicas firmado entre o Conselho Federal de Medicina (CFM), a Associação Médica Brasileira (AMB) e a Comissão Nacional de Residência Médica (CNRM) [Internet]. Brasília: CFM; 2012 [capturado em 18 nov. 2015]. Disponível em: http://www.portalmedico.org.br/resolucoes/CFM/2012/2005_2012.pdf.
2. Mokleshi B, Leiken JB, Murray P, Corbridge TC. Adult toxicology in critical care: part I: general approach to the intoxicated patient. Chest. 2003;123(2):577-92.
3. American Academy of Clinical Toxicology and European Association of Poisons Centres and Clinical Toxicologists. Position statement: ipecac syrup. J Toxicol Clin Toxicol. 1997;35:699-709.
4. American Academy of Clinical Toxicology and European Association of Poisons Centres and Clinical Toxicologists. Position statement: gastric lavage. J Toxicol Clin Toxicol. 1997;35:711-9.
5. American Academy of Clinical Toxicology and European Association of Poison Centres and Clinical Toxicologists. Position statement: single-dose activated charcoal. J Toxicol Clin Toxicol. 1997;35:721-41.
6. American Academy of Clinical Toxicology and European Association of Poison Centres and Clinical Toxicologists. Position statement: cathartics. J Toxicol Clin Toxicol. 1997;35:743-52.
7. American Academy of Clinical Toxicology and European Association of Poison Centres and Clinical Toxicologists. Position statement and practice gui-

delines on the use of multi-dose activated charcoal in the treatment of acute poisoning. J Toxicol Clin Toxicol. 1999;37:731-51.

8. Dart RC, Goldfrank LR, Chyka PA, Lotzer D, Woolf AD, McNally J, et al. Combined evidence-based literature analysis and consensus guidelines for stocking of emergency antidote in the United States. Ann Emerg Med. 2000;36(2):126-32.

LEITURAS SUGERIDAS

Flomebaum NE, Goldfrank LR, Hoffman RS, Howland MA, Lewin NA, Nelson LS. Goldfrank's toxicologic emergencies. 8th ed. New York: Mc Graw-Hill; 2006.

Fundação Osvaldo Cruz. Sistema nacional de informações tóxico-farmacológicas (Sinitox): Brasil 2003 [Internet]. Manguinhos: FIOCRUZ;2003 [capturado em 18 nov. 2015] Disponível em: http://www.fiocruz.br/sinitox_novo/cgi/cgilua.exe/sys/start.htm?infoid=74&query=simple&search%5Fby%5Fauthorname=all&search%-5Fby%5Ffield=tax&search%5Fby%5Fkeywords=any&-search%5Fby%5Fpriority=all&search%5Fby%5Fsection=all&search%5Fby%5Fstate=all&search%5Ftext%5Foptions=all&sid=12&site=cict&text=intoxica%E7%E3o+humana.

Graff S. Intoxicações exógenas. PROURGEM. 2008;7(3):89-135.

Graff S. Noções de toxicologia clinica. In: Prado C, Ramos J, Valle R, editores. Atualização Terapêutica. Porto Alegre: Artes Médicas; 2007.

Lopes AC, Graff S. Fundamentos da toxicologia clínica. São Paulo: Atheneu; 2006.

Mokleshi B, Leiken JB, Murray P, Corbridge TC. Adult toxicology in critical care: part II: specific poisonings. Chest. 2003;123(3):897-922.

Watson WA, Litovitz TL, Klein-Schwartz W, Rodgers GC Jr, Youniss J, Reid N, et al. 2003 annual report of the American Association of Poison Control Centers Toxic Exposure Surveillance System. Am J Emerg Med. 2004;22(5):335-404.

9

FARMACOECONOMIA

GABRIELA TANNUS BRANCO DE ARAÚJO
MARCELO C. M. FONSECA

A tecnologia médica, que inclui os medicamentos, testes diagnósticos e produtos para saúde ou correlatos, avança de forma rápida e constante. Com cada vez mais opções disponíveis para o diagnóstico e tratamento, as possibilidades de se mudar os desfechos de saúde dos pacientes interferem diretamente na extensão e melhora da qualidade de vida, como também modificam a dinâmica do financiamento de saúde.

Quando um novo produto farmacêutico é lançando no mercado, existe por trás dele um extenso programa clínico com suas diferentes fases e desenhos de protocolos. Esse conhecimento produzido por meio dos ensaios clínicos demonstrará se esse novo produto apresentou ou não um resultado de saúde superior ao do outro produto ao qual foi comparado. Esses estudos também podem avaliar se o novo produto apresenta um melhor perfil de tolerabilidade, o que pode ser demonstrado, por exemplo, mediante a redução de eventos adversos ou, ainda, que a utilização desse novo produto diminui a necessidade de realizar outros tratamentos complementares ou, também, demonstrar a redução de internação ou procedimentos ambulatoriais.

Para que esses resultados obtidos a partir dessa nova opção terapêutica possam ser entendidos não só sob a luz do aspecto clínico, mas, para avaliar o impacto financeiro que o novo produto ocasionará, foram adaptadas metodologias de análise já realizadas em outros setores da economia para as necessidades da área da saúde, uma vez que esse setor, como qualquer outro da economia, tem recursos finitos, e a decisão sobre onde e como serão realizados os investimentos tem um grande impacto no sistema como um todo.

DESCRIÇÃO

A denominação "farmacoeconomia" foi utilizada em 1986, em uma reunião de farmacêuticos, no Canadá, em que um grupo de pesquisadores começou a utilizar esse termo para apresentar alguns estudos de avaliação do impacto econômico de produtos farmacêuticos.[1] Quase 30 anos depois, a farmacoeconomia se estabeleceu como uma divisão da ciência econômica que visa uma aplicação de recursos farmacêuticos mais eficiente, trazendo mais valor para os médicos, pacientes, fontes pagadoras e para a sociedade de modo geral.

A Intenational Society for Pharmacoeconimcs and Outcomes Research (ISPOR),[2] é uma associação internacional multidisciplinar presente em 114 países e com mais de 9.500 membros ativos que congrega os profissionais interessados nessa disciplina.

Atuando há 20 anos na área, por intermédio de seus membros, colabora na divulgação e organização do conhecimento nesse campo.

O livro de termos da ISPOR define a farmacoeconomia como a

> [...] disciplina científica que avalia o valor global dos produtos farmacêuticos, serviços e programas de cuidados à saúde. Assim, esta disciplina aborda os aspectos clínicos, econômicos e humanísticos das intervenções em saúde, aplicados a prevenção, diagnóstico, tratamento e gerenciamento das doenças [...].[3]

TIPOS DE ANÁLISE FARMACOECONÔMICA

Existem quatro tipos básicos: custo-efetividade; custo-utilidade; custo-benefício; e análise de minimização de custos. Todas essas análises medem os custos na moeda local do país onde foram realizadas, mas utilizam desfechos em saúde diferentes em suas comparações. O Quadro 9.1 apresenta um resumo com as principais características de cada modalidade de análise.

É importante ressaltar que uma eficiente análise farmacoeconômica começa com uma profunda análise da literatura disponível sobre as alternativas terapêuticas em comparação. A robustez e a qualidade dos dados clínicos que alimentam uma avaliação econômica são fundamentais para garantir a validade dos resultados obtidos. Uma das maiores falhas que ocorrem em algumas análises econômicas, além das questões de ordem técnica da montagem dos estudos de avaliação, diz respeito justamente à qualidade e à validade dos dados clínicos utilizados para comparar as alternativas terapêuticas em avaliação.

Outras determinantes para o desenvolvimento de uma avaliação econômica são os tipos de custos e a perspectiva da análise.

Os custos envolvidos em uma avaliação econômica podem ser divididos em quatro grandes grupos:

- **Direto** – Custos inerentes à condução do diagnóstico e tratamento do paciente, como consultas, procedimentos, medicamentos, equipamentos, correlatos, materiais descartáveis, serviços de enfermagem, internação, exames e outros. Esses são os custos mais usuais nas avaliações econômicas.
- **Direto não médico** – Custos envolvidos para que se viabilizem os acontecimentos relacionados ao tratamento: transporte até o hospital, refeições e outros. Essa categoria é importante quando esses fatores impactam de forma significativa os custos ligados ao tratamento e o novo medicamento muda esse cenário.
- **Indireto** – Custos sociais envolvidos quando as doenças interferem na cadeia produtiva em razão de fatores como absenteísmo (ausência do trabalho em razão da doença), presenteísmo (presença no trabalho, mas com desempenho prejudicado em razão da doença) e perda de produtividade. Esse tipo de custo é muito usual em avaliações de progra-

QUADRO 9.1 Principais características das análises farmacoeconômicas		
Tipo de análise	**Ênfase dos resultados**	**Exemplos de benefícios mensurados**
Minimização de custos	Econômicos	Redução de gastos com consumo de recursos e com eventos adversos
Custo-efetividade	Clínicos	Anos de vida ganhos/redução de pressão arterial/mortalidade/cura
Custo-utilidade	Humanísticos	Anos de vida ajustados pela qualidade/utilidade
Custo-benefício	Econômicos	Retorno sobre o investimento em programas de saúde

mas de saúde ou de impacto de medidas de controle da saúde dos trabalhadores.
- **Intangível** – Custos provocados pelo sentimento íntimo do paciente em relação à doença, como sofrimento, vergonha, entre outros. São os de mensuração mais difícil e, de forma geral, não são usuais nas avaliações econômicas.

A perspectiva da avaliação também é dividida em quatro grupos e a escolhida é a que determinará quais custos deverão ser considerados na avaliação:

- **Fonte pagadora** – Custos inerentes à cobertura com a qual a fonte pagadora saldará o tratamento realizado. Deve-se considerar ainda se a fonte pagadora é pública (no caso brasileiro, o Sistema Único de Saúde – SUS) ou privada (no Brasil, saúde suplementar – planos de saúde).
- **Provedores de saúde/prestadores de serviços** – Custos que os hospitais e clínicas apresentam em relação aos tratamentos. É importante lembrar que o gasto do hospital pode ser diferente da remuneração que ele recebe das fontes pagadoras.
- **Paciente** – Refere-se ao desembolso do próprio paciente para realizar seu tratamento. Na literatura, pode ser encontrado com a denominação *out-of-the-pocket* ou custo do próprio bolso.
- **Sociedade** – Esta perspectiva engloba, de certa forma, todas as anteriores, pois mede o impacto total que uma doença ou tratamento pode causar à sociedade como um todo.

Análise de minimização de custos

Neste tipo de análise, somente os custos são submetidos entre as alternativas terapêuticas em comparação, pois a eficácia/efetividades clínica das alternativas em comparação são iguais. Quando os dados disponíveis sobre os tratamentos em comparação fornecem indicadores de que, apesar de os resultados clínicos serem iguais, os comparadores apresentam perfis diferentes de ocorrência de eventos adversos, consumo de insumos, hospitalização, espaçamento entre as sessões de terapia, utilização de outras medicações, realização de procedimentos adicionais; entre outras diferenças, as análises de minimização de custos são adequadas para realizar essa comparação. A Tabela 9.1 apresenta um exemplo de base para o desenvolvimento de uma análise de custo-minimização.

Apesar de ser o tipo mais simples de avaliação farmacoeconômica, é um dos estudos menos realizados, uma vez que os novos tratamentos sempre procuram se diferenciar das terapêuticas atualmente disponíveis.

Análise de custo-efetividade

É uma forma sistemática de comparação de dois ou mais medicamentos pela medição dos custos e consequências das alternativas terapêuticas em avaliação.

TABELA 9.1 Exemplo simplificado de base para uma análise de custo-minimização, partindo do pressuposto de que as alternativas de tratamento são iguais

Custo	Medicamento A (R$)	Medicamento B (R$)
Tratamento	400	3.000
Eventos adversos	1.000	200
Hospitalização	2.500	300
Total	3.900	3.500

Essa modalidade de análise procura determinar os custos e os resultados que ocorreriam no mundo real e não somente no ambiente controlado dos ensaios clínicos. Por esse motivo, quando os dados de efetividade advêm de ensaios controlados, alguns autores chamam esses estudos de custo-eficácia, demonstrando, assim, que os resultados refletem dados com base na literatura.[3]

Em termos práticos, a efetividade ou a eficácia dessa análise é expressa em unidades não monetárias, que, assim, definem o objetivo da análise. Exemplos de resultados que podem ser comparados nessas avaliações:

- diminuição da mortalidade;
- incidência de efeitos colaterais incapacitantes;
- sobrevida global livre de doença;
- taxa de cura;
- incidência de doença incapacitante crônica;
- redução de comorbidades;
- testes de função física;
- adesão do paciente.

Esses dados podem vir de diferentes fontes: metanálises; revisões sistemáticas da literatura; ensaios randomizados controlados; e estudos observacionais (dados de vida real) retrospectivos e prospectivos. Vale reforçar que a qualidade e a robustez dos dados utilizados são o que fornecem a maior base de credibilidade aos resultados obtidos na avaliação.

Os resultados dos estudos de custo-efetividade/custo-eficácia podem ensejar quatro diferentes tipos de interpretação. A melhor forma de compreender como esses valores se apresentam é por meio do plano de custo-efetividade. A Figura 9.1 apresenta uma representação do plano

O resultado que se procura medir nas análises de custo-efetividade é justamente a razão entre os resultados de saúde e os custos associados ao tratamento, sendo

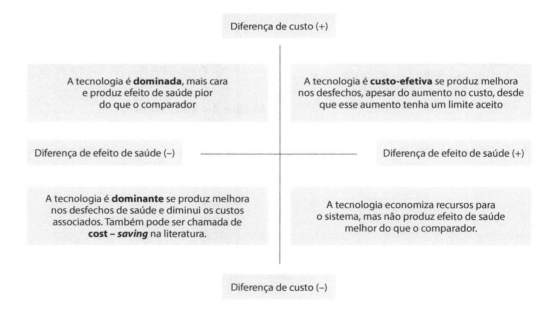

FIGURA 9.1 O plano de custo-efetividade.

denominado esse resultado como "razão de custo-efetividade". A seguinte expressão matemática demonstra essa relação:

$$\frac{\text{efeito de saúde medicamento-padrão} - \text{efeito de saúde do medicamento novo}}{\text{custos relacionados ao medicamento-padrão} - \text{custos relacionados ao medicamento novo}} = \text{razão de custo-efetividade}$$

A razão de custo-efetividade pode ser expressa como razão média de custo-efetividade, na qual se apresenta o valor obtido por efeito de saúde, e como razão incremental, na qual se apresenta a relação entre as alternativas avaliadas. A Tabela 9.2 traz um exemplo.

Essa é uma demonstração básica de avaliação de custo-efetividade. Outro aspecto inerente à doença deve ser observado para a realização de um estudo econômico: se ela é aguda ou crônica. Para a análise de uma doença aguda ou fase aguda de uma determinada doença, pode-se utilizar o que se chama "árvore de decisão simples" da qual a Figura 9.2 apresenta uma demonstração.

A árvore de decisão é uma representação gráfica do processo de tomada de decisão que incorpora as alternativas escolhidas para a comparação, eventos incertos, suas probabilidades e os resultados em saúde, e inclui:[3]

- dados publicados em ensaios clínicos;
- estudos epidemiológicos;
- estudos observacionais;
- *input* de especialistas clínicos, quando os dados publicados são limitados.

No caso de doenças crônicas, para espelhar os resultados no presente momento e nos anos futuros, embora também sejam desenvolvidos a partir de uma árvore de decisão, são utilizadas técnicas de modelagem e projeção de resultados. Dessa forma, são desenvolvidos modelos econômicos em saúde para avaliar os possíveis desfechos futuros, de saúde e custos associados de um novo medicamento. É importante ressaltar que o que norteia um modelo econômico em

TABELA 9.2 Exemplo simplificado de base para uma avaliação de custo-efetividade			
	Medicamento X	**Medicamento Y**	**Medicamento Z**
	Variáveis		
Custo anual de tratamento	R$ 600,00	R$ 210,00	R$ 530,00
Pacientes respondedores (%)	50	70	80
	Resultados		
Razão de custo-efetividade média	R$ 600/0,5 = R$ 1.200 por paciente respondedor	R$ 210/0,7 = R$ 300,00 por paciente respondedor	R$ 530/0,8 = R$ 662,50 por paciente respondedor
Razão de custo-efetividade incremental	Z é dominante em relação a X	Z é custo-efetivo em relação a Y (R$ 530 − R$ 210)/(0,8 − 0,7) = R$ 3.200 por paciente respondedor	

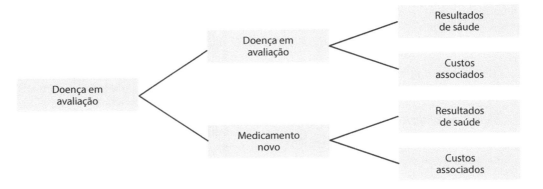

FIGURA 9.2 Representação base de uma árvore de decisão simples.

saúde é a história natural da doença e os tratamentos realizados, padrão e novo tratamento, são intervenções no curso natural da doença que podem ou não modificar os resultados de saúde dos pacientes.

Os modelos farmacoeconômicos podem ser considerados uma metodologia analítica que pondera a ocorrência de eventos ao longo do tempo e em populações, baseando-se em dados de fontes primárias ou secundárias e cujo propósito é estimar os efeitos de uma intervenção em termos de consequências na saúde e nos custos. São modelos que ajudam a determinar a eficiência de uma tecnologia em saúde.[4]

Os modelos econômicos procuram espelhar a realidade, trazendo aos avaliadores importantes pontos para auxiliar no embasamento da decisão em saúde. Para que os resultados de um modelo econômico sejam considerados válidos, outros pontos básicos devem ser observados em sua estrutura.

Taxa de desconto ou discounting

Método matemático utilizado para ajustar custos futuros e benefícios a seus valores de mercado atuais.[3]

Essa taxa deve sempre ser aplicada quando o efeito de saúde aparecerá em um período futuro, assim, sendo recomendada sua utilização nas modelagens de doenças crônicas ou em intervenções que terão impacto futuro na história natural da doença em avaliação.

A regra de consenso geral é descontar entre 3 e 5%. No Brasil, a taxa ideal foi padronizada em 5%.[5]

Análise de sensibilidade

Todas as avaliações econômicas são realizadas em condições de incerteza. O tipo de incerteza mais frequentemente citado relaciona-se aos valores das variáveis utilizadas no modelo (incerteza de parâmetros), os quais usualmente são oriundos de amostras e estão associados a uma margem de erro em relação ao real valor do parâmetro populacional.[5]

Considerando essa incerteza, a análise de sensibilidade é parte fundamental de demonstração da adequação e força dos resultados obtidos. Quando variam, para menores ou para maiores (os dados considerados os que "dirigem" os resultados obtidos), o resultado obtido ganha força, demonstrando que, mesmo sob variação, continua sendo válido. Essas estimativas máximas e mínimas de variação das probabilidades e dos respectivos custos associados ao tratamento são inseridas nos cálculos realizados a partir de técnicas estabelecidas e podem ser análises em que apenas uma variável mude (univariadas) ou mudem diferentes variáveis (multivariadas) e devem ser suficientemente amplas para dar maior segurança sobre os resultados obtidos. No Brasil, recomenda-se a análise com variações entre 0 e 10%.[5]

Usualmente, as análises univariadas são realizadas de forma determinística (valores mínimos e máximos para os parâmetros em avaliação), e as análises multivariadas, de forma probabilística, por meio de uma técnica de simulação denominada "simulação de Monte Carlo".

A representação dos resultados da análise de sensibilidade pode ser feita tanto no formato de uma tabela de resultados como graficamente, em uma figura de diagrama de tornado.

Na simulação de Monte Carlo, a análise de sensibilidade é feita realizando-se simulações computacionais nas quais milhares de pacientes são simulados individualmente, tendo seus resultados demonstrados tanto no formato de tabela, para melhor visualização, como também em forma de um gráfico com a aparência da figura de uma nuvem, composta por milhares de pontos, em que cada um desses pontos representa o resultado de cada paciente simulado.

Validação externa dos resultados do modelo

A validação externa do modelo pode ser realizada comparando-se os resultados projetados no estudo, por exemplo, com dados epidemiológicos externos, não utilizados nessa avaliação. Uma boa concordância entre as previsões da simulação e os dados externos ajudaria a validar a precisão do modelo e seria importante para inferir se ele pode ou não representar a população que está sendo simulada.[4]

O que significa algo ser custo-efetivo? Limiar de custo-efetividade

Após a avaliação econômica e a obtenção de um determinado resultado, deve-se descobrir se a relação entre o custo e o efeito de saúde é boa, se é custo-efetiva.

Para tanto, é necessário entender qual o limiar de custo-efetividade que a fonte pagadora dos tratamentos em saúde determinou como aceitável para investir na obtenção de um parâmetro ou resultado superior de saúde. Países como Canadá, Austrália e Inglaterra tomaram decisões sobre esse limite e utilizam-no para avaliar se os resultados obtidos nas avaliações realizadas nos respectivos países são ou não considerados custo-efetivos.

Para o Brasil, em publicação de 2013, a Comissão Nacional de Incorporação de Tecnologias no SUS (CONITEC)[6] definiu que a atual solução brasileira para o limiar de custo-efetividade é a adoção do limiar recomendado pela Organização Mundial da Saúde (OMS), segundo o qual um custo incremental de duas ou três vezes o PIB per capita é considerado custo-efetivo. Na ausência de um valor definido localmente, até o presente momento, esse limiar considerado provisório tem sido usado com frequência nas decisões do Plenário da CONITEC sobre a incorporação de novas tecnologias no âmbito do SUS.[6]

Análises de custo-utilidade

Seguem a mesma sistemática de estruturação das avaliações de custo-efetividade, diferindo apenas no tipo de desfecho observado, sendo, inclusive, consideradas, por alguns pesquisadores, apenas uma forma de custo-efetividade com desfechos humanísticos.

O grande diferencial de desfechos nas análises de custo-utilidade é a valoração dos efeitos dos tratamentos na qualidade e quantidade de vida que eles promovem.

A principal medida utilizada nessas análises são os anos de vida ajustados pela qualidade (QALY, do inglês *quality-adjusted life years*). Um ano de vida ajustado pela qualidade é uma medição universal de resultado de saúde aplicável a todos os indivíduos e todas as doenças, habilitando, assim, comparações entre doenças e programas. Um QALY combina, em uma única medição, ganhos ou perdas em ambos, quantidade de vida ou mortalidade e qualidade de vida ou morbidade.[3]

Para compor o QALY, são necessárias duas informações inerentes aos tratamentos: anos de sobrevida com o tratamento; e utilidade do tratamento. A utilidade, ou *utility*, é obtida pela atribuição do paciente ao seu atual estado de saúde.

A utilidade pode, assim, ser definida como uma expressão quantitativa de uma preferência ou desejo do indivíduo por um estado particular de saúde, sob condições de incerteza.[3]

Para a obtenção da utilidade, é aplicado um instrumento de avaliação em um grande número de pacientes e, assim, diminuir a personalização de opiniões, no formato de uma régua ou termômetro milimetrado de 0 a 1, no qual 0 significa morte e 1, saúde plena. Cada paciente deve, a partir de um ponto médio, apontar, considerando sua doença e tratamento atual, como se sente.

A partir do conhecimento dos meses ou anos de sobrevida que os tratamentos em comparação proporcionam aos pacientes e da utilidade atribuída por estes, tais variáveis são multiplicadas uma pela outra e, assim, é obtido o QALY. A Tabela 9.3 apresenta um exemplo para auxiliar no entendimento dessa composição.

Assim, apesar de o medicamento X promover uma sobrevida de 6 anos a mais que o medicamento Y, apenas 1 ano de um total de 10 será vivido com qualidade. Desse modo, o medicamento Y, apesar de promover uma quantidade de anos menor que o medicamento X, proporcionará ao paciente viver mais tempo com qualidade.

A participação e inclusão do paciente nessas avaliações é de fundamental importância. Os resultados de tratamento, especialmente de tratamentos crônicos, têm ultrapassado as barreiras clássicas da eficácia clínica, efetividade e resultados obtidos mediante testes laboratoriais. O desenvolvimento da área de avaliação de tecnologias em saúde (ATS) vem demonstrando que parâmetros importantes para auxiliar na tomada de decisão não se originam das variáveis obtidas por avaliações médicas e parâmetros laboratoriais, mas de outras fontes que começam a ser incorporadas como resultados de avaliações farmacoeconômicas: aderência ao tratamento; valor percebido; e sintomas e satisfação dos pacientes como tratamento, por exemplo.

Assim, os desfechos centrados no paciente como os que ele reporta podem ter um grande impacto na decisão futura de incorporação e devem começar a ser considerados nas avaliações.

Análise de custo-benefício

Essa modalidade de análise econômica em saúde deriva da teoria econômica que enumera e compara custos líquidos de uma intervenção de cuidados de saúde com os benefícios que surgiram como uma conse-

TABELA 9.3 Exemplo simplificado de base para obtenção do QALY		
	Medicamento X	**Medicamento Y**
Anos adicionais de vida promovidos	10 anos	4 anos
Utilidade atribuída pelos pacientes	0,1	0,5
QALY	1	2

quência dessa intervenção, em que os custos líquidos e os benefícios da intervenção realizada são demonstrados em unidades monetárias.[3]

As análises de custo-benefício são bastante utilizadas para a avaliação de implementação de programas de saúde. A OMS[7] utiliza, além das análises de custo-efetividade, dependendo do propósito da pesquisa, análises de custo-benefício para dar suporte às decisões, empregando essa modalidade de avaliação para formular questões de política de saúde e para apoiar o processo de decisão sobre essas políticas. A Figura 9.3 apresenta o fluxograma de decisão.

FARMACOECONOMIA NO BRASIL

O Brasil não foi exceção à regra entre os países com grandes sistemas públicos de saúde. Assim, objetivando regular, racio-

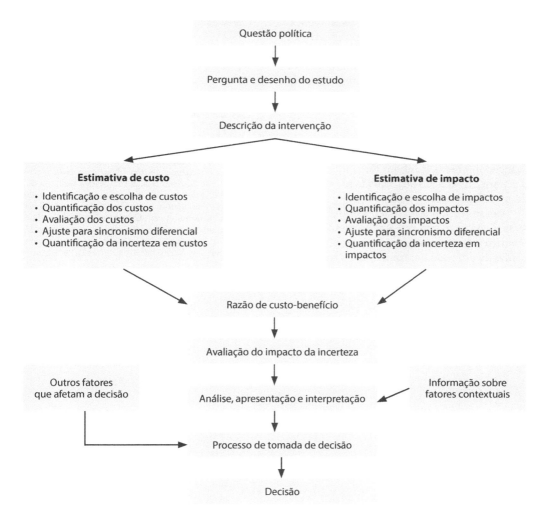

FIGURA 9.3 Abordagem de custo-benefício. Da formulação de questão política até a tomada de decisão.
Fonte: Adaptada de World Health Organization.[7]

nalizar e modernizar o processo de incorporação de tecnologias em conformidade com as necessidades sociais e de gerenciamento do SUS, a Lei nº 12.401, de 28/4/11,[8] fruto de um movimento legislativo para a racionalização da incorporação de tecnologias da saúde, originado no início da década passada, determina que para que haja a possibilidade de incorporação de uma dada tecnologia no SUS, é necessário comprovar seu custo-efetividade/custo-utilidade e o impacto orçamentário da mesma.[4]

Em 2014, o Ministério da Saúde,[5] por meio da Secretaria de Ciência, Tecnologia e Insumos Estratégicos (SCTIE), publicou a 2ª edição da Diretriz de Avaliação Econômica, na qual estão descritas tanto a metodologia para a realização dos diferentes tipos de avaliação econômica como também as recomendações gerais para a sua realização no âmbito do SUS.

No que tange à saúde suplementar do Brasil e os planos de saúde, as análises farmacoeconômicas também têm sido utilizadas para a avaliação de inclusão e reembolso de medicamentos.

Dessa forma, a farmacoeconomia, com suas técnicas e modelos, é uma metodologia científica bem estabelecida e amplamente utilizada em todo o mundo para o reembolso de medicamentos e outras tecnologias da área da saúde, sendo obrigatória em muitos países, inclusive no Brasil.

REFERÊNCIAS

1. Purkiss R. Pharmacoeconomics: the importance for pharmacist. Pharmaceutical J. 2006,13:34.
2. International Society for Pharmacoeoconimcs and Outcomes Research (ISPOR) [Internet]. South Lawrenceville: ISPOR; c2015 [capturado em 18 nov. 2015]. Disponível em: http://www.ispor.org/.
3. Berger MC, Bingefors K, Hedblom EC, Pashos CL, Torrance GW, Smith MD, editores. Custo em saúde, qualidade e desfechos: o livro de termos da ISPOR. São Paulo: ISPOR Brasil; 2009.
4. Fonseca MCM. Ilusão ou realidade, arte abstrata ou concreta? Modelos em saúde: eles respondem as perguntas? Rev Assoc Med Bras. 2012;58(3):269-71.
5. Brasil. Ministério da Saúde. Diretriz de avaliação econômica. 2. ed. Brasília: MS; 2014.
6. Laranjeira FO, Petramale CA. A avaliação econômica em saúde na tomada de decisão: a experiência da CONITEC. BIS. 2013;14(2):165-70.
7. World Health Organization Guidelines for conducting cost-benefit analysis of household energy and health interventions. Geneva: WHO; 2006.
8. Brasil. Presidência da República. Casa Civil. Lei nº 12.401, de 28 de abril de 2011. Altera a Lei nº 8.080, de 19 de setembro de 1990, para dispor sobre a assistência terapêutica e a incorporação de tecnologia em saúde no âmbito do Sistema Único de Saúde – SUS [Internet]. Brasília: Casa Civil; 2011 [capturado em 18 nov. 2015]. Disponível em: http://www.planalto.gov.br/ccivil_03/_Ato2011-2014/2011/Lei/L12401.htm.

10

DESENVOLVIMENTO TECNOLÓGICO E QUALIDADE DE MEDICAMENTOS

JORDI BOTET
LAURO D. MORETTO

O desenvolvimento tecnológico farmacêutico tem por objetivo conceber um medicamento que atenda aos requisitos terapêuticos definidos pela equipe médica; requisitos estes estabelecidos com base nos conhecimentos farmacológicos adquiridos em etapas preliminares de estudo de um novo fármaco.

Pode-se também considerar desenvolvimento tecnológico farmacêutico o projeto de estabelecer uma nova forma farmacêutica de um medicamento já existente para atender necessidades terapêuticas específicas ou que represente uma racionalização aos profissionais prescritores ou para aperfeiçoar processos produtivos ou, ainda, para alterar os componentes de uma formulação a fim de proporcionar melhor aceitabilidade/adesão dos pacientes ao produto.

A conceituação de desenvolvimento tecnológico também se aplica ao processo de conceber um medicamento genérico, cujo objetivo é o de reproduzir uma formulação de um produto inovador já existente, com características e atributos de qualidade já conhecidos e previamente definidos (Figura 10.1).

Até o fim do século XX, o desenvolvimento tecnológico farmacêutico foi considerado

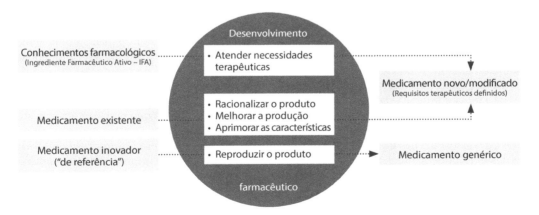

FIGURA 10.1 Desenvolvimento tecnológico farmacêutico.

um processo cuja finalidade era estabelecer uma fórmula para um produto e a definição do seu processo de fabricação. Somente após a viabilidade tecnológica, eram testadas a eficiência e a segurança do produto; primeiro em laboratório e, depois, em voluntários. Se o produto passava com sucesso por esses testes, podia obter a aprovação das autoridades, ser fabricado e comercializado. Por consequência, o desenvolvimento durava até a obtenção da autorização de comercialização. O produto já tinha personalidade própria e sua produção começava com a preparação de três lotes para comprovar que, nas condições industriais, o processo de fabricação permitiria obter um produto cuja análise demonstrava que cumpriria suas especificações analíticas. Se os três lotes eram fabricados sem problemas e os parâmetros analíticos das amostras de produto estavam corretos, o produto era considerado validado e poderia ser fabricado para fins de comercialização. Qualquer modificação requereria a aprovação das autoridades regulatórias antes de ser aplicada.

Atualmente, o desenvolvimento tecnológico farmacêutico é visto de maneira diferente. Já não existe uma separação estrita entre desenvolvimento tecnológico e produção comercial, pois um produto é considerado em termos de ciclo de vida, ou seja, o período de tempo decorrido desde a concepção inicial do medicamento até a cessação de sua comercialização.

É claro que o alvo do desenvolvimento é o de obter um medicamento eficaz e sem perigo significativo ao paciente. É evidente que o conhecimento sobre esse produto aumentará com a fabricação dos lotes industriais, pois não pode ser comparada a experiência adquirida com os poucos lotes preparados durante o desenvolvimento com aquela reunida com muitos outros fabricados durante a vida útil do produto. Portanto, o desenvolvimento tecnológico é apenas a primeira etapa no processo do conhecimento de um medicamento.

O objetivo a ser alcançado no desenvolvimento tecnológico farmacêutico é obter um medicamento com os requisitos de qualidade (características e atributos) que atenda às expectativas do desempenho terapêutico pretendido, estabelecer um processo de fabricação que mantenha constante e controlável suas especificações de qualidade, bem como selecionar os materiais de acondicionamento e embalagem adequados para assegurar as características de qualidade durante um determinado intervalo de tempo.

O elemento básico de um medicamento é a substância ativa, chamada assim porque é a que lhe fornece a atividade profilática, curativa, paliativa ou diagnóstica. Às vezes, um medicamento tem mais de uma substância ativa, para obter um efeito sinérgico.

A utilização das substâncias ativas como medicamento requer dar-lhes forma farmacêutica, ou seja, providenciar o formato mais adequado para sua utilização com segurança (dosagem, conservação, transporte, identificação, administração etc.).

Portanto, a primeira etapa do processo de concepção tecnológica de um novo medicamento é a da definição da forma farmacêutica de administração. As formas farmacêuticas podem ser classificadas segundo o estado físico e a via de administração. Essas duas classificações complementares são representadas na Figura 10.2.

Para se obter um medicamento com características e atributos de qualidade definidas, é imprescindível delinear os experimentos selecionando seus componentes, ou seja, o(s) princípio(s) ativo(s) e os excipientes. É fundamental conhecer as propriedades físico-químicas e biológicas do princípio ativo e o potencial de alteração durante o processo produtivo. Procedimentos idênticos são utilizados para avaliar os excipientes que poderão fazer parte da formulação.

No que se refere ao processo de fabricação industrial é imprescindível conduzir estudos tecnológicos com adoção de operações unitárias apropriadas que permitam reunir o princípio ativo e seus excipientes de modo a compor uma forma farmacêuti-

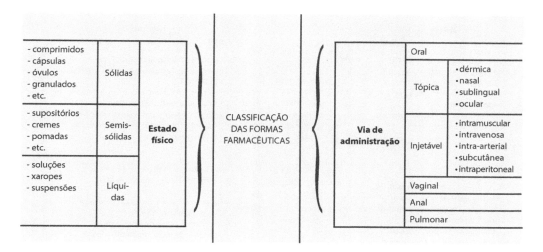

FIGURA 10.2 Classificação das formas farmacêuticas.

ca e que o medicamento seja produzido com características definidas e constantes, condição essencial para assegurar o desempenho terapêutico para o qual foi concebido. No processo de fabricação, é imprescindível a análise dos fatores e condições críticas que podem afetar as características dos componentes ou do medicamento já produzido.

O desenvolvimento tecnológico somente pode ser considerado terminado quando forem analisados e avaliados os dados relativos às variáveis críticas do princípio ativo, dos excipientes ou interativas entre ambos, bem como as dos processos de fabricação e embalagem.

A Figura 10.3 expõe de maneira resumida os principais pontos diferenciais entre a abordagem do desenvolvimento nos séculos XX e XXI.

As principais diferenças entre as abordagens antigas e as atuais correspondem ao conhecimento do produto (características e atributos críticos) e do processo (parâmetros críticos), assim como à estratégia de controle, monitoramento, validação e liberação. Essas diferenças estão orientadas a aumentar o conhecimento dos produtos e das operações e a assegurar a proteção aos pacientes. Isso é particularmente evidente nos procedimentos contidos na descontinuação da comercialização.

DESENVOLVIMENTO E CICLO DE VIDA DE UM MEDICAMENTO

O desenvolvimento de um novo medicamento é uma etapa do ciclo de vida muito variável, tanto em termos de duração como de atividades. Em média, a duração desse desenvolvimento pode ser estimada em cerca de 10 anos.

Os conceitos de desenvolvimento tecnológico e ciclo de vida de medicamentos foram estabelecidos em 1990 pela International Conference on Harmonisation of Technical Requirements for Registration of Pharmaceuticals for Human Use (ICH), como um projeto conjunto das autoridades e das entidades representativas da indústria farmacêutica para melhorar, por meio da harmonização, a eficiência do processo de desenvolvimento e registro de novos medicamentos na Europa, no Japão e nos Estados Unidos. O principal objetivo era facilitar o acesso às inovações farmacêuticas.

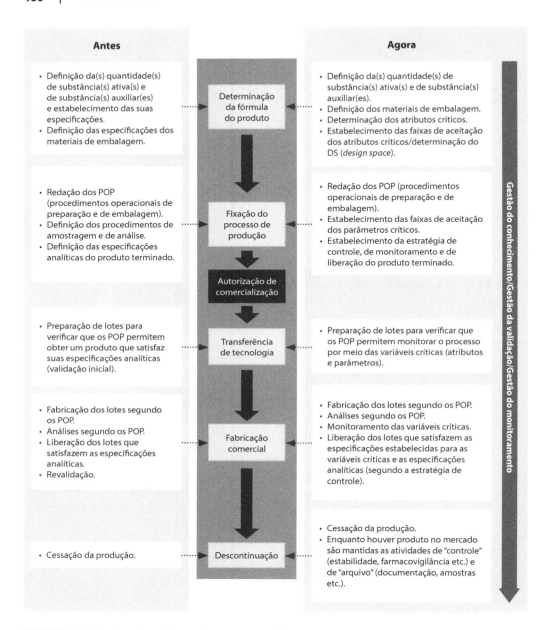

FIGURA 10.3 As duas faces da moeda: visão simplificada do desenvolvimento, antes e agora.

No desenvolvimento de um medicamento, podem ser identificadas três subetapas lógicas:

a) **Definição do produto** – Antes de tudo, é preciso preconizar uma forma farmacêutica com composição determinada, também conhecida por "fórmula", e definir um processo para sua elaboração ou produção em escala industrial. A base da fórmula é uma substância ativa (o insumo farmacêutico ativo – IFA) ou, às vezes, algumas/várias substâncias ativas (associação). Para a preparação da forma farmacêutica, normalmente é necessário acrescentar outras substâncias auxiliares, designadas como excipientes e adjuvantes. Também é necessário selecionar o material de acondicionamento (embalagem primária) e embalagem secundária, adequados para que o produto mantenha suas características durante o transporte e armazenagem nas etapas de distribuição. Nessa subetapa, é também necessário avaliar as consequências que têm, para o processo de produção, as alterações no tamanho do lote, isto é, as mudanças de escala até se atingir o tamanho de lote industrial (*scale-up*).

b) **Estudos não clínicos** – A eficácia e segurança da forma farmacêutica criada na subetapa anterior devem ser avaliadas. Antes de testar em pessoas, é imprescindível realizar testes, tanto *in vitro*, em laboratórios, quanto *in vivo*, com animais de laboratório.

c) **Estudos clínicos** – Quando uma forma farmacêutica demonstra boas qualidades em termos de efetividade e segurança, é imprescindível realizar ensaios com voluntários humanos, que podem envolver até quatro fases.
 – Na fase I, são examinadas a tolerância e a farmacocinética do produto.
 – Na fase II, é pesquisada a relação entre dose e efeito.
 – Na fase III, são realizados estudos em grande escala (com centenas/milhares de pacientes e em diferentes centros de pesquisas) para avaliar a eficácia e a segurança do novo medicamento.
 – Na fase IV, são realizados estudos complementares de segurança do medicamento depois de sua autorização e comercialização.

O ciclo de vida de um medicamento é composto tipicamente de quatro etapas.

A primeira, o desenvolvimento tecnológico, tem por finalidade definir um produto de qualidade e um processo de fabricação confiável. Se o medicamento desenvolvido superar adequadamente todos os ensaios, então a documentação do produto pode ser apresentada às autoridades sanitárias e ele ser autorizado para comercialização pela agência sanitária responsável.

A segunda, a transferência de tecnologia, constitui a preparação para a fabricação em escala industrial do novo produto desenvolvido e autorizado. O produto é adaptado às condições de preparação industrial tanto em termos de instalações como de validação e monitoramento.

A terceira, a fabricação para fins comerciais, é o que se pode denominar "a vida útil do produto", pois são fabricados, sequencialmente, lotes do medicamento até o momento em que já não é mais interessante ele ser mantido no comércio (por razões farmacológicas, de segurança ou econômicas).

A quarta, a descontinuação, é a cessação da fabricação do medicamento. Deve ser feita planejadamente para evitar que os pacientes que usam o medicamento não fiquem sem proteção terapêutica e que o mercado não fique sem abastecimento de um produto para o qual não existem alternativas.

A Figura 10.4 representa, esquematicamente, as subetapas que caracterizam o desenvolvimento e o ciclo de vida de um medicamento com a caracterização das subetapas de desenvolvimento e as boas práticas aplicadas em cada uma delas.

As diretrizes harmonizadas da ICH constituem uma referência mundial e são imprescindíveis para os técnicos encarregados do desenvolvimento de medicamentos. A Figura 10.5 relaciona a classificação temática das diretrizes da ICH e os documentos harmonizados dos assuntos de qualidade.

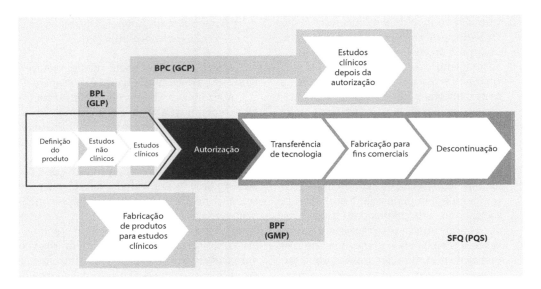

FIGURA 10.4 Ciclo de vida de um medicamento: etapas e boas práticas.
BPL: boas práticas de laboratório (*good laboratory practices* – GLP); BPC: boas práticas clínicas (*good clinical practices* – GCP); BPF: boas práticas de fabricação (*good manufacturing practices* – GMP); SFQ: sistema farmacêutico da qualidade).

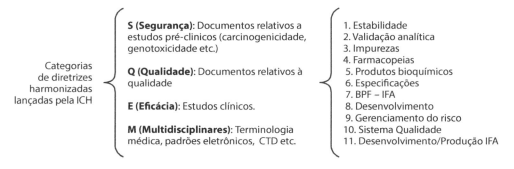

FIGURA 10.5 Classificação temática das diretrizes da ICH e a relação de documentos harmonizados, de tópicos de qualidade.
BPF: boas práticas de fabricação; IFA: insumo farmacêutico ativo.

FÓRMULA, FORMULAÇÃO E FORMA FARMACÊUTICA

Um medicamento é caracterizado por sua composição ou fórmula e forma farmacêutica de dosagem e administração.

Na composição de um medicamento, constam explicitamente a designação do princípio ativo, caracterizado na legislação brasileira por IFA, e as substâncias auxiliares necessárias à formação de uma forma farmacêutica de administração. Na maioria dos casos, os medicamentos contém apenas um IFA. Em muitos casos, quando houver sinergia de ação farmacológica ou efeito complementar de uma combinação de mais de um IFA, é possível desenvolver medicamentos caracterizados por associação.

A forma farmacêutica é o estado final de apresentação de um medicamento em que o(s) princípio(s) ativo(s) assume(m) uma forma física definida, após uma ou mais operações unitárias farmacêuticas com, na maioria dos casos, adição de excipientes.

Já temos visto que as formas farmacêuticas podem ser classificadas, segundo diferentes critérios, como o estado físico ou a via de administração, existindo uma relação entre esses dois critérios. Assim, por exemplo, as formas farmacêuticas mais comuns são as sólidas (comprimidos, cápsulas gelatinosas, granulados etc.) porque podem ser dosadas com precisão e ingeridas por via oral.

As formas farmacêuticas determinam também a velocidade de liberação do princípio ativo no organismo. Nas formas de liberação imediata, ele é posto à disposição do organismo logo depois de sua administração; enquanto nas formas de liberação controlada, a disponibilidade pode ser retardada e/ou prolongada no tempo. A modificação da velocidade de liberação pode ser obtida mediante utilização de substâncias auxiliares e processos de fabricação especialmente concebidos para tal finalidade.

Na preparação industrial das formas farmacêuticas (muito particularmente nas formas sólidas), são empregados "adjuvantes", excipientes que facilitam a obtenção de uma forma farmacêutica dotada de propriedades físico-químicas definidas.

A formulação consiste na adequada combinação do(s) IFA(s) com os excipientes e adjuvantes utilizados para se conseguir uma forma farmacêutica de dosagem apropriada, de acordo com a via de administração adequada e com a expectativa de liberação do princípio ativo no organismo, para exercer sua atividade terapêutica.

As características físico-químicas e, muito particularmente, as propriedades farmacológicas do princípio ativo determinam a forma farmacêutica e a via de administração. A exata composição qualitativa e quantitativa dos componentes da fórmula será ajustada de acordo com os resultados obtidos nos testes de biodisponibilidade e de estabilidade. A tecnologia de preparação poderá exigir que, além do IFA e dos excipientes propriamente ditos, sejam acrescentadas outras substâncias, os coadjuvantes, reativos e solventes, que não estarão presentes no produto final, pois a função deles será atender às especificações ou a viabilizar o processo de fabricação.

Princípio ativo

A fórmula e formulação de um medicamento são estabelecidas em função das características físicas, físico-químicas e biológicas do IFA e de suas propriedades farmacológicas. Estas últimas fornecem orientações acerca das formas farmacêuticas e vias de administração mais adequada a fim de se obter o efeito terapêutico desejado.

Portanto, para se definir um medicamento, é necessário selecionar um princípio ativo e dar-lhe uma forma farmacêutica apropriada para poder ser administrado e atingir, no organismo, os locais de ação, nas concentrações adequadas.

Nos primórdios da indústria farmacêutica, os princípios ativos eram substâncias naturais. Nas últimas cinco ou seis décadas, graças à evolução da tecnologia, os compostos foram obtidos por síntese química. Na atualidade, os novos insumos são cada vez mais de natureza biológica, ou seja, produzidos por microrganismos ou células.

O conhecimento das propriedades físico-químicas e farmacológicas do princípio ativo é fundamental para poder formular um medicamento. Do ponto de vista físico-químico, é necessário conhecer sua solubilidade, suas características organolépticas, sua estabilidade (em função da temperatura, umidade relativa, ar, luz) e sua reatividade com outras substâncias (o que é caracterizado por "incompatibilidades"). A solubilidade influi muito na eleição da forma farmacêutica. A estabilidade determina as condições de embalagem e conservação do medicamento.

E, finalmente, os excipientes e adjuvantes a serem usados na constituição da forma farmacêutica deverão ser selecionados para evitar eventuais incompatibilidades com o IFA, bem como para se conseguir melhores condições de estabilidade e manutenção de suas propriedades terapêuticas.

Do ponto de vista farmacológico, é necessário conhecer sua farmacocinética, atividade terapêutica e biodisponibilidade.

Excipientes

Constituem um mundo particular extraordinariamente complexo em contínua modificação pela introdução de novas substâncias com melhores propriedades tecnológicas. Eles devem ser inertes em relação aos IFA e aos materiais de acondicionamento e inócuos ao organismo humano. Podem ser líquidos (água, glicerina, glicóis, óleos etc.), semissólidos (ceras, lanolina, silicones etc.) ou sólidos (açúcares, amidos, celuloses, silicatos etc.). Os excipientes são também classificados pela sua função tecnológica: corantes; conservadores; aromas; surfactantes etc.

A Figura 10.6 sumariza o processo de desenvolvimento tecnológico que vai do IFA até a elaboração de um medicamento, que constituem o âmbito da tecnologia farmacêutica.

DESENVOLVIMENTO TECNOLÓGICO

As boas práticas de desenvolvimento tecnológico de medicamentos consistem de uma sequência e interação de procedimentos que tomam em consideração a regulamentação sanitária, os aspectos administrativos da organização, o conjunto de atividades inerentes aos conhecimentos técnico-científicos, o delineamento e a viabilidade do projeto e a viabilidade do desenvolvimento tecnológico. Fazem parte desse grande conjunto de atividades, o cronograma, as etapas de pré e de formulação, o estudo de estabilidade, a preparação de amostras para estudos de biodisponibilidade, de equivalência farmacêutica e de bioequivalência, a sequência da escala de trabalho até aquela de produ-

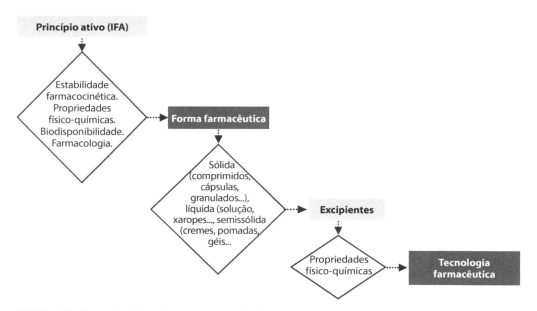

FIGURA 10.6 Do princípio ativo ao processo de fabricação.

ção para fins comerciais, terminando com a reunião de toda a documentação contendo os registros relativos às diferentes etapas sequenciais do processo.

A regulação farmacêutica estabelece requisitos para o desenvolvimento tecnológico, exigindo atividades e coleta de dados sobre os estudos realizados, que farão parte integrante da documentação indispensável à obtenção do registro junto aos órgãos de vigilância sanitária. Entre os regulamentos aplicáveis ao desenvolvimento tecnológico, incluem-se a autorização para a aquisição de insumos ativos para fabricar o lote piloto, o estudo de estabilidade, os requisitos destinados à determinação da biodisponibilidade e bioequivalência, as boas práticas de fabricação, a validação dos métodos analíticos e processos de fabricação, o atendimento às monografias farmacopeicas etc.

Do ponto de vista administrativo, o desenvolvimento tecnológico somente pode ser realizado por profissionais qualificados, em laboratórios e instalações piloto autorizadas pelos órgãos competentes de vigilância sanitária.

O setor de desenvolvimento tecnológico mantém estreito relacionamento com setores do controle de qualidade, muito especialmente com o setor de desenvolvimento analítico. De forma assemelhada, relaciona-se com o setor industrial para prever a utilização de máquinas, equipamentos e instalações existentes ou projetar novos recursos industriais, bem como os procedimentos destinados à validação dos processos e qualificação de máquinas, equipamentos e instalações.

Entre as áreas de relacionamento, aquela com a regulatória se reveste de máxima relevância porque o desenvolvimento tecnológico provê os dados e as informações indispensáveis para compor a documentação utilizada para fins de registro sanitário.

Do ponto de vista administrativo, o setor de desenvolvimento tecnológico deve manter estreito relacionamento com o planejamento de lançamento de produtos. Para isso, é necessário definir as atividades e a sequência delas, estimar prazos necessários para a conclusão dos estudos, contribuindo decisivamente para o cronograma de lançamento do medicamento.

O delineamento do projeto de desenvolvimento tecnológico deriva dos estudos mercadológicos que demonstram a oportunidade de comercialização do medicamento com base em posicionamento do produto, a compatibilidade e o respectivo potencial de efeito sinérgico na linha existente. Em grande resumo, o projeto de desenvolvimento tecnológico somente será iniciado após a avaliação estratégica do produto, em seus diferentes eixos temáticos, ou seja, as políticas da empresa, os estudos econômicos, os aspectos sociais relacionados à utilização do produto, bem como os recursos tecnológicos necessários.

Ainda no contexto estratégico, é imprescindível haver estudos detalhados que permitem prever o potencial do produto no mercado, condição essencial para justificar a aplicação dos recursos indispensáveis ao desenvolvimento tecnológico. Entre esses estudos, também são levados em consideração as ameaças de potenciais concorrentes, com a geração de mecanismos de defesa e de reserva. Além disso, são imprescindíveis estudos do alvo no mercado, levando-se em consideração os principais fatores da mercadologia, ou seja: produto; preço; distribuição; promoção; pessoas; e apresentação.

O estudo de natureza financeira constitui a etapa final do planejamento estratégico que oferecerá uma avaliação abrangendo as projeções de receitas, investimentos e despesas, com análise do retorno do investimento e previsão de lucro ou perdas.

Com a reunião de todos os estudos, será possível fazer a análise do projeto e orientar o processo decisório.

As etapas de pré-formulação e formulação, propriamente ditas, constituem os primeiros trabalhos experimentais para a definição da forma farmacêutica.

Pré-formulação

Fase em que se realizam os estudos relacionados com as propriedades físico-químicas do insumo farmacêutico ativo. Idêntico procedimento se adota para os potenciais excipientes da formulação, bem como do comportamento resultante da mistura entre insumo farmacêutico ativo e excipientes. O objetivo da pré-formulação é gerar informações úteis ao formulador para a concepção de uma ou mais formas farmacêuticas que se apresentem estáveis do ponto de vista físico e químico, viáveis do ponto de vista tecnológico, com a probabilidade de apresentar excelente biodisponibilidade.

A seleção dos fornecedores do insumo ativo e dos excipientes deverá ser criteriosa, para evitar compostos com impurezas e garantir que se reduza a probabilidade de formação de produtos de degradação resultante da interação entre ambos e, inclusive, com as embalagens primárias que serão adotadas.

Um grande número de fatores pode ser avaliado no processo de seleção do IFA e dos excipientes, entre os quais se destacam: propriedades organolépticas; solubilidade; teor de umidade; tamanho de partícula; forma cristalina; presença de polimorfos; parâmetros que afetam a absorção (coeficiente de partição, constante de ionização e permeabilidade); higroscopicidade; densidade; molhabilidade; e estabilidade térmica. É também imprescindível verificar a resistência à hidrólise, as propriedades oxidativas ou redutoras, bem como a fotoestabilidade e limites da carga microbiana.

Independentemente das características do IFA e dos excipientes, é imprescindível realizar estudos para verificar se interagem quando em mistura ou em solução, adotando-se critérios de avaliação mediante testes em temperaturas e umidade elevadas, diferentes faixas de pH, isolados ou combinados com exposição ao ar e à luz.

Esses procedimentos também se aplicam aos potenciais adjuvantes tecnológicos utilizados para ajustar o pH, conferir determinada viscosidade, promover a fluidez da mistura sólida, bem como conferir coloração ou aromatização, quando recomendadas na formulação, entre muitos outros necessários para uma determinada forma farmacêutica.

Os dados adquiridos na fase de desenvolvimento laboratorial, tanto no que concerne aos componentes quanto ao processo de elaboração, constituem a base científica que será utilizada no estabelecimento de parâmetros, especificações e controles.

Formulação

Constitui-se das seguintes atividades:

a) Testes de bancada;
b) Definição de fórmula e formulação básica para teste piloto;
c) Delineamento de experimentos;
d) Estabelecimento de especificações;
e) Desenvolvimento de metodologia analítica;
f) Desenvolvimento de material de acondicionamento ou embalagem primária;
g) Desenvolvimento de material de embalagem secundário;
h) Estudos e especificações de estabilidade;
i) Preparação de amostras de medicamento para ensaios de biodisponibilidade/bioequivalência;
j) Produção industrial de medicamentos, qualificação, validação e revalidação ao processo.

a) Testes de bancada

Consistem na obtenção de amostras com diferentes formulações, contendo os excipientes e adjuvantes (caso necessário), com quantidades definidas e com a citação da função de cada componente da formulação.

O registro da fórmula e da formulação é feito em formulário próprio de cada empresa, contendo os seguintes registros: nome do produto ou sigla; número do teste; forma farmacêutica; teor ou potência do princípio ativo por unidade farmacotécnica; data do teste; objetivo da realização do teste; descrição do processo de elaboração; citação dos equipamentos utilizados; quantidade teórica prevista e registro dos controles realizados. Após cada prova, são feitas interpretações dos resultados, com apontamento de conclusões extraídas. Esses testes servirão para se estabelecer as especificações preliminares do produto.

b) Definição de fórmula e formulação básica para teste piloto

A fórmula e a formulação aperfeiçoada das provas preliminares serão utilizadas para a realização de teste piloto.

Nessa etapa, é imprescindível registrar todos os dados das provas realizadas anteriormente em um formulário específico, assim como as especificações preliminares que foram adotadas.

É de máxima relevância ter à disposição todas as características dos equipamentos que serão utilizados no processo de manufatura do teste piloto e dos materiais de acondicionamento e embalagem que serão utilizados.

c) Delineamento de experimentos

A mudança de escala do desenvolvimento tecnológico não é uma atividade que pode ser realizada sem prévio planejamento. Alguns pesquisadores utilizam a ferramenta de desenho experimental estatístico, que possibilita selecionar determinadas faixas de trabalho para testar a robustez da formulação.

O delineamento do experimento (DE) é uma técnica que identifica os parâmetros-chave de um processo em função da realização de uma sequência de experimentos sistematizados. Com essa metodologia, é possível deduzir quais os pontos do processo que podem ser desenvolvidos com segurança.

O DE é uma ferramenta útil ao pesquisador, pois permite formular uma série de experimentos em que se fazem mudanças conscientes dos fatores variáveis de um processo e se observam/medem as mudanças correspondentes. É um trabalho que, mediante critério científico, leva ao entendimento do processo e identificam-se as variáveis que afetam as respostas e as suas interações, caso existam.

d) Estabelecimento de especificações

As especificações de um produto ou artigo consistem na descrição de características e atributos, com dados qualitativos e quantitativos destas. Normalmente, um medicamento tem dimensões físicas e um conjunto de características físico-químicas, químicas e biológicas que o identifica de forma inequívoca. As especificações servem também como base da avaliação da qualidade de matérias-primas, materiais de acondicionamento, embalagem, produtos intermediários e produtos terminados.

e) Desenvolvimento de metodologia analítica

Uma das mais relevantes etapas no desenvolvimento tecnológico de um medicamento é do estabelecimento da metodologia analítica. A metodologia analítica é utilizada para verificar se as características do produto estão dentro dos limites estabelecidos nas especificações. Revestem-se de particular atenção as análises qualitativas e quantitativas do(s) princípio(s) ativo(s) e, muito especialmente, dos produtos de decomposição deste(s) e de eventuais impurezas.

A metodologia analítica tem de ser desenvolvida simultaneamente ao desenvolvimento tecnológico, aplicando-se os conceitos e critérios de validação analítica. Ao final do desenvolvimento tecnológico, deve-se oficializar a metodologia analítica validada.

Os métodos analíticos descritos em farmacopeias e publicações oficiais são adequados e, portanto, não necessitam de validação. É necessário, porém verificar que sua aplicação permite obter os resultados esperados ou, em outras palavras, que o desempenho não sofrerá influência das condições locais (operadores, reativos, padrões, equipamentos etc.) e do produto (interferência por outras substâncias presentes no produto analisado).

A referência internacional em matéria de validação de métodos analíticos é a diretriz Q2(R1) da ICH. Ela distingue três tipos principais de ensaios:[1]

1. testes de identificação que verificam a identidade de um analito em uma amostra;
2. testes de pureza que determinam se existem impurezas em uma amostra (ensaios qualitativos e/ou quantitativos, ou avaliando apenas um limite máximo);
3. testes analíticos para avaliação de características específicas (solubilidade, ponto de fusão etc.) e de determinação do teor ou potência.

A validação analítica, no medicamento, tem por objetivo comprovar as seguintes características:

- exatidão é a proximidade do valor real com o valor obtido no ensaio;
- precisão é o grau de concordância entre resultados individuais. Essa concordância pode ser considerada em três níveis. Quando ela se refere às mesmas condições de operação durante um curto período, é conhecida como repetitividade ou precisão intraensaio. Quando se refere a variações dentro do laboratório (p. ex.: diferente analista; diferente equipamento; ou diferente dia), é conhecida como precisão intermediaria. E, finalmente, quando se refere a laboratórios diferentes, é conhecida como reprodutibilidade;
- especificidade ou seletividade é a capacidade de determinar o analito sem que a determinação seja afetada pela presença de outras substâncias;
- limite de detecção é a menor quantidade de analito que pode ser detectada (com ou sem quantificação);
- limite de quantificação é a menor quantidade de analito que pode ser medida (com apropriada exatidão e precisão);
- linearidade é a capacidade de obter medidas que sejam diretamente proporcionais à quantidade de analito na amostra, pelo menos dentro de um intervalo;
- intervalo é o valor entre as concentrações maiores e menores de analito na amostra para as quais o método analítico apresenta adequada precisão, exatidão e linearidade.

Na Tabela 10.1, consta um resumo da diretriz ICH Q2(R1) que indica as características que devem ser verificadas na validação de um método analítico e que dependem do tipo de ensaio.[1] Nela, (+) indica que a característica é, normalmente, verificada na validação, enquanto (–) indica que sua verificação não é necessária.

f) Desenvolvimento de material de acondicionamento ou embalagem primária

Em função das características do(s) IFA(s) e da formulação, é indispensável selecionar ou desenvolver um novo material de acondicionamento do medicamento, com o pressuposto de que o produto será mantido protegido do ar, luz, umidade, calor e de outros fatores que podem promover instabilidade física, química ou biológica. O material de acondicionamento entrará em contato direto com o medicamento, razão pela qual tem de exibir propriedades e características especiais para não reagir, provocar ou permitir alterações do produto.

É desejável que sejam selecionados diferentes materiais de acondicionamento, os quais serão utilizados para a realização dos estudos de estabilidade da formulação, a fim de selecionar aquele que melhor protege o produto, levando-se em conta outros fatores relevantes que incluem custo do material, racionalização do processo de emba-

TABELA 10.1 Características que devem ser validadas nos métodos analíticos				
Característica		Tipo de análise			
Identificação		Teste de pureza		
	Identificação	Quantificação	Detecção	Prova
Exatidão	–	+	–	+
Precisão — Repetitividade	–	+	–	+
Precisão intermediária	–	+[1]	–	+[1]
Especificidade (seletividade)[2]	+	+	+	+
Limite de detecção	–	–[3]	+	–
Limite de quantificação	–	+	–	–
Linearidade	–	+	–	+
Intervalo	–	+	–	+

[1] Quando a repetitividade for realizada, a precisão intermediária não é necessária.
[2] A falta de especificidade de um método pode ser compensada com outro ou outros métodos analíticos complementares.
[3] Pode ser necessária em alguns casos.
Fonte: International Council for Harmonisation of Technical Requirements for Pharmaceuticals for Human Use (ICH).[1]

lagem, aparência e facilidade de manuseio, entre outros.

g) Desenvolvimento de material de embalagem secundário

De maneira assemelhada ao desenvolvimento do material de acondicionamento, selecionam-se os materiais de embalagem secundários. Esses materiais não entram em contato direto com os medicamentos.

h) Estudos e especificações de estabilidade

Toda substância é suscetível à degradação por causa de fatores ambientais (temperatura, umidade, oxigênio, luz) ou da interação com outras substâncias. É necessário, portanto, verificar a estabilidade das matérias-primas com as quais será fabricado um medicamento, tanto individualmente como fazendo parte do produto terminado. Na prática, de modo geral, a estabilidade é significativa para os princípios ativos (IFA), pois os excipientes não têm atividade e são selecionados pela sua estabilidade e funcionalidade. A estabilidade deve ser determinada em dois níveis: primeiro, a do princípio ativo isolado; e; depois; no produto terminado. A estabilidade do IFA é um assunto crítico a ser levado em conta durante o desenvolvimento tecnológico. Além disso, os excipientes associados ao IFA não devem ameaçar sua estabilidade. Em caso de medicamentos com mais de um IFA, é preciso verificar que não existem reações entre eles que ponham em cheque sua estabilidade.

A estabilidade do princípio ativo no produto terminado é estabelecida mediante testes padronizados e determina o prazo de validade do medicamento.

O objetivo do estudo de estabilidade é determinar como varia, com o tempo, o conteúdo ou a potência do(s) IFA(s) de um medicamento com relação aos fatores ambientais anteriormente mencionados. O estudo é realizado submetendo as amostras a condições ambientais específicas e determinando-se, periodicamente, o teor/potência do princípio ativo, bem como vários outros itens da especificação do produto. A periodicidade das análises está relacionada nas diretivas oficiais que, normalmente, são realizadas a cada 3 meses durante o 1º ano, a cada 6 meses durante o 2º ano e, depois, anualmente. Os materiais de embalagem primária são importantes, pois podem existir interações entre eles e o princípio ativo ou mesmo com os excipientes. O material de embalagem primária utilizado para os estudos de estabilidade deve ser o mesmo a ser adotado no produto fabricado para fins comerciais.

Os parâmetros que determinam os estudos gerais são temperatura, umidade e tempo. Os IFA, porém, devem ser estudados também em relação a outros parâmetros como pH, luz, ar etc.

A Figura 10.7 esquematiza a sequência de estudos necessários para estabelecer a estabilidade de um medicamento. Eles constam de quatro etapas:

- Na primeira, é verificada a estabilidade do IFA.
- Na segunda, é verificada a compatibilidade do(s) IFA com os excipientes e com os materiais de acondicionamento com os quais existe contato.
- Na terceira, é estudada a estabilidade do produto terminado.
- Na quarta, o medicamento que já é comercializado normalmente, é monitorado para detectar possíveis variações no seu perfil de estabilidade.

Para o medicamento terminado, devem ser realizados estudos em amostras dos três primeiros lotes fabricados segundo o processo empregado na fabricação comercial. Pelo menos dois deles devem ser lotes pilotos. As amostras de produtos terminados devem ter a mesma apresentação do produto comercializado.

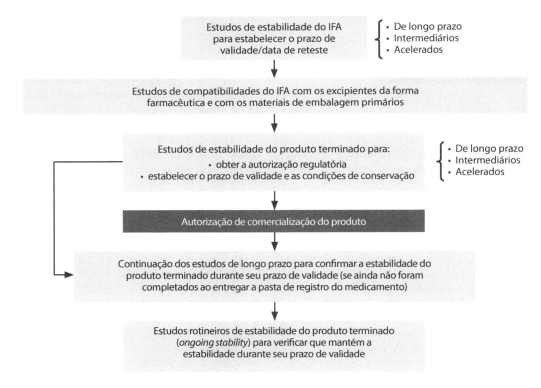

FIGURA 10.7 Sequência dos estudos de estabilidade de um medicamento.

Estudos de foto estabilidade

Existem duas opções para expor a amostra:

1. Empregar uma lâmpada com emissão similar ao padrão D65 (luz exterior)/ID65 (luz interior), segundo ISO 10977.[2]
2. Empregar duas lâmpadas: a primeira é fluorescente fria branca, similar à descrita anteriormente; a segunda é fluorescente UV próximo.

Estudos de estabilidade frente a condições de temperatura e umidade

Esses estudos podem ser de três tipos:

1. **De longo prazo** – o IFA e o produto terminado são armazenados nas condições de comercialização previstas para verificar que o prazo de validade/período de reteste do IFA e o prazo de validade do medicamento são adequados. Também permitem estabelecer as condições de armazenagem.
2. **Acelerados** – estudos realizados em condições exageradas, de estresse, para obter informações sobre a estabilidade de IFA e produtos terminados.
3. **Intermediários** – estudos cujas características se situam entre os dois anteriores.

Na Tabela 10.2, é exposta a duração e a frequência dos ensaios para os três tipos de estudos de estabilidade com relação à temperatura e umidade.

A temperatura e a umidade de ensaio são estabelecidas levando-se em conta as condições previstas para a armazenagem do princípio ativo ou do medicamento (no ambiente normal, em geladeira ou em congelador).

As condições de "ambiente normal" variam segundo a localização geográfica da armazenagem. Por isso, foram estabelecidas diferentes zonas climáticas (Tabela 10.3).

Assim, por exemplo, as três partes que estabeleceram a ICH (Estados Unidos, Japão e Europa) devem realizar os ensaios de longo prazo a 25 °C/60% UR ou 30 °C/65% UR, que correspondem a zonas climáticas II e IVa.

TABELA 10.2 Duração e frequência de ensaio das amostras nos estudo de estabilidade (temperatura e umidade)

Tipo de estudo	Duração do ensaio	Realização de análises
De longo prazo	Mais de 1 ano (prazo de validade)	1º ano: cada 3 meses; 2º ano: cada 6 meses. Depois: anualmente
Intermediário	12 meses	Inicial/6 meses/9 meses/12 meses
Acelerado	6 meses	Inicial/3 meses/6 meses

TABELA 10.3 Condições climáticas

Zona climática		Temperatura média anual medida ao ar livre/Pressão parcial de vapor média anual	Condições de ensaio de longo prazo
I	Temperada	≤15 °C/ ≤ 11 hPa	21 °C/45% UR
II	Subtropical e Mediterrânea	<15-22 °C/> 11-18 hPa	25 °C/60% UR
III	Quente e seca	>22 °C/≤ 15 hPa	30 °C/35% UR
IV a	Quente e úmida	>22 °C/> 15-27 hPa	30 °C/65% UR
b	Quente e muito úmida	>22 °C/> 27 hPa	30 °C/75% UR

UR: Umidade relativa.

Para comercialização de medicamentos no Brasil, que está incluído na zona climática IVb, devem ser realizados estudos de estabilidade com armazenagem das amostras nas condições da respectiva zona climática, ou seja: 30 °C/75% UR.

Normalmente, os primeiros estudos são realizados com o IFA em condições de estresse para obter, em curto período de tempo, informações a respeito do perfil e dos produtos de degradação (temperatura 50 °C, 60 °C ou superior/umidade relativa ≥ 75%/tempo indeterminado). Esses estudos devem ser realizados utilizando diferentes lotes de IFA para confirmar que não há variabilidade significativa.

Após os testes de estresse, são realizados estudos com o IFA e com o medicamento segundo as condições descritas na Tabela 10.4.

Os estudos de estabilidade compreendem diferentes condições de conservação e tempo em função da temperatura/umidade relativa e do tempo de mínimo de armazenagem, indispensável para formar a documentação que atenda aos regulamentos que disciplinam o registro do medicamento. O estudo deve ter duração suficiente para abranger armazenagem, transporte e utilização do produto.

É importante ressaltar que, se a embalagem primária do produto for impermeável, não é preciso controlar a umidade. A ICH e a OMS estabelecem condições para os ensaios em caso de embalagens semi-impermeáveis.

Quando os estudos de longo prazo para IFA e medicamentos, conservados à temperatura ambiente, são realizados a 30 ± 2 °C/65 ± 5% UR ou a 30 ± 2 °C/75 ± 5% UR, não é necessário o estudo intermediário, pois as condições são as mesmas.

Se houver alterações significativas no produto nos primeiros 3 meses do estudo em condições aceleradas, é preciso avaliar o possível efeito para os produtos de curtas excursões da temperatura de armazenagem durante a manipulação e o transporte.

TABELA 10.4 Resumo das condições para os estudos de estabilidade (IFA e produto terminado)

Conservação do produto	Tipo de estudo	Temperatura (T)	Umidade relativa (UR)	Tempo de ensaio (mínimo ao solicitar o registro do produto)
À temperatura ambiente	De longo prazo	25 ± 2 °C	60 ± 5%	12 meses (geralmente)
		ou		
		30 ± 2 °C	65 ± 5%	
		ou		
		30 ± 2 °C	75 ± 5%	
	Intermediário	30 ± 2 °C	65 ± 5%	6 meses
	Acelerado	40 ± 2 °C	75 ± 5%	6 meses
Em geladeira	De longo prazo	5 ± 3 °C	–	12 meses
	Acelerado	25 ± 2 °C	60 ± 5%	6 meses
		ou		
		30 ± 2 °C	65 ± 5%	
		ou		
		30 ± 2 °C	75 ± 5%	
Em congelador	De longo prazo	−20 ± 5 °C	–	12 meses

As especificações de estabilidade são deduzidas da formulação de maior conformidade e desempenho em relação às especificações, resultantes dos estudos preliminares. Esses estudos são realizados com amostras acondicionadas em diferentes embalagens primárias, as quais são armazenadas em condições definidas de temperatura, umidade e luminosidade. Com uma periodicidade definida em regulamentos, são retiradas amostras para análise, no sentido de avaliar alterações do teor ou potência, alterações organolépticas e físico-químicas, presença de produtos de degradação etc. Ao final do estudo de estabilidade, será definido o prazo de validade do medicamento para a zona climática específica. Evidentemente, podem-se realizar estudos de estabilidade, concomitantes, em diferentes condições, de acordo com as zonas climáticas.

Depois do início da comercialização, são realizados estudos de estabilidade para detecção de possíveis problemas de alterações das especificações do medicamento. Esses estudos, conhecidos como *ongoing stability*, são realizados anualmente, como mínimo, em um lote de cada produto (ou em mais de um lote em caso de se detectar alguma anomalia). Os produtos são conservados nas condições de longo prazo que correspondem à zona climática, segundo as recomendações de conservação indicadas na embalagem do medicamento.

i) Preparação de amostras de medicamento para ensaios de equivalência farmacêutica, biodisponibilidade/bioequivalência

Um elemento essencial no estudo de um novo produto é a determinação do seu comportamento no organismo, que inclui como é distribuído e transformado, como atinge seus pontos de ação, qual é seu efeito, bem como quando e como é eliminado.

A combinação das propriedades físico-químicas do IFA e das características da forma farmacêutica determinam a absorção, a distribuição, a biotransformação e a eliminação.

Complementarmente, a atividade terapêutica depende do mecanismo de ação, do lugar onde atua e da quantidade que atinge esse ponto, conhecida como "biodisponibilidade".

Um medicamento genérico pode ser conceituado como uma cópia de um medicamento original, cuja produção e comercialização são possíveis porque a patente caiu em domínio público depois de findar o prazo legal de proteção. O medicamento genérico tem a mesma composição qualitativa e quantitativa do princípio ativo, a mesma forma farmacêutica e ele demonstra que é bioequivalente com o medicamento original inovador (considerado "referência"). Um medicamento genérico é bioequivalente ao medicamento original de referência quando demonstrar que tem a mesma biodisponibilidade. Nos casos caracterizados de "bioisenção", em que a forma farmacêutica de administração ou as características do IFA não demonstrarem riscos de irregular atuação ou absorção, podem ser considerados como genéricos, apenas com os estudos de equivalência farmacêutica sem necessidade de realizarem estudos de bioequivalência.

Com o crescente desenvolvimento de medicamentos biológicos, estão sendo também elaborados produtos com idênticas formas farmacêuticas e com princípios ativos que desempenham as mesmas atividades terapêuticas dos inovadores. Nesse caso, podem ser denominados de "biossimilares" ou equivalentes por comparabilidade. Alguns dos novos produtos podem ter superior atividade dos inovadores e, nesses casos, são designados de *biobetters*.

Os primeiros ensaios no desenvolvimento de um medicamento são realizados em escala de laboratório. Esses lotes são, normalmente, muito pequenos (1/100 ou 1/1.000) do lote industrial. Seu intuito é obter dados básicos de desempenho do processo de fabricação do produto.

Depois, é necessário preparar lotes em escala piloto que devem corresponder, pelo menos, a 10% do tamanho do lote industrial previsto. Em caso de formas sólidas orais humanas, o tamanho do lote piloto é normalmente 1/10 do lote industrial ou de 100.000 unidades (tomando-se o maior dos dois). Para formas sólidas orais veterinárias, é aceitável um lote de menos de 100.000 unidades, mas é necessário justificar a razão de se adotar um número menor. O objetivo de fabricação de lotes piloto é realizar todos os estudos de otimização necessários antes de se começar a produção dos lotes industriais.

Os lotes pilotos são realizados em plantas piloto que têm as mesmas características de uma planta industrial normal, mas com equipamentos pequenos (com capacidade 1/10 dos equipamentos industriais). Amostras de lotes pilotos são utilizadas para realização de ensaios de equivalência farmacêutica e estudos de biodisponibilidade e bioequivalência.

j) Produção industrial de medicamentos: qualificação, validação e revalidação do processo

A transferência de tecnologia da planta piloto para a planta industrial pressupõe verificar se existem todos os elementos para se garantir que o produto que foi desenvolvido com qualidade poderá ser fabricado também com qualidade, sendo imprescindível qualificar os equipamentos e sistemas das instalações.

A validação é exigida pelas BPF para documentar que o processo de produção leva ao resultado esperado de maneira real e consistente. Em outras palavras, tal como foi visto anteriormente, é necessário demonstrar que a qualidade concebida pode ser realmente obtida. Por isso, atualmente, a validação é considerada um processo sem fim que acompanha todo o ciclo de vida de um medicamento, pois um processo com duração indefinida não pode ser validado por meio de um processo com duração limitada. A Figura 10.8 esquematiza o enfoque atual da validação.

Durante o desenvolvimento tecnológico, são determinadas as variáveis críticas do produto e do processo, bem como a definição do espaço de concepção (DS, do inglês *design space*) ou das faixas de aceitação. A consequência é que, se as variáveis críticas permanecerem dentro do DS ou das faixas, o produto apresenta a qualidade especificada. Portanto, o alvo da validação não é outro que o da comprovação de que o processo pode ser monitorado por meio das

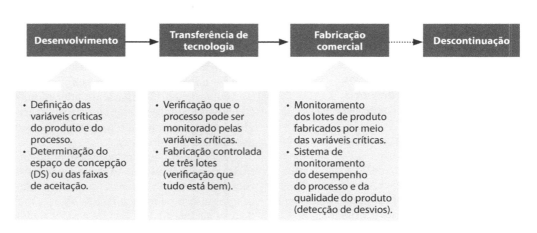

FIGURA 10.8 Ciclo de vida de um medicamento e validação.
DS: *Design space*.

variáveis críticas. Com esse objetivo, são fabricados alguns lotes para verificar se a teoria corresponde à prática. A quantidade de lotes utilizados atualmente na validação propriamente dita não é muito importante porque durante a fabricação são "validados" todos os lotes.

É indispensável lembrar que as definições, tanto do DS como das faixas de aceitação adotadas no desenvolvimento tecnológico, devem ser verificadas e, se for necessário, modificadas durante a transferência de tecnologia e a fabricação comercial, segundo a gestão do conhecimento.

Em complemento à validação do processo de produção, é necessário validar também os métodos analíticos empregados para o controle de qualidade do produto, das matérias-primas e dos materiais de embalagem.

Em resumo, a validação se compõe das seguintes ações:

- elaborar os métodos analíticos das matérias-primas, dos materiais de embalagem, dos produtos intermediários e/ou a granel (se existirem) e do produto terminado;
- verificar que os equipamentos empregados na fabricação foram qualificados;
- estabelecer os métodos de monitoramento dos parâmetros de processo;
- verificar se os métodos analíticos estão descritos na farmacopeia. Se a resposta for sim, então eles não precisam ser validados, mas sua adequabilidade (*suitability*) deverá ser demonstrada. Se a resposta for não, então a validação é necessária;
- preparar um rascunho de registro de fabricação em que o processo é monitorado (quem, como, quando e faixa de aceitação) por meio dos parâmetros críticos;
- redigir um protocolo de validação do processo de fabricação;
- realizar a validação do processo de fabricação de um número definido de lotes (usualmente três);
- elaborar um relatório com o resumo dos resultados da validação e demonstrar que o processo pode ser monitorado por meio das variáveis críticas e que o produto satisfaz suas especificações.
- preparar o processo de fabricação que será empregado na fabricação industrial para fins comerciais.

A validação do processo de fabricação começa durante o desenvolvimento tecnológico e continua durante toda a fabricação em escala industrial para fins comerciais do medicamento, como resultado da aplicação histórica da validação prospectiva. O termo validação se refere à operação realizada sobre um número limitado de lotes (habitualmente três) antes de começar a fabricação comercial rotineira. Como já ressaltado, o intuito da validação é avaliar se a informação existente sobre o produto e o processo de fabricação foi definida de modo adequado, preparar um roteiro de fabricação, definir como o monitoramento será feito e, por fim, verificar praticamente, quanto aos lotes e à validação, se o monitoramento do processo permite obter um produto que satisfaça as especificações.

O Quadro 10.1 resume o conteúdo do protocolo de validação do processo de fabricação.

Ao completar a realização dos lotes de validação, é necessário redigir um relatório de validação resumindo os resultados, conforme Quadro 10.2, declarando se pode ser considerada bem-sucedida e definindo a estratégia de "validação concorrente" durante a fabricação comercial (isto é, o monitoramento e o controle).

Os processos muito críticos como aqueles que incluem esterilização ou manipulação asséptica são revalidados periodicamente (p. ex.: por meio de sondas térmicas calibradas, bioindicadores, realização do processo com meio de cultura), enquanto os outros só precisam de revalidação se existir dúvida sobre seu desempenho. O monitoramento das variáveis críticas permite seguir de perto o desempenho do processo e detectar desvios que indiquem a necessidade de revalidação. Também o sistema de gestão

QUADRO 10.1 Exemplo de conteúdo de um protocolo de validação do processo de fabricação

	Assunto	Teor
1	Objetivo	• Comprovar que o produto e seu processo de fabricação estão adequadamente definidos para que o monitoramento e o controle permitam assegurar a qualidade do produto.
2	Âmbito	• Indicar o produto e o processo que compõem a validação.
3	Definição do produto	• Perfil de qualidade ou QTPP. • Fórmula-mestra (fórmula-padrão). • Atributos críticos e seus limiares de falha definidos por meio de um espaço de concepção ou DS, bem como mediante faixas-limites aceitáveis.
4	Definição do processo	• Atributos críticos e suas faixas-limites aceitáveis. • Equipamentos (qualificação, manutenção, validação do procedimento de limpeza). • POP e seus registros associados. • Instruções de fabricação e embalagem.
5	Definição da estratégia de controle e liberação	• Registro de produção e embalagem de lote. • Instrumentos calibrados. • Procedimento de monitoramento das variáveis críticas. • Procedimento de monitoramento ambiental (incluídos operadores). • Especificações das matérias-primas e dos materiais de embalagem. • Especificações dos produtos intermediários e do produto a granel. • Especificações do produto terminado. • Procedimentos analíticos e sua validação. • Procedimento de liberação de produto terminado.
6	Definição da estratégia de validação	• Ensaios de pior caso (p. ex.: maior velocidade dos equipamentos). • Monitoramento e amostragem.
7	Formação	• Verificação da formação dos operadores. • Verificação da formação do pessoal de validação.
8	Avaliação de resultados	• Há desvios? • Os atributos e parâmetros críticos ficam dentro do espaço de concepção ou das faixas de aceitação? • Os parâmetros analíticos satisfazem as especificações?

QTPP: *quality target product profile*; DS: *design space*; POP: procedimentos operacionais padrão.

QUADRO 10.2 Exemplo de conteúdo de um relatório de validação do processo de fabricação

	Assunto	Teor
1	Objetivo	• Verificar se os ensaios de validação demonstram que o produto e seu processo de fabricação estão adequadamente definidos e que o procedimento de monitoramento e controle assegura a qualidade do produto.
2	Âmbito	• Indicar o produto e o processo que foi validado.
3	Descrição da validação	• Expor como foi realizada a validação. • Abordagem do pior caso.
4	Avaliação dos resultados obtidos	• Analisar os resultados obtidos no monitoramento e na análise de amostras dos lotes de validação (estão dentro das faixas especificadas, são estáveis ou mostram alguma tendência). • Avaliação dos desvios.
5	Recomendações	• Modificações sugeridas na documentação (POP, especificações, registros etc.).
6	Resultado	• Registrar se a validação é considerada bem-sucedida ou não.

de alterações poderá definir a necessidade de revalidação.

A fabricação industrial de medicamentos exige uma estrutura complexa tanto em termos de instalações como de pessoal e de documentação.

Nas instalações, podem ser distinguidos locais (o espaço delimitado fisicamente onde são realizadas as operações), utilidades (as energias e fluidos necessários para a produção) e equipamentos de produção (em que são processadas as matérias-primas para obter os medicamentos).

Quando materiais e produtos são expostos ao meio ambiente nos locais de fabricação, as salas devem ter as especificações da categoria "limpa", isto é, salas com ambiente controlado em termos de partículas, de temperatura e, se necessário, de umidade. Os acabamentos das salas limpas devem ser sanitários: superfícies revestidas de material liso; impermeável; lavável e resistente; sem juntas e rachaduras etc.

As utilidades: sistema de climatização e tratamento de ar (HVAC); sistemas de águas para uso farmacêutico; sistema de ar comprimido; sistema de vapor etc. devem ter padrão farmacêutico quando os fluidos podem entrar em contato com os produtos.

Finalmente, os equipamentos em que são fabricados os medicamentos devem também ter padrão farmacêutico para proteger os produtos de potencial contaminação.

A documentação é um componente crítico das BPF, pois elas consideram que erros e contaminações são consequências de operações realizadas de forma incorreta. Desse modo, as operações devem estar descritas na documentação e registradas meticulosamente com a finalidade de permitir rastreabilidade.

O pessoal deve possuir a formação adequada e usar roupas apropriadas ao processo. O intuito é evitar que as partículas de pele que podem conter microrganismos contaminem os produtos. Por isso, a roupa cobre mais intensamente o corpo nas áreas de maior risco de fornecer material particulado e microrganismos, especialmente nas áreas utilizadas para a produção de medicamentos estéreis, processados assepticamente.

A Figura 10.9 resume o fluxo de operações de que se compõe o processo industrial de fabricação de medicamentos.

A Figura 10.10 esquematiza as operações principais do processo de preparação de formas farmacêuticas. Embora os processos sejam muito variados, é possível distinguir as operações principais em cada tipo principal de forma farmacêutica. A ilustração considera as formas líquidas, sólidas e semissólidas, assim como os produtos biológicos. Não são incluídas formas farmacêuticas especiais, pois elas requerem tecnologia especializada e operações particulares, não incluídas nesse esquema.

QUALIDADE

Dinâmica, conceitos e definições de "qualidade"

A temática qualidade tem sofrido um processo de evolução sem precedentes. Qualidade, como disciplina nos moldes como a conhecemos atualmente, teve seu início com o livro *The control of quality in manufacturing* de G.S. Radford, publicado em 1922.[3] De seus primórdios até agora, foi possível debater diferentes conceitos e definições.

O termo "qualidade" tem sido objeto de ampla e diversificada interpretação, com conceitos e definições que estão embasados em avaliação leiga (transcendental), com base no produto, no valor, no usuário, no mercado e na produção. Também está definida pela International Standard Organization (ISO) e pela ICH, já nomeada precedentemente.

A definição de "qualidade" que se aplica ao setor industrial farmacêutico é aquela adotada pela ICH, estabelecida em 2006,[5] com o seguinte teor:[4] "Qualidade é o grau em que um conjunto de propriedades inerentes a um produto, sistema ou processo satisfaz os requisitos".

Em decorrência do processo evolutivo das teorias, conceitos e definições, podem-

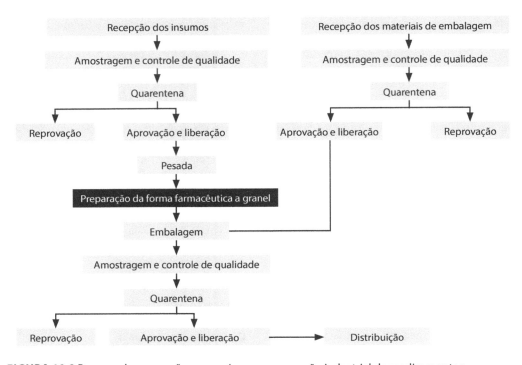

FIGURA 10.9 Resumo das operações que exigem a preparação industrial de medicamentos.

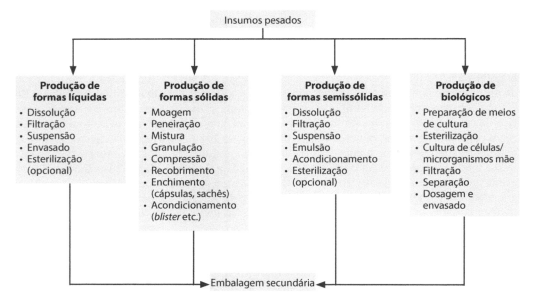

FIGURA 10.10 Resumo das operações de fabricação de algumas formas farmacêuticas mais comuns.

-se reconhecer as seguintes eras da qualidade: a da inspeção, a do controle estatístico, a da garantia, a da gestão estratégica, a da validação e a do sistema.

A era da inspeção se caracterizou pela introdução do controle dos artigos produzidos; controle esse realizado por testes de conformidade de parâmetros dimensionais, em todas as unidades produzidas. Nesse período, a qualidade era responsabilidade exclusiva do departamento de inspeção que atuava de forma independente dos demais da organização, inclusive da alta administração.

A era do controle estatístico se caracterizou pelo uso da inspeção de apenas uma parcela do lote produzido, segundo critérios e procedimentos de amostragem estatística e pelo acompanhamento do processo produtivo por meio de gráficos. Coube a Walter A. Shewhart a maior responsabilidade pela evolução da disciplina Qualidade com a introdução do plano de amostragem e dos gráficos de controle em processo.

O envolvimento das pessoas da área da produção com a qualidade foi o grande marco da era da segurança. Nesse período, a integração controle de qualidade-produção resultou em redução significativa das perdas decorrentes de produção insatisfatória. Essa era se encerrou com o programa do zero defeito, como marco definitivo da interação de todas as pessoas da produção e do controle da qualidade.

O envolvimento da direção das empresas no tema qualidade foi alcançado na era da gestão estratégica, em que não apenas o pessoal de controle de qualidade e de produção estava envolvido. A direção da empresa definia o nível de qualidade a ser atingido e fornecia todos os recursos para atingi-lo. Nesse período prevaleceu o conceito de qualidade total.

A era da validação se caracterizou pelo uso de metodologia que visava atender os processos de fabricação, a fim de assegurar que todas as características estão dentro dos limites de parâmetros estabelecidos, com o propósito de obter produtos que apresentam uma qualidade consistente. Uma vez que o processo produtivo se encontra "otimizado", é necessário passar a uma segunda etapa, a qual consiste em um sistema documentado que permite constatar a reprodutibilidade do mesmo e este é o que, em termos gerais, se conhece como "validação de um processo". Em decorrência dos princípios dessa era, as autoridades sanitárias se envolveram com as atividades da qualidade, com adoção de inspeções e concedendo certificação para as áreas produtivas aprovadas.

Estamos vivenciando, atualmente, a era do sistema de qualidade, com a aplicação dos documentos harmonizados no âmbito da ICH. Por meio desses documentos, passou-se a adotar uma estrutura para o Sistema da Qualidade, com procedimentos para a concepção de formulações de medicamentos e de processos, adotando-se metodologia de análise de riscos decorrentes dos componentes da fórmula e dos processos tecnológicos com base nos critérios de análise e gerenciamento dos riscos de qualidade.

Sistema, controle e garantia da qualidade

A gestão da qualidade estruturada com base no sistema ISO determina a implementação da "política da qualidade", ou seja, as estratégias, intenções e diretrizes relativas à qualidade, formalmente expressa e autorizada pela administração superior da empresa.

Os elementos básicos da gestão da qualidade incluem a infraestrutura também chamada de "sistema da qualidade", que engloba instalações, procedimentos, processos e recursos organizacionais e as ações sistemáticas necessárias para assegurar que um produto (ou serviço) cumpra os requisitos de qualidade preconizados. A totalidade dessas ações é designada de "garantia ou segurança da qualidade".

O controle de qualidade incumbe-se de atividades relacionadas com a elaboração das especificações de matérias-primas, de materiais de acondicionamento e de embalagem, de produtos intermediários, a granel e terminados, bem como de normas e instruções de amostragem, métodos de ensaio e procedimentos. Também tem a responsabilidade de avaliar os registros analíticos dos lotes, assegurar que sejam realizados todos os ensaios necessários, cuidar das instalações e dos equipamentos, das validações e calibrações dos instrumentos e equipamentos do setor, entre muitos outros.

Ao controle de qualidade compete aprovar ou rejeitar todos os artigos analisados, de acordo com os limites das especificações estabelecidas.

A garantia da qualidade é utilizada como ferramenta de gerenciamento, que abrange a totalidade das providências adotadas com o objetivo de assegurar que os medicamentos estejam dentro dos padrões de qualidade estabelecidos, para que possam ser utilizados para os fins propostos. Ela incorpora as boas práticas de fabricação (BPF) que asseguram que os produtos são consistentemente produzidos e controlados, com padrões de qualidade apropriados, conforme estabelecido no registro sanitário.

Compete à garantia da qualidade aprovar ou rejeitar os produtos terminados para comercialização, aprovar os documentos relacionados às boas práticas de fabricação, assegurar o correto cumprimento das atividades de validação, coordenar as atividades relacionadas à investigação de desvios e adoção de medidas preventivas e corretivas, investigar as reclamações recebidas, coordenar o sistema de controle de mudanças, bem como coordenar e participar do programa de autoinspeções e auditorias, assegurar a execução de um programa contínuo de treinamento e coordenar as ações de recolhimento de medicamentos.

A garantia da qualidade é uma atividade de gerenciamento dos aspectos que podem influenciar a qualidade dos produtos. É preciso assegurar que os produtos satisfarão as especificações e que, portanto, os resultados dos ensaios corresponderão ao produto definido. Isso quer dizer evitar erros, confusões e contaminações.

As boas práticas de fabricação de medicamentos (BPF ou GMP, do inglês *good manufacturing practices*), foram introduzidas pelo Food and Drug Administration (FDA) em 1963. A primeira edição das BPF no Brasil foi publicada em 1995 pela Secretaria Nacional de Vigilância Sanitária.[5] Atualmente, são atualizadas e publicadas pela Agência Nacional de Vigilância Sanitária (Anvisa), com base no documento elaborado pela Comissão de Especialistas em Especificações Farmacêuticas da OMS. No contexto internacional, as GMP do FDA dos Estados Unidos e as da Comissão Europeia são as mais desenvolvidas.

No contexto conceitual, as BPF incorporaram as três etapas finais do ciclo de vida dos produtos farmacêuticos, iniciando-se com a fabricação das formas farmacêuticas, após sua autorização pelo órgão sanitário competente. Posteriormente, no fim do século XX, o campo de aplicação das BPF foi estendido para a fabricação dos medicamentos sob investigação destinados à realização dos ensaios clínicos e, mais recentemente, para a fabricação dos princípios ativos (IFA) e dos excipientes.

As BPF abrangem também o Controle de Qualidade, isto é:

- A amostragem (das matérias-primas, dos materiais de embalagem, dos produtos

intermediários, dos produtos a granel e do produto terminado).
- As especificações (dos itens descritos no tópico anterior).
- Os procedimentos operacionais padrão (POP) descrevendo a maneira de organizar e de realizar as operações de controle de qualidade e seus registros associados.
- Os procedimentos que determinam como os lotes de um produto serão analisados e liberados.

Com o intuito de assegurar a confiabilidade e a intercomparabilidade dos estudos realizados em laboratórios, foram introduzidas as boas práticas de laboratório (BPL ou GLP, do inglês *good laboratory practices*). Paralelamente, nos estudos clínicos, o padrão são as boas práticas clínicas (BPC ou GCP, do inglês *good clinical practices*).

Além disso, tanto o desenvolvimento tecnológico como a transferência de tecnologia e a fabricação para fins comerciais de medicamentos devem ser realizados dentro de um sistema de qualidade, como está representado na Figura 10.4.

A "qualidade" de um medicamento deve ser concebida primeiramente, depois ser transferida para as instalações industriais e fabricada em todos os lotes (Figura 10.11). Isso quer dizer que um produto não poderá ser fabricado com qualidade se ele não for desenvolvido com qualidade. Ou, dito em outras palavras, durante o desenvolvimento é necessário determinar todas as variáveis das quais depende a qualidade do produto para poder controlá-las.

Assim, por exemplo, as características estruturais das matérias-primas (tamanho dos grânulos, estrutura cristalina, proporções relativas etc.) determinarão o perfil de desagregação de um comprimido, em função da temperatura, umidade e procedimento de granulação. É possível, portanto, escrever:

$$\text{Atributos}_{\text{Matérias-primas (IFA + excipientes)}} + \text{Parâmetros}_{\text{Processo}} = \text{Atributos}_{\text{Produto}}$$

A "qualidade" de um medicamento, portanto, somente pode ser controlada e assegurada se forem monitorados o conjunto dos atributos e parâmetros críticos dos insumos e do processo.

As variáveis críticas são determinadas com base em conhecimentos prévios, mas em geral precisam ser determinadas por análise de riscos e ensaios experimentais.

As variáveis críticas permitem controlar o processo sempre que se conheçam suas faixas aceitáveis. Para cada variável crítica, é preciso determinar os limites de aceitação.

A Figura 10.12 esquematiza os controles das variáveis críticas dos insumos e dos parâmetros do processo para se obter um produto com os níveis de qualidade concebidos no processo de desenvolvimento tecnológico.

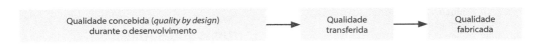

FIGURA 10.11 Assegurando a qualidade do medicamento.

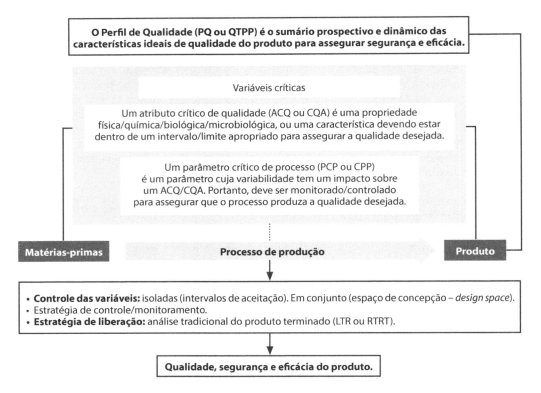

FIGURA 10.12 Qualidade concebida
QTPP: *quality target product profile*; CQA: *critical quality attribute*; CPP: *critical process parameter*; LTR: liberação em tempo real; RTRT: *real time release testing*.

REFERÊNCIAS

1. International Council for Harmonisation of Technical Requirements for Pharmaceuticals for Human Use (ICH). Validation of analytical procedures: text and methodology Q2(R1) [Internet]. Geneva: ICH; 1994 [capturado em 18 nov. 2015]. Disponível em: http://www.ich.org/fileadmin/Public_Web_Site/ICH_Products/Guidelines/Quality/Q2_R1/Step4/Q2_R1__Guideline.pdf.
2. International Organization for Standardization. ISO 10977:1993. Photography: processed photographic colour films and paper prints. Methods for measuring image stability. Geneva: ISO; 1993.
3. Radford GS. The control of quality in manufacturing. Whitefish: Kessinger; 1922.
4. International Council for Harmonisation of Technical Requirements for Pharmaceuticals for Human Use (ICH). Quality risk management Q9 [Internet]. Geneva: ICH; 2005 [capturado em 18 nov. 2015]. Disponível em: http://www.ich.org/fileadmin/Public_Web_Site/ICH_Products/Guidelines/Quality/Q9/Step4/Q9_Guideline.pdf.
5. Brasil. Ministério da Saúde. Agência Nacional de Vigilância Sanitária. Portaria SVS/MS nº16, de 16 de abril de 1995. Dispõe sobre as boas práticas de fabricação de medicamentos [Internet]. Brasília: Anvisa; 1995 [capturado em 18 nov. 2015]. Disponível em: http://www.natal.rn.gov.br/sms/biblioteca/legislacao/legis_a_normativos/legis_vigilancia/legis_produtos/portaria_19950306_ms_016.doc.

LEITURAS SUGERIDAS

Botet J. Boas Práticas em instalações e projetos farmacêuticos. São Paulo: RCN; 2006.

Botet J. Good Quality Practice (GQP) in pharmaceutical manufacturing: a handbook. Sharjah: Bentham Science; 2015.

Brasil. Ministério da Saúde. Agência Nacional de Vigilância Sanitária. Resolução RDC nº 17, de 16 de abril de 2010. Dispõe sobre as boas práticas de fabricação de medicamentos [Internet]. Brasília: Anvisa; 2010 [capturado em 18 nov. 2015]. Disponível em: http://bvsms.saude.

gov.br/bvs/saudelegis/anvisa/2010/res0017_16_04_2010.html.

Calixto J, Zardo H. Desenvolvimento de produtos. In: Vieira FP, Rediguieri CF, Rediguieri CF, organizadores. A regulação de medicamentos no Brasil. Porto Alegre: Artmed; 2013. p. 174-209.

European Agency for Evaluation of Medicinal Products. Note for guidance on process validation [Internet]. London: EMEA; 2001[capturado em 18 nov. 2015]. Disponível em: http://www.ema.europa.eu/docs/en_GB/document_library/Scientific_guideline/2009/09/WC500002913.pdf.

European Commission. EudraLex. Vol. 4, Guidelines to good manufacturing practice for medicinal products for human and veterinary use [Internet]. Brussels: EC; 2015. Annex 15, Qualification and validation [capturado em 18 nov. 2015]. Disponível em: http://ec.europa.eu/health/files/eudralex/vol-4/2015-10_annex15.pdf.

European Commission. EudraLex. Vol. 4, Guidelines to good manufacturing practice for medicinal products for human and veterinary use [Internet]. Brussels: EC; 2015 [capturado em 18 nov. 2015]. Disponível em: http://ec.europa.eu/health/documents/eudralex/vol-4/index_en.htm.

Food and Drug Administration. Electronic Code of Federal Regulations (eCFR). Title 21: food and drugs. Subchapter 6, parts 210- 226 [Internet]. Silver Spring: FDA; 2011 [capturado em 18 nov. 2015]. Disponível em: http://www.ecfr.gov/cgi-bin/text-idx?SID=293c8e67a5fc289e99d4c4da8d8b0a8a&mc=true&tpl=/ecfrbrowse/Title21/21chapterI.tpl.

Food and Drug Administration. Guidance for industry. Biosimilars: additional questions and answers regarding implementation of the biologics price competition and innovation act of 2009 [Internet]. Silver Spring: FDA; 2015 [capturado em 18 nov. 2015]. Disponível em: http://www.fda.gov/downloads/Drugs/.../Guidances/UCM273001.pdf.

Food and Drug Administration. Guidance for industry. Process validation: general principles and practices [Internet]. Silver Spring: FDA; 2011 [capturado em 18 nov. 2015]. Disponível em: http://www.fda.gov/downloads/Drugs/.../Guidances/UCM070336.pdf.

International Council for Harmonisation of Technical Requirements for Pharmaceuticals for Human Use (ICH). Stability testing: photostability testing of new drug substances and products Q1B [Internet]. Geneva: ICH; 1996 [capturado em 18 nov. 2015]. Disponível em: http://www.ich.org/fileadmin/Public_Web_Site/ICH_Products/Guidelines/Quality/Q1B/Step4/Q1B_Guideline.pdf.

International Council for Harmonisation of Technical Requirements for Pharmaceuticals for Human Use (ICH). Guideline for good clinical practice E6(R1) [Internet]. Geneva: ICH; 1996 [capturado em 18 nov. 2015]. Disponível em: http://www.ich.org/fileadmin/Public_Web_Site/ICH_Products/Guidelines/Efficacy/E6/E6_R1_Guideline.pdf.

International Council for Harmonisation of Technical Requirements for Pharmaceuticals for Human Use (ICH). Active pharmaceutical ingredients Q7 [Internet]. Geneva: ICH; 2000 [capturado em 18 nov. 2015]. Disponível em: http://www.ich.org/fileadmin/Public_Web_Site/ICH_Products/Guidelines/Quality/Q7/Step4/Q7_Guideline.pdf.

International Council for Harmonisation of Technical Requirements for Pharmaceuticals for Human Use (ICH). Stability testing of new drug substances and products Q1A(R2) [Internet]. Geneva: ICH; 2003 [capturado em 18 nov. 2015]. Disponível em: http://www.ich.org/fileadmin/Public_Web_Site/ICH_Products/Guidelines/Quality/Q1A_R2/Step4/Q1A_R2__Guideline.pdf.

International Council for Harmonisation of Technical Requirements for Pharmaceuticals for Human Use (ICH). Pharmaceutical quality system Q10 [Internet]. Geneva: ICH; 2008 [capturado em 18 nov. 2015]. Disponível em: http://www.ich.org/fileadmin/Public_Web_Site/ICH_Products/Guidelines/Quality/Q10/Step4/Q10_Guideline.pdf.

International Council for Harmonisation of Technical Requirements for Pharmaceuticals for Human Use (ICH). Pharmaceutical development Q8(R2) [Internet]. Geneva: ICH; 2009 [capturado em 18 nov. 2015]. Disponível em: http://www.ich.org/fileadmin/Public_Web_Site/ICH_Products/Guidelines/Quality/Q8_R1/Step4/Q8_R2_Guideline.pdf

Moretto LD, Calixto J. Boas práticas de desenvolvimento de produtos, volume 4. São Paulo: Sindusfarma; 2009.

Moretto LD, Calixto J. Estrutura do novo sistema da qualidade para a indústria farmacêutica, volume. 5.1. São Paulo: Sindusfarma; 2011.

Moretto LD, Calixto J. Guia de autoinspeção na indústria farmacêutica, volume. 8.1. São Paulo: Sindusfarma; 2011.t

Moretto LD. Gerenciamento da produção para farmacêuticos. São Paulo: RCN; 2004.

Organisation for Economic Co-operation and Development. OECD principles on good laboratory practice number 1. ENV/MC/CHEM(98)17 [Internet]. Paris: OECD: 1998 [capturado em 18 nov. 2015]. Disponível em: http://www.oecd.org/officialdocuments/publicdisplaydocumentpdf/?cote=env/mc/chem(98)17&doclanguage=en.

Shiromani PK. Statistical optimization of pharmaceutical formulations. Pharma Bio Ingredients. 2004;1(1).

World Health Organization. Handbook for Good Clinical Research Practice (GCP): guidance for implementation [Internet]. Geneva; WHO; 2002 [capturado em 18 nov. 2015]. Disponível em: http://apps.who.int/prequal/info_general/documents/GCP/gcp1.pdf.

World Health Organization. WHO expert committee on specifications for pharmaceutical preparations: thirty-fourth report (WHO technical report series 863) [Internet]. Geneva: WHO; 1996. Annex 7, Good manufacturing practices: guidelines on the validation of manufacturing process [capturado em 18 nov. 2015]. Disponível em. http://apps.who.int/medicinedocs/documents/s19837en/s19837en.pdf.

World Health Organization. WHO expert committee on specifications for pharmaceutical preparations: thirty-fifth report (WHO technical report series 885) [Internet]. Geneva: WHO; 1999. Annex 5, Good manufacturing practices: supplementary guidelines for the manufacture of pharmaceutical excipients [capturado em 18 nov. 2015]. Disponível em: http://apps.who.int/medicinedocs/documents/s20112en/s20112en.pdf.

World Health Organization. WHO expert committee on specifications for pharmaceutical preparations: forty-third report (WHO technical report series 953) [Internet]. Geneva: WHO; 2009. Annex 2, Stability testing of active pharmaceutical [capturado em 18 nov. 2015]. Disponível em: http://apps.who.int/medicinedocs/documents/s19133en/s19133en.pdf.

World Health Organization. WHO expert committee on specifications for pharmaceutical preparations: forty-fourth report (WHO technical report series 957) [Internet]. Geneva: WHO; 2011. Annex 1, WHO good practices for pharmaceutical quality control laboratories [capturado em 18 nov. 2015]. Disponível em: http://apps.who.int/prequal/info_general/documents/TRS957/GPCL_TRS957_Annex1.pdf.

World Health Organization. WHO expert committee on specifications for pharmaceutical preparations: forty-eighth report (WHO technical report series 986) [Internet]. Geneva: WHO; 2014. Annex 2,WHO good manufacturing practices for pharmaceutical products: main principles [capturado em 18 nov. 2015]. Disponível em: http://www.who.int/medicines/areas/quality_safety/quality_assurance/TRS986annex2.pdf.1.

11

FITOMEDICAMENTOS

DAGOBERTO DE CASTRO BRANDÃO
LUIS CARLOS MARQUES

O uso de plantas medicinais é uma prática desde a antiguidade, documentada na história das diversas civilizações.

Desde 3000 a.C., os chineses e os egípcios já se dedicavam ao cultivo e ao uso de plantas medicinais.

O papiro de Ebers (descoberto em 1873 pelo egiptólogo alemão Ebers) é um dos primeiros documentos escritos sobre a fitoterapia.

As duas figuras médicas mais importantes da antiguidade foram Dioscórides e Galeno. Se Hipócrates foi considerado o pai da Medicina, Dioscórides, sem qualquer dúvida, é o pai da fitoterapia.

Embora Dioscórides tenha sido considerado a absoluta autoridade em "matéria médica" durante mais de 1500 anos, deve-se ressaltar que o conhecimento sobre plantas medicinais foi passado de geração para geração, pertencendo a toda humanidade.

Na conquista da América, os religiosos que vieram da Europa trouxeram os seus conhecimentos, que foram enriquecidos pelo contato com os pajés indígenas que lhes transmitiram os conhecimentos sobre as plantas medicinais americanas.

Durante a maior parte dos séculos XVII e XVIII, a fitoterapia esteve em declínio, pois as classes mais abastadas continuavam utilizando produtos da "medicina moderna", que incluía substâncias potentes – ainda que perigosas – como o arsênio e o mercúrio. No século XX, Pio Font Quer, célebre botânico espanhol, escreveu diversas obras sobre a fitoterapia, como *Dicionário de Botânica*, *Iniciação para a Botânica* e *O Dioscórides* – revisado.

Houve o ressurgimento do interesse pela fitoterapia por volta da Primeira Guerra Mundial, quando os suprimentos de medicamentos reduziram-se e foram substituídos por plantas medicinais.

Na Segunda Guerra Mundial, a fitoterapia na Inglaterra floresceu. Em 1941, o Ministério da Saúde inglês criou o Comitê de Drogas Vegetais (VDC, em inglês Vegetable Drugs Committee), cuja função era identificar, cultivar e coletar plantas medicinais com as quais se produziam medicamentos essenciais.

A Alemanha é, reconhecidamente, o país que mais estimulou o uso terapêutico das plantas medicinais. Atualmente, a maioria dos profissionais de saúde do país prescrevem fitoterápicos a seus pacientes e, ao mesmo tempo, mantém um dos maiores mercados mundiais desses produtos. Além disso, a Commission E[1] – um órgão do governo alemão – elaborou monografias relativas a centenas de plantas medicinais.

A Organização Mundial da Saúde (OMS)[2] estima que 80% da população mundial acredita que o tratamento com plantas medicinais é eficaz no controle de doenças. Nos últimos 20 anos, nos Estados Unidos, cresceu o interesse no uso dos medicamentos naturais ou orgânicos, o que aumentou a utilização dos fitoterápicos.

A OMS[2] definiu como fitoterapia a aplicação de princípios ativos de origem vegetal na terapêutica clínica. Os métodos atuais de extração, identificação e padronização de extratos vegetais, associados a modernos métodos de pesquisa e desenvolvimento (testes *in vitro* e *in vivo* em animais, ensaios pré-clínicos e clínicos), permitiram maior confiabilidade e amplo conhecimento da eficácia e da segurança dos fitoterápicos.

Os fitoterápicos têm evoluído ao longo dos tempos desde as preparações mais simples até os preparados galênicos tecnologicamente mais sofisticados disponíveis.

A necessidade de novos fitoterápicos estimulou a pesquisa pré-clínica e clínica das plantas medicinais brasileiras, fortalecendo a confiabilidade na eficácia e segurança dos fitoterápicos.

Do ponto de vista fitoquímico e do desenvolvimento galênico, a história desses produtos evoluiu das tinturas, chás e outras formas afins para o extrato padronizado com frações e subfrações perfeitamente identificadas.

A partir, especialmente, das décadas de 1970/1980, a enorme contribuição das universidades brasileiras, seus pesquisadores e a adequada interação com a indústria farmacêutica nacional que se dedicam à pesquisa e desenvolvimento de fitoterápicos constituíram um verdadeiro marco na história da fitomedicina do Brasil.

Observa-se, no atual momento, um crescimento da fitoterapia brasileira. Nesse sentido, há maior confiança na prescrição pelos médicos de fitoterápicos, contendo extratos padronizados. Os produtos fitoterápicos estão sendo preparados com todo o rigor das boas práticas de fabricação e de controle de qualidade que os tornam exatamente iguais aos sintéticos, diferenciando-se apenas pela origem.

A história das civilizações mostra que o uso dos fitoterápicos esteve presente em todas elas, fato exclusivo da fitoterapia, que, assim, se perpetua no tempo.

ASPECTOS REGULATÓRIOS

A revolução na história da fitoterapia no Brasil ocorreu em 1995, quando o prof. Elisaldo Carlini, então Secretário da Vigilância Sanitária, fez publicar a Portaria n° 6/95,[3] norma que trouxe os fitoterápicos para o terreno do embasamento científico de tal maneira que eles não poderiam mais se distinguir dos produtos sintéticos, a não ser pela origem. A Portaria, muito avançada e rigorosa, exigia de todos os produtos registrados e não registrados a comprovação clínica da eficácia e da segurança de uso. Foi substituída pela Resolução da Diretoria Colegiada (RDC) n° 17/00,[4] que trouxe outras opções de registro, porém mantendo o conceito do embasamento científico e do controle de qualidade desses produtos de acordo com o enfoque pioneiro da Portaria n° 6/95.[4] Em abril de 2004, foram publicadas a RDC n°s 48[5] e os Recursos Extraordinários (RE) n° 88, 89, 90 e 91[6-9] que revogaram a RDC n° 17/00[4] e modernizaram, de maneira importante, a questão regulatória dos fitoterápicos. O grande mérito dessas normas foi concentrar as exigências e os requerimentos técnicos nos fabricantes dos produtos e, em consequência, assegurar a qualidade dos medicamentos fitoterápicos. Em 2014, elas foram atualizadas, criando o medicamento fitoterápico e o produto tradicional fitoterápico (ver mais a frente).

O Brasil apresentou várias iniciativas em consonância com as diretrizes da OMS. O Programa de Pesquisa de Plantas Medicinais (PPPM) da Central de Medicamentos (Ceme) do Ministério da Saúde pesquisou 55 espécies vegetais entre 1982 e 1997; A resolução da Comissão Interministerial de Planejamento e Coordenação (Ciplan) n° 8, de 8/3/88[10] regulamentou a prática de Fitoterapia nos serviços de saúde e criou procedimentos de fitoterapia nas unidades assistenciais médicas. A 10ª Conferência Nacional de Saúde[11] em 1996 recomendou:

> Incorporar no SUS, em todo o País, as práticas de saúde como a fitoterapia,

acupuntura e homeopatia, contemplando as terapias alternativas e práticas populares.

A 1ª Conferência Nacional de Medicamentos e Assistência Farmacêutica,[12] em 2003, recomendou:

> Integrar no Sistema Único de Saúde o uso de plantas medicinais e medicamentos fitoterápicos.

Em 2006, entraram em vigor duas diretrizes fundamentais: a Portaria nº 971,[13] de 3/5 que aprova a Política Nacional de Práticas Integrativas e Complementares (PNPIC) no Sistema Único de Saúde (SUS) incluindo: medicina tradicional chinesa, homeopatia, fitoterapia, termalismo social/crenoterapia e medicina antroposófica.

O Decreto nº 5.813,[14] de 22/6/06, que aprova a Política Nacional de Plantas Medicinais e Fitoterápicos e institui o grupo de trabalho para elaborar o Programa Nacional de Plantas Medicinais e Fitoterápicos, teve como objetivo primário:

> Garantir à população brasileira o acesso seguro e o uso racional de plantas medicinais e fitoterápicos, promovendo o uso sustentável da biodiversidade, o desenvolvimento da cadeia produtiva e da indústria nacional.

A política nacional de práticas integrativas e complementares possui nove diretrizes:

1. Elaboração da relação nacional de plantas medicinais e da relação nacional de fitoterápicos.
2. Provimento do acesso a plantas medicinais e fitoterápicos aos usuários do SUS.
3. Formação e educação permanente dos profissionais de saúde em plantas medicinais e fitoterapia.
4. Acompanhamento e avaliação da inserção e implementação das plantas medicinais e fitoterapia no SUS.
5. Fortalecimento e ampliação da participação popular e do controle social.
6. Estabelecimento de política de financiamento para o desenvolvimento de ações voltadas ao estabelecimento das plantas medicinais e da fitoterapia no SUS.
7. Incentivo à pesquisa e ao desenvolvimento de plantas medicinais e fitoterápicos, priorizando a biodiversidade do País.
8. Promoção do uso racional de plantas medicinais e dos fitoterápicos no SUS.
9. Garantia do monitoramento da qualidade dos fitoterápicos pela Agência Nacional de Vigilância Sanitária (Anvisa).

A Relação Nacional de Plantas Medicinais de Interesse ao SUS[15] (Renisus) tem por finalidade subsidiar o desenvolvimento de toda cadeia produtiva, inclusive nas ações que serão desenvolvidas por outros ministérios participantes do Programa, e orientar estudos e pesquisas que possam subsidiar a elaboração da Relação Nacional de Plantas Medicinais e Fitoterápicos (Renafito) e o desenvolvimento e a inovação na área de plantas medicinais e fitoterápicos.*

A Renafito é constituída por plantas medicinais e fitoterápicos que possam ser disponibilizados aos usuários do SUS por atenderem aos seguintes critérios: uso na atenção básica; espécies nativas ou exóticas adaptadas; registro na Anvisa; maior número de evidências de segurança e eficácia; distribuição por biomas brasileiros; espécies da flora brasileira não ameaçadas de extinção[16] e capacidade de produção no país.

O registro de fitoterápicos na Anvisa foi atualizado de maneira importante com a publicação das RDC nᵒˢ 26/14, 31/14, 38/14, 66/14[17-20] e diversas instruções normativas relacionadas no Quadro 11.1.

Essas novas normas estabeleceram o conceito e a definição dos produtos fitoterápicos classificando-os em apenas dois tipos: o medicamento fitoterápico; e o produto tradicional fitoterápico.

---

*N. de A.: A lista completa das espécies vegetais está disponível em: http://bvsms.saude.gov.br/bvs/sus/pdf/marco/ms_relacao_plantas_medicinais_sus_0603.pdf.

QUADRO 11.1 Resoluções da Anvisa – Fitoterápicos

RDC nº 38/10[19]	Dispõe sobre a realização de petições pós-registro de medicamentos fitoterápicos e produtos tradicionais fitoterápicos e dá outras providências.
RDC nº 31/14[18]	Dispõe sobre o procedimento simplificado de solicitações de registro, pós-registro e renovação de registro de medicamentos genéricos, similares, específicos, dinamizados, fitoterápicos e biológicos e dá outras providências.
RDC nº 26/14[17]	Dispõe sobre o registro de medicamentos fitoterápicos e o registro e a notificação de produtos tradicionais fitoterápicos.
RDC nº 21/14[21]	Dispõe sobre a fabricação e comercialização de produtos da MTC.
RDC nº 66/14[20]	Altera o Anexo IV da RDC nº 26, de 13/5/14, que dispõe sobre o registro de medicamentos fitoterápicos e o registro e a notificação de produtos tradicionais fitoterápicos.
RDC nº 13/13[22]	Dispõe sobre as boas práticas de fabricação de produtos tradicionais fitoterápicos.
IN nº 10/14[23]	Altera o item 11 da lista de produtos tradicionais fitoterápicos de registro simplificado, do Anexo da Instrução Normativa nº 02, de 13/5/14, que publica a lista de medicamentos fitoterápicos de registro simplificado e a de produtos tradicionais fitoterápicos de registro simplificado.
IN nº 05/14[24]	Dispõe sobre os procedimentos relacionados ao protocolo do histórico de mudanças do produto e define o prazo de análise das petições pós-registro de medicamentos fitoterápicos e produtos tradicionais fitoterápicos, com base no disposto na RDC nº 38, de 18/6/14, que "Dispõe sobre a realização de petições pós-registro de medicamentos fitoterápicos e produtos tradicionais fitoterápicos e dá outras providências".
IN nº 4/14[25]	Determina a publicação do guia de orientação para registro de medicamento fitoterápico e registro e notificação de produto tradicional fitoterápico.
IN nº 2/14[26]	Publica a lista de medicamentos fitoterápicos de registro simplificado e a de produtos tradicionais fitoterápicos de registro simplificado.
RDC nº 18/13[27]	Dispõe sobre as boas práticas de processamento e armazenamento de plantas medicinais, preparação e dispensação de produtos magistrais e oficinais de plantas medicinais e fitoterápicos em farmácias vivas no âmbito do SUS.
RDC nº 27/12[28]	Dispõe sobre os requisitos mínimos para a validação de métodos bioanalíticos empregados em estudos com fins de registro e pós-registro de medicamentos.
RDC nº 17/10[29]	Dispõe sobre as boas práticas de fabricação de medicamentos.
RDC nº 47/09[30]	Estabelece regras para elaboração, harmonização, atualização, publicação e disponibilização de bulas de medicamentos para pacientes e para profissionais de saúde.
RE nº 1/05[31]	Guia para a realização de estudos de estabilidade.
RE nº 899/03[32]	Guia para validação de métodos analíticos e bioanalíticos.
Portaria nº 971/06[13]	Aprova a PNPIC no SUS, incluindo MTC, homeopatia, fitoterapia, fermalismo social/crenoterapia e medicina antroposófica.
Decreto nº 5.813/06[14]	Aprova a **Política Nacional de Plantas Medicinais e Fitoterápicos** e institui o grupo de trabalho para elaborar o **Programa Nacional de Plantas Medicinais e Fitoterápicos**.
Portaria Interministerial[33] nº 2.960/08	Aprova o Programa Nacional de Plantas Medicinais e Fitoterápicos e cria o Comitê Nacional de Plantas Medicinais e Fitoterápicos.

SUS: sistema único de saúde; PNPIC: política nacional de práticas integrativas e complementares; MTC: medicina tradicional chinesa.

ASPECTOS CLÍNICOS

A fitoterapia, seja por derivados vegetais seja por produtos industrializados, é um meio de tratamento já consagrado pelo extenso uso em centenas de anos.

O uso de fitoterápicos deve sempre seguir um protocolo terapêutico (Figura 11.1) para garantir a eficácia e a utilização segura desses remédios à base de plantas no tratamento de diversas afecções clínicas.

A prescrição de fitoterápicos precisa ser também objeto de vários pontos a serem conhecidos pelo prescritor, como: interação com alimentos e medicamentos sintéticos; posologia (doses parceladas e total diária); duração do tratamento – doença aguda ou crônica (30 dias ou mais); forma de utilização (droga vegetal, derivado vegetal, produto acabado – manipulado/industrializado); reações adversas; contraindicações.

Outro aspecto importante para o uso correto é o conhecimento da equivalência entre as diversas formas de apresentação do fitoterápico com as faixas gerais de dosagens equivalentes: planta fresca = ± 8 a 10 gramas; droga (seco) = ± 1 a 3 gramas; tintura 20% = ± 2 a 5 mL; tintura 10% = ± 1 a 3 mL; extratos fluidos = ± 0,5 a 2 mL; extrato seco (3:1) = ± 300 a 900 mg ou por padronização química.

Plantas medicinais psicoativas

As plantas medicinais e os respectivos fitoterápicos têm baixos índices de risco – um benefício quando utilizados no controle dos distúrbios do sistema nervoso central (SNC). Estão disponíveis plantas calmantes, estimulantes e adaptógenas.

Entre as plantas calmantes, uma das mais utilizadas é o maracujá (*Passiflora incarnata*), isolada ou associada a outras plantas, como melissa (*Melissa officinalis*), valeriana (*Valeriana officinalis*), camomila (*Matricaria recutita*). No grupo das plantas estimulantes, encontram-se o café (*Coffea arabica*); a erva-mate (*Ilex paraguariensis*); o guaraná (*Paullinia cupana*). Consideradas plantas adaptógenas e com efeitos psicoativos diversos, há ginkgo (*Ginkgo biloba L.*), ginseng (*Panax ginseng*), hipericum (*Hipericum perforatum*).

A *Passiflora incarnata* tem efeito ansiolítico e sedativo, apresenta-se como extrato seco padronizado em 2,5 a 7% de flavonoides totais e a dose preconizada é de 50 a 200 mg por dia.

A melissa (*Melissa officinallis*) apresenta-se em extrato seco padronizado em 4% de derivados hidroxicinâmicos totais, expressos em ácido rosmarínico, e a dose utilizada é de 400 a 900 mg por dia.

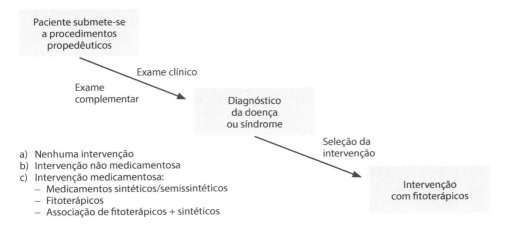

FIGURA 11.1 Uso de fitoterápicos – Protocolo terapêutico.

A valeriana (*Valeriana officinallis*), apresentada em extrato seco padronizado com 0,8 a 1% de ácido valeriânico, e dose diária de 50 a 200 mg.

A camomila (*Matricaria chamomilla*) apresenta-se em extrato seco padronizado em 8% de flavonoides totais, com dose diária de 400 a 1.600 mg.

As plantas erva-mate e café são utilizadas como estimulante do SNC e são utilizadas como infusões.

O guaraná (*Paulínia cupana*) apresentado em extrato seco padronizado em metilxantinas expressas em cafeína, indicado como psicoestimulante e astenia, com dose diária de 15 a 70 mg. Apresentado também como extrato fluido padronizado em 25 mg de cafeína por 10 ml.

Existem plantas medicinais e seus respectivos derivados apresentados como medicamento fitoterápico que atuam de maneira geral e, às vezes, específicas no SNC. Entre essas plantas, podemos citar o ginkgo e o ginseng, utilizados muitas vezes em associações como vitaminas e outros componentes.

Fitoterápicos na constipação intestinal

Para a intervenção com fitoterápicos no tratamento da constipação intestinal, deve haver o diagnóstico prévio correto e confirmado dessa afecção, conforme a seguir:

- Critérios (preenchidos nos últimos 3 meses, com início dos sintomas pelo menos 6 meses antes do diagnóstico) diagnósticos para constipação (Roma III).
- Deve incluir dois ou mais dos seguintes sintomas: esforço em pelo menos 25% das defecações; fezes cibalosas ou duras em pelo menos 25% das defecações; sensação de evacuação incompleta em pelo menos 25% das defecações; sensação de obstrução/bloqueio anorretal em pelo menos 25% das defecações; manobras manuais para facilitar pelo menos 25% das defecações (p. ex.: evacuação com auxílio digital, apoiar o assoalho pélvico); menos de três defecações por semana.
- Fezes amolecidas são raramente presentes sem o uso de laxativos.[34]

As principais plantas utilizadas são:

- Sene (*Cassia senna*; *Cassia angustiafolia, Vahl*), apresentada em *pó da folha*: 240 a 400 mg com dosagem 1 cápsula após a última refeição.
- Ruibarbo (*Rheum palmatum L.* e *R. officinale baill*), apresentado em tintura: 1,2 mL por dose com extrato fluído, sendo 47 gotas, ou seja, 1 g/0,2 a 0,5 por dose.
- Cáscara sagrada (*Rhamnus purshiana D.C*), apresentada em pó *(cápsula* de 250 a 500 mg, sendo 2 cápsulas, 2 vezes ao dia – no meio da tarde ou antes de dormir) e em extrato seco de 100 a 500 mg por cápsula a cada tomada, 2 vezes ao dia.
- Psyllium (*Plantago ovata; p. afra*) apresentado em *cápsula*: 525 a 600 mg, sendo 1 cápsula/1 a 3 vezes ao dia, e apresentado em pó *(semente)* 0 a 3, 4 a 6 g por medida (1 medida a cada 2 a 3 vezes ao dia).
- Plantago ovata (industrializado) 56,1 g/un com dosagem de 5,8 g para adultos e 2,9 g para criança (1 a 3 vezes ao dia).
- Boldo (*Peumus boldus molina)* apresentado em pó *da folha*, usado em forma de infusão, com dose *média diária* de 4,5 g.
- Associação entre boldo, *cáscara* sagrada e ruibarbo (*Peumus boldus molina; Rhamnus purshiana D.C; Rheum palmatum linné*) apresentada em extrato composto: 125 mg (1 drágea/solução oral 1 g/5 mL ou 1 g/10 mL) com dosagem 2 vezes ao dia (5 mL ou 1 drágea por vez) ou, adicionalmente, 1 colher de 5 mL ou 1 drágea ao deitar.
- Associação entre *cássia* (*Cassia fistula*) e sene (*Senna alexandrina miller*), apresentada em 1 cápsula, contém Sene (28,9 mg)/cássia (19,5 mg) com dosagem para adultos de 1 cápsula ao deitar.
- Associação de plantas contendo: *Cassia angustifolia vahl* (equivalente a 10 mg de senosídeos) 400 mg; *Tamarindus* indica

L (equivalente a 1,18 mg de ácido tartárico) 23,595 mg; *Cassia fistula L.* (equivalente a 0,00134 mg de ácido transcinâmico) 23,595 mg; *Coriandrum sativum L.* (equivalente a 0,00165 mg de ácido clorogênico) 10,890 mg; *Glycyrrhiza glabra L.* (equivalente a 0,149 mg de ácido glicirrízico) 4,800 mg; excipiente q.s.p. 5 g e dosagem de 1 colher de chá (5 g), após a última refeição.

Síndrome climatérica

O conjunto de sintomas e sinais de que se queixam as mulheres no período da vida entre as proximidades da última menstruação (menopausa) até os meados da sexta década de vida é conhecido como síndrome climatérica. O climatério é definido pela OMS como uma fase biológica da vida, e não um processo patológico. Os principais sintomas compreendem os fogachos, ou "ondas de calor", acompanhado, na maioria das vezes, de sudorese, insônia ou sono agitado, labilidade emocional, ansiedade, irritabilidade e depressão.

Esses sintomas podem apresentar-se em intensidade variável de forma isolada ou em conjunto. A base fisiopatológica dessa síndrome é o hipoestrogenismo resultante da involução da função ovariana.

O tratamento consiste na reposição hormonal (TRH). Utilizam-se estrógenos sintéticos isolados ou associados disponíveis em diversas formas farmacêuticas.

Os estrógenos exógenos atuam nos receptores alfa e beta localizados em vários órgãos e, em alguns como o endométrio e o tecido mamário, há predominância dos receptores alfa. A consequência disso é que a ação benéfica desses estrógenos pode ser prejudicada pela ação proliferativa das células na mama e no endométrio dada a existência predominante, nesses tecidos, dos receptores alfa. Essa ação proliferativa pode aumentar o risco da ocorrência de câncer e constitui contraindicação absoluta para mulheres com síndrome climatérica, mas que foram acometidas de câncer de mama ou do útero. Com a descoberta dos fitoestrógenos, essas mulheres ganharam uma importante opção, vez que os fitoestrógenos atuam fracamente nos receptores alfa.

A fitoterapia, na atualidade, tem se mostrado uma importante opção terapêutica no climatério, especialmente no tratamento da sintomatologia associada.

Para o climatério descompensado, particularmente, existem fitoterápicos com propriedades estimulantes sobre os receptores hormonais específicos (receptores beta), melhorando as manifestações clínicas apresentadas. O grande diferencial desses fitoterápicos é a sua ação altamente seletiva, sendo considerados moduladores seletivos dos receptores estrogênicos (SERM), o que faz tais substâncias apresentarem baixíssimos índices de efeitos colaterais.

Os mais importantes fitoestrógenos são representados pelos componentes das isoflavonas e estão disponíveis em plantas como a soja (*Glycine max*), o trevo vermelho (*Trifolium pratense*) e a raiz da Índia (*Cimicífuga racemosa*).

A soja (*Glycine max*) tem como fundamentais princípios ativos as isoflavonas e os óleos essenciais. Diversos estudos clínicos e a prática clínica com o uso dessa planta têm demonstrado benefícios no controle da síndrome climatérica. Há relatos de reações alérgicas e do aumento do peso corporal, constipação, flatulência e irritação gástrica, como eventos adversos. Estudos clínicos mostram que a soja não promove efeito proliferativo, tendo, portanto, um mecanismo de ação diferente dos estrogênios não derivados dela.

A soja é apresentada como extrato padronizado em 40 a 70% de isoflavonas, sendo preconizada a utilização de 50 a 180 mg diários divididos em uma tomada pela manhã e outra, à noite.

O trevo vermelho (*Trifolium pratense*) tem como princípios ativos isoflavonoides, derivados cumarínicos, glicosídeos e óleos voláteis. As isoflavonas do trevo vermelho são biochanina, formononetina, genisteína e daidzeína. O trevo vermelho tem uma atuação muito benéfica especialmente no alívio dos sintomas vasomotores e um possível efeito na massa óssea. A gravidez e a lactação são contraindicações absolutas, bem como o uso em pacientes que utilizam anticoagulante, pois o trevo vermelho pode aumentar o sangramento e o risco de hemorragias. É apresentado em forma de extrato padronizado a 8% de isoflavonas e administrado em uma única dose diária de 40 a 60 mg.

A cimicífuga ou raiz da Índia (cimicífuga racemosa) tem como os principais ativos as isoflavonas, os taninos e os derivados dos triterpenos. O uso da cimicífuga proporciona a redução dos sintomas vasomotores, como os fogachos, a melhora da ansiedade e do estado depressivo e distúrbios do sono. É contraindicada em mulheres grávidas, apresentando raramente reações adversas, como dor de cabeça, náuseas, dor abdominal e diarreia. É apresentada como extrato padronizado de 2,5 a 8% de 27 (deoxiacteína) e utilizada na dose de 40 a 80 mg por dia.

ASPECTOS DE PRODUÇÃO E CONTROLE DE QUALIDADE

A fitoterapia é uma terapêutica alopática que se baseia na utilização das plantas drogas vegetais e seus derivados (extratos, óleos, resinas etc.) empregados em formas caseiras (chás) ou em formas farmacêuticas mais elaboradas, como tinturas, comprimidos, xaropes, entre outras. Segundo definição oficial, os produtos fitoterápicos não podem apresentar substâncias ativas isoladas, ainda que de origem vegetal.[35] A fitoterapia tem grande importância na atualidade, estando relacionada a cerca de 40% dos medicamentos disponíveis para consumo, seja direta ou seja indiretamente, dimensão que estimula seu estudo e conhecimento para as adequadas orientação e utilização.[36]

São apresentadas, a seguir, as principais informações técnicas de plantas, derivados e produtos fitoterápicos quanto a aspectos farmacêuticos.

Matéria-prima vegetal

Plantas

As espécies vegetais são organismos estáticos, totalmente dependentes do ambiente para sua hidratação, nutrição, defesa e reprodução. Em contraste com animais que dependem majoritariamente de proteínas para desenvolvimento de força, velocidade e agressividade que lhes garantem a sobrevivência, as plantas desenvolveram, a partir das substâncias básicas (proteínas, açúcares, lipídeos e ácidos nucleicos), um metabolismo peculiar, dito secundário, expresso em muitas classes de substâncias muito diversas, genericamente chamadas de classes ou grupos fitoquímicos. As principais classes são flavonoides, taninos, cumarinas, antracênicos, cardiotônicos, alcaloides, saponinas, óleos essenciais, resinas e alcatrões, e, em cada uma dessas classes, ocorrem inúmeras substâncias químicas estruturalmente relacionadas.[37]

Esse metabolismo secundário é o responsável pelas relações ecológicas das plantas, colaborando na competição com outras espécies pelo solo, luminosidade e outros fatores vitais, atuam como repelentes de insetos, microrganismos e mesmo herbívoros e servem como atrativos de polinizadores e dispersadores de suas sementes. Portanto, na ótica terapêutica, buscam-se, nas plantas, tanto grupos fitoquímicos quanto substâncias específicas que tenham evidenciado segurança e eficácia no uso tradicional e em pesquisas científicas modernas.

Para obtenção de bons fitoterápicos, deve-se atentar cuidadosamente à matéria-prima vegetal. Como tudo na natureza, as plantas existem em regiões diversas e podem apresentar variações enormes, qualitativas e quantitativas, nos seus princípios ativos, o que, certamente, tem impacto nos efeitos terapêuticos desejados. Assim, como primeira etapa da cadeia de desenvolvimento de fitoterápicos, buscam-se conhecer o comportamento e as características da espécie de interesse para obtê-la de modo adequado.

Como regra geral, as plantas são cultivadas ou obtidas de ambientes naturais. Muitas espécies já estão domesticadas, isto é, passaram por processos de adaptação agronômica e podem ser cultivadas com bons resultados. É o caso das espécies condimentares e alimentícias como alecrim, orégano, alho, cebola, camomila, alcachofra, canela do Ceilão, entre outras, que abastecem o mercado mundial a partir de extensos cultivos em inúmeros países do mundo. Apesar disso, ocorrem variações entre os cultivos, mas pode-se selecionar o local que permite geração de cultivares adequados às características desejadas em termos terapêuticos.

De modo distinto, muitas espécies respondem mal às tentativas de domesticação, esforço agronômico que pode levar à perda dos ativos de interesse, eliminando o interesse no resultado obtido. É o que se verificou com a espécie *Pilocarpus jaborandi*; a empresa Anidro do Brasil, que tem estrutura de extração do alcaloide pilocarpina no Estado do Maranhão, realizou atividades de cultivo da espécie, mas os exemplares obtidos dessa forma mostram teores bem menores do que os nativos, o que obriga a empresa a manter esforços de retirada de folhas de exemplares nativos.

O Brasil apresenta mercado de matérias-primas vegetais nos dois modelos, com cultivo das espécies de maior consumo (camomila, erva baleeira, aroeira, açafrão, gengibre, ginseng brasileiro etc.) e os de menor escala, mas em maior número, oriundos de coleta extrativista (catuaba, guaçatonga, carqueja, marapuama etc.). Desse modo, a variabilidade fitoquímica é marcante, obrigando esforços adicionais por parte dos produtores de derivados e de produtos acabados.

Derivados vegetais

Segundo a RDC nº 26/14,[17] um derivado vegetal é definido como

> produto da extração da planta medicinal fresca ou da droga vegetal, que contenha as substâncias responsáveis pela ação terapêutica, podendo ocorrer na forma de extrato, óleo fixo e volátil, cera, exsudato e outros.

A presença maior, no mercado de derivados, se refere aos extratos (líquidos como tinturas e extratos fluidos e secos) e, secundariamente, aos óleos essenciais, sendo menor a frequência de outras formas, embora disponíveis em alguns casos, como a gomorresina de incensos obtida de *Boswellia serrata* e *B. carterii*.[38]

Extratos vegetais são manipulações farmacêuticas voltadas à concentração das substâncias ativas e à redução dos volumes das posologias, permitindo também aumentar o prazo de validade e da conservação dos derivados. São preparações líquidas, semissólidas (extratos moles) ou sólidas obtidas por extração seletiva dos princípios ativos das plantas mediante diferentes solventes e meios de extração. Os extratos são preparados por maceração, percolação, turbólise ou outros, utilizando-se como solventes principalmente etanol, água, ou outro adequado à extração dos ativos de interesse

O conhecimento prévio das principais classes fitoquímicas presentes na planta fresca ou droga vegetal (parte da planta após secagem) é prioritário, selecionando-se os solventes mais adequados para sua maximização nos extratos. Em casos específicos, há a necessidade de extrações seletivas de algumas classes, adotando-se outros solventes como acetato de etila, diclorometano, acetona e hexano; embora, nessas condições, aumentem as dificuldades em termos de boas práticas de fabricação e surgem necessidades de análises de resíduos dos solventes no produto final.

Os principais métodos de extração são os aquosos infusão e decocção, úteis nas preparações caseiras (chás) e, industrialmente, os mais utilizados são a maceração (planta deixada em contato com o solvente por dia), a percolação (esgotamento dos ativos por fluxo contínuo de solventes), a turbólise (emprego de equipamentos tipo liquidificadores industriais) ou a conjunção entre vários métodos.

O resultado desses métodos recebe denominações distintas, como infuso ou decocto (extemporâneos), tinturas para os derivados decorrentes da maceração, extratos fluidos para os obtidos por percolação ou simplesmente extratos líquidos por associação de métodos. Os processos de transformar esses extratos líquidos em secos ocorrem por concentração dos solventes, adição de pequeno percentual de adjuvantes (maltodextrina, amido, celulose, sacarose, lactose ou dióxido de silício coloidal) e secagem final pelo processo de secagem por aspersão ou atomização (*spray dryer*). Assim, os extratos secos são sólidos, pulverulentos ou granulados, com teor de água em torno de 2 a 8%, devendo ser conservados em recipientes hermeticamente fechados, em presença de desidratantes e ao abrigo da.[39,40]

Já os óleos essenciais, por serem voláteis, são obtidos por destilação com vapor de água, por prensagem a frio ou com solventes voláteis; os óleos fixos ou vegetais são retirados das plantas também por expressão.

Todos esses derivados necessitam ser caracterizados de modo a ser possível a expressão de sua concentração que permita relacioná-los com as doses necessárias aos efeitos terapêuticos, caracterizando os esforços para padronização dos extratos.

A forma mais simples de padronização se dá pela relação droga-extrato (DE, ED ou *ratio*), definida por quanto, em peso, foi inicialmente utilizado da planta seca para fornecer a quantidade determinada de extrato seco. De modo geral, uma planta seca, após extração, filtração e atomização, fornece uma quantidade de resíduo de cerca de 30%, o que representa um ED do tipo 3:1, o tipo mais simples de extrato seco, embora muitos outros tipos mais concentrados sejam também comuns nos produtos comercializados.[41]

Outra forma de padronização baseia-se no doseamento de classes fitoquímicas ou ativos isolados nos extratos finais, o que expressa sua concentração em percentuais exatos (p. ex.: extrato seco de espinheira-santa a 10% de taninos totais; extrato líquido de guaco a 0,5% em cumarina).[42] Embora seja a ideal, a técnica da padronização química por doseamento de marcadores apresenta dificuldades para sua implantação generalizada nos fitoterápicos, principalmente nos oriundos de espécies nativas brasileiras. Faltam pesquisas sobre os ativos de muitas plantas e também há poucas empresas voltadas a essa atividade de isolamento e identificação estrutural de substâncias químicas.

De um modo ou de outro, as padronizações permitem comparar extratos, ajustar dosagens e, assim, garantir os efeitos terapêuticos. No entanto, os teores dos extratos devem sempre ser comparados aos teores existentes na droga vegetal e, obviamente, ser mais concentrados do que na matéria-prima bruta.

Produtos fitoterápicos

Tanto as plantas (frescas ou secas) quanto os derivados podem ser transformados em formas farmacêuticas diversas (comprimidos, pomadas, xaropes etc.), em unidades posológicas definidas, caracterizando, assim, os produtos fitoterápicos que devem apresentar-se reprodutíveis e constantes em sua qualidade. Do mesmo modo que os anteriores, os produtos fitoterápicos devem, obrigatoriamente, apresentar-se padronizados, seja em classes fitoquímicas ou em substâncias específicas, denominadas tecnicamente de marcadores.[17]

A validação dos fitoterápicos em termos de segurança e eficácia baseia-se na tradicionalidade de uso e nos estudos científicos modernos, estando regulada de forma bastante variada entre os países, incluindo o Brasil.

CONTROLE DE QUALIDADE DE FITOTERÁPICOS

A regulamentação sanitária dos fitoterápicos tem sido bem realizada no Brasil nas últimas décadas, buscando-se orientar adequadamente o crescimento do setor. Desse modo, foram editadas algumas normas, como a atual RDC nº 26/14,[17] as quais estabeleceram parâmetros para segurança, eficácia e qualidade dos fitoterápicos que devem ser seguidos pelas empresa e produtos disponíveis para consumo.

No quesito qualidade, todas as normas são unânimes em definir regras para identidade, pureza e qualidade química das matérias-primas, derivados e dos produtos acabados, tendo havido uma evolução bastante expressiva nessa área nas últimas décadas. No entanto, por motivos diversos, continuam presentes no mercado fitoterápico brasileiro matérias-primas e produtos acabados que não atendem, total ou parcialmente, aos requisitos técnicos e legais em vigor.

Ao longo dos anos, diversos estudos e pesquisas científicas de monitoramento de qualidade têm evidenciado tais problemas, os quais envolvem confusões entre espécies semelhantes, adulterações de espécies oficiais com sucedâneos pouco conhecidos, lotes com baixos teores de ativos, presença de impurezas diversas, adição intencional de substâncias isoladas para "reforçar" teores de modo artificial, entre outros.[43-49]

Nesse contexto, destacam-se a seguir os aspectos principais que interferem na qualidade dos fitoterápicos.

Problemas de identidade

O aspecto da identidade botânica é um dos mais problemáticos na fitoterapia por vários motivos, entre os quais o número volumoso de espécies, a existência de espécies de mesmos nomes populares e de espécies similares de mesmo gênero botânico, o conjunto que propicia confusões ou oportunidade para mal-intencionados.

No caso de espécies de nomes populares iguais, destacam-se as chamadas "ervas-cidreiras", havendo confusões principalmente entre *Melissa officinalis* (cidreira europeia) e *Lippia alba* (cidreira brasileira), espécies usadas como ansiolíticas, mas de composição química distinta, e é muito comum encontrar-se a nacional vendida como a europeia.[45,50] O mesmo ocorre entre as denominadas: "catuaba" (raízes de *Anemopaegma arvense* e cascas de *Trichilia catiguá*);[51] as "marapuama" (raízes de *Ptychopetalum olacoides* e caules de *Croton echioides*);[52] "espinheira-santa" (as espécies de folhas espinhosas, ou *Maytenus ilicifolia*, comercialmente substituídas pelas folhas de *Sorocea bomplandii* ou *Zolernia ilicifolia*);[53] entre outras.

Em relação às diferentes espécies de mesmo gênero, as trocas e confusões mais comuns no Brasil ocorrem entre os "ginsengs brasileiros" (*Pfaffia glomerata* e *P. paniculata*),[54] as partes aéreas da "cavalinha" referentes a várias espécies de *Equisetum*,[55] as diversas espécies de carqueja do gênero *Baccharis*,[56] as folhas das populares "patas-de-vaca" (*Bauhinia forficata*, *B. variegata*, *B. splendens*, *B. microstachya*, entre outras),[57] os usualmente chamados "quebra-pedra" (*Phyllanthus niruri*, *P. tenellus* e *P. amarus*),[58] as duas espécies de guaco (*Mikania glomerata* e *M. laevigata*), os vários eucaliptos (idealmente *Eucaliptus globulus*, mas, na prática, envolvendo diversas espécies usadas em reflorestamento), os maracujás (folhas de *Passiflora incarnata*, *P. alata* e *P. edulis*), e outros casos de menor frequência.[49]

Portanto, como regra geral, deve-se sempre atentar aos detalhes de espécies dos casos citados, bem como buscar apoio técnico especializado, se necessário, pois obviamente esses erros afetam a segurança e a eficácia dos fitoterápicos.

Problemas de pureza

Como as drogas vegetais são produtos *in natura*, obtidos diretamente da natureza, é normal encontrarem-se sujidades diversas, porém em quantidades limitadas e em limites definidos nas monografias farmacopeicas respectivas. Estes testes envolvem a avaliação de sujidades diversas (p. ex.: pedras; fios; penas etc.), de matéria orgânica estranha (partes indesejáveis da mesma planta) e de insetos. Dessas três classes, pode-se aceitar a presença apenas de matéria orgânica estranha em limites definidos (p. ex.: 2% de caules de camomila em conjunto com as flores). Avaliam-se, complementarmente, o teor de umidade (aceitável entre 8 a 14%), os teores de cinzas (resíduos da combustão de substâncias orgânicas constituído de carbonatos, fosfatos, silício, cálcio, magnésio e outros minerais aceitáveis dentro dos limites especificados nas farmacopeias), a presença de metais pesados, pesticidas e aflatoxinas, todos com teores muito limitados por seu evidente risco à saúde dos pacientes.

Outro aspecto avaliado é a carga microbiana, sendo usuais as avaliações de carga bacteriana total (máximo 10.000 UFC/g), fungos e leveduras (máximo 1.000 UFC/g), *Escherichia coli* ausente em 10 g e ausência total de *Salmonella* sp, com variações de acordo com a matéria-prima ou produto acabado.[2,39]

Em relação aos outros tipos de contaminantes, como pesticidas, aflatoxinas e resíduos de radiação, normas recentes da Anvisa têm incluído algumas dessas exigências,[17] apesar da falta de padronização farmacopeica, de especificações e limites e da pequena infraestrutura de prestação de serviços nessa área, sem contar o aumento nos custos dos produtos. Confrontando tal tendência com a literatura, nenhum desses temas se mostra prevalente no país, com raros e pontuais estudos referindo tais contaminantes, como a ocorrência de pesticidas em folhas de maracujá cultivadas.[59]

Problemas de qualidade química

Neste aspecto, espera-se que todo lote de matéria-prima e produto acabado apresentem, qualitativamente, as classes fitoquímicas relevantes para os efeitos terapêuticos estudados e, também, mostrem, quantitativamente, a presença de um ou mais marcadores, doseados conforme técnicas variadas e com limites mínimos especificados. Cumprem-se esses requisitos realizando-se testes qualitativos de caracterização, geralmente testes de cor ou precipitação de classes químicas características (p. ex.: reação de Bornträeger para antracênicos de cáscara sagrada), seguidos de avaliações quantitativas espectrofotométricas, volumétricas, gravimétricas ou principalmente cromatográficas.[39]

Apesar disso, tem sido comum no mercado brasileiro a falta de informações a respeito do DE, dos teores de ativos ou oferta de lotes com teores, às vezes, similares ou mais baixos do que existem na droga vegetal, evidenciando a adição de quantidades excessivas de excipientes. Martins e Brandão[60] avaliaram amostras de castanha da Índia comercializada em farmácias magistrais e de produtos industrializados; os resultados das amostras de extratos secos mostraram teores de ativo entre 1,5 e 2,3%, enquanto o teor de saponinas (aescina) na droga vegetal é de, no mínimo, 3%, portanto são produtos de qualidade química inferior à presente na própria droga vegetal, o que certamente é inadequado e representa um tipo de adulteração.

Outro problema que tem sido apontado é a adulteração por sofisticação, isto é, por adição de ativos isolados "reforçando-se" o produto com o objetivo de enganar analistas de controle de qualidade. Isso foi visto em extratos magistrais e produtos industrializados à base de *Ginkgo biloba*, aos quais tem sido adicionado o flavonoide glicosilado rutina, aumentando o teor de flavonoides totais para próximo dos esperados 24% usuais.[46,50] Novamente, o resultado terapêutico será inadequado frente à expectativa em relação a esse fitoterápico.

Ausência de especificações técnicas de matérias-primas

Qualquer avaliação de qualidade baseia-se na confrontação de dados da amostra em análise com monografias, literaturas e padrões; sem tais referências, obviamente não é possível realizar-se a avaliação desejada. Infelizmente, apesar dos esforços de muitos pesquisadores, o mercado fitoterápico brasileiro ainda é farto de matérias-primas sem nenhum tipo de especificação, geralmente ofertadas e comercializadas por farmácias magistrais no ritmo de lançamentos de novidades principalmente no segmento do controle de peso (p. ex.: *Caralluma fimbriata, Cereus sp, Irvingia gabonensis, Griffonia simplicifolia*, entre vários outros) ou, em outro cenário, presentes em fitoterápicos antigos, de empresas familiares, que não evoluíram ao longo do tempo e da modernização tecnológica.[50]

Desse modo, reafirma-se a necessidade de que qualquer matéria-prima farmacêutica seja submetida ao desenvolvimento de requisitos técnicos e à montagem de especificações de qualidade, as quais devem ser publicadas e disponibilizadas, antes da sua oferta do produto no mercado. Lamentavelmente, não há exigência legal ou atitude regulatória que concretize esse requisito.

CONCLUSÃO

A fitoterapia mostra-se em fase de crescimento tanto em volume de estudos científicos quanto em possibilidades terapêuticas, o que é importante para os pacientes e prescritores como possibilidade de tratamento medicamentoso. Portanto, o mercado brasileiro de fitoterápicos vem crescendo progressivamente, ano após ano e a taxas expressivas; os consumidores, cada vez mais, buscam produtos de origem natural para manter a saúde e curar-se de modo gradativo e com menores efeitos adversos; e abrem-se novas frentes comerciais e institucionais, como ocorre no momento com a inclusão da fitoterapia no SUS e o envolvimento de outros profissionais prescritores, a exemplo das profissões de nutricionistas e odontólogos.

Porém, a sustentabilidade da fitoterapia depende, entre outros fatores, da manutenção de boas matérias-primas, extratos e produtos, todos submetidos ao padrão de qualidade adequado. Sem o que se criam falsas expectativas, surgem efeitos adversos inesperados e não se produzem os efeitos terapêuticos necessários, um conjunto de problemas que acaba, por fim, lesando o próprio mercado de fitoterápicos.

REFERÊNCIAS

1. American Botanical Council. Commission E: monographs [Internet]. Austin: ABC; c2013 [capturado em 18 nov. 2015]. Disponível em: http://cms.herbalgram.org/commissione/index.html.
2. World Health Organization. Quality control methods for medicinal plant materials. Geneva: WHO; 1998.
3. Brasil. Ministério da Saúde. Agência Nacional de Vigilância Sanitária. Portaria nº 6, de 31 de janeiro de 1995. Institui e normatiza o registro de produtos fitoterápicos junto ao Sistema de Vigilância Sanitária. Brasília; Anvisa; 1995.
4. Brasil. Ministério da Saúde. Agência Nacional de Vigilância Sanitária. Resolução RDC nº 17, de 24 de fevereiro de 2000. Dispõe sobre o registro de medicamentos fitoterápicos [Internet]. Brasília: Anvisa; 2000 [capturado em 18 nov. 2015]. Disponível em: http://www.cff.org.br/userfiles/file/resolucao_sanitaria/17.pdf.
5. Brasil. Ministério da Saúde. Agência Nacional de Vigilância Sanitária. Resolução RDC nº 48, de 16 de março de 2004. Dispõe sobre o registro de medicamentos fitoterápicos [Internet]. Brasília: Anvisa; 2004 [capturado em 18 nov. 2015]. Disponível em: http://www.cpqba.unicamp.br/plmed/docs/Resolucao%20RDC%2048%20de%2016032004.PDF.
6. Brasil. Ministério da Saúde. Agência Nacional de Vigilância Sanitária. Resolução RE nº 88 de 16 de

março de 2004. Dispõe sobre a lista de referências bibliográficas para avaliação de segurança e eficácia de fitoterápicos. Brasília: Anvisa; 2004.
7. Brasil. Ministério da Saúde. Agência Nacional de Vigilância Sanitária. Resolução RE nº 89 de 16 de março de 2004. Determina a publicação da "Lista de Registro Simplificado de Fitoterápicos". Brasília: Anvisa; 2004.
8. Brasil. Ministério da Saúde. Agência Nacional de Vigilância Sanitária. Resolução RE nº 90, de 16 de março de 2004. Determina a publicação da "Guia para a Realização de Estudos de Toxicidade pré-clínica de Fitoterápicos". Brasília: Anvisa; 2004.
9. Brasil. Ministério da Saúde. Agência Nacional de Vigilância Sanitária. Resolução RE nº 91, de 16 de março de 2004. Determina a publicação da "Guia para realização de alterações, inclusões, notificações e cancelamentos pós registro de Fitoterápicos". Brasília: Anvisa; 2004.
10. Brasil. Ministério da Previdência e Assistência Social, Ministério da Saúde, Ministério da Educação e Cultura. Comissão interministerial de planejamento e coordenação. Resolução CIPLAN nº 8, de 8 de março de 1988. Brasília: MPAS; 1988.
11. Brasil. Ministério da Saúde. 10. Conferência Nacional de Saúde; 1996 Set 2-6; Brasília, Distrito Federal; 1996.
12. Brasil. Ministério da Saúde. 1. Conferência Nacional de Medicamentos e Assistência Farmacêutica; 2003 Set 15-18; Brasília, Distrito Federal; 2003.
13. Brasil. Ministério da Saúde. Portaria nº 971, de 03 de maio de 2006. Aprova a Política Nacional de Práticas Integrativas e Complementares (PNPIC) no Sistema Único de Saúde [Internet]. Brasília: MS; 2006 [capturado em 18 nov. 2015]. Disponível em: http://bvsms.saude.gov.br/bvs/saudelegis/gm/2006/prt0971_03_05_2006.html.
14. Brasil. Presidência da República. Casa Civil. Decreto nº 5.813, de 22 de junho de 2006. Aprova a Política Nacional de Plantas Medicinais e Fitoterápicos e dá outras providências [Internet]. Brasília: Casa Civil; 2006 [capturado em 18 nov. 2015]. Disponível em: http://www.planalto.gov.br/ccivil_03/_Ato2004-2006/2006/Decreto/D5813.htm.
15. Brasil. Ministério da Saúde. Relação Nacional de Plantas Medicinais de Interesse ao SUS (RENISUS) [Internet]. Brasília: MS; 2009 [capturado em 18 nov. 2015]. Disponível em: http://bvsms.saude.gov.br/bvs/sus/pdf/marco/ms_relacao_plantas_medicinais_sus_0603.pdf.
16. Brasil. Ministério do Meio Ambiente. Instrução Normativa nº 6, de 23 de setembro de 2008 [Internet]. Brasília: MMA; 2008 [capturado em 18 nov. 2015]. Disponível em: http://www.mma.gov.br/estruturas/179/_arquivos/179_05122008033615.pdf.
17. Brasil. Ministério da Saúde. Agência Nacional de Vigilância Sanitária. Resolução RDC nº 26, de 13 de maio de 2014. Dispõe sobre o registro de medicamentos fitoterápicos e o registro e a notificação de produtos tradicionais fitoterápicos [Internet]. Brasília: Anvisa; 2014 [capturado em 18 nov. 2015]. Disponível em: http://portal.anvisa.gov.br/wps/wcm/connect/a9e43d0044140f579b5affb9cd167b7c/rdc0026_13_05_2014.pdf?MOD=AJPERES.
18. Brasil. Ministério da Saúde. Agência Nacional de Vigilância Sanitária. Resolução RDC nº 31, de 29 de maio de 2014. Dispõe sobre o procedimento simplificado de solicitações de registro, pós-registro e renovação de registro de medicamentos genéricos, similares, específicos, dinamizados, fitoterápicos e biológicos e dá outras providências [Internet]. Brasília: Anvisa; 2014 [capturado em 18 nov. 2015]. Disponível em: http://portal.anvisa.gov.br/wps/wcm/connect/58c5ce80456c04e4a0f7a40bb3a02a58/RDC+31_2014_CLONES.pdf?MOD=AJPERES.
19. Brasil. Ministério da Saúde. Agência Nacional de Vigilância Sanitária. Resolução RDC nº 38, de 18 de junho de 2014. Dispõe sobre a realização de petições pós- registro de medicamentos fitoterápicos e produtos tradicionais fitoterápicos e dá outras providências [Internet]. Brasília: Anvisa; 2014 [capturado em 18 nov. 2015]. Disponível em: http://bvsms.saude.gov.br/bvs/saudelegis/anvisa/2014/rdc0038_18_06_2014.pdf
20. Brasil. Ministério da Saúde. Agência Nacional de Vigilância Sanitária. Resolução RDC nº 66, de 26 de novembro de 2014. Altera o Anexo IV da Resolução da Diretoria Colegiada – RDC nº 26, de 13 de maio de 2014, que dispõe sobre o registro de medicamentos fitoterápicos e o registro e a notificação de produtos tradicionais fitoterápicos [Internet]. Brasília: Anvisa; 2014 [capturado em 18 nov. 2015]. Disponível em: http://pesquisa.in.gov.br/imprensa/jsp/visualiza/index.jsp?jornal=1&pagina=46&data=27/11/2014.
21. Brasil. Ministério da Saúde. Agência Nacional de Vigilância Sanitária. Resolução RDC nº 21, de 25 de abril de 2014. Dispõe sobre a fabricação e comercialização de produtos da Medicina Tradicional Chinesa (MTC) [Internet]. Brasília: Anvisa; 2014 [capturado em 18 nov. 2015]. Disponível em: http://portal.anvisa.gov.br/wps/wcm/connect/8bb83f0043efd9db8d7fcf34b9ead7e5/RDC+21_2014.pdf?MOD=AJPERES.
22. Brasil. Ministério da Saúde. Agência Nacional de Vigilância Sanitária. Resolução RDC nº 13, de 14 de março de 2013. Dispõe sobre as Boas Práticas de Fabricação de Produtos Tradicionais Fitoterápicos [Internet]. Brasília: Anvisa; 2013 [capturado em 18 nov. 2015]. Disponível em: http://bvsms.saude.gov.br/bvs/saudelegis/anvisa/2013/rdc0013_14_03_2013.html.
23. Brasil. Ministério da Saúde. Agência Nacional de Vigilância Sanitária. Instrução Normativa IN nº 10, de 26 de novembro de 2014. Altera o item 11 da Lista de produtos tradicionais fitoterápicos de registro simplificado, do Anexo da Instrução Normativa nº 2, de 13 de maio de 2014, que publica a "Lista de medicamentos fitoterápicos de registro simplificado" e a "Lista de produtos tradicionais fitoterápicos de registro simplificado" [Internet]. Brasília: Anvisa; 2014 [capturado em 18 nov. 2015]. Disponível em: http://www.anvisa.gov.br/areas/coges/legislacao/2014/IN_10_2014.pdf.

24. Brasil. Ministério da Saúde. Agência Nacional de Vigilância Sanitária. Instrução Normativa IN n° 5, de 18 de junho de 2014. Dispõe sobre os procedimentos relacionados ao protocolo do Histórico de Mudanças do Produto e define o prazo de análise das petições pós-registro de medicamentos fitoterápicos e produtos tradicionais fitoterápicos, com base no disposto na Resolução da Diretoria Colegiada-RDC n° 38, de 18 de junho de 2014, que "Dispõe sobre a realização de petições pós-registro de medicamentos fitoterápicos e produtos tradicionais fitoterápicos e dá outras providências" [Internet]. Brasília: Anvisa; 2014 [capturado em 18 nov. 2015]. Disponível em: http://www.poderesaude.com.br/novosite/images/publicacoes_20.06.2014-III.pdf.
25. Brasil. Ministério da Saúde. Agência Nacional de Vigilância Sanitária. Instrução Normativa IN n° 4, de 18 de junho de 2014. Determina a publicação do Guia de orientação para registro de Medicamento Fitoterápico e registro e notificação de Produto Tradicional Fitoterápico [Internet]. Brasília: Anvisa; 2014 [capturado em 18 nov. 2015]. Disponível em: http://www.profitocoop.com.ar/legislacion/Guia%20final%20dicol%20180614.pdf.
26. Brasil. Ministério da Saúde. Agência Nacional de Vigilância Sanitária. Instrução Normativa IN n° 02, de 13 de maio de 2014. Publica a "Lista de medicamentos fitoterápicos de registro simplificado" e a "Lista de produtos tradicionais fitoterápicos de registro simplificado" [Internet]. Brasília: Anvisa; 2014 [capturado em 18 nov. 2015]. Disponível em: http://bvsms.saude.gov.br/bvs/saudelegis/anvisa/2014/int0002_13_05_2014.pdf.
27. Brasil. Ministério da Saúde. Agência Nacional de Vigilância Sanitária. Resolução RDC n° 18, de 3 de abril de 2013. Dispõe sobre as boas práticas de processamento e armazenamento de plantas medicinais, preparação e dispensação de produtos magistrais e oficinais de plantas medicinais e fitoterápicos em farmácias vivas no âmbito do Sistema Único de Saúde (SUS) [Internet]. Brasília: Anvisa; 2013 [capturado em 18 nov. 2015]. Disponível em: http://bvsms.saude.gov.br/bvs/saudelegis/anvisa/2013/rdc0018_03_04_2013.html.
28. Brasil. Ministério da Saúde. Agência Nacional de Vigilância Sanitária. Resolução RDC n° 27, de 17 de maio de 2012. Dispõe sobre os requisitos mínimos para a validação de métodos bioanalíticos empregados em estudos com fins de registro e pós-registro de medicamentos [Internet]. Brasília: Anvisa; 2012 [capturado em 18 nov. 2015]. Disponível em: http://portal.anvisa.gov.br/wps/wcm/connect/564310004b60537e-891f9baf8fded4db/RDC+27+12+-Valida%C3%A7%C3%A3o+de+M%C3%A9todos+Bioanal%C3%ADticos.pdf?MOD=AJPERES.
29. Brasil. Ministério da Saúde. Agência Nacional de Vigilância Sanitária. Resolução RDC n° 17, de 16 de abril de 2010. Dispõe sobre as Boas Práticas de Fabricação de Medicamentos [Internet]. Brasília: Anvisa; 2010 [capturado em 18 nov. 2015]. Disponível em: http://bvsms.saude.gov.br/bvs/saudelegis/anvisa/2010/res0017_16_04_2010.html.
30. Brasil. Ministério da Saúde. Agência Nacional de Vigilância Sanitária. Resolução RDC n° 47, de 8 de setembro de 2009. Estabelece regras para elaboração, harmonização, atualização, publicação e disponibilização de bulas de medicamentos para pacientes e para profissionais de saúde [Internet]. Brasília: Anvisa; 2009 [capturado em 18 nov. 2015]. Disponível em: http://www.anvisa.gov.br/medicamentos/bulas/rdc_47.pdf.
31. Brasil. Ministério da Saúde. Agência Nacional de Vigilância Sanitária. Resolução RE n° 1, de 29 de julho de 2005. Guia para a realização de estudos de estabilidade [Internet]. Brasília: Anvisa; 2005 [capturado em 18 nov. 2015]. Disponível em: http://www.anvisa.gov.br/medicamentos/legis/01_05_re_comentada.pdf.
32. Brasil. Ministério da Saúde. Agência Nacional de Vigilância Sanitária. Resolução RE n° 899, de 29 de maio de 2003. Guia para validação de métodos analíticos e bioanalíticos [Internet]. Brasília: Anvisa; 2003 [capturado em 18 nov. 2015]. Disponível em: http://portal.anvisa.gov.br/wps/wcm/connect/4983b-0004745975da005f43fbc4c6735/RE_899_2003_Determina+a+publica%C3%A7%C3%A3o+do+-Guia+para+valida%C3%A7%C3%A3o+de+m%-C3%A9todos+anal%C3%ADticos+e+bioanal%C3%A-Dticos.pdf?MOD=AJPERES.
33. Brasil. Ministério da Saúde. Portaria Interministerial n° 2.960, de 9 de dezembro de 2008. Aprova o Programa Nacional de Plantas Medicinais e Fitoterápicos e cria o Comitê Nacional de Plantas Medicinais e Fitoterápicos [Internet]. Brasília: MS; 2008 [capturado em 18 nov. 2015]. Disponível em: http://bvsms.saude.gov.br/bvs/saudelegis/gm/2008/pri2960_09_12_2008.html.
34. Longstreth GF, Thompson WG, Chey WD, Houghton LA, Mearin F, Spiller RC. Functional bowel disorders. Gastroenterology. 2006;130(5):1480-91.
35. Brasil. Ministério da Saúde. Secretaria de Ciência, Tecnologia e Insumos Estratégicos Política nacional de plantas medicinais e fitoterápicos. Brasília: MS; 2006.
36. Calixto JB, Scheidt C, Otuki M, Santos AR. Biological activity of plant extracts: novel analgesic drugs. Expert Opin Emerg Drugs. 2001;6(2):261-79.
37. Simões CMO, Schenkel EP, Gosmann G, Mello JCP, Mentz LA, Petrovick PR, organizadores. Farmacognosia: da planta ao medicamento. 5. ed. rev.ampl. Porto Alegre: UFRGS; 2003.
38. Marques LC, Vigo CLS. Preparação e padronização de extratos vegetais. In: Leite JPV, organizador. Fitoterapia: bases científicas e tecnológicas. São Paulo: Atheneu; 2009. p. 169-204.
39. Brasil. Ministério da Saúde. Agência Nacional de Vigilância Sanitária. Farmacopéia brasileira. 5. ed. Brasília: Anvisa; 2010.
40. Sharapin, N. Fundamentos da tecnologia de produtos fitoterápicos. Santafé de Bogotá: CAB/CYTED; 2000.
41. Marques LC. Preparação de extratos vegetais. J Bras Fitomed. 2005;3(2):74-6.
42. Marques LC. Preparo e padronização de extratos vegetais. Phytociência. 2001;2:2-3.

43. Farias MR, Schenkel EP, Bergold AM, Petrovick PR. O problema da qualidade dos fitoterápicos. Cad Farm. 1985;1(2):73-82.
44. Farias MR. Avaliação da qualidade de matérias-primas vegetais. In: Simões CMO, Schenkel EP, Gosmann G, Mello JCP, Mentz LA, Petrovick PR, organizadores. Farmacognosia: da planta ao medicamento. 3. ed. Porto Alegre: UFRGS; 2001. p.199-222.
45. Narita E, Neitzke HC, Souza FCD, Monteiro LP, Marques LC. Controle de qualidade farmacobotânico de drogas vegetais comercializadas em Maringá ano 2002. Infarma. 2003;15(7-8):70-3.
46. Rocha LM. Cuidados na preparação de medicamentos com extratos padronizados de Ginkgo biloba. Infarma. 2006;18(11-12):33-6.
47. Schenkel EP, Gosmann G, Farias MR, Santos RI, Vianna RMJ, Simões CMO. O controle de qualidade de insumos vegetais e fitoterápicos na Faculdade de Farmácia da Universidade Federal do Rio Grande do Sul. Cad Farm. 1986;2(2):139-51.
48. Schultz MV, Velazquez CC, Abegg MA. Avaliação da qualidade microbiológica das drogas vegetais mais comercializadas em farmácias de manipulação de Toledo – PR. Arq Ciênc Saúde Unipar. 2008;12(3):181-6.
49. Tobias ML, Oliveira F, Oliveira KP, Marques LC. Controle de qualidade de drogas vegetais de farmácias de manipulação de Maringá (Paraná – Brasil). Rev Eletr Farm. 2007;4(1):95-103.
50. Vendramini, JRHFA, Reis RD, Marques LC, Marcucci MC. Controle de qualidade de fitoterápicos no Brasil: avaliação diagnóstica e propostas de intervenção. Rev Fitoterap.2014;14(2):5-36.
51. Marques LC. Contribuição ao esclarecimento da identidade botânica da droga vegetal catuaba. Rev Racine. 1998;8(43):8-11.
52. Novello CR, Marques LC, Miyazak CR, Milaneze-Gutierre MA, Carneiro-Torres DS, Sarragiotto MH, et al. Morphoanatomy and pharmacognostic study of the wood of Croton echioides, the Northeastern Marapuama. Rev Bras Farmacognosia. 2012;22(5):946-56.
53. Machado AV, Santos M. Morfo-anatomia foliar comparativa de espécies conhecidas como espinheira-santa: Maytenus ilicifolia (Celastraceae), Sorocea bonplandii (Moraceae) e Zollernia ilicifolia (Leguminosae). Insula. 2004;33:1-19.
54. Vigo CLS, Narita E, Milaneze-Gutierre MA, Marques LC. Caracterização farmacognóstica comparativa de *Pfaffia glomerata* (Spreng.) Pedersen e *Hebanthe paniculata* Martius – Amaranthaceae. Rev Bras Plantas Med. 2004;6(2):7-19.
55. Henriques A. Monografias analíticas de drogas vegetais. In: V Simpósio Iberoamericano de Plantas Medicinais. 2010 Out 18-20; Itajaí, Santa Catarina; 2010.
56. Beltrame FL, Ferroni DC, Villanova Alves BR, Pereira AV, Esmerino LA. da qualidade das amostras comerciais de Baccharis trimera L. (Carqueja) vendidas no Estado do Paraná. Acta Sci Health Scienc. 2009;31(1):37-43.
57. Engel IC, FerreirA RA, Cechinel-Filho V, Meyre-Silva C. Controle de qualidade de drogas vegetais a base de Bauhinia forficata Link (Fabaceae). Rev Bras Farmacognosia. 2008;18(2):258-64.
58. Marques LC. Phyllanthus niruri (Quebra-Pedra) no tratamento da urolitiase: proposta de documentação para registro simplificado como fitoterapia. Rev Fitos. 2010;5(3):26-9.
59. Zuin VG, Yariwake JH, Bicchi C. Avaliação da qualidade de drogas vegetais à base de Passiflora spp comercializadas no Brasil: presença de resíduos de pesticidas. Rev Bras Plantas Med. 2004;6(2):60-6.
60. Martins ELP, Brandão MG. Qualidade de amostras comerciais preparadas com Aesculus hippocastanum L. (castanha-da-Índia). Rev Bras Farmacognosia. 2006;16(2):224-96.

LEITURAS SUGERIDAS

Bassani VL, Gonzáles OG, Petrovick PR. Desenvolvimento tecnológico de produtos fitoterápicos. Fitos. 2005;1(1):14-7.

Gaedcke F, Steinhoff B, Blasius H. Herbal medicinal products: scientific and regulatory basis for development, quality assurance and marketing authorization. Boca Raton: CRC; 2003.

Giacometti DC. Ervas condimentares e especiarias. São Paulo: Nobel; 1989.

Lima SMRR. Fitomedicamentos na prática ginecológica e obstétrica. 2. ed. São Paulo: Atheneu; 2009.

List PH, Schmidt PC. Phytopharmaceutical technology. London: Heyden; 1989.

Mills S, Bone K. Principles and practice of phytotherapy modern herbal medicine. London: Churchill Livingstone; 2001.

Pinheiro CUB. Extrativismo, cultivo e privatização do jaborandi (*Pilocarpus microphyllus* Stapf ex Holm-Rutaceae) no Maranhão, Brasil. Acta Bot Bras. 2002;16(2).

Schulz V, Hansel R, Tyler VE. Fitoterapia racional. 4. ed. São Paulo: Manole; 2002.

Voigt R. Pharmazeutische technologie. 9. aufl. Stuttgart: Deutsche Apotheker; 2005.

Von Hertwig IF. Plantas aromáticas e medicinais: plantio, colheita, secagem e comercialização. São Paulo: Icone; 1986.

Wagner H, Wisenauer M. Fitoterapia: fitofarmacos, farmacologia e aplicações clínicas. 2 ed. São Paulo: Pharmabooks; 2006.

12

MEDICAMENTOS GENÉRICOS

ROBERTA PESSOA SIMÕES

Apesar da tentativa frustrada em 1993 com o Decreto nº 793,[1] a política de medicamentos genéricos foi implantada de fato no Brasil em 1999. Tinha como objetivos estimular a concorrência comercial; melhorar a qualidade dos medicamentos; assegurar a eficácia e a segurança, ainda que por medida indireta para as cópias, possíveis somente após a expiração da patente; e facilitar o acesso da população ao tratamento medicamentoso. O processo de implementação dessa política permitiu a introdução e a discussão de conceitos nunca antes utilizados ou exigidos para o registro de medicamentos no Brasil: a biodisponibilidade; a bioequivalência; a equivalência farmacêutica; o equivalente terapêutico; os medicamentos genéricos, similares e de referência; a classificação biofarmacêutica; e a bioisenção. Por meio das resoluções, com a cronologia de implementação desses regulamentos no Brasil, seriam compreendidos os avanços nacionais dessa política e o cenário dos dias atuais, em que medicamentos genéricos e similares são intercambiáveis por lei com os respectivos medicamentos de referência.

HISTÓRICO E CENÁRIO REGULATÓRIO DOS MEDICAMENTOS GENÉRICOS E SIMILARES NO BRASIL

Durante muito tempo no Brasil, a indústria farmacêutica nacional não percebeu ou concedeu a devida importância à disponibilidade biológica dos insumos farmacêuticos ativos a partir das formas farmacêuticas. Os formuladores já ficavam satisfeitos quando se cumpriam as especificações predeterminadas nos testes físico-químicos e microbiológicos tradicionais e estabelecidos em compêndios farmacopeicos.

No período compreendido entre 1976 e 1999, o mercado brasileiro era composto por medicamentos inovadores e similares. As empresas fabricantes definiam qual seria o medicamento de referência para o registro de seus medicamentos similares. Não havia exigência de comprovação da equivalência terapêutica do medicamento similar e era permitido o registro de formas farmacêuticas e dosagens diferentes em relação ao suposto medicamento de referência, existindo casos de formulações distintas, possibilitando a existência de registro de muitas alternativas farmacêuticas que diferiam do medicamento de referência em relação a base, sal ou éster do fármaco, dosagem, forma farmacêutica etc. Os medicamentos similares eram identificados pelo nome de marca (nome fantasia) ou ainda pela denominação genérica.

O Brasil abraçou a Lei de Patentes[2] em 1997. Em 1998, a publicação da Portaria nº 3.916,[3] de 30/10 aprovou a Política Nacional de Medicamentos (PNM). Essa política tinha diretrizes importantes como a adoção da relação nacional de medicamentos essenciais (Rename); a reorientação da assistência farmacêutica; o desenvolvimento científico e tecnológico e de recursos humanos no setor da saúde; a promoção da produção de medicamentos; a garantia da segurança, eficácia e qualidade dos medicamentos; e, principalmente, a regulamentação sanitária de medicamentos com a promoção do uso racional.

Nesse sentido, em 1999 foi criada a autarquia Agência Nacional de Vigilância Sanitária (Anvisa) por meio da Lei nº 9.782,[4] em 10/2. A Anvisa nasceu como agência reguladora nacional, caracterizada pela independência administrativa, estabilidade de seus dirigentes durante o período de mandato e autonomia financeira. As propostas de atos normativos da Anvisa poderiam ser submetidas à consulta pública, a critério da diretoria colegiada e poderiam transformar-se em resolução da diretoria colegiada, a RDC, com força de lei. As resoluções específicas, as chamadas RE, seriam atos normativos publicados após discussão e aprovação por uma gerência específica da Anvisa e, dessa forma, o mercado farmacêutico foi regulamentado, por meio de RDC e RE. Ainda em 1999 foi publicada a Lei nº 9.787,[5] que estabeleceu o medicamento genérico em nosso país e dispôs sobre a utilização de nomes genéricos, a denominação comum brasileira (DCB) ou a denominação comum internacional (DCI) e a nomenclatura comum do Mercosul (NCM). Nesse momento, o mercado farmacêutico, no Brasil, passava a contar com a figura do medicamento de referência, que seria o "espelho" para os candidatos a serem cópias, o medicamento genérico e os medicamentos similares com marca e sem marca. O medicamento de referência, eleito pela Anvisa, tratava-se de um "produto inovador registrado no órgão federal responsável pela Vigilância Sanitária e comercializado no País, cuja eficácia, segurança e qualidade foram comprovadas cientificamente junto ao órgão federal competente, por ocasião do registro".[5]

Assim, muitas resoluções foram necessárias para a regulação do setor e definição dos testes de eficácia, segurança e comparativos a serem realizados nos medicamentos candidatos a genéricos e similares, bem como as instituições autorizadas a realizá-los, os centros de pesquisa e de bioequivalência.

No contexto da Lei nº 9.787/99[5] os medicamentos genéricos nasceram intercambiáveis aos seus respectivos medicamentos de referência. Entretanto, os medicamentos similares com ou sem marca não.

No cenário do ano de 2000, os medicamentos similares sem marca confundiam o consumidor final que era ludibriado no momento da dispensação dos medicamentos genéricos no balcão das farmácias e drogarias.

Assim, foi publicada pela Anvisa a RDC nº 92[6] em 23/10/00, que estabeleceu prazo para as adequações necessárias; em 15/9/01, os medicamentos similares sem marca tiveram a sua venda proibida em todo o território nacional. Aos fabricantes dos medicamentos similares comercializados pela denominação genérica foram oferecidas pelo agente regulador duas alternativas: a adoção de um nome de marca para manterem o seu registro como similar com marca; ou a realização dos testes de equivalência farmacêutica (*in vitro*) e bioequivalência (*in vivo*) para o peticionamento de registro como medicamento genérico. A maior parte desses fabricantes de medicamentos similares sem marca, obviamente, adotou o nome fantasia, e os medicamentos similares com marca continuavam registrados e comercializados no mercado brasileiro sem a devida comprovação de sua segurança, eficácia e qualidade.

Ainda como medida de orientação ao consumidor final, em 5/10/01, os fabricantes dos medicamentos genéricos adotaram em suas embalagens uma tarja amarela, com a letra G em letra maiúscula e a frase impressa em azul: "medicamento genérico".[5] Em vigor hoje, a RDC nº 47/09[7] estabelece as regras para elaboração, harmonização, atualização, publicação e disponibilização de bulas para os pacientes e profissionais de saúde para todos os medicamentos no mercado. A RDC nº 71/09[8] dispõe sobre a rotulagem de medicamentos. Apresentamos, nas Figuras 12.1 e 12.2, exemplos de embalagens secundárias de genéricos com venda sob prescrição médica.

Para os medicamentos genéricos, no período compreendido entre 1999 e 2003, foram publicadas três atualizações dos regulamentos técnicos: o primeiro regulamento, a Resolução nº 391,[9] foi publicado em 9/8/99 e substituído pela RDC nº 10,[10] de 2/1/01, que, por sua vez, foi, no ano seguinte, revogada pela RDC nº 84,[11] de 2002. Com a RDC nº 84/02[11] foram publicadas as primeiras RE nºˢ 475, 476, 477, 478, 479, 480, 481, 482, 483, 484, 485,[12-22] de 19/3/02. A Figura 12.2 ilustra as três atualizações da regulamentação para medicamentos genéricos que ocorreram de 1999 a 2003.

A data de 29/5/03 no Brasil é considerada um "marco regulatório". Nessa data fatídica, a Anvisa publicou simultaneamente para a área de medicamentos vários regulamentos técnicos muito importantes. Ressaltam-se a RDC nº 133[24] que versava sobre o registro de medicamento similar a partir daquele momento, exigindo no ato o peticionamento de registro junto à Anvisa a comprovação da eficácia e segurança por meio de estudos comparativos por medida indireta ou não, a RDC nº 134[25] que dispunha sobre a adequação dos medicamentos similares já registrados, a RDC nº 135[23] que atualizava o regulamento técnico para medicamentos genéricos e a RDC nº 136[26] que dispunha sobre o registro de medicamentos novos.

A RDC nº 135/03[23] revogou não somente a RDC nº 84/02,[11] mas também todas as

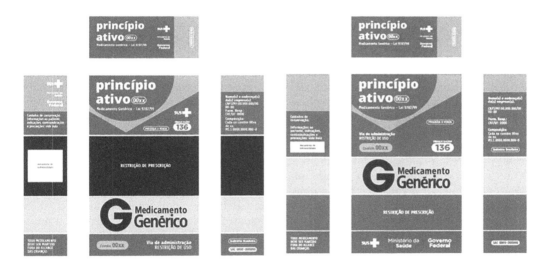

FIGURA 12.1 Medicamentos genéricos de venda com restrição da prescrição médica.

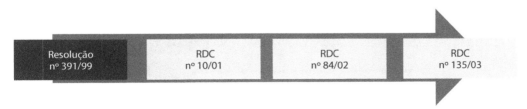

FIGURA 12.2 Atualizações do regulamento técnico de genéricos entre 1999 e 2003.[9-11,23]
RDC: resolução da diretoria colegiada.

RE nº 475 a 485,[12-22] de 19/3/02. Com a RDC nº 135/03, entraram em vigor algumas regras que norteiam tecnicamente o setor até hoje, as seguintes RE nº 893, 894, 895, 896, 897, 898, 899, 900, 901.[27-35] Algumas dessas RE sofreram atualizações. A RE nº 893[27] foi revogada pela RDC nº 48/09.[36] A RDC nº 48/09[36] teve, recentemente, revogadas pela RDC nº 60/14,[37] as Seções I e II do Capítulo XVIII. A RE nº 896[30] foi substituída pela RE nº 397,[38] de 12/11/04; e a RE nº 397, precocemente revogada pela RE nº 1.170,[39] de 19/4/06. A RE nº 897[31] foi revogada pela RDC nº 37,[40] de 3/8/11. As RE nºs 900[34] e 901[35] foram revogadas pela RE nº 310,[41] em 1º/9/04 e esta, por sua vez, fora revogada pela RDC nº 31,[42] de 11/8/10, em vigor atualmente.

A RDC nº 135/03[23] esteve orientando o setor regulado de medicamentos genéricos até 2/3/07, quando, então, entrou em vigor a RDC nº 16/07.[43]

Desde o seu nascimento, os medicamentos genéricos sempre foram alternativas como equivalentes terapêuticos e intercambiáveis por lei ao seu respectivo medicamento de referência estabelecido pela Anvisa no Brasil. Em 10/10/14, a RDC nº 16,[43] de 2/3/07 foi substituída novamente pela RDC nº 60/14.[37] Essa resolução entrou em vigor 90 dias após sua publicação. Contudo, ela não foi totalmente revogada e foram mantidos da RDC nº 16,[43] de 2/3/07, os itens 1 e 2, VI, do Anexo I. A Figura 12.3 apresenta as atualizações dos até os dias atuais.

Para os medicamentos similares, houve, também, uma evolução histórica, tal como ocorreu com o medicamento genérico. A primeira disposição a respeito do produto similar foi a Instrução Normativa nº 1,[44] de 30/12/94, revogada pela RDC nº 157,[45] de 31/5/02, que estabeleceu os requisitos para estudos de equivalência farmacêutica para medicamentos similares. A RDC nº 133/03 revogou a RDC nº 157/02.[45]

A RDC nº 134[25] trouxe a adequação tão esperada aos medicamentos similares já registrados em 2003. Em vigor até os dias atuais, essa resolução simbolizou a moralização do setor industrial farmacêutico. Esse regulamento concedeu prazos aos fabricantes dos medicamentos similares para que lhes fosse possível e economicamente viável a apresentação dos estudos de eficácia e segurança dos seus produtos. A Anvisa estabeleceu, como prioridade, que os medicamentos similares que continham fármacos com índice terapêutico estreito em suas formulações apresentassem até 1º/12/04 os estudos de eficácia e segurança ou estudos de biodisponibilidade relativa. Os fabricantes que não atenderam ao prazo legal tiveram os seus registros cancelados. A RDC nº 134/03[25] categorizou que os medicamentos similares registrados no mercado brasileiro e as exigências eram diferentes conforme as renovações desses produtos, de acordo com o Quadro 12.1.

Entre 2004 e 2014, existiram dois tipos de medicamentos similares no mercado brasileiro de medicamentos: aqueles cujos registros já estavam de acordo com a nova legislação; e aqueles que ainda estavam no processo de adequação que ocorria por ocasião da renovação do registro sanitário. Segundo o referido cronograma, estabelecido

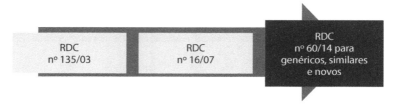

FIGURA 12.3 Atualizações do regulamento técnico de genéricos entre 2003 e 2014.[23,37,43]
RDC: resolução da diretoria colegiada.

QUADRO 12.1 Exigências para comprovação de segurança e eficácia da RDC nº 134/03

Prazo 1º/12/04 para formulações contendo fármacos de índice terapêutico estreito	Únicos no mercado (exceto novos e referência)	Venda sob prescrição	Antibióticos, antirretrovirais e antineoplásicos	Medicamentos sintéticos semi ou biológicos + fitoterápicos, vitaminas/sais minerais/ aminoácidos, homeopáticos e opoterápicos	Associações entre 4 ou mais ativos	Tratamento sintomático da gripe Vencimento após 15/4/04	Hepatoprotetores Vencimento após 15/4/04
1ª Renovação após 1º/12/04	Art. 6º RDC nº 210/04, a relação de ensaios clínicos de eficácia terapêutica (fase III) ou dados da literatura que comprovassem a eficácia e a segurança. A empresa estava desobrigada a apresentar a equivalência farmacêutica e a biodisponibilidade relativa + Racionalidade de combinações.	Equivalência farmacêutica	Resultados do estudo de equivalência farmacêutica e biodisponibilidade relativa. Obs.: Aceitas justificativas à Anvisa para estudos em andamento.	Relação ensaios clínicos de eficácia de cada ativo isolado e racionalidade para as associações. Obs.: Empresas não terão registros renovados, pois não comprovaram o benefício e expõem a população a riscos.	* Relatórios ensaios clínicos de eficácia da associação, publicado em revistas indexadas ou * estudo de cada ativo isolado e * racionalidade para as associações. Obs.: Cafeína.	* Estudos clínicos de eficácia da monodroga ou as associações. * Alterar fórmula. * Alterar indicação comprovando eficácia por meio de estudos clínicos. Ex.: gomenol, eucaliptol de uso sistêmico, vitamina C saliclamida, limão-bravo, alho, creosoto de faia etc.	* Estudos clínicos de eficácia da monodroga ou as associações. * Alterar fórmula. * Alterar indicação comprovando eficácia por meio de estudos clínicos. Ex.: adenosina, mentol, alcaçuz, gengibre, erva-doce, extrato de bile, pâncreas, jurubeba, mucosa gástrica, beladona, cáscara sagrada, vitamina do complexo B etc.
2ª Renovação após 1º/12/04		Biodisponibilidade relativa, empresa **não** precisaria submeter o mesmo lote testado na equivalência.					

pela publicação da RDC nº 134/03,[25] a Anvisa considerava que em 2014 todo o mercado nacional já estaria totalmente adequado e que todos os fabricantes de similares teriam apresentado, para manutenção de seus registros, os estudos de comprovação necessários.

Dessa forma, em 10/10/14, a RDC nº 17,[46] de 2/3/07, foi quase totalmente revogada pela RDC nº 60/14.[37] Permaneceram em vigor os itens 1 e 2, VI, do Anexo. A RDC nº 60/14[37] estabelece hoje os critérios para a concessão e renovação do registro de medicamentos com princípios ativos sintéticos e semissintéticos, classificados como novos, genéricos e similares, harmonizou e atualizou os requisitos técnicos para o registro desses medicamentos e trouxe um novo marco regulatório: concedeu a intercambialidade, com o medicamento de referência, ao medicamento similar com marca. Assim sendo, o impacto da regulamentação dos genéricos alcançou os medicamentos similares, que passaram a ter os mesmos requerimentos de comprovação da qualidade, segurança e eficácia de um produto genérico para serem equivalentes terapêuticos ao medicamento de referência.

A Figura 12.4 apresenta a evolução regulatória para o registro dos medicamentos similares a partir de 2003.

CONCEITO DE BIODISPONIBILIDADE

O termo "biodisponibilidade" relaciona-se à quantidade de fármaco absorvida (área sob a curva – ASC) e à velocidade de absorção ($C_{máx}$) a partir da forma farmacêutica. Esse parâmetro é determinado para medicamentos administrados por vias extravasculares. A absorção rápida é, geralmente, desejável para se obter uma resposta terapêutica e garantir absorção completa do fármaco, pois quanto mais rápida for a absorção no trato gastrintestinal, supostamente menor será a influência de fatores fisiológicos nesse processo de absorção. Contudo, para que um fármaco seja absorvido, necessita encontrar-se em solução no local da absorção. A dissolução do insumo farmacêutico ativo a partir de comprimidos pode ser esquematizada conforme ilustra a Figura 12.5.

Observa-se que a dissolução do fármaco pode ocorrer a partir da forma farmacêutica intacta, pela difusão através da superfície, bem como a partir dos granulados e partículas resultantes da desintegração do comprimido. Quando o processo de dissolução é o fator limitante da velocidade de absorção, os fatores que afetam a dissolução estarão interferindo, também, na sua absorção. A dissolução pode ser afetada significativamente pelas características inerentes ao próprio fármaco e pela presença de excipientes que favorecem ou dificultam a dissolução, além das técnicas de fabricação empregadas. As formas farmacêuticas sólidas de uso oral, de liberação imediata ou modificada, são as que podem apresentar os maiores problemas de biodisponibilidade e bioequivalência.

Dessa forma, é possível concluir que variáveis que afetam a dissolução e a absorção

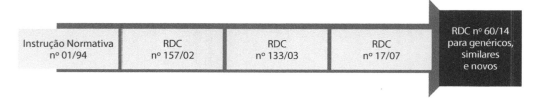

FIGURA 12.4 Atualizações do regulamento técnico de similares entre 1994 e 2014.[24,37,44]
RDC: resolução da diretoria colegiada.

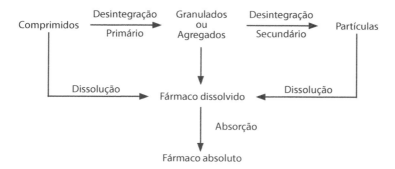

FIGURA 12.5 Passos da dissolução da forma farmacêutica comprimido.

dos fármacos influenciarão diretamente a biodisponibilidade.

ETAPAS DO ESTUDO DE BIOEQUIVALÊNCIA DE MEDICAMENTOS

O estudo de bioequivalência consiste na demonstração de que um medicamento de teste e o seu medicamento de referência apresentam a mesma disponibilidade biológica (biodisponibilidade) no organismo. Um fármaco administrado como comprimido, ou outra forma farmacêutica, deve ser liberado, absorvido e atingir o sítio de ação no seu estado ativo para que possa exercer uma resposta farmacológica. As propriedades físico-químicas do insumo farmacêutico ativo, a tecnologia de preparação da formulação, as características da forma farmacêutica, a via na qual é administrada e os fatores psicológicos que controlam a absorção, distribuição, metabolização e excreção (sistema ADME) dos fármacos devem ser considerados, objetivando-se formular agentes terapêuticos eficazes, seguros e que sejam fabricados com qualidade para manutenção das características do "biolote" (lote testado em voluntários ou pacientes e aprovado).

Os estudos de bioequivalência são necessários em situações em que existe uma proposta de forma farmacêutica diferente daquela utilizada nos ensaios clínicos; alterações significativas no processo de produção da formulação; e teste de nova formulação genérica comparativamente a um produto inovador.

A noção de biodisponibilidade do fármaco a partir de um medicamento nasceu da observação da não equivalência terapêutica entre especialidades farmacêuticas, até o momento consideradas substituíveis em razão da presença do mesmo fármaco, na mesma concentração, na mesma forma farmacêutica, com a mesma indicação terapêutica e esquema posológico. A dificuldade e, às vezes, a impossibilidade de se realizar comparações rigorosas dos resultados terapêuticos dos medicamentos considerados equivalentes terapêuticos conduziram à necessidade de determinar e avaliar as suas biodisponibilidades comparativamente antes de admitir que as formulações são equivalentes farmacêuticos, terapêuticos e, portanto, intercambiáveis.

Quando dois produtos são avaliados sob as mesmas condições experimentais e apresentam resultados comparáveis *in vitro* e *in vivo*, são chamados de "equivalentes terapêuticos", pois, ainda que por avaliação indireta, têm a mesma eficácia clínica e segurança e o mesmo potencial para gerar efeitos colaterais e adversos, em relação ao seu medicamento de referência.

A equivalência terapêutica dos produtos farmacêuticos depende da equivalência farmacêutica e da biodisponibilidade, representada pela quantidade e velocidade de absorção do fármaco e subsequente concentração no sangue e sítio de ação. A bioequivalência, biodisponibilidade relativa ou biodisponibilidade comparativa são termos sinônimos para o mesmo estudo de comparação quantitativa do fármaco que atinja a circulação sistêmica a partir da administração de uma forma farmacêutica por via extravascular. Esse teste conquistou atenção crescente nos últimos 30 anos após evidências de que produtos comerciais contendo o mesmo fármaco, na mesma concentração, na mesma forma farmacêutica, mesma indicação terapêutica e esquema posológico podem exibir diferenças pronunciadas na resposta terapêutica. Esses estudos devem ser aplicados a formulações de novos fármacos, a reformulações de produtos já disponíveis no mercado, a medicamentos genéricos e similares.

O estudo de bioequivalência é realizado entre o medicamento genérico ou similar e o seu respectivo medicamento de referência, que é designado pela agência sanitária de cada país.

Este estudo é realizado empregando-se voluntários sadios ou pacientes e é considerado medida indireta da avaliação da eficácia e da segurança clínica do medicamento genérico ou similar, por se tratar de um estudo de quantificação, uma vez que compara a biodisponibilidade do genérico ou similar à do medicamento de referência, medicamento para o qual foram comprovadas cientificamente a eficácia clínica e a segurança em voluntários sadios e pacientes por meio de estudos clínicos de fases I, II, III e IV.

O genérico ou similar não correspondem a uma inovação por serem cópias do medicamento de referência, que surge após a expiração da patente. Para registro de um medicamento, seja inovador ou novo, genérico ou similar, a empresa deve assegurar a qualidade, a eficácia e a a segurança de seu produto. A qualidade é assegurada por meio da manutenção do certificado de boas práticas de fabricação e controle (CBPF) da planta fabril. A eficácia e a segurança do inovador sustentadas por meios dos estudos de fases I, II, III e IV e as das cópias são garantidas por meio dos ensaios de equivalência farmacêutica e de bioequivalência que são adotados internacionalmente como suporte técnico-científico da intercambialidade. Contudo, para que se mantenham as características produtivas desses medicamentos, as empresas farmacêuticas fabricantes deverão assegurar que eles não sofram nenhuma alteração nos respectivos processos fabris que se realizarão após a obtenção do registro para que a qualidade dos produtos possa manter as mesmas condições de fabricação do "biolote" e rotineiramente para que o controle de qualidade das empresas fabricantes consiga assegurar que os demais lotes fabricados atendam às especificações do lote testado que podem ser averiguadas pelos ensaios físico-químicos e microbiológicos. Os estudos de bioequivalência se dividem em quatro etapas.

**Primeira etapa:
Equivalência farmacêutica**

Consiste em uma bateria de testes realizados *in vitro*, ou seja, de acordo com a forma farmacêutica em questão, são conduzidos ensaios físico-químicos ou ainda biológicos e microbiológicos que demonstram que dois medicamentos, podendo ou não conter excipientes idênticos e contendo obrigatoriamente o mesmo fármaco, isto é, mesmo sal ou éster da mesma molécula terapeuticamente ativa, mesma concentração, mesma forma farmacêutica, mesmo esquema posológico e indicação terapêutica, quando avaliados *in vitro*, cumprem as especificações atualizadas da farmacopeia brasileira e, na ausência destas, as especificações de outros códigos autorizados pela legislação vigente. Os testes devem ser realizados em centros de equivalência farmacêutica habilitados pela Anvisa. Os equivalentes farmacêuticos, assim chamados os produtos que, quando analisados *in vitro*, demonstram resultados comparáveis, devem hoje atender os requisitos estabelecidos pela RDC nº 31,[42] de 11/8/10. Essa resolução dispõe sobre a realização dos estudos de equivalência farmacêutica e de perfil de dissolução comparativo. Esses testes devem ser realizados nos produtos teste e de referência com lotes dentro do prazo de validade. O estudo de biodisponibilidade relativa/bioequivalência, obrigatoriamente, deve ser conduzido com os mesmos lotes dos medicamentos teste e de referência empregados e aprovados no estudo de equivalência farmacêutica.

Segunda etapa: Clínica

É a internação dos sujeitos da pesquisa e a administração dos medicamentos de teste ou de referência em períodos diferentes. Essa etapa deve ser realizada segundo os preceitos das boas práticas clínica (BPC), sendo iniciada após aprovação do protocolo de estudo pelo Comitê de Ética em Pesquisa (CEP) e obtenção dos resultados do teste de equivalência farmacêutica entre os produtos.

Para elaboração do protocolo clínico do estudo, o setor regulado e os centros certificados pela Anvisa, até hoje, seguem as instruções da RE nº 894/03[28] e, para a escrita e elaboração do relatório final do estudo de bioequivalência, o guia RE nº 895/03.[29]

A parte mais importante do estudo de bioequivalência é o estabelecimento do cronograma de coleta das amostras biológicas que deverá garantir a adequada caracterização do perfil plasmático do fármaco ou metabólito (concentração *versus* tempo), contemplando um tempo igual ou superior a três até cinco vezes o valor de $t1/2\beta$ deles. No caso de fármacos que apresentam $t1/2\beta$ superior a 24 horas, pode-se utilizar um cronograma de coletas alternativo de, no mínimo, 72 horas. O período de jejum, o cronograma de coleta das amostras e as condições analíticas são determinadas previamente pelas características físico-químicas e farmacocinéticas do fármaco no protocolo do estudo de bioequivalência.

A etapa clínica envolve, segundo a atual legislação brasileira, no mínimo 12 voluntários sadios ou pacientes que são submetidos a exames clínicos, laboratoriais e eletrocardiogramas para averiguação do atendimento pleno aos critérios de inclusão estabelecidos para o estudo. Esses exames têm validade de 3 meses e devem ser realizados antes, para a devida averiguação da saúde dos sujeitos para serem selecionados e após o término do período 2 do estudo, para que o centro consiga comprovar, se necessário, que o voluntário participante foi devolvido à sociedade tão saudável quanto no início da pesquisa. Para a participação da triagem, a Anvisa exige a assinatura do termo de recrutamento pelo voluntário pesquisado.

A Anvisa recomenda que os voluntários tenham idade superior a 18 anos e peso corporal de mais ou menos 15% daquele considerado normal para homens e mulheres. Deve ser calculado o índice de massa corpórea (IMC) para todos os voluntários. Segundo a OMS, os valores considerados normais e saudáveis para o IMC estão compreendidos entre 19 e 25.[47] Fumantes devem ser evitados e os pesquisadores devem estabelecer bem os critérios de inclusão e exclusão no protocolo clínico do estudo. Para os resultados dos exames laboratoriais dos voluntários, é aceitável um desvio de mais ou menos 10%. Nesse contexto, um resultado laboratorial fora dos limites especificados, ainda que para o investigador médico possa ser considerado clinicamente não significativo (n.c.s), para a pesquisa, é critério de exclusão e deverá ser respeitado, excluindo-se o sujeito do grupo selecionado para participação no estudo.

Caso sejam considerados aptos a participarem, os indivíduos selecionados devem assinar um termo de consentimento livre e esclarecido afirmando que concordam com os termos e entendem os riscos aos quais serão expostos participando do estudo científico.

O estudo convencional é do tipo aberto, aleatório, cruzado, contando com dois períodos e duas sequências. No primeiro período, são administrados, conforme lista de randomização elaborada por um profissional estatístico, o medicamento de referência para a metade dos voluntários e o medicamento de teste (aquele que pleiteia ser registrado como genérico ou similar) para a outra metade. O intervalo entre os períodos do estudo deve ser de, no mínimo, sete tempos de meias-vidas de eliminação β do fármaco e/ou metabólito (t1/2β). Após o período de *washout* (intervalo de tempo suficiente entre dois períodos de administração para que o efeito residual de uma formulação administrada antes seja totalmente eliminada para administração da segunda formulação), é administrado o medicamento de referência para o grupo que ingeriu o teste no primeiro período e vice-versa. Nesse modelo, cada indivíduo pesquisado é controle de si mesmo. As amostras biológicas coletadas (sangue, plasma ou urina) devem ser congeladas até o momento da quantificação na etapa analítica.

Essas amostras serão transportadas para o laboratório analítico, sob condições controladas de temperatura, onde serão realizadas as quantificações do fármaco em todas as amostras biológicas coletadas dos voluntários nos períodos 1 e 2 do estudo, preferencialmente, frente às mesmas corridas analíticas.

Terceira etapa: Analítica

Nessa etapa, acontecerão o processamento e a quantificação das amostras biológicas, e a forma de condução dos trabalhos analíticos deve respeitar os preceitos das boas práticas de laboratório (BPL), em que o mais valioso são os registros, evidências fidedignas do que foi realizado ao longo da execução e do desenvolvimento do estudo.

Os métodos analíticos empregados devem ser validados e a estabilidade do fármaco no líquido biológico (matriz biológica) previamente determinada. É fundamental a validação das corridas analíticas, utilizando-se controles de qualidade para assegurar a exatidão e a precisão dos resultados que serão obtidos. Hoje, os centros de bioequivalência que realizam a etapa analítica devem seguir os requisitos mínimos para a validação de métodos bioanalíticos empregados em estudos com o propósito de registro e pós-registro preconizados pela RDC nº 27,[48] de 17/5/12.

Quarta etapa: Estatística

Os estudos de biodisponibilidade são realizados administrando-se a forma farmacêutica a voluntários sadios ou pacientes e determinando-se a farmacocinética no organismo a partir de dados de concentração sanguínea ou dados de excreção urinária. Na avaliação, utilizando-se dados de concentração sanguínea, empregam-se três parâmetros farmacocinéticos fundamentais para determinar a biodisponibilidade e estabelecer a bioequivalência entre suas formulações:

- ASC – Área sob a curva de concentração plasmática de fármaco em função do tempo, obtida pela integração efetuada por métodos matemáticos manuais (método dos trapezoides) ou pelo emprego de programas computacionais;
- $C_{máx}$ – Correspondente à concentração máxima do fármaco atingida no plasma em função do tempo; e
- $T_{máx}$ – Refere-se ao tempo no qual $C_{máx}$ é obtida.

A quantidade acumulada de fármaco excretado como inalterado na urina é parâmetro útil para os casos em que a eliminação do princípio ativo se dá predominantemente por excreção renal.

A análise estatística dos resultados permite estabelecer que as diferenças encontradas resultem das formulações em estudo. Geralmente, os parâmetros ASC e $C_{máx}$ devem ser transformados em logaritmo natural, pois a distribuição dos dados transformados se aproxima mais a uma distribuição normal em relação aos dados brutos originais extraídos das análises quantitativas aplicadas. Portanto, em estudos de dose única, pode-se utilizar como critério, para comparar dois medicamentos, o teste t de *Student* que relaciona a diferença entre valores médios do parâmetro em análise para cada formulação.

Deve-se realizar ainda a análise de variância (ANOVA) dos parâmetros farmacocinéticos de ASC e $C_{máx}$ transformados para avaliar os efeitos de sequência, período e tratamento. A RE nº 898/03[32] é o guia para planejamento e realização da etapa estatística de estudos de bioequivalência em vigor hoje. A ANOVA busca verificar diferenças significativas entre as médias e avaliar a influência dos fatores de variabilidade sobre alguma variável dependente, permitindo que vários grupos sejam comparados ao mesmo tempo. A ANOVA deve ser realizada para os parâmetros de ASC0-t e $C_{máx}$, calculando-se também os intervalos de confiança de 90% (IC 90%) para as razões dos parâmetros ASC0-t (teste)/ASC0-t (referência) e $C_{máx}$(teste)/$C_{máx}$(referência). Ambos os IC 90% devem estar compreendidos entre 80 e 120% (dados originais) e 80 a 125% (dados transformados) para que o medicamento de teste seja considerado bioequivalente ao medicamento de referência.

Apesar da apresentação didática das etapas do estudo de bioequivalência em sequência, verdadeiramente na prática, todos os profissionais participam ativamente desde o início do estudo. Exemplo disso é a participação do profissional estatístico estabelecendo o número de voluntários estatisticamente significativo, não sendo permitida a utilização de número inferior a 12 participantes. Na falta de dados relativos ao coeficiente de variação do fármaco, este pode optar por utilizar um número mínimo de 24 sujeitos. Esses dados nortearão, inclusive, a proposta de custo para a realização do estudo. Da mesma forma, para anexo do protocolo clínico, antes mesmo da submissão deste ao Comitê de Ética em Pesquisa (CEP), a lista de randomização é confeccionada pelo estatístico. Nesta, o número de sujeitos que serão pesquisados é organizado aleatoriamente para receber os tratamentos teste ou referência de forma a não induzir interferência tendenciosa por parte dos pesquisadores envolvidos. As equipes das etapas de equivalência farmacêutica, clínica, analítica e estatística devem trabalhar de forma sincronizada e padronizada, em que todos conhecem suas limitações e responsabilidades para atendimento pleno do arcabouço sanitário e prazos predeterminados na agenda mestra com o patrocinador do estudo. Serão apresentados, a seguir, os fluxogramas de execução das etapas *in vivo* de um estudo de bioequivalência. Na Figura 12.6, são apresentados os símbolos adotados nos fluxogramas.

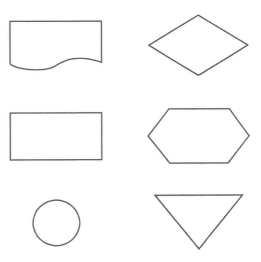

FIGURA 12.6 Simbologia utilizada nos fluxogramas.

A viabilidade técnica do estudo de bioequivalência deve ser, conforme preconizam as boas práticas laboratoriais e clínicas, analisada criticamente pelos pesquisadores dos centros certificados pela Anvisa (Figura 12.7).

Se a equipe de pesquisadores considerar que o centro dispõe de capacidade técnica apropriada para a execução do estudo, o patrocinador será, então, avisado e o planejamento geral e multidisciplinar se iniciará conforme apresentado na Figura 12.8.

O plano de estudo deverá ser aprovado obrigatoriamente pelo cliente patrocinador, pelo pesquisador principal (coordenador da unidade de bioequivalência – UBE), pelos coordenadores das etapas analítica, clínica, estatística e pelo coordenador da unidade de garantia da qualidade. Todo e quaisquer desvios ou emendas ao plano de estudo deverão ser previamente aprovados e devidamente documentados no relatório final do estudo. As amostras do medicamento teste poderão ser enviadas ao centro certificado, nos casos em que o produto ainda não tenha registro. Entretanto, as amostras do medicamento de referência devem, obrigatoriamente, ser adquiridas no mercado pelo centro executante da pesquisa, conforme demonstrado na Figura 12.9.

Conforme preconizado no plano de estudo, o prazo preestabelecido com o patrocinador para a entrega do relatório final passará a contar a partir do recebimento das amostras do medicamento teste pelo centro certificado. A partir de então, as atividades de recrutamento e seleção serão iniciadas, visando a inclusão dos sujeitos conforme preconizado no protocolo clínico submetido ao CEP. Ao final da etapa clínica, o pesquisador responsável deverá elaborar o relatório clínico. Nas Figuras 12.10 e 12.11, apresentam-se os fluxogramas de recrutamento, seleção, encaminhamento dos voluntários selecionados ao hospital, internação e a administração dos medicamentos com a coleta e o armazenamento das amostras biológicas.

Durante a seleção dos voluntários, o laboratório responsável pela condução da etapa analítica deverá desenvolver o método bioanalítico e validá-lo conforme a RDC nº 27/12.[48] Antes do início da etapa clínica, o estudo de estabilidade de longa duração do fármaco na matriz biológica deve estar finalizado. Esse estudo deve contemplar o período de tempo compreendido entre a coleta da primeira amostra biológica e a aná-

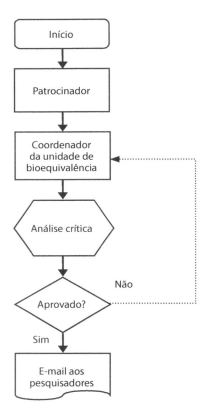

FIGURA 12.7 Análise crítica e estudo de viabilidade técnica.

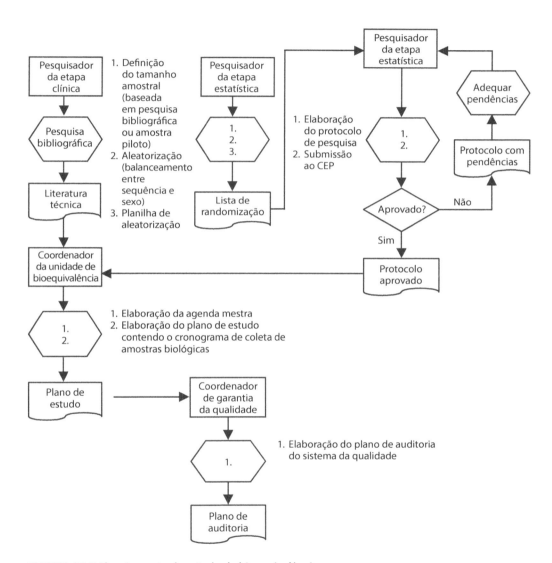

FIGURA 12.8 Planejamento do estudo de bioequivalência.
CEP: Comitê de Ética em Pesquisa.

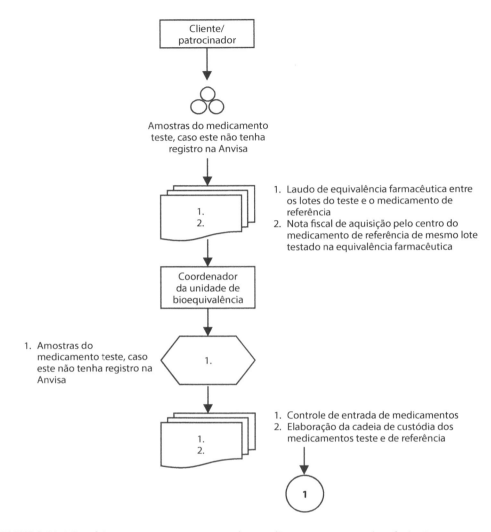

FIGURA 12.9 Recebimento e armazenamento dos medicamentos teste e de referência.

lise da última. a Figura 12.12 apresenta o fluxograma de recebimento e análise das amostras biológicas.

O pesquisador da etapa analítica deverá entregar ao pesquisador estatístico os resultados cromatográficos obtidos com uma declaração de conformidade dos dados analíticos. Essa equipe também será responsável pela elaboração do relatório de validação do método analítico e o relatório analítico. A Figura 12.13 traz o fluxograma de execução das atividades desenvolvidas na etapa estatística.

Todos os relatórios das etapas clínica, analítica e estatística deverão ser avaliados e compilados pelo pesquisador principal (coordenador da unidade de bioequivalência). Ele deverá elaborar o relatório final do estudo conforme a RE nº 895/03.[29] O fluxograma de elaboração do relatório final e a conclusão do estudo de bioequivalência é apresentado na Figura 12.14.

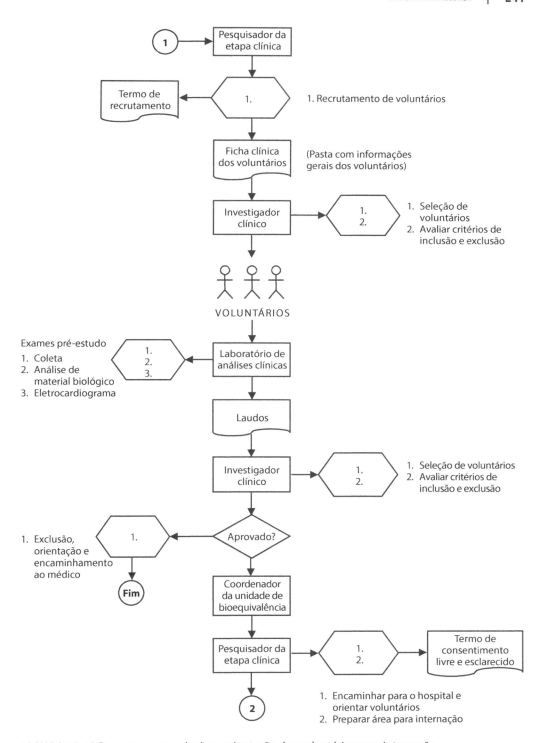

FIGURA 12.10 Recrutamento, seleção e orientação dos voluntários para internação.

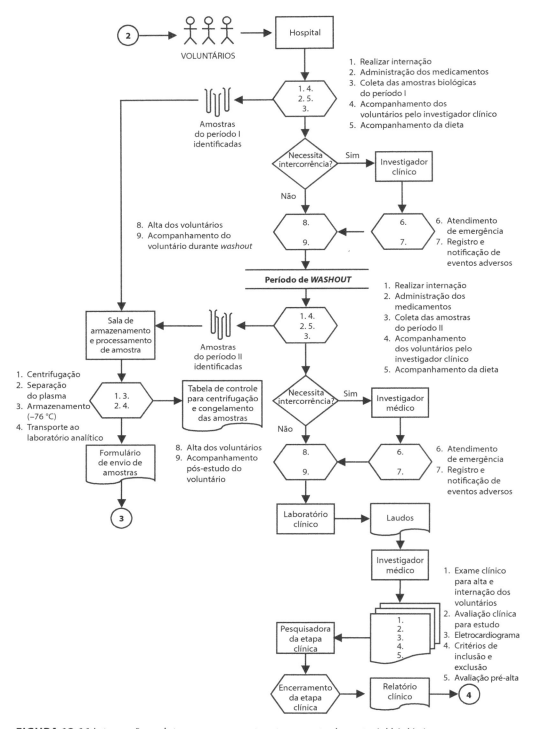

FIGURA 12.11 Internação, coleta, processamento e transporte do material biológico.

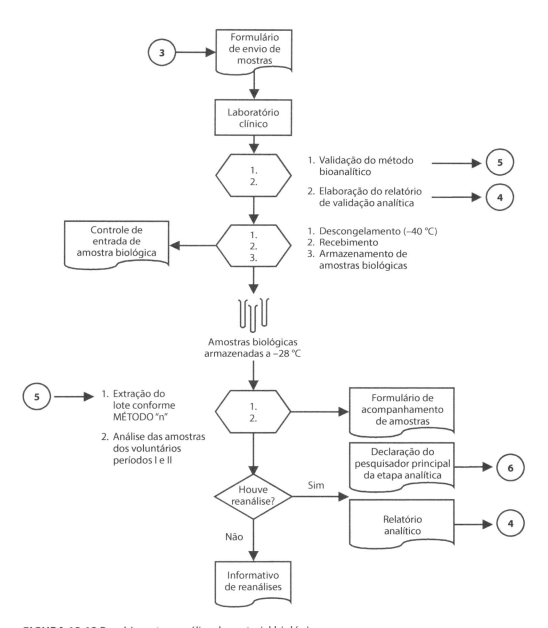

FIGURA 12.12 Recebimento e análise do material biológico.

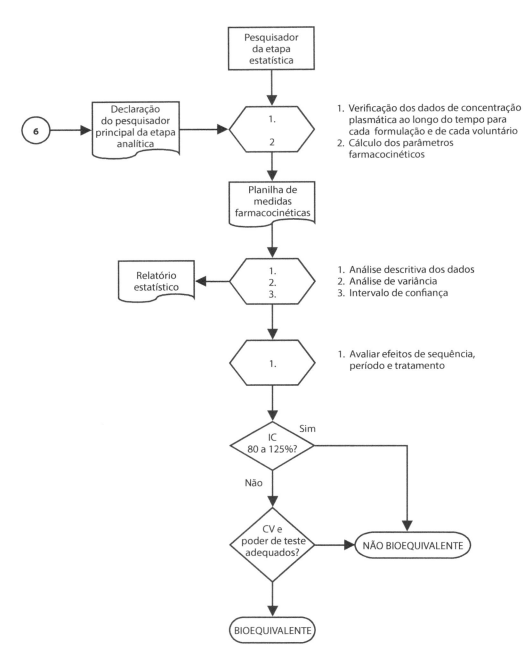

FIGURA 12.13 Cálculo estatístico e avaliação da bioequivalência média.
IC: intervalo de confiança; CV: coeficiente de variância.

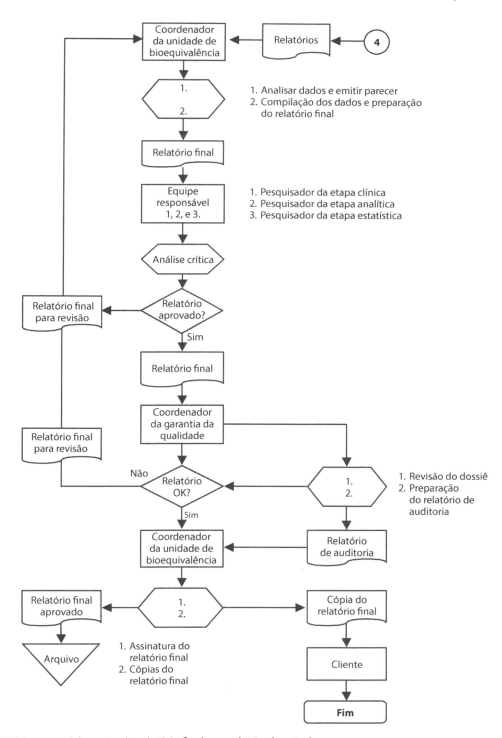

FIGURA 12.14 Elaboração do relatório final e conclusão do estudo.

GESTÃO PELA GARANTIA DA QUALIDADE NOS CENTROS DE BIODISPONIBILIDADE E BIOEQUIVALÊNCIA

Para que exista confiança nos resultados, a qualidade, as evidências geradas por meio dos registros produzidos pelas equipes multidisciplinares nos centros de equivalência farmacêutica ou bioequivalência são quesitos essenciais.

Nesse contexto de implantação da política nacional de medicamentos genéricos no país, foi necessário estabelecer critérios mínimos para aceitação das unidades que realizavam os ensaios de equivalência farmacêutica, biodisponibilidade e bioequivalência de medicamentos. Sendo assim, foi publicada a RDC nº 41, de 28/4/00.[49] Nessa época, a Anvisa começava a habilitar unidades interessadas em realizar os testes para medicamentos genéricos. Para tanto, foi preciso designar uma gerência geral para coordenar esses trabalhos, inicialmente coordenados pela Gerência Geral de Laboratórios de Saúde Pública (GGLAS). Essa gerência ficava encarregada de habilitar (autorizar) os chamados centros de bioequivalência e, para isso, realizavam visitas técnicas com a participação de auditores externos. As auditorias foram iniciadas em 2000. A GGLAS habilitou um total de 20 centros de bioequivalência.

Em meados de 2001, com a crescente popularização dos medicamentos genéricos e o crescimento da demanda por estudos realizados no país, a Anvisa estrategicamente transferiu a coordenação dos centros de Bioequivalência para a Gerência Geral de Inspeção e Controle de Medicamentos e Produtos (GGIMP). Fato de extrema relevância, pois essa gerência já tinha tradição em inspeções de indústrias farmacêuticas, verificando o cumprimento das boas práticas de fabricação. A partir daí, os centros passariam a sofrer inspeções periódicas, e não simplesmente visitas técnicas. Essa mudança reafirmaria o compromisso da Anvisa de "Proteção e Promoção da Saúde", visto que as inspeções nesses centros seriam essenciais na garantia da qualidade dos resultados obtidos e, consequentemente, na qualidade dos medicamentos genéricos no mercado.

As inspeções nos centros começaram, sob a nova coordenação, em junho de 2001, e foram inspecionados todos os centros de bioequivalência nacionais ao longo de um ano. Faz-se necessário salientar que, no Brasil, as pesquisas de biodisponibilidade e bioequivalência começaram em 1989, na Unicamp/SP. Inicialmente, durante as inspeções, a equipe avaliava apenas as condições técnico-operacionais, estrutura, pessoal técnico e currículo do pesquisador principal dos centros de bioequivalência. Observava-se, desde então, a necessidade de se criar regras mais rígidas para garantir a qualidade dos trabalhos dos centros e, para tanto, foi publicada a RDC nº 103,[50] de 8/5/03. Por meio dela, a Coordenação de Inspeção em Centros de Bioequivalência (CIBIO) ficou responsável pela certificação em boas práticas de biodisponibilidade (BD)/bioequivalência (BE) dos centros nacionais e internacionais. A equipe de inspeção avaliava ainda o protocolo dos estudos de bioequivalência escolhidos aleatoriamente, a fim de verificar a qualidade dos resultados produzidos. Essa avaliação abrangia desde o recrutamento e a internação dos voluntários na etapa clínica, passando pela quantificação do fármaco em uma matriz biológica, soro/plasma/urina com a análise de 100% dos cromatogramas da etapa analítica e, por fim, a verificação do tratamento estatístico dos dados na etapa estatística. A partir desse momento, essa inspeção mais detalhada permitiu à coordenação identificar muitos problemas que ocorriam rotineiramente nos centros, problemas estes que, se não fossem identificados e devidamente corrigidos, poderiam comprometer a qualidade dos resultados. As dificuldades abrangiam desde uma simples interpretação da legislação vigente, operação inadequada de equipamentos, conceitos básicos das boas práticas de laboratório (BPL) e das boas práticas clínicas (BPC) até e, principalmente, pessoal sem qualificação apropriada.

Nos centros para buscar a confiabilidade dos resultados, é essencial a utilização de mecanismos que mostrem como gerenciar e aprimorar a qualidade.

A implementação de um programa de garantia da qualidade em laboratórios de ensaio possibilita:

- linguagem comum entre as partes envolvidas (representada pelos seus dirigentes e pesquisadores, além dos clientes, subcontratados e a sociedade);
- imagem externa da empresa organizada no caminho da qualidade;
- reconhecimento internacional, ou seja, padronização de conceitos da qualidade e conquista de novos mercados limitados a laboratórios que têm credibilidade e competência técnica;
- gerar um sistema que pode ser auditado por entidade independente, por equipes de avaliadores competentes, especialistas na área em que o laboratório atua;
- conduzir a uma estruturação que permite a auditoria e melhoria da qualidade dos serviços, processo e procedimentos;
- reduzir dos custos e aumentar a produtividade, uma vez que reduz o retrabalho e aumenta a satisfação dos colaboradores e clientes;
- maior satisfação e harmonização das partes envolvidas e continuidade de negócios mediante adequada implementação e gestão dos requisitos do sistema de garantia da qualidade.

O termo "competências" tem recebido vários significados ao longo do tempo. Atualmente, parece haver uma ideia comum de que competência é um conjunto de conhecimentos (que muitos denominam "saberes"), habilidades (saber-fazer relacionado à prática do trabalho, indo além da mera ação motora) e atitudes (saber-ser, ou seja, uma série de aspectos inerentes a um trabalho ético e de qualidade, realizado por meio de cooperação, solidariedade, participação na tomada de decisões). Nesse sentido, apesar de as competências sempre se manifestarem por comportamentos observáveis, trazem implícitos os conhecimentos tecnológicos, as bases científicas e instrumentais dessas tecnologias e as atitudes e valores inerentes à realização do trabalho. O conceito de competência está intimamente relacionado à ideia de laborabilidade, traduzida em termos de condições de "navegabilidade" entre as várias ocupações ou áreas profissionais, uma vez que sem esse perfil, constituído dos saberes, do saber-fazer e do saber-ser, será difícil para o trabalhador sobreviver em uma sociedade cada vez mais complexa, cambiante e de descobertas e realizações velozes. Nessa perspectiva, o conceito de competência amplia a responsabilidade das instituições de ensino e pesquisa na organização dos currículos da educação profissional na medida em que exige a inclusão, entre outros, de novos conteúdos, de novas formas de organização do trabalho, da incorporação dos conhecimentos tácitos adquiridos na prática, de metodologias que propiciem o desenvolvimento de capacidades, como resolver problemas novos, comunicar ideias, tomar decisões, ter iniciativa, ser criativo e ter autonomia intelectual.

Como implementar um Sistema de Garantia da Qualidade nos centros de bioequivalência

Os primeiros passos para definição do plano de implementação do sistema de qualidade são:

1. **Reunião de posicionamento** – Deverá ocorrer uma reunião da alta direção que constituirá o ponto de partida para o plano de ação.
2. **Estrutura funcional (organograma)** – Será estudada a adequação do organograma do laboratório.
3. **Definição das responsabilidades** – Deverão ser definidas as responsabilidades de cada função do organograma

de maneira a implementar e gerir o plano de ação.
4. **Definição dos tipos de ensaios que serão realizados.**
5. **Levantamento dos equipamentos atuais** – Sendo quesitos da norma, devem ser utilizados nos ensaios e devem ser rastreáveis; após definição de quais ensaios estarão envolvidos, deverá ser efetuado um inventário destes equipamentos para planejar sua adequação.
6. **Definição do grupo de implementação** – O grupo deverá ser formado pelos seguintes elementos:
   – Coordenador da unidade de garantia da qualidade e seu substituto – a alta administração deve delegar autoridade ao coordenador da qualidade para implementar o sistema de garantia da qualidade (SGQ) e indicar um substituto para sua eventual ausência.
   – A estrutura do sistema de garantia da qualidade é formada por três níveis:
     – Primeiro nível – Direção que tem funções como identificar pontos de melhoria, priorizar fixando metas e prazos, analisar os planos elaborados pelos grupos de trabalho e dar apoio para seu desenvolvimento;
     – Segundo nível – Coordenadores das unidades operacionais cuja função é elaborar táticas distribuindo os projetos e planos de solução, supervisionando sua execução;
     – Terceiro nível – Supervisores e demais funcionários que estabelecem a rotina de trabalho, implementam o projeto e comunicam os empecilhos, quando for necessário apoio, identificando e apresentando propostas de projetos em potencial.

Bioisenção

Atualmente, a RDC nº 37,[40] de 3/8/11, estabelece os tipos de medicamentos que são dispensados dos estudos de bioequivalência. Esses medicamentos devem conter o mesmo fármaco, na mesma concentração, excipientes de mesma função e, em quantidades compatíveis, na mesma forma farmacêutica, com mesmo esquema posológico e indicação terapêutica em relação ao medicamento de referência preconizado pela Anvisa.

Nas soluções aquosas injetáveis administradas por via intravascular, o fármaco, obrigatoriamente, está em solução, totalmente dissolvido e, toda a dose é administrada diretamente na circulação sistêmica, ou seja, não haverá o processo de absorção, o que representa 100% de biodisponibilidade. A disponibilidade biológica deve ser avaliada para medicamentos administrados por via extravascular, cujo processo de absorção, dependendo dos excipientes e processo fabril empregados na produção do medicamento teste, poderá afetar drasticamente a absorção do fármaco a partir da forma farmacêutica quando comparadas a extensão e a velocidade de absorção do medicamento de teste às do de referência.

As soluções aquosas de administração oral também são isentas da apresentação de estudos *in vivo*. Isso se justifica, pois também apresentam o fármaco já dissolvido e em condições plenas de absorção pelo organismo. Para tais medicamentos, a experiência internacional demonstrou que não se faz necessária a comprovação da bioequivalência do medicamento de teste em relação ao de medicamento de referência para obtenção de registro porque a bioinequivalência é bastante improvável. Contudo, a formulação do medicamento de teste não poderá conter excipientes com o potencial de alterar a absorção do fármaco em relação à formulação do medicamento de referência e essa análise será rigorosamente realizada pelos técnicos durante a avaliação do dossiê para a concessão do registro.

No caso dos medicamentos bioisentos, a segurança e a eficácia serão comprovadas pela equivalência farmacêutica que será o principal teste a embasar a intercambialidade entre o medicamento de referência e os seus respectivos genéricos e similares. A qualidade será assegurada pelo cumprimento das BPFC, estabelecidas pela RDC nº 17,[51] de 16/4/10.

CONCLUSÃO

A política nacional de medicamentos foi estabelecida pela Portaria nº 3.916/98[3] como parte da política nacional de saúde, que tinha como objetivo garantir a promoção do uso racional, a necessária segurança e eficácia e o acesso da população aos medicamentos. A adoção dos genéricos como política de medicamentos visou atenuar a exclusão social, mas não garantiu o acesso da classe mais carente às inovações terapêuticas.

O genérico contribuiu para o fortalecimento das indústrias farmacêuticas nacionais que hoje buscam o desenvolvimento de medicamentos inovadores. A defasagem do Brasil em relação a outros países, quanto aos investimentos privados em pesquisa e desenvolvimento foi minimizada com a parceria entre a indústria e a universidade, além de estimular os laboratórios farmacêuticos a absorverem pesquisadores capazes de inovar e desenvolver produtos patenteáveis.

A consolidação do mercado de medicamentos genéricos no Brasil representou importante estratégia governamental, uma vez que significa hoje maior acesso da população aos medicamentos. Isso foi possível porque o medicamento genérico, cópia fiel do medicamento de referência, com intercambialidade comprovada, é expressivamente mais barato do que este (em média, 40% mais barato, chegando a mais de 100% em alguns casos). Além da competitividade promovida entre os fabricantes de genéricos, a grande diferença de preço resulta, principalmente, de dois motivos: não houve investimento em pesquisa e desenvolvimento e em propaganda de marca individual, pois o genérico é comercializado pela DCB ou DCI.

Em termos práticos, a execução do teste de bioequivalência substitui, tanto no caso dos medicamentos genéricos como similares, a realização dos ensaios clínicos de eficácia e segurança, uma vez que, ao apresentar biodisponibilidade comparativa ao medicamento de referência, aceita-se como fato cientificamente comprovado que estão asseguradas para essas cópias, ainda que por medida indireta, a mesma eficácia clínica e segurança em relação ao medicamento inovador.

Desse modo, o planejamento e a execução do teste de bioequivalência devem garantir a confiabilidade dos resultados obtidos. A operacionalização das atividades dos centros de bioequivalência deve ser realizada com o estabelecimento de um fluxo de atividades específicas com vistas à atuação, sequencial e integrada, das etapas do estudo: equivalência farmacêutica; clínica; analítica; e estatística. Convém, ainda, ressaltar que o teste de bioequivalência requer equipe multidisciplinar, composta por profissionais médicos, farmacêuticos, enfermeiros e estatísticos, entre outros, cuja responsabilidade final é a elaboração de um relatório técnico, completo e confiável, sobre o estudo realizado e desenvolvido.

O melhor caminho para a competitividade de produtos farmacêuticos nacionais são a inovação e o desenvolvimento tecnológico, mediante a transformação do conhecimento científico em produtos e processos comercializados no mercado. Contudo, o Brasil ainda continua a produzir com tecnologia importada, ou seja, os fármacos utilizados nos medicamentos genéricos ou similares são, quase que em sua totalidade, trazidos de mercados como a China e a Índia, e o Brasil permanece sem cultura de investimento de risco e sem uma agenda efetiva de investimento em inovação. É importante que o país atue produzindo conhecimento e gerando produtos farmacêuticos que possam contribuir, de um lado, para o atendimento das necessidades da população e, de outro, para o aumento de pauta brasileira de exportações ou, pelo menos, para diminuir consideravelmente os itens importados nesse setor.

REFERÊNCIAS

1. Brasil. Presidência da República. Casa Civil. Decreto nº 793, de 5 de abril de 1993. Altera os Decretos nº 74.170, de l0 de junho de 1974 e 79.094, de 5 de janeiro de 1977, que regulamentam, respectivamente, as Leis nº 5.991, de 17 de janeiro de 1973, e 6.360, de 23 de setembro de 1976, e dá outras providências [Internet]. Brasília: Casa Civil; 1993 [capturado em 18 nov. 2015]. Disponível em: http://www.anvisa.gov.br/hotsite/genericos/legis/decretos/793.htm.
2. Brasil. Presidência da República. Casa Civil. Lei nº 9. 279, de 14 de maio de 1996. Regula direitos e obrigações relativos à propriedade industrial [Internet]. Brasília: Casa Civil; 1996 [capturado em 18 nov. 2015]. Disponível em: http://www.planalto.gov.br/ccivil_03/Leis/L9279.htm.
3. Brasil. Ministério da Saúde. Portaria nº 3.916, de 30 de outubro de 1998 [Internet]. Brasília: MS; 1998 [capturado em 12 nov. 2015]. Disponível em: http://bvsms.saude.gov.br/bvs/saudelegis/gm/1998/prt3916_30_10_1998.html.
4. Brasil. Presidência da República. Casa Civil. Lei nº 9.782, de 26 de janeiro de1999. Define o Sistema Nacional de Vigilância Sanitária, cria a Agência Nacional de Vigilância Sanitária, e dá outras providências [Internet]. Brasília: Casa Civil; 1999 [capturado em 18 nov. 2015]. Disponível em: http://www.planalto.gov.br/ccivil_03/leis/L9782.htm.
5. Brasil. Presidência da República. Casa Civil. Lei nº 9.787, de 10 de fevereiro de 1999. Altera a Lei no 6.360, de 23 de setembro de 1976, que dispõe sobre a vigilância sanitária, estabelece o medicamento genérico, dispõe sobre a utilização de nomes genéricos em produtos farmacêuticos e dá outras providências [Internet]. Brasília: Casa Civil; 1999 [capturado em 18 nov. 2015]. Disponível em: http://www.planalto.gov.br/ccivil_03/Leis/L9787.htm.
6. Brasil. Ministério da Saúde. Agência Nacional de Vigilância Sanitária. Resolução RDC nº 92, de 23 de outubro de 2000 [Internet]. Brasília: Anvisa; 2000 [capturado em 18 nov. 2015]. Disponível em: http://www.anvisa.gov.br/hotsite/genericos/legis/resolucoes/92_00rdc.htm.
7. Brasil. Ministério da Saúde. Agência Nacional de Vigilância Sanitária. Resolução RDC nº 47, de 8 de setembro de 2009. Estabelece regras para elaboração, harmonização, atualização, publicação e disponibilização de bulas de medicamentos para pacientes e para profissionais de saúde [Internet]. Brasília: Anvisa; 2009 [capturado em 18 nov. 2015]. Disponível em: http://www.anvisa.gov.br/medicamentos/bulas/rdc_47.pdf.
8. Brasil. Ministério da Saúde. Agência Nacional de Vigilância Sanitária. Resolução RDC nº 71, de 22 de dezembro de 2009. Estabelece regras para a rotulagem de medicamentos [Internet]. Brasília: Anvisa; 2009 [capturado em 18 nov. 2015]. Disponível em: http://bvsms.saude.gov.br/bvs/saudelegis/anvisa/2009/res0071_22_12_2009.html.
9. Brasil. Ministério da Saúde. Agência Nacional de Vigilância Sanitária. Resolução RDC nº 391, de 9 de agosto de 1999 [Internet]. Brasília: Anvisa; 1999 [capturado em 18 nov. 2015]. Disponível em: http://www.anvisa.gov.br/hotsite/genericos/legis/resolucoes/391_99.htm.
10. Brasil. Ministério da Saúde. Agência Nacional de Vigilância Sanitária. Resolução RDC nº 10, de 2 de janeiro de 2001 [Internet]. Brasília: Anvisa; 2001 [capturado em 18 nov. 2015]. Disponível em: http://www.anvisa.gov.br/hotsite/genericos/legis/resolucoes/10_01rdc.htm.
11. Brasil. Ministério da Saúde. Agência Nacional de Vigilância Sanitária. Resolução RDC nº 84, de 19 de março de 2002 [Internet]. Brasília: Anvisa; 2002 [capturado em 18 nov. 2015]. Disponível em: http://www.anvisa.gov.br/hotsite/genericos/legis/resolucoes/2002/84_02rdc.htm.
12. Brasil. Ministério da Saúde. Agência Nacional de Vigilância Sanitária. Resolução RE nº 475, de 19 de março de 2002 [Internet]. Brasília: Anvisa; 2002 [capturado em 18 nov. 2015]. Disponível em: http://www.anvisa.gov.br/hotsite/genericos/legis/resolucoes/2002/475_02re.htm.
13. Brasil. Ministério da Saúde. Agência Nacional de Vigilância Sanitária. Resolução RE nº 476, de 19 de março de 2002 [Internet]. Brasília: Anvisa; 2002 [capturado em 18 nov. 2015]. Disponível em: http://www.anvisa.gov.br/hotsite/genericos/legis/resolucoes/2002/476_02re.htm.
14. Brasil. Ministério da Saúde. Agência Nacional de Vigilância Sanitária. Resolução RE nº 477, de 19 de março de 2002 [Internet]. Brasília: Anvisa; 2002 [capturado em 18 nov. 2015]. Disponível em: http://www.anvisa.gov.br/hotsite/genericos/legis/resolucoes/2002/477_02re.htm.
15. Brasil. Ministério da Saúde. Agência Nacional de Vigilância Sanitária. Resolução RE nº 478, de 19 de março de 2002 [Internet]. Brasília: Anvisa; 2002 [capturado em 18 nov. 2015]. Disponível em: http://www.anvisa.gov.br/hotsite/genericos/legis/resolucoes/2002/478_02re.htm.

16. Brasil. Ministério da Saúde. Agência Nacional de Vigilância Sanitária. Resolução RE nº 479, de 19 de março de 2002 [Internet]. Brasília: Anvisa; 2002 [capturado em 18 nov. 2015]. Disponível em: http://www.anvisa.gov.br/hotsite/genericos/legis/resolucoes/2002/479_02re.htm.
17. Brasil. Ministério da Saúde. Agência Nacional de Vigilância Sanitária. Resolução RE nº 480, de 19 de março de 2002 [Internet]. Brasília: Anvisa; 2002 [capturado em 18 nov. 2015]. Disponível em: http://www.anvisa.gov.br/hotsite/genericos/legis/resolucoes/2002/480_02re.htm.
18. Brasil. Ministério da Saúde. Agência Nacional de Vigilância Sanitária. Resolução RE nº 481, de 19 de março de 2002 [Internet]. Brasília: Anvisa; 2002 [capturado em 18 nov. 2015]. Disponível em: http://www.anvisa.gov.br/hotsite/genericos/legis/resolucoes/2002/481_02re.htm.
19. Brasil. Ministério da Saúde. Agência Nacional de Vigilância Sanitária. Resolução RE nº 482, de 19 de março de 2002 [Internet]. Brasília: Anvisa; 2002 [capturado em 18 nov. 2015]. Disponível em: http://www.anvisa.gov.br/hotsite/genericos/legis/resolucoes/2002/482_02re.htm.
20. Brasil. Ministério da Saúde. Agência Nacional de Vigilância Sanitária. Resolução RE nº 483, de 19 de março de 2002 [Internet]. Brasília: Anvisa; 2002 [capturado em 18 nov. 2015]. Disponível em: http://www.anvisa.gov.br/hotsite/genericos/legis/resolucoes/2002/483_02re.htm.
21. Brasil. Ministério da Saúde. Agência Nacional de Vigilância Sanitária. Resolução RE nº 484, de 19 de março de 2002 [Internet]. Brasília: Anvisa; 2002 [capturado em 18 nov. 2015]. Disponível em: http://www.anvisa.gov.br/hotsite/genericos/legis/resolucoes/2002/484_02re.htm.
22. Brasil. Ministério da Saúde. Agência Nacional de Vigilância Sanitária. Resolução RE nº 485, de 19 de março de 2002 [Internet]. Brasília: Anvisa; 2002 [capturado em 18 nov. 2015]. Disponível em: http://www.anvisa.gov.br/hotsite/genericos/legis/resolucoes/2002/485_02re.htm.
23. Brasil. Ministério da Saúde. Agência Nacional de Vigilância Sanitária. Resolução RDC nº 135, de 29 de maio de 2003 [Internet]. Brasília: Anvisa; 2003 [capturado em 18 nov. 2015]. Disponível em: http://www.anvisa.gov.br/hotsite/genericos/legis/resolucoes/2003/135_03rdc.htm.
24. Brasil. Ministério da Saúde. Agência Nacional de Vigilância Sanitária. Resolução RDC nº 133, de 29 de maio de 2003. Dispõe sobre o registro de Medicamento Similar e dá outras providências [Internet]. Brasília: Anvisa; 2003 [capturado em 18 nov. 2015]. Disponível em: http://www.natal.rn.gov.br/sms/biblioteca/legislacao/legis_a_normativos/legis_vigilancia/legis_produtos/resolucao_20030529_rdc_133.doc.
25. Brasil. Ministério da Saúde. Agência Nacional de Vigilância Sanitária. Resolução RDC nº 134, de 29 de maio de 2003. Dispõe sobre a adequação dos medicamentos já registrados [Internet]. Brasília: Anvisa; 2003 [capturado em 18 nov. 2015]. Disponível em: http://www.natal.rn.gov.br/sms/biblioteca/legislacao/legis_a_normativos/legis_vigilancia/legis_produtos/resolucao_20030529_rdc_134.doc.
26. Brasil. Ministério da Saúde. Agência Nacional de Vigilância Sanitária. Resolução RDC nº 136 de 29 de maio de 2003. Dispõe sobre o registro de medicamento novo [Internet]. Brasília: Anvisa; 2003 [capturado em 18 nov. 2015]. Disponível em: http://www.natal.rn.gov.br/sms/biblioteca/legislacao/legis_a_normativos/legis_vigilancia/legis_produtos/resolucao_20030529_rdc_136.doc.
27. Brasil. Ministério da Saúde. Agência Nacional de Vigilância Sanitária. Resolução RE nº 893, de 29 de maio de 2003. Determina a publicação do "Guia para realização de alterações, inclusões e notificações pós-registro de medicamentos." Brasília: Anvisa; 2003.
28. Brasil. Ministério da Saúde. Agência Nacional de Vigilância Sanitária. Resolução RE nº 894, de 29 de maio de 2003. Determina a publicação do "Guia para protocolo e relatório técnico de estudo de bioequivalência." Brasília: Anvisa; 2003.
29. Brasil. Ministério da Saúde. Agência Nacional de Vigilância Sanitária. Resolução RE nº 895, de 29 de maio de 2003. Determina a publicação do "Guia para elaboração de relatório técnico de estudo de biodisponibilidade relativa/bioequivalência." Brasília: Anvisa; 2003.
30. Brasil. Ministério da Saúde. Agência Nacional de Vigilância Sanitária. Resolução RE nº 896, de 29 de maio de 2003. "Guia para provas de biodisponibilidade relativa/bioequivalência." Brasília: Anvisa; 2003.
31. Brasil. Ministério da Saúde. Agência Nacional de Vigilância Sanitária. Resolução RE nº 897, de 29 de maio de 2003. Determina a publicação do "Guia para isenção e substituição de estudos de bioequivalência." Brasília: Anvisa; 2003.
32. Brasil. Ministério da Saúde. Agência Nacional de Vigilância Sanitária. Resolução RE nº 898, de 29 de maio de 2003. Determina a publicação do "Guia para planejamento e realização da etapa estatística de estudos de biodisponibilidade relativa/bioequivalência." Brasília: Anvisa; 2003.
33. Brasil. Ministério da Saúde. Agência Nacional de Vigilância Sanitária. Resolução RE nº 899, de 29 de maio de 2003. Determina a publicação do "Guia para validação de métodos analíticos e bioanalíticos." Brasília: Anvisa; 2003.
34. Brasil. Ministério da Saúde. Agência Nacional de Vigilância Sanitária. Resolução RE nº 900, de 29 de maio de 2003. Determina a publicação do "Guia para realização do estudo e elaboração do relatório de equivalência farmacêutica." Brasília: Anvisa; 2003.
35. Brasil. Ministério da Saúde. Agência Nacional de Vigilância Sanitária. Resolução RE nº 901, de 29 de maio de 2003. Determina a publicação do "Guia para ensaios de dissolução para formas farmacêuticas sólidas orais de liberação imediata (FFSOLI)." Brasília: Anvisa; 2003.
36. Brasil. Ministério da Saúde. Agência Nacional de Vigilância Sanitária. Resolução RDC nº 48, de 6 de outubro de 2009. Dispõe sobre realização de alteração, inclusão, suspensão, reativação, e cancelamento pós-registro de medicamentos e dá

outras providências [Internet]. Brasília: Anvisa; 2009 [capturado em 18 nov. 2015]. Disponível em: http://portal.anvisa.gov.br/wps/wcm/connect/3e1bf0004515f86a82fcf796514d51c4/RDC+N%-C2%BA+48,+DE+6+DE+OUTUBRO+DE+2009.pdf?MOD=AJPERES.
37. Brasil. Ministério da Saúde. Agência Nacional de Vigilância Sanitária. Resolução RDC nº 60, de 10 de outubro de 2014. Dispõe sobre os critérios para a concessão renovação do registro de medicamentos com princípios ativos sintéticos e semissintéticos, classificados como novos, genéricos e similares, e dá outras providências [Internet]. Brasília: Anvisa; 2011 [capturado em 18 nov. 2015]. Disponível em: http://bvsms.saude.gov.br/bvs/saudelegis/anvisa/2014/rdc0060_10_10_2014.pdf.
38. Brasil. Ministério da Saúde. Agência Nacional de Vigilância Sanitária. Resolução RE nº 397, de 12 de novembro de 2004. Determina a publicação do "Guia para provas de biodisponibilidade relativa/bioequivalência." Brasília: Anvisa; 2004.
39. Brasil. Ministério da Saúde. Agência Nacional de Vigilância Sanitária. Resolução RE nº 1.170, de 19 de abril de 2006. Determina a publicação do "Guia para provas de biodisponibilidade relativa/bioequivalência." Fica revogada a Resolução RE nº 397, de 12 de novembro de 2004. Brasília: Anvisa; 2006.
40. Brasil. Ministério da Saúde. Agência Nacional de Vigilância Sanitária. Resolução RDC nº 37, de 3 de agosto de 2011. Dispõe sobre o Guia para isenção e substituição de estudos de biodisponibilidade relativa/bioequivalência e dá outras providências [Internet]. Brasília: Anvisa; 2011 [capturado em 18 nov. 2015]. Disponível em: http://bvsms.saude.gov.br/bvs/saudelegis/anvisa/2011/rdc0037_03_08_2011.pdf.
41. Brasil. Ministério da Saúde. Agência Nacional de Vigilância Sanitária. Resolução RE nº 310, de 1º de setembro de 2004. Determina a publicação do "Guia para realização do estudo e elaboração do relatório de equivalência farmacêutica e perfil de dissolução." Brasília: Anvisa; 2004.
42. Brasil. Ministério da Saúde. Agência Nacional de Vigilância Sanitária. Resolução RDC nº 31, de 11 de agosto de 2010. Dispõe sobre a realização dos estudos de equivalência farmacêutica e de perfil de dissolução comparativo [Internet]. Brasília: Anvisa; 2010 [capturado em 18 nov. 2015]. Disponível em: http://portal.anvisa.gov.br/wps/wcm/connect/89d63480474597439fb9df3fbc4c6735/RDC_31_2010_Disp%C3%B5e+sobre+a+realiza%C3%A7%C3%A3o+dos+Estudos+de+Equival%C3%AAncia+Farmac%C3%AAutica+e+de+Perfil+de+Dissolu%C3%A7%C3%A3o+Comparativo.pdf?MOD=AJPERES.
43. Brasil. Ministério da Saúde. Agência Nacional de Vigilância Sanitária. Resolução RDC nº 16, de 2 de março de 2007 [Internet]. Brasília: Anvisa; 2007 [capturado em 18 nov. 2015]. Disponível em: http://crf-rj.org.br/arquivos/estagio/RDC16_2007MODIFICADA.pdf.
44. Brasil. Ministério da Saúde. Agência Nacional de Vigilância Sanitária. Instrução Normativa nº 1, de 30 de setembro de 1994 [Internet]. Brasília: Anvisa; 1994 [capturado em 12 nov. 2015]. Disponível em: http://portal.anvisa.gov.br/wps/wcm/connect/f2868a804368416e88eeec74bfb02411/INSTRU%C3%87%C3%83O+NORMATIVA+N%-C2%BA+1+AFE.pdf?MOD=AJPERES.
45. Brasil. Ministério da Saúde. Agência Nacional de Vigilância Sanitária. Resolução RDC nº 157, de 31 de maio de 2002 [Internet]. Brasília: Anvisa; 2002 [capturado em 18 nov. 2015]. Disponível em: https://www.diariodasleis.com.br/busca/exibelink.php?numlink=1-9-34-2002-05-31-157.
46. Brasil. Ministério da Saúde. Agência Nacional de Vigilância Sanitária. Resolução RDC nº 17, de 2 de março de 2007 [Internet]. Brasília: Anvisa; 2007 [capturado em 18 nov. 2015]. Disponível em: http://portal.anvisa.gov.br/wps/content/Anvisa+Portal/Anvisa/Pos+-+Comercializacao+-+Pos+-+Uso/Farmacovigilancia/Assunto+de+Interesse/LegislacaoLegislation/20070302+17.
47. Instituto brasileiro de Geografia e Estatística. Índice de Massa Corpórea: IMC [Internet]. Rio de Janeiro: IBGE; c2015 [capturado em 18 nov. 2015]. Disponível em: http://www.ibge.gov.br/home/estatistica/populacao/condicaodevida/pof/2002/imc_calculo.php.
48. Brasil. Ministério da Saúde. Agência Nacional de Vigilância Sanitária. Resolução RDC nº 27, de 17 de maio de 2012. Dispõe sobre os requisitos mínimos para a validação de métodos bioanalíticos empregados em estudos com fins de registro e pós-registro de medicamentos [Internet]. Brasília: Anvisa; 2012 [capturado em 18 nov. 2015]. Disponível em: http://portal.anvisa.gov.br/wps/wcm/connect/564310004b60537e-891f9baf8fded4db/RDC+27+12+-Valida%C3%A7%-C3%A3o+de+M%C3%A9todos+Bioanal%C3%ADticos.pdf?MOD=AJPERES.
49. Brasil. Ministério da Saúde. Agência Nacional de Vigilância Sanitária. Resolução RDC nº 41, de 28 de abril de 2000 [Internet]. Brasília: Anvisa; 2000 [capturado em 18 nov. 2015]. Disponível em: http://portal.anvisa.gov.br/wps/wcm/connect/c48c9c-80474597449fc1df3fbc4c6735/RDC_41_2000_Determina+que+as+entidades+ou+empresas+-que+porventura+pretendam+cadastrar-se+-junto+%C3%A0+ANVS-MS+para+se+habilitarem+%C3%A0+realiza%C3%A7%C3%A3o+dos+ensaios+de+equival%C3%AAncia+farmac%C3%AAutica.pdf?MOD=AJPERES.
50. Brasil. Ministério da Saúde. Agência Nacional de Vigilância Sanitária. Resolução RDC nº 103, de 08 de maio de 2003. Determina que os centros que realizam estudos de Biodisponibilidade/Bioequivalência para fins de registro de medicamentos deverão observar as normas e regulamentos técnicos em vigor [Internet]. Brasília: Anvisa; 2003 [capturado em 18 nov. 2015]. Disponível em: http://www.pacientevoluntario.com.br/images/legislacao/RDCN103de8demaiode2003ANVSABIOEQUIVALENCIA.pdf.
51. Brasil. Ministério da Saúde. Agência Nacional de Vigilância Sanitária. Resolução RDC nº 17, de 16 de abril de 2010. Dispõe sobre as Boas Práticas de Fabricação de Medicamentos [Internet]. Brasília: Anvisa; 2010 [capturado em 18 nov. 2015]. Dispo-

nível em: http://bvsms.saude.gov.br/bvs/saudelegis/anvisa/2010/res0017_16_04_2010.html.

LEITURAS SUGERIDAS

Brasil. Presidência da República. Casa Civil. Lei nº 6. 360, de 23 de setembro de 1976. Dispõe sobre a Vigilância Sanitária a que ficam sujeitos os Medicamentos, as Drogas, os Insumos Farmacêuticos e Correlatos, Cosméticos, Saneantes e Outros Produtos, e dá outras Providências [Internet]. Brasília: Casa Civil; 1976 [capturado em 18 nov. 2015]. Disponível em: http://www.planalto.gov.br/ccivil_03/leis/l6360.htm.

Brasil. Ministério da Saúde. Agência Nacional de Vigilância Sanitária. Resolução RDC nº 221, de 05 de agosto de 2002 [Internet]. Brasília: Anvisa; 2002 [capturado em 18 nov. 2015]. Disponível em: http://portal.anvisa.gov.br/wps/wcm/connect/48418b804745973b9f88df3fbc4c6735/rdc_221.pdf?MOD=AJPERES.

Consiglieri VO, Storpirtis S. Biodisponibilidade e bioequivalência de medicamentos: aspectos fundamentais para o planejamento e execução de estudos. Rev Bras Cienc Farm. 2000;36(1):13-21.

13

MEDICINA TRANSLACIONAL

LUIZ F. L. REIS

O objetivo deste capítulo* é trazer uma reflexão sobre o caminho entre o processo de geração de conhecimento e a transformação desse conhecimento em um produto que possa beneficiar a sociedade. É traçar um paralelo entre a pesquisa e a inovação, com foco especial na área da saúde e, em particular, no desenvolvimento de novos medicamentos. Se a definição para atividade de pesquisa for aquela que transforma recursos financeiros em conhecimento, a atividade de inovação é aquela que transforma conhecimento em benefícios. Benefícios para a sociedade que o custeou, seja pelo pagamento de impostos (no caso da pesquisa em instituições públicas), seja pela aquisição de bens e serviços (no caso de instituições privadas). Por isso mesmo, instituições perenes nos processos de inovação são muito dependentes da geração de conhecimento. No passado recente, o conhecimento era tratado como uma vantagem competitiva, gerado internamente e protegido por segredos industriais e leis patenteárias. Na sociedade moderna, em que a responsabilidade social (felizmente) vem ganhando relevância, o conhecimento passou a ser um bem comunitário e, graças às novas tecnologias de informação, acessível a todos em tempo real. Por consequência, as grandes corporações migraram para um modelo de internalização do conhecimento. Primeiro, pela aquisição de novas tecnologias, por meio de fusões e aquisições e, segundo, mais recentemente, pelo reconhecimento do valor do capital humano. A grande vantagem competitiva na inovação se dá pela presença de profissionais altamente qualificados, capazes de ouvir e entender as necessidades e oportunidades e, por meio do conhecimento, propor e implementar soluções inovadoras.

Neste capítulo, será abordado o ambiente da moderna pesquisa aplicada, bastante dependente da interação de recursos humanos altamente qualificados e de formação diversa, que utiliza informações e matérias derivadas do processo assistencial, que emprega tecnologia de ponta da pesquisa básica na busca de soluções inovadoras para a medicina de precisão.

DA BANCADA...

A forte dependência da geração de conhecimento para o processo de inovação levou a um modelo de negócio no qual as grandes empresas investiram vigorosamente nos seus centros de pesquisa. Um exemplo dessa estratégia é a IBM, que investiu de forma expressiva nos respectivos centros

---

* N. de A.: Declaro não possuir nenhum conflito de interesse e não receber honorários ou dividendos de nenhuma das empresas mencionadas ou detentora dos direitos de comercialização de medicamentos mencionados neste texto. Os nomes são citados apenas por razões históricas e para exemplificar meu pensamento.

de pesquisa, como um laboratório em Zurique, na Suíça. De lá, saíram os vencedores do prêmio Nobel de Física nos anos de 1986 e 1987. Em 1986, o alemão Gerd Binning e o suíço Henrich Rohrer, receberam o prêmio pela invenção do microscópio de corrente de tunelamento (em inglês, *scanning tunnelin microscope*). Em 1987, o alemão Johannes Georg Bednorz e o suíço Karl Alexander Müller receberam o prêmio pela descoberta dos supercondutores. Nenhuma dessas duas invenções pode ser diretamente associadas à atividade fim da IBM, mas ambas representaram importantes avanços na ciência básica.

No campo da saúde, o mesmo modelo foi seguido e, em passado muito recente, as grandes farmacêuticas investiram pesadamente em centros de pesquisa. Um exemplo é a Genentech, fundada em 1976 pelo investidor Robert Swanson e pelo cientista Herbert Boyer. Em 1973, Boyer e seu colega Stanley Cohen demonstraram pela primeira vez que enzimas isoladas de bactérias, denominadas "enzimas de restrição", poderiam cortar o DNA de uma maneira sequência-específica e, mais ainda, poderiam ser "coladas" novamente dentro de outra sequência de DNA, cortada pela mesma enzima.[1] Os trabalhos de Boyer e Cohen, com os trabalhos de Paul Berg (ganhador do Nobel de Química em 1980) são considerados a origem da engenharia genética e da biotecnologia. Aliás, o nome Genentech é um acrônimo para *genetic engineering technology*. Em 1977, Boyer e pesquisadores do Beckman Research Institute produziram a primeira proteína humana por engenharia genética, a somatostatina, expressa em *Escherichia coli*. Apenas para completar a história da Genetech, esta foi adquirida pela farmacêutica suíça Roche, em 2009, que também tem um centro de pesquisa de altíssimo prestigio em Nutley, NJ, nos arredores de Nova York.

Os experimentos originais de Boyer, Cohen e Berg representam o início de uma enorme revolução no conhecimento dos fundamentos da biologia molecular. Deles derivaram as metodologias para clonagem de genes, sequenciamento genético, expressão de proteínas em sistemas hierólogos e, por fim, o sequenciamento do genoma humano de centenas de espécies. A possibilidade de produção de proteínas em sistemas hierólogos (ou recombinantes) permitiu a obtenção de grandes massas proteicas em alto grau de pureza. Com os avanços da física, foi possível o desenvolvimento das tecnologias da cristalografia e da ressonância magnética nuclear para definição da estrutura terciária das proteínas que, uma vez determinadas, permitirão o melhor entendimento de suas funções biológicas. Todos esses avanços representam o que mais básico e revolucionário a ciência produziu no campo da biologia (importante ressaltar que enormes avanços básicos em outras áreas da biologia também foram obtidos entre 1970 e o início dos anos 2000, mas não dizem respeito aos objetivos deste capítulo).

Por que descrever todos esses passos históricos, que representam os fundamentos da biotecnologia moderna? Para deixar muito claro que não há inovação sem ciência básica e sem a geração de conhecimento. Qualquer instituição ou sociedade que pretenda ser inovadora precisa, necessariamente, fomentar e prestigiar a geração de conhecimento e aqueles envolvidos na pesquisa básica. Uma pesquisa que, de imediato, não se preocupa com a sua aplicabilidade, mas com o entendimento dos aspectos fundamentais dos fenômenos naturais.

...PARA O LEITO

Mas, uma vez entendidos (ainda que parcialmente) alguns desses aspectos fundamentais dos fenômenos naturais, e este capítulo se aterá aos fenômenos da biologia, foi possível entender melhor os mecanismos moleculares responsáveis pelo desenvolvimento de patologias e, por consequência, formas menos empíricas para intervenção e reestabelecimento da homeostasia. E este passou a ser o desafio da comunidade cientifica: aplicar todo o conhecimento básico acumulado por décadas para gerar benefícios para a sociedade. O desenvolvimento dos novos agentes antirretrovirais é um belo exemplo de como as metodologias de sequenciamento de DNA, cristalografia, bioinformática e desenho racional de medicamentos contribuíram para transformar a Aids, uma doença devastadora nos anos 1980, em uma doença crônica no início do século XXI.

É a essa forma de fazer pesquisa, que busca responder questões relevantes do processo assistencial com o auxílio de técnicas e métodos da pesquisa básica, que se deu o nome de pesquisa aplicada (em inglês *translational research*). Da bancada para o leito virou o jargão para essa definição.

Mas a pesquisa aplicada, da bancada para o leito, ainda precisava (ou será que ainda precisa?) de uma importante mudança de cenário para que pudesse ser mais eficiente. A pesquisa aplicada precisa da doença e do doente! Os modelos experimentais, sejam eles em células ou em animais de experimentação, ajudam a entender as patologias, mas ainda distantes da patologia no homem. Foi essa necessidade de acesso a amostras e pacientes que proporcionou uma importante migração da pesquisa aplicada das universidades e centros de pesquisa para dentro dos hospitais. Esse não é um movimento recente e se faz necessário reconhecer que, em alguns hospitais, essa vocação de pesquisa existe desde muito tempo. No Brasil, o então Hospital do Câncer, hoje Hospital AC Camargo, fundado em 1953, publicou seu primeiro trabalho no mesmo ano de sua fundação. Mas, claramente, as atividades de pesquisa nos hospitais têm crescido de modo acentuado nos últimos anos.[2]

O que é tão particular sobre a pesquisa aplicada, a ponto de merecer um nome próprio? Talvez apenas a forma de fazer a pergunta. E, daqui para frente, este capítulo, com o objetivo de exemplificar as nuances que poderiam melhor ilustrar a pesquisa aplicada, se ocupará do modelo de pesquisa para o câncer.

Hoje, a oncologia passa por uma profunda transformação cujo marco talvez tenha sido o surgimento do imatinib. Essa foi a primeira droga cujo mecanismo de ação se baseia na inativação de uma proteína anormal, produto da fusão dos genes *ABL*, localizado no cromossomo 9, com o gene *BCR*, localizado no cromossomo 22. Esse rearranjo entre os cromossomos 9 e 22 dá origem ao cromossomo Filadélfia, patognomônico da leucemia mieloide crônica. O imatinib abriu uma era de novas medicações, que atuam de forma especifica, em alterações moleculares definidas associadas a determinados tumores. A essa nova forma de tratamento se deu o nome de medicina de precisão.

Com essa lógica para o desenvolvimento de novas drogas, está posto um grande desafio que representa uma inversão no curso das pesquisas. Primeiro, é necessário estudar o tumor e definir suas mutações causais ou, pelo menos, aquelas que sustentam o seu crescimento. Uma vez definidos os genes candidatos e as mutações que conferem as esses genes funções distintas daquelas desempenhadas nas células normais, é possível pesquisar novos fármacos. Logo, a pesquisa começa no paciente (ou seus tecidos). E como os pacientes estão nos hospitais, estes entraram de forma decisiva no cenário da moderna pesquisa aplicada. Por isso mesmo, a clássica definição de pesquisa aplicada *from the bench to the bedside* já foi atualizada para *from the bedside to the bench, and back to the bedside*.[3]

Essa nova estratégia, que busca na prática clínica diária as perguntas para os projetos de pesquisa, trouxe também uma nova necessidade. A intensa e decisiva participação de médicos, enfermeiros e outros profissionais da saúde como parte necessária em uma equipe de pesquisa que, mais do que nunca, é multidisciplinar. Mais uma forte razão para os hospitais se tornarem um ecossistema ideal para a pesquisa aplicada.

ECOSSISTEMA DA PESQUISA APLICADA E DA MEDICINA TRANSLACIONAL

Com base no exposto até aqui, pode-se concluir que o sucesso da pesquisa aplicada e da moderna medicina de precisão depende de alguns elementos-chave. Partindo do pressuposto de que essa pesquisa aplicada surge no leito ou do processo assistencial, fica patente a importância dos hospitais (ou outros aparelhos de assistência à saúde) no processo de geração do conhecimento. Assim, nos hospitais onde há atividades de pesquisa aplicada, quaisquer que sejam as suas linhas de pesquisa, alguns requisitos são fundamentais. Primeiro, e mais importante, a visão da alta gestão, que entende essa atividade como um investimento e seus resultados, às vezes intangíveis, é considerada indicador de sucesso. Isso garante recursos financeiros e organizacionais para a infraestrutura de pesquisa. Essa infraestrutura deve contemplar muito mais que bons laboratórios. A qualidade da informação derivada do processo assistencial é um elemento essencial para a geração de conhecimento. Ela é a base de todos os projetos e o substrato de todas as análises. Investir em prontuários eletrônicos, com informações parametrizadas, que permitem a criação de bancos de dados é condição *sine qua non* para qualquer projeto. E esse ainda é um enorme desafio mesmo nas melhores instituições do mundo. Outro requisito fundamental para o sucesso da pesquisa aplicada é a disponibilidade de recursos humanos qualificados e estimulados para essa atividade. Por isso mesmo, esses hospitais com vocação acadêmica estão, cada vez mais, envolvidos em programas de pós-graduação, seja de forma independente, seja em associação com universidades. Frequentemente, os programas de residência desses hospitais têm um forte componente de interação com a pesquisa. Por fim, esses hospitais estão vigorosamente engajados em ensaios clínicos, seja para o estudo de novos medicamentos, seja para a validação de novas tecnologias. Logo, uma infraestrutura administrativa e de recursos humanos – enfermeiras de pesquisa, coordenadores de estudos, monitores e apoio estatístico – para a realização de ensaios clínicos e pesquisa observacional é mais que necessária.

Dispensável dizer que, na ciência moderna, nenhuma instituição, nem mesmo as maiores e mais ricas, domina todas as áreas do conhecimento e tem todos os recursos humanos necessários para o avanço da medicina. Por isso, outro requisito fundamental para o avanço da moderna medicina de precisão é a cooperação interinstitucional. De um lado, a universidade, com seu foco especial na ciência básica e na formação acadêmica, permanece como um parceiro indissociável no processo de geração de conhecimento na pesquisa aplicada. E, no outro lado da cooperação, a parceria com a indústria privada é condição necessária para o processo de inovação. É a indústria que, em última instância, consolidará o processo de inovação, tornando seus resultados acessíveis e percebidos por toda a sociedade.

MEDICINA APLICADA NA ONCOLOGIA

O câncer (na verdade, os cânceres!) é uma doença do genoma. Não existe um só tumor que não seja consequência de pelo menos uma mutação no genoma. Mesmo que iniciado por um número pequeno de mutações, sequências e cumulativas, um tumor, quando clinicamente detectado, carrega milhares de mutações que se acumularam no genoma das células malignas. Ainda que as primeiras mutações sejam determinantes para o início do processo de transformação maligna, as mutações acumuladas subsequentemente ocorrem de forma aleatória entre as células de uma mesma massa tumoral.

Esse processo aleatório de acúmulo de mutações está associado a um conceito que é chave no entendimento da biologia dos tumores e do comportamento do tumor no seu microambiente. Tumores de dois indivíduos, ainda que localizados no mesmo órgão são, necessariamente, diferentes, no que se refere às suas mutações, tanto quantitativa quanto qualitativamente. Mais do que isso, células de uma mesma massa tumoral de um único indivíduo são diferentes entre si no acúmulo de suas mutações, também qualitativa e quantitativamente. Essa heterogeneidade inter e intrapaciente é o que explica as diferenças de comportamento dos tumores (Figuras 13.1).

TERAPIA-ALVO E A MEDICINA DE PRECISÃO

Foi o avanço das metodologias de sequenciamento e a facilidade com que hoje é possível sequenciar o genoma de um indivíduo que trouxe, com muita clareza, esse conceito de heterogeneidade tumoral. Esse avanço permitiu um melhor entendimento sobre a biologia dos tumores e forneceu uma explicação clara sobre as bases moleculares da resistência a medicamentos, das recidivas, da agressividade etc. Por consequência, esse entendimento também evidenciou a necessidade de tratarmos de forma diferente aos tumores diferentes, ainda que todos tenham as mesmas localização e descrição anatomopatológica. Dois tumores de pulmão de não pequenas células em dois indivíduos distintos podem ser fenotipicamente iguais por todos os métodos de imagem ou por imuno-histoquímica. Todavia, seguramente, serão distintos molecularmente. Poderão ter (e provavelmente terão) um pequeno número de mutações em comum, talvez até as mais relevantes para a sua biologia, mas ainda assim, serão distintos.

Isso explica um dos dilemas da oncologia clínica. Em um conjunto de pacientes com câncer de pulmão com o mesmo diagnóstico e prognóstico, um grupo deverá responder bem ao tratamento de 1ª linha, mas os demais deverão ir para uma 2ª linha de tratamento. Destes, um grupo deverá responder bem ao tratamento, mas os demais deverão ir para uma 3ª linha. Esse ciclo, baseado nas melhores evidências do conhecimento atual, se repete, por vezes, mais que o desejável. Aqui, cabem algumas importantes reflexões. Primeiro, a constatação, na vida real, de que a heterogeneidade do tumor se reflete no seu comportamento biológico. Segundo, para os pacientes que não responderam 1ª linha e, mais grave ainda, para as linhas subsequentes, o tratamento representou toxicidade, custos e a possibilidade de progressão da doença.

Essa observação de um evento (cada vez menos) frequente no processo assistencial poderia suscitar duas perguntas e, aqui, uma boa oportunidade para diferenciar um ambiente focado na pesquisa aplicada de um outro, não menos relevante, focado na pesquisa básica. É possível perguntar por que os tumores respondem de forma distintas ou quais os mecanismos celulares ou moleculares responsáveis pela resistência ou pelo escape ao tratamento. São perguntas legítimas de um ambiente de pesquisa básica, muito apropriadas para um grupo focado na biologia do tumor e cujas respostas contribuirão para o desenvolvimento de novos fármacos. Mas, para um grupo focado em uma pesquisa aplicada, tendo o paciente como foco, o principal desafio seria a identificação, *a priori*, de qual paciente deveria receber qual medicamento. O objetivo seria colocar todos em 1ª linha, em que a medicação variará segundo as alterações moleculares dos tumores de cada um dos pacientes.

Para a indústria farmacêutica e o desenvolvimento de novos medicamentos, essa observação também impôs um desafio importante: terminou a era de uma medicação para vários tumores. Há evidente necessidade de se desenvolver fármacos específicos para cada uma das alterações moleculares que impactam a biologia do tumor e o curso da doença. No lugar de algumas medicações para diferentes tumores, haveria vários fármacos para alguns tumores. Mais ainda, para cada medicação, é necessário um teste molecular que defina qual paciente se beneficiará de qual medicação.

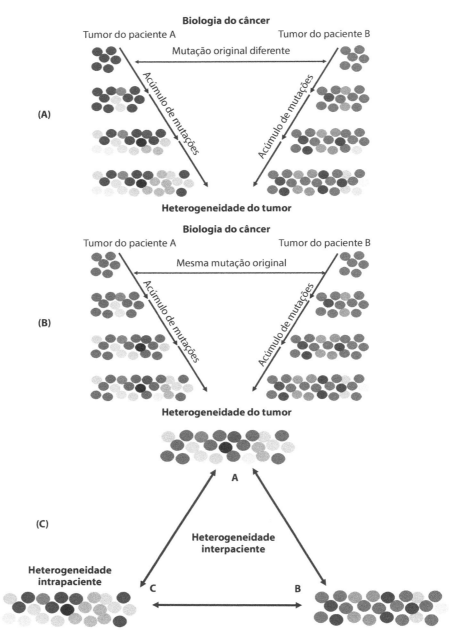

FIGURAS 13.1 Heterogeneidade inter e intratumoral. (A) Ilustração representando tumores de dois pacientes que se iniciaram por mutações em genes distintos e, ao longo do tempo, suas células foram acumulando mutações distintas, resultando, em cada um deles, um conjunto heterogêneo de células. (B) Ilustração representando tumores de dois pacientes que embora tenham sido desencadeados pela mutação no mesmo gene, também acumularam, ao longo de seu crescimento, distintas mutações, resultando em um conjunto heterogêneo de células. (C) Reforça a ideia da heterogeneidade interpacientes e na heterogeneidade intratumoral.

Parte da solução para o desafio de definir o medicamento que um dado paciente deve utilizar já é realidade. A utilização de painéis de genes que representam a quase totalidade dos alvos para novos fármacos já está disponível no mercado e, a cada dia, instituições de ponta lançam painéis mais abrangentes e com melhor poder de predição. Nessa estratégia, um fragmento de tumor do paciente é sequenciado e, com base nas mutações encontradas e para as quais existem fármacos-alvo, um relatório é disponibilizado para o oncologista que, com base na clínica do paciente e nos dados de sequenciamento, poderá decidir qual fármaco utilizar. Esses painéis de genes, que podem ser tumor-específicos, com uma ou poucas dezenas de genes ou com algumas centenas de genes e aplicáveis para qualquer tumor, já são disponibilizados no mundo todo.[4]

BIOMARCADORES

De forma simplificada, biomarcadores podem ser definidos como uma alteração, ou conjunto de alterações observadas em fragmentos de tecidos ou no sangue periférico de pacientes que, podem ser associadas, de forma estatisticamente significativa, com uma patologia ou resposta ao tratamento a uma patologia. Um exemplo clássico de biomarcador é o PSA e alterações na próstata. Níveis elevados de PSA são sugestivos de patologias da próstata, entre elas o tumor de próstata e, nos pacientes que passaram por uma prostatectomia radical, a detecção de PSA no sangue periférico pode indicar a presença de uma recidiva local e/ou metástase à distância. Muito importante: um biomarcador não tem, necessariamente, uma relação causal com a patologia. No caso do PSA, ele é uma proteína de superfície presente na célula prostática e, por isso, serve de marcador da presença dessa célula. Mas não tem nenhuma relação funcional com o tumor de próstata ou com a hiperplasia benigna da próstata.

A busca por biomarcadores em oncologia representa um dos grandes desafios da pesquisa aplicada e várias abordagens metodológicas são utilizadas para subsidiar as estratégias de prevenção, diagnóstico, tratamento, prognóstico, resistência e recidivas. Por exemplo, para os tumores hereditários, a detecção de mutações em genes sabidamente associadas a um dado tumor desencadeia estratégias de prevenção e diagnóstico precoce.

A pesquisa de novos biomarcadores é absolutamente dependente de amostras biológicas como sangue periférico, urina, ou fragmentos de tecidos. Assim, para a pesquisa aplicada, biobancos são fundamentais. Um biobanco é uma coleção organizada de amostras de tecidos. O valor de um biobanco não está, necessariamente, associado ao número de amostras que ele armazena. Mais importante do que o número de amostras é a qualidade de material que delas se consegue extrair e, principalmente, a qualidade da informação clínica associada a cada amostra. Esse deve ser um esforço institucional constante e de altíssimo valor para a geração de dados e sua eventual aplicabilidade no processo de inovação para desenvolvimento de fármacos e de novos testes moleculares.

Quanto aos métodos laboratoriais para a busca e utilização dos biomarcadores, o sequenciamento do DNA, mais especificamente os métodos de sequenciamento de última geração (NGS, do inglês *next generation sequencing*) associados a uma forte capacidade de bioinformática são os que, atualmente, mais se desenvolvem. Muito em função do fato de que novos medicamentos alvo-específicos são desenvolvidos para mutações específicas. Assim, é necessário que, no material biológico do paciente, seja determinada a presença ou não da mutação que confere sensibilidade ou resistência àquele medicamento.

Até recentemente, a detecção dos biomarcadores se baseava fundamentalmente no sequenciamento de fragmentos de tecido tumoral, obtidos por biópsia ou a partir de material fixado em parafina. Nesses casos, a abundância do material biológico e a qualidade do DNA recuperado são determinantes para o sucesso do método. Mais recentemente, com o surgimento das metodologias de proteína C-reativa (PCR) em emulsão (nos laboratórios, conhecida como "Digital PCR"), tornou possível a detecção, no sangue periférico, de sequências específicas de DNA, mesmo que elas estejam em níveis bastante reduzidos na corrente sanguínea. Com isso, surgiu uma estratégia de análise de DNA tumoral, a chamada biópsia líquida. A morte celular resulta na liberação de fragmentos de DNA na corrente sanguínea. Assim, em um paciente com câncer, além desses fragmentos de DNA liberados na corrente sanguínea em decorrência da morte de suas células normais, também circulam fragmentos de DNA liberados pela morte de células tumorais. Dessa forma, é possível detectar, no sangue, fragmentos específicos do tumor sem ser necessário um procedimento invasivo para obtenção de um fragmento do tecido tumoral. Como a abundância desse DNA é uma função do número de células que estão morrendo, podemos, por exemplo, correlacionar os níveis de um dado fragmento de DNA tumoral com a resposta a um tratamento. Para um tumor que responde a um tratamento, deve-se observar a redução dos níveis de seu DNA e vice-versa.[5]

Outra aplicação muito atual dessa metodologia, ainda em fase de validação para eventual uso clínico, é para detecção de mutações que possam estar associadas ao aparecimento de resistência para medicações alvo-específicas. Como já discutido, várias das novas medicações em oncologia são desenvolvidas para inibir genes com mutações específicas. Eventualmente, em função da heterogeneidade intratumoral, um pequeno de número de células no meio de uma massa tumoral maior sobrevive aos efeitos da medicação por não apresentar a mutação--alvo ou, alternativamente, por acumular uma segunda mutação que torna as células resistentes. Enquanto o medicamento induz a morte da maioria das células do tumor, aquela pequena população passa a crescer em número e, eventualmente, o paciente terá uma recidiva em função dessa resistência. Com o surgimento da biópsia líquida, é possível monitorar, nos pacientes em tratamento com medicações alvo-específicas, o aparecimento de sequências indicativas de resistência, permitindo ao oncologista clínico a opção de mudar o medicamento ou associar um novo medicamento ao tratamento.[6]

A utilização de painéis de genes também foi demonstrada como um importante biomarcador para predição de resposta em oncologia. Para uma nova classe de fármacos baseados na inibição de inibidores da resposta imune (ipilimumabe, nivolumabe, pembrolizumabe), observou-se que os tumores que melhor respondem são aqueles com maior grau de neoantígenos, derivados do acúmulo de novas mutações no decorrer do desenvolvimento do tumor. Assim, é possível sequenciar todo o exoma das células tumorais[7,8] ou apenas um conjunto finito de genes[9] e estimar, em função do número de mutações observadas, a probabilidade de resposta ao tratamento.

PERSPECTIVAS

A pesquisa deve ter apenas um adjetivo: boa pesquisa. Isso posto, é possível dizer que, dentro da boa pesquisa, existem estratégias distintas para se obter bons resultados. A chamada pesquisa médica aplicada, nem melhor nem pior que a pesquisa básica ou fundamental, tem por característica buscar inspiração para questões concretas do processo assistencial. Esse esforço da pesquisa aplicada requer a construção de um ecossistema apropriado, que integra profissionais com diferente formação, que se complementam em suas expertises, dentro de um ambiente assistencial que entende o valor da geração de conhecimento e de uma instituição que proporcione infraestrutura adequada para as metodologias necessárias. Requer uma forte interação entre instituições públicas ou privadas, que, por suas naturezas, têm propósitos distintos, mas que, em comum apresentem como valor maior a determinação de transformar conhecimento em inovação e benefícios.

A medicina de precisão é hoje uma realidade na oncologia, retratada em alguns exemplos neste capítulo. Mas é um caminho sem volta e, cada vez mais, novos fármacos serão desenhados para grupos específicos de pacientes, nos quais o genoma determinará maior ou menor eficácia do tratamento.

REFERÊNCIAS

1. Cohen SN, Chang AC, Boyer HW, Helling RB. Construction of biologically functional bacterial plasmids in vitro. Proc Natl Acad Sci U S A. 1973;70(11):3240-4.
2. Bonetta L. Biomedical science: Putting research into practice. Nature. 2010;467(7318):995-6.
3. Segen's Medical Dictionary. Bedside to bench to bedside. [Internet]. Huntingdon Valley: Farlex; c2012 [capturado em 30 nov. 2015]. Disponível em: http://medical-dictionary.thefreedictionary.com/bedside+to+bench+to+bedside.
4. Frampton GM, Fichtenholtz A, Otto GA, Wang K, Downing SR, He J, et al. Development and validation of a clinical cancer genomic profiling test based on massively parallel DNA sequencing. Nat Biotechnol. 2013;31(11):1023-31
5. Donnard ER, Carpinetti PA, Navarro FC, Perez RO, Habr-Gama A, Parmigiani RB, et al. ICRmax: an optimized approach to detect tumor-specific interchromosomal rearrangements for clinical application. Genomics. 2015;105(5-6):265-72.
6. Crowley E, Di Nicolantonio F, Loupakis F, Bardelli A. Liquid biopsy: monitoring cancer-genetics in the blood. Nat Rev Clin Oncol. 2013;10(8):472-84
7. Snyder A, Makarov V, Merghoub T, Yuan J, Zaretsky JM, Desrichard A, et al. Genetic basis for clinical response to CTLA-4 blockade in melanoma. N Engl J Med. 2014;371(23):2189-99.
8. Rizvi NA, Hellmann MD, Snyder A, Kvistborg P, Makarov V, Havel JJ, et al. Cancer immunology. Mutational landscape determines sensitivity to PD-1 blockade in non-small cell lung cancer. Science. 2015;348(6230):124-8.
9. Campesato LF, Barroso-Sousa R, Jimenez L, Correa BR, Sabbaga J, Hoff PM, et al. Comprehensive cancer-gene panels can be used to estimate mutational load and predict clinical benefit to PD-1 blockade in clinical practice. Oncotarget. 2015;6(33):34221-7.

14

ESTATÍSTICA

ÂNGELA T. PAES

Qualquer tomada de decisão a respeito de medicamentos ou estratégias terapêuticas depende de evidências científicas. Para que um novo medicamento seja aprovado e inserido no mercado, são necessárias várias etapas de investigação, desde o seu desenvolvimento, passando pela experimentação em animais e em seres humanos (estudos de fases I, II, III ou IV). Em geral, os estudos observam dados de pacientes submetidos aos tratamentos de interesse para tirar conclusões. Todas as pesquisas que envolvem a observação de dados incluem alguma análise estatística, seja mais simples, como uma mera descrição, ou mais complexa com aplicação de técnicas sofisticadas de análise. É com base nos resultados da análise estatística que os pesquisadores tentam comprovar teorias, publicam artigos científicos e, assim, direcionam a prática médica.

Com os avanços da tecnologia e desenvolvimento de novas metodologias de análise, os métodos estatísticos tornaram-se cada vez mais presentes nos artigos científicos. Apesar disso, ainda é grande a falta de familiaridade dos médicos e profissionais da saúde com boa parte dos métodos empregados, o que limita consideravelmente a análise crítica dos resultados publicados.

Para melhor compreensão dos artigos científicos, é necessário que o leitor se coloque na posição do investigador principal e entenda os caminhos e dificuldades na condução da pesquisa. Com relação aos aspectos estatísticos, algumas perguntas que podem surgir durante o delineamento e execução da pesquisa são:

- Quantos pacientes devem ser incluídos no estudo?
- Como deve ser selecionado o grupo-controle (placebo)?
- Como registrar as características (variáveis) de interesse?
- Qual método estatístico utilizar em cada situação?
- Como interpretar os resultados dos testes estatísticos?
- Qual a melhor forma de apresentar os resultados?

Este capítulo visa discutir o papel da estatística na avaliação de novas terapêuticas e como o conhecimento estatístico pode ser aplicado, não apenas para auxiliar a leitura crítica e a interpretação dos resultados de estudos já realizados, como também no delineamento e execução de pesquisas originais.

O QUE É ESTATÍSTICA?

Entre as diversas definições sobre o que é Estatística, sob o ponto de vista da pesquisa em saúde, pode-se entendê-la como uma área do conhecimento que produz metodologia para:

1. planejar a forma de obtenção dos dados (**planejamento**, definição do tipo de estudo, dimensionamento da amostra);
2. descrever os dados observados (**estatística descritiva**: resumo dos dados);
3. estender (ou generalizar) os resultados encontrados (**estatística inferencial**: aplicação de testes estatísticos).

Portanto, apesar de a Estatística ser lembrada primordialmente na fase de análise dos dados, ela também pode auxiliar o pesquisador no delineamento da pesquisa, ou seja, antes da coleta dos dados.

ASPECTOS RELACIONADOS AO PLANEJAMENTO

Um estudo bem planejado é a base de uma investigação clínica de qualidade. Os trabalhos de pesquisa podem ser seriamente prejudicados por falhas no desenho do estudo, coleta e armazenamento das informações. Algumas questões que devem estar claras para o investigador são o tipo de estudo que se pretende realizar, em quem o medicamento deve ser testado e como os dados serão coletados e organizados para a análise.

Nesta seção, são apresentados brevemente alguns conceitos relacionados à fase de planejamento dos estudos. Maiores detalhes podem ser encontrados na bibliografia sugerida.

Tipos de estudo

Um dos aspectos que direcionam a coleta e a análise dos dados é a definição do tipo de estudo. Existem inúmeras classificações dos estudos e a terminologia muda muito de uma área para outra. Uma divisão clássica é entre **estudos descritivos** e **analíticos**. Os estudos descritivos, como o nome já diz, têm a intenção apenas de descrever os dados coletados, sem qualquer preocupação em comprovar hipóteses, não havendo necessidade de aplicação de testes estatísticos. Esse é o caso, por exemplo, dos estudos de caso, de séries de casos e levantamentos populacionais. Os estudos descritivos são menos comuns na área da saúde e, apesar de suas limitações, são importantes para a produção do conhecimento e úteis no direcionamento de estudos subsequentes. Já os estudos analíticos têm hipóteses claramente definidas, que podem ser comprovadas ou não a partir da análise dos dados. Em geral, os estudos analíticos são comparativos nos quais a comparação pode ser entre tratamentos, como é o caso dos ensaios clínicos, também chamados de **estudos experimentais** ou **de intervenção**. Os ensaios clínicos controlados são muito utilizados para avaliar efeitos de medicamentos em seres humanos e consistem em testar um medicamento em um grupo de indivíduos e compará-lo a outro grupo que não tomou a medicação, mas que está sob as mesmas condições experimentais. Dessa forma, atribui-se a diferença entre os grupos de tratamento apenas ao efeito do medicamento.

Entre os estudos experimentais, existem ainda os estudos de bioequivalência, muito utilizados nas pesquisas sobre medicamentos genéricos. Esses estudos visam avaliar se um medicamento novo (genérico ou uma associação de fármacos já existentes) é equivalente terapêutico de um medicamento de referência. Normalmente, são realizados com voluntários e os delineamentos mais comuns são os **estudos paralelos**, em que cada indivíduo é sorteado para receber um dos medicamentos, e os **estudos cruzados** (*crossover*), em que cada indivíduo recebe mais de um medicamento em períodos diferentes, com um intervalo de tempo entre os períodos (denominado *washout*) para eliminar os efeitos residuais. Nos estudos paralelos, os grupos de comparação são independentes, ou seja, cada grupo de tratamento é composto por indivíduos diferentes. Já os grupos de tratamento dos estudos *crossover* são dependentes, dado que são os mesmos indivíduos que testam os medicamentos que são comparados. Nesse caso, deve-se testar se a ordem (sequência) em que foram administrados os medicamentos têm alguma influência sobre a resposta. Os desenhos cruzados são mais recomendados nos casos de bioequivalência, pois, além de controlarem melhor a variabilidade dos dados (cada indivíduo é controle dele mesmo), têm um custo inferior ao dos estudos paralelos.

Quando não há intervenções diretas sobre os indivíduos, os estudos são chamados **observacionais**. Nesse tipo de estudo, o investigador limita-se a observar os dados e analisar as relações entre as características observadas. Nessa classe, estão os estudos do tipo caso-controle, coorte e transversais, cujas características que se desejam investigar são, em geral, fatores de exposição e a doença de interesse.

População e amostra

Outro aspecto muito importante é o público-alvo (ou população) do medicamento que está sob investigação. Por exemplo, uma determinada medicação que funciona bem em pacientes jovens pode não ser indicada no tratamento de pacientes mais idosos. Em outras situações, o medicamento pode ser o mesmo, mas a dose deve variar de acordo com as características do paciente. Em geral, as pesquisas definem a população do estudo pela descrição dos critérios de inclusão e exclusão utilizados para a seleção dos pacientes. São esses critérios que devem ser levados em conta na generalização dos resultados da pesquisa.

As pesquisas experimentais, geralmente, trabalham com amostras, ou seja, um conjunto de elementos (pacientes) oriundos da população de interesse. Na prática, a seleção da amostra dificilmente é probabilística, pois não é possível listar todos os elementos da população para sortear os que participarão do estudo. A maior parte dos estudos sobre medicamentos utiliza amostras de conveniência, nas quais os indivíduos candidatos ao estudo são escolhidos por serem acessíveis ao pesquisador. É o caso, por exemplo, dos estudos cujos pacientes participantes são selecionados a partir de um serviço da instituição em que foi realizada a pesquisa.

Cálculo do tamanho da amostra

Uma pergunta muito comum durante a fase de planejamento é: quantos pacientes são necessários para o estudo? A determinação do cálculo da amostra está diretamente ligada aos objetivos da pesquisa. O pesquisador deve buscar um número de pacientes que seja suficiente para fazer uma análise adequada e responder satisfatoriamente as perguntas do estudo, tomando o cuidado de não utilizar uma amostra nem muito pequena, que limitaria as conclusões, nem grande demais, que desperdiçaria os recursos disponíveis como tempo e custo. Apesar de ser muito comum, existem muitas dificuldades na definição do cálculo amostral. No caso da pesquisa clínica em que existe um desfecho principal e hipóteses bem definidas, esse cálculo é mais simples. Ainda assim requer algumas informações nem sempre disponíveis, como a variabilidade do que se deseja investigar e outros parâmetros que serão vistos mais adiante.

Muitos estudos que trabalham com amostras de conveniência não fazem cálculo amostral, mas nem por isso produzem resultados inválidos. Nem sempre é necessário ou viável fazer um cálculo teórico de tamanho da amostra. Entretanto, deve-se ressaltar que, em estudos comparativos sobre medicamentos, esse cálculo é altamente recomendável, pois, nesses casos, existem hipóteses bem definidas e existe sempre uma expectativa sobre a diferença entre os grupos de tratamento. Essa diferença é conhecida na estatística como tamanho do efeito (*effect size*) e é partir dela que é estabelecida a regra de decisão.

Suponha que seja planejado um estudo que tem como objetivo avaliar a eficácia de uma nova medicação para redução de colesterol. Para isso, pretende-se selecionar um grupo de indivíduos com hipercolesterolemia e distribuí-los em dois grupos, um que receberá a medicação nova e outro que receberá placebo. Para calcular o número de pacientes necessário em cada grupo, é preciso definir o desfecho principal, ou seja, a principal variável que será utilizada para decidir sobre a eficácia da medicação. Nesse exemplo, poderia ser a redução de colesterol (em mg/dL) observada após um determinado tempo de tratamento. Outra opção é definir como desfecho a normalização da taxa de colesterol, considerado como "sucesso" se o paciente atingir um nível abaixo de um certo valor de referência.

No caso do desfecho quantitativo (redução na taxa de colesterol), para fazer o cálculo amostral o pesquisador deve fornecer uma estimativa da variabilidade das taxas de colesterol, que usualmente é expressa pelo desvio-padrão. Essa estimativa, normalmente, é obtida com base em um estudo piloto ou dados de literatura – estudos já publicados. Convém observar que, quanto maior a variabilidade dos dados, maior deve ser o tamanho da amostra. Isso é esperado, dado que quando os dados variam muito de um paciente para outro, fica mais difícil separar a parte da variabilidade que é resultante do efeito da medicação da parte que é a variabilidade natural das medidas. Uma variabilidade subestimada pode levar a sérias limitações e até resultados inconclusivos. Portanto, é recomendável que se trabalhe sempre com

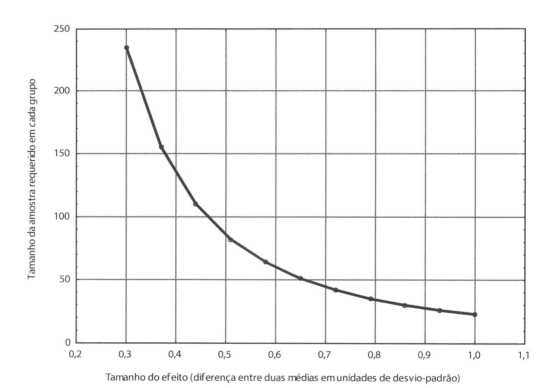

FIGURA 14.1 Relação entre o cálculo da amostra e o tamanho do efeito na comparação entre duas médias de grupos independentes com nível de significância de 5% e poder de 90%.

o pior cenário, ou seja, com a maior estimativa de variabilidade possível.

Outro parâmetro que deve ser fornecido pelo pesquisador é o **tamanho do efeito** esperado, isto é, a diferença a ser detectada que é considerada relevante do ponto de vista clínico. Em geral, o tamanho do efeito é expresso em número de desvios-padrão. Por exemplo, se o desvio-padrão da redução de colesterol é 10 mg/dL e espera-se uma diferença entre as médias dos dois grupos de 5 mg/mL, o tamanho do efeito é de 0,5 desvio-padrão. Quanto menor o tamanho do efeito, maior a dificuldade em detectar diferenças e, consequentemente, o número de pacientes deve ser maior. A Figura 14.1 ilustra a relação entre o tamanho da amostra e o tamanho do efeito para uma situação hipotética de comparação entre duas médias. Nota-se que quanto maior a diferença esperada, menor o número de pacientes necessários para detectá-la. Um ponto a ser destacado com relação ao tamanho do efeito é o quanto as expectativas são razoáveis. Se o pesquisador é muito "otimista" com relação à diferença que espera encontrar, corre o risco de planejar um tamanho de amostra menor do que o necessário e deixar de identificar diferenças menores que a esperada no início do estudo.

Em alguns casos, mesmo quando a medida observada é quantitativa, define-se um desfecho qualitativo de acordo com a relevância clínica. Por exemplo, um pesquisador, com base em seu conhecimento prévio, pode definir que o medicamento só será considerado eficaz se reduzir o colesterol em pelo menos 20 mg/mL ou em pelo menos 20% em relação à dosagem realizada no início do tratamento. Com isso, o desfecho principal passa a ser qualitativo (reduzir satisfatoriamente o nível de colesterol). Nesse caso, a diferença clinicamente relevante poderia ser a diferença entre as taxas de "sucesso" esperadas – porcentagens de pacientes que conseguem reduzir a taxa de colesterol até abaixo do valor de referência (redução absoluta ou percentual).

Nos ensaios clínicos que comparam dois medicamentos em paralelo (ou um medicamento e um placebo) com relação a uma taxa de "sucessos", o cálculo é relativamente simples e requer basicamente as seguintes informações: porcentagem de "sucessos" esperada em cada grupo; nível de significância; e poder do estudo – parâmetros que serão discutidos na seção "Testes de hipóteses". O Quadro 14.1 traz um exemplo de como seria esse cálculo.

QUADRO 14.1 Exemplo de cálculo de amostra para estudo de comparação entre dois grupos com desfecho binário (sucesso ou insucesso)*

Problema
Estudo que compara um fármaco novo (B) com o que está no mercado (A) com relação à proporção de pacientes que conseguem atingir a faixa de normalidade após um certo período de tratamento.

Parâmetros necessários para fazer o cálculo
- Proporção de sucessos (pacientes que atingem a normalidade) com o fármaco A
- Proporção de sucessos (pacientes que atingem a normalidade) com o fármaco B
- Nível de significância (valor usual: 5%)
- Poder do teste (valores usuais: 80 ou 90%)

Texto no projeto de pesquisa
Com base em dados da literatura (aqui o pesquisador deve citar as referências consultadas), sabe-se que a proporção de pacientes que atingem a normalidade após tratamento com o fármaco A é em torno de 65%. Considerando essa estimativa e supondo que o novo fármaco (B) forneça uma taxa de sucessos de 85%, estima-se que sejam necessários 96 pacientes em cada grupo para atingir um poder estatístico de 90%, com nível de significância de 5%.

* Referência para o cálculo está disponível em: http://www.lee.dante.br/pesquisa/amostragem/calculo_amostra.html.

No exemplo dado, a amostra foi calculada com o auxílio de uma página da internet que disponibiliza o cálculo *online* para algumas situações simples, como a comparação de duas proporções ou duas médias. Existem diversos programas estatísticos e *sites* que realizam cálculo de amostra para diferentes desenhos de pesquisa. Entretanto, para fazer uso desses recursos, o pesquisador deve ter muito claros os objetivos da pesquisa em termos dos desfechos principais, o tipo de análise que pretende realizar e fornecer todos os parâmetros necessários para o cálculo.

Outro aspecto que deve ser considerado no planejamento amostral é a possível perda de pacientes, seja por falta de adesão ao tratamento, eventos adversos ou causas desconhecidas. Uma prática comum é fazer o cálculo usual pela fórmula e acrescentar um percentual (p. ex.: 20%) para que, mesmo com a perda, o número de pacientes seja suficiente para detectar as diferenças desejadas.

Os ensaios clínicos de boa qualidade geralmente fazem o cálculo da amostra durante o planejamento e informam no artigo publicado todos os elementos (parâmetros, dados de literatura, suposições e argumentos) utilizados no dimensionamento amostral. Essa prática atribui credibilidade ao estudo e ajuda o leitor a entender possíveis limitações dos resultados.

Aleatorização

Nos ensaios clínicos controlados, a alocação dos pacientes nos grupos de tratamento deve ser aleatória. Com a aleatorização, espera-se que os grupos sejam comparáveis, isto é, semelhantes em relação a todas as características que possam influenciar a resposta ao tratamento. Quando os grupos são muito diferentes, fica difícil identificar se as diferenças quanto ao desfecho resultam do efeito do tratamento ou da diferença entre os grupos. Por exemplo, quando se comparam dois grupos de pacientes tratados com dois medicamentos diferentes (A e B), espera-se que os grupos sejam parecidos em relação a características iniciais, como gênero, idade, antecedentes, atividade física, doenças associadas etc. Se houver algum desbalanceamento, por exemplo, o grupo A tem pacientes mais jovens ou tem menor proporção de diabéticos do que o grupo B, caso seja observado melhor resultado com o fármaco A, essa vantagem pode estar relacionada à idade ou à menor prevalência de diabetes, e não à superioridade do fármaco A. Nesse caso, não é possível avaliar a diferença entre os fármacos A e B, a menos que as diferenças entre os dois grupos sejam controladas na análise dos dados.

Além da busca pelo balanceamento entre os grupos, uma vantagem da randomização é a isenção do pesquisador, o que garante ética e maior credibilidade da pesquisa. Se a escolha do tratamento fica a cargo do pesquisador, pode-se levantar a hipótese de que exista um favorecimento de acordo com o que ele deseja comprovar (viés de seleção).

Quanto à forma de aleatorização, embora um procedimento simples como o lançamento de uma moeda ("cara" para o tratamento A e "coroa" para o tratamento B) seja teoricamente isento, dificilmente ele produz uma divisão balanceada. Isso porque, em um número finito de lançamentos, não necessariamente obtém-se o mesmo número de caras e coroas. O mesmo vale para um sorteio de cartas ou qualquer procedimento aleatório, ainda que por um método computacional. Se o procedimento for aplicado a um paciente de cada vez, não há como garantir que será alocado o mesmo número de indivíduos em cada grupo. Para obter esse balanceamento, o procedimento mais recomendado é fazer a **aleatorização em blocos**, na qual cada bloco contém o mesmo número de atribuições a cada tratamento. Por exemplo, se existirem dois grupos, o procedimento de aleatorização em blocos de tamanho 6 garantiria que a cada 6 pacientes, seriam incluídos exatamente 3 pacientes em cada grupo. O tamanho dos blocos deve ser múltiplo do número de grupos. Por exemplo, no caso de dois grupos, os blocos podem ser de tamanho 2, 4, 6, 8, 10 e assim por diante. Se forem três grupos, os blocos podem ser de tamanho 3, 6, 9, 12 e assim por diante. Esse procedimento é particularmente interessante também para melhorar a qualidade de análises parciais, como as interinas, uma vez que, em qualquer momento que se interrompa o estudo, os grupos serão razoavelmente balanceados, pelo menos numericamente.

Controle de fatores externos

Toda e qualquer possível influência sobre a resposta de interesse que não resulte do medicamento em teste deve ser controlada. Nesse sentido, é recomendável que se faça, sempre que possível, o **mascaramento** (ou cegamento) do tratamento utilizado. O sigilo pode ser aplicado apenas ao paciente (estudo cego) ou ao paciente e ao examinador (estudo duplo-cego). Um experimento do tipo duplo-cego é considerado padrão-ouro para uma boa pesquisa clínica, entretanto, nem sempre é possível mascarar os tratamentos. Esse é o caso de comparações entre procedimentos cirúrgicos ou medicações administradas em vias diferentes (oral e intravenosa). Quando o cegamento não é aplicado, é muito difícil identificar ou mensurar os vieses relacionados ao comportamento do paciente ou à interpretação do examinador. Nesses casos, não é possível ajustar a análise estatística para minimizar tais efeitos.

Existem situações em que, apesar de o estudo ter sido bem planejado, observam-se resultados inesperados que podem interferir na resposta de interesse. Por exemplo, em ensaios clínicos aleatorizados, normalmente os grupos são comparados quanto aos dados clínicos iniciais com o objetivo de investigar se eles são semelhantes no início do tratamento. Com a aleatorização, espera-se que os grupos sejam homogêneos, porém podem ser observadas diferenças quanto a características que interferem no desfecho. Quando isso acontece, não se pode fazer uma comparação simples, pois qualquer diferença entre os grupos quanto aos desfechos pode estar relacionada à heterogeneidade dos grupos, e não ao tratamento. Nesse caso, é necessário utilizar métodos estatísticos mais elaborados que façam a comparação entre os grupos, "controlando" os efeitos dessas características denominadas **fatores de confusão**.

Além dos aspectos mencionados em linhas gerais neste texto, existem muitos cuidados que o pesquisador deve tomar na fase de planejamento. A descrição detalhada desses cuidados na publicação do artigo científico evidencia a qualidade do estudo.

Coleta e organização dos dados

Uma etapa importante, porém nem sempre valorizada, é a organização dos dados. A elaboração de um instrumento de coleta de dados, que pode ser uma ficha ou protocolo com as informações que se deseja coletar, não é uma tarefa simples. O pesquisador deve ter o cuidado de incluir os itens de forma clara, evitando questões abertas e múltiplas interpretações.

Definido o instrumento de coleta de dados e coletados os dados de cada paciente, estes são inseridos em uma planilha eletrônica para posterior análise. A escolha mais comum para construção do banco de dados é o programa Excel, porém outros podem ser utilizados como o Access ou diretamente no programa estatístico.

Independentemente da plataforma utilizada para armazenamento dos dados, é recomendável que se faça um "dicionário das variáveis" com as informações sobre o nome das variáveis no banco de dados, uma breve descrição de cada variável e, quando houver, uma lista de códigos das possíveis respostas.

ANÁLISE EXPLORATÓRIA DE DADOS

Quando um medicamento é testado em um grupo de pacientes, é importante conhecer o perfil desse grupo. A descrição dos dados deve ser sempre o primeiro passo, pois é nessa etapa que se podem identificar erros e ter primeiras impressões sobre os resultados. A análise descritiva é de extrema importância e não deve, em hipótese alguma, ser deixada de lado.

O banco de dados tem as informações individuais, no entanto, em pesquisas quantitativas o interesse é descrever o grupo de indivíduos, ou seja, é necessário fazer um resumo da informação. Essa descrição depende do tipo de variável que é observada.

Classificação das variáveis

Antes de definir as estratégias de análise dos dados, é fundamental entender as características observadas (variáveis). As variáveis podem ser **qualitativas** ou **quantitativas**. As qualitativas, também conhecidas na área da saúde como variáveis categóricas, são resultado de uma classificação em categorias de interesse, ou seja, o pesquisador classifica o paciente em uma das possíveis categorias. Dentro desse tipo de variável, existe ainda uma subdivisão em qualitativas nominais, em que não há uma ordem entre as categorias e qualitativas ordinais, em que há uma ordem entre as categorias. As variáveis quantitativas também são conhecidas como numéricas e indicam quantidades. Assim como as variáveis qualitativas, as quantitativas também se subdividem em discretas (números inteiros positivos, em geral resultado de uma contagem) e contínuas (resultado de uma mensuração – apresentam unidade de medida). O Quadro 14.2 traz alguns exemplos de tipos de variáveis.

Existe uma outra classificação de variáveis que é utilizada quando se deseja investigar a influência de um fator, ou conjunto de fatores sobre uma resposta de interesse. Nesse caso, os fatores são chamados **variáveis independentes** (ou preditoras) e a resposta de interesse é chamada de **variável dependente** (ou variável resposta). No contexto da pesquisa clínica, a variável independente é a intervenção terapêutica e a dependente é o desfecho de interesse.

Descrição dos dados – variáveis qualitativas

As variáveis qualitativas são descritas basicamente em frequências absolutas (número de casos) e relativas (porcentagens de casos) observadas em cada categoria. Existem muitas formas de apresentar tabelas de frequências, mas o essencial é que a tabela seja autoexplicativa. A inclusão do total

QUADRO 14.2 Tipos de variáveis

Tipo de variável	Subtipo	Exemplos
Qualitativa (ou categórica)	Nominal	Gênero (masculino ou feminino) Tipo sanguíneo (A, B, O, AB) Hipertensão (sim ou não)
	Ordinal	Gravidade da doença (leve, moderada, grave) Faixa de IMC (abaixo do peso, eutrófico, sobrepeso, obeso)
Quantitativa (ou numérica)	Discreta	Número de filhos Número de eventos prévios
	Contínua	Peso (kg) Glicemia (mg/dL) Pressão arterial sistólica (mmHg)

IMC: índice de massa corporal.

nas tabelas é opcional, mas, caso não seja informado, deve estar bem claro no texto. Com relação a porcentagens, o pesquisador tem a opção de escolher entre as calcular sempre com base no total de participantes do estudo ou com base apenas nos casos válidos. Por exemplo, se para uma determinada variável há falta de informação ou omissão de dados (*missing*), a tabela pode manter as porcentagens calculadas sempre em relação ao mesmo total de indivíduos, mas incluindo uma categoria denominada "não informado". Outra opção é calcular as porcentagens considerando apenas os que têm informação, porém, nesse caso, é recomendável que seja inserida uma nota de rodapé informando o número de casos válidos.

Situações em que o pesquisador precisa decidir entre calcular as porcentagens com base no total geral ou com base nos casos válidos não acontecem apenas quando há dados faltantes, mas também quando há características que não se aplicam a todos os indivíduos. Por exemplo, em um estudo de pacientes com doença cardiovascular, o "uso de insulina" é uma variável que se aplica apenas aos pacientes diabéticos e o pesquisador pode escolher entre informar a porcentagem de diabéticos insulinodependentes entre todos os pacientes estudados ou a mesma porcentagem considerando apenas os diabéticos. Ambas são válidas e dependem da interpretação preferida pelo pesquisador.

O que se deve destacar quanto a porcentagens é que elas são muito sensíveis ao tamanho da amostra. Quando há grupos muito pequenos, um indivíduo a mais ou a menos em uma categoria provoca uma mudança muito grande no cálculo e a informação dada apenas em porcentagem pode levar a uma interpretação equivocada ou tendenciosa dos resultados. Nos estudos com grupos muito pequenos, o pesquisador pode optar por informar apenas as frequências absolutas ou ainda a fração em relação ao total, por exemplo 3/4, 9/12. A representação em frações é comum em estudos experimentais com animais que geralmente, por razões éticas, trabalham com grupos pequenos (4, 6 ou 8 animais).

Outro aspecto que deve ser discutido é a diferenciação entre o processamento dos dados (análise em um programa estatístico) e a apresentação dos resultados (tabelas presentes no artigo final). Na prática, quando os dados são analisados por um programa estatístico, cada variável qualitativa produz uma tabela diferente com as frequências das possíveis categorias. Na apresentação dos resultados, não é possível, nem seria viável, apresentar um número muito grande de tabelas, logo, o que se faz é um resumo da informação. No caso de variáveis com duas respostas possíveis (p. ex.: sim/não, presente/ausente, positivo/negativo), geralmente informa-se apenas a frequência de uma das categorias (em geral o sim/positivo/presente), dado que o restante é complementar ao total. A Tabela 14.1 mostra a transposição de dados de uma tabela gerada durante o processamento para uma tabela apresentada no texto final. No artigo, muitas variáveis são representadas em uma única tabela, na qual cada linha corresponde a uma categoria de cada variável. Portanto, embora durante a fase de processamento dos dados sejam produzidas várias tabelas, nos artigos científicos as informações são condensadas em um número menor de tabelas, apenas com a informação relevante para o estudo.

Descrição dos dados – variáveis quantitativas

As variáveis quantitativas são, geralmente, apresentadas em médias e desvios-padrão, mas também podem ser expressas em medianas e quartis ou valores mínimos e máximos.

A **média** é a forma mais comum para resumir dados numéricos e tem como vantagem utilizar todos os dados individuais. Contudo, no caso de amostras muito pequenas, a presença de valores extremos pode distorcer a média, para cima ou para

TABELA 14.1 Transposição de dados do processamento para a apresentação final

Tabela gerada no processamento dos dados: comparação entre fármacos A e B quanto à hipertensão arterial

Hipertensão arterial		Grupo Fármaco A	Fármaco B	Total
Sim	n	62	61	123
	%	77,5%	76,3%	76,9%
Não	n	18	19	37
	%	22,5%	23,8%	23,1%
Total	n	80	80	160
	%	100%	100%	100%

Tabela apresentada no artigo: características clínicas dos pacientes participantes do estudo

Características clínicas	Fármaco A (n = 80)	Fármaco B (n = 80)	p-valor
Sexo feminino, n (%)	27 (33,8)	26 (32,5)	0,867
Idade > 70 anos, n (%)	8 (10)	10 (12,5)	0,617
Fatores de risco, n (%)			
Diabetes melito	29 (36,3)	22 (27,5)	0,235
Hipertensão arterial	62 (77,5)	61 (76,3)	0,851
Dislipidemia	37 (46,3)	34 (42,5)	0,633
Tabagismo ativo	29 (36,3)	30 (37,5)	0,870
Infarto agudo do miocárdio prévio	3 (3,8)	5 (6,3)	0,468
Acidente vascular encefálico prévio	13 (16,3)	2 (2,5)	0,003
Insuficiência renal crônica	8 (10)	5 (6,3)	0,385
Insuficiência arterial periférica	3 (3,8)	5 (6,3)	0,468

baixo, resultando em uma ideia equivocada do conjunto de dados. A alternativa de uma medida resumo dos dados não influenciada por valores discrepantes é a **mediana**, que corresponde ao valor que divide os dados ou meio, ou seja, metade dos valores estão abaixo da mediana e a outra metade está acima da mediana. Apesar de ter como vantagem a resistência aos dados extremos, a mediana utiliza apenas o valor central, ou a média dos dois valores centrais, e, portanto, não utiliza toda a informação disponível. Na prática, durante a análise dos dados é recomendado que se façam as duas medidas (média e mediana) e se verifique a distância entre elas. Se média e mediana forem próximas, isso significa que a distribuição dos dados é simétrica e qualquer uma das duas é uma boa representação de onde se concentram os dados, embora seja mais comum a apresentação em médias. Uma diferença muito grande entre média e mediana, pode ser consequente à presença de valores discrepantes ou à assimetria da distribuição. Nesse caso, a média pode não ser uma boa representação dos dados e a mediana, pelo fato de ser resistente, é a medida resumo preferida.

Média e mediana são conhecidas na literatura estatística como medidas de tendência central e, apesar de muito importantes, não são suficientes para resumir os dados, pois informam apenas onde os dados se concentram, sem levar em conta a sua variabilidade. Em qualquer pesquisa sobre medicamentos testados em grupos de pacientes, é importante informar os dados quantitativos não só em termos de médias (ou medianas), mas também sobre o quão homogêneos ou heterogêneos são os grupos estudados. Por exemplo, no caso da variável idade, além da média de idade dos pacientes que participaram do estudo, é interessante informar qual o paciente mais jovem (valor mínimo), qual o mais idoso (valor máximo) ou o quanto a idade dos indivíduos varia em relação à média. A informação sobre a variabilidade é essencial não apenas para descrever os dados, mas para comparar dados de grupos diferentes.

A distância entre os valores mínimo e máximo é chamada de amplitude e, apesar de ser uma medida simples de variabilidade, tem a mesma desvantagem da mediana, ou seja, utilizar apenas os valores extremos sem levar em conta todos os dados individuais. A medida de variabilidade mais comum é o **desvio-padrão** que utiliza todos os dados e representa a variabilidade dos valores individuais ao redor da média. Em geral, espera-se que o desvio-padrão seja inferior à média e, quando isso não acontece, pode ser um sinal de que a distribuição dos dados não está adequada para aplicação dos métodos estatísticos convencionais. Uma forma de avaliar se a variabilidade dos dados é muito grande é calcular o **coeficiente de variação** (CV), que corresponde à razão entre o desvio-padrão e a média. Essa medida é frequentemente utilizada em estudos que fazem mensurações em replicata (duplicata, triplicata etc.) com o objetivo de avaliar a reprodutibilidade das medidas. O julgamento sobre a heterogeneidade (ou homogeneidade) dos valores depende muito do problema, mas alguns autores sugerem a seguinte classificação para o CV: baixo (inferior a 0,10); médio (de 0,10 a 0,20); alto (de 0,20 a 0,30); e muito alto (superior a 0,30).

Além das medidas de tendência central, existem outras medidas de posição muito utilizadas para descrever dados que são os **percentis**. Um percentil X de uma determinada variável indica o valor abaixo do qual estão X% da amostra. Por exemplo, se para a variável idade o percentil 30 é 43 anos, isso significa que 30% dos indivíduos da amostra têm idade até 43 anos e 70%, acima de 43 anos. Na literatura, os percentis mais utilizados são os de ordem 25, 50 e 75, também chamados de **quartis**, pois dividem os dados ordenados em quatro partes iguais. Os quartis são representados por Q1 (primeiro quartil ou percentil 25), Q2 (segundo quartil ou percentil 50, que é a própria mediana) e Q3 (terceiro quartil ou percentil 75).

Representações gráficas

A forma de representação mais comum para variáveis qualitativas ou numéricas discretas é o **gráfico de barras**. Em geral, no eixo horizontal encontram-se as categorias e a altura das barras corresponde a frequências (simples ou relativas) das categorias. Alguns cuidados devem ser tomados quanto à apresentação de gráficos de barras. Se em um mesmo gráfico são dispostos dados de grupos de tamanhos muito diferentes, a altura definida por frequências absolutas pode dar uma ideia equivocada sugerindo diferenças entre os grupos maiores (ou menores) do que realmente são.

A Figura 14.2 traz um exemplo com dados hipotéticos em que são comparadas dois fármacos: fármaco A testado em 80 pacientes e fármaco B testado em 240 pacientes. O número de pacientes com eventos adversos foi de 10 (12,5%) no grupo A e de 31 (12,9%) no grupo B. Um gráfico de barras apenas com os números absolutos sugere uma grande diferença entre os grupos, porém em termos percentuais a incidência desses eventos foi semelhante (12,5 e 12,9%). Se em outra situação fossem observados exatamente 10 pacientes com eventos adversos em cada grupo, o gráfico de frequências absolutas

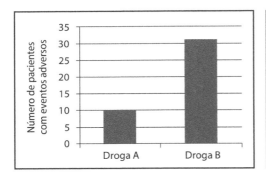 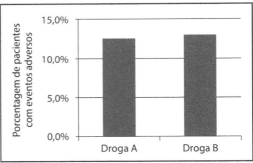

FIGURA 14.2 Gráfico de barras comparando a ocorrência de eventos adversos em dois grupos de fármaco (A e B).

daria a impressão de igualdade entre A e B, enquanto os percentuais seriam bem diferentes (12,5 *versus* 4,2%).

Um detalhe que deve ser observado em gráficos de barras é a amplitude das escalas. Gráficos com escalas muito restritas podem sugerir grandes diferenças que clinicamente são irrelevantes. Em contrapartida, escalas muito amplas podem mascarar diferenças importantes.

Outro gráfico que pode ser utilizado para dados qualitativos é o **gráfico de setores** ou de "pizza". Nele, cada "fatia" corresponde à porcentagem de ocorrências em cada categoria de resposta da variável, sendo que a soma das porcentagens deve ser igual a 100. Embora sejam simples, os gráficos de setores são bem menos utilizados em artigos científicos do que os de barras. Isso pode ser devido ao espaço que ocupa, dado que um gráfico de setores serve para representar a distribuição de apenas uma variável, ao passo que o de barras pode acomodar mais de uma variável, inclusive o cruzamento entre elas.

Um gráfico semelhante ao gráfico de barras, mas para variáveis contínuas é o **histograma** que consiste em um gráfico de barras justapostas em que, no eixo horizontal, está a variável de interesse, dividida em classes, geralmente, de mesmo tamanho. No eixo vertical, constrói-se uma barra para cada classe com base igual à amplitude da classe e, no caso de classes de mesma amplitude, com altura igual à frequência absoluta ou relativa correspondente. Esse gráfico é uma boa representação da distribuição dos valores e serve para auxiliar na escolha do teste estatístico mais apropriado.

Existe um gráfico que não está tão presente em artigos científicos, mas que é muito importante para a análise dos dados: o diagrama do tipo **boxplot**. Esse tipo de gráfico é utilizado para representar variáveis quantitativas e permite que se tenha uma ideia da variabilidade dos dados, da simetria da distribuição e da presença de valores discrepantes.

Quando o objetivo é mostrar a relação entre duas variáveis quantitativas, o gráfico mais indicado é o **diagrama de dispersão**. Conforme o aspecto da nuvem de pontos, é possível saber se as variáveis são correlacionadas e se a relação entre elas é linear ou não linear.

Nos casos em que se deseja analisar a evolução de medidas sucessivas ao longo do tempo, a representação mais comum é o **gráfico de linhas**. Nesse gráfico, o eixo x corresponde aos momentos de observação e o eixo y é um resumo dos dados (p. ex.: média, mediana, valor máximo).

Uma representação bem simples e autoexplicativa de dados quantitativos é o **gráfico de pontos** (ou *dot plot*). Nesse tipo de gráfico, cada observação (indivíduo) corresponde a um ponto e os conjuntos de dados podem ser facilmente visualizados quanto à sua posição e dispersão.

VARIABILIDADE, ERRO AMOSTRAL E INTERVALOS DE CONFIANÇA

Estudos sobre medicamentos são complexos e devem ser conduzidos com extremo cuidado, pois, como nunca há uma resposta idêntica em todos os pacientes, sempre existe incerteza ao estabelecer relações entre causa e efeito. Além da variabilidade entre indivíduos, quando se trabalha com amostras, ou seja, com uma parte da população que se deseja estudar, existem sempre erros associados a estimativas encontradas. Se uma mesma pesquisa for repetida sob as mesmas condições, mas com indivíduos diferentes, produzirá resultados semelhantes, mas não exatamente iguais. Portanto, diferentes amostras extraídas de uma mesma população produzem diferentes resultados, pois existe uma **variação amostral**. A variabilidade é um dos conceitos mais importantes da Estatística e peça fundamental na inferência (generalização) dos resultados.

Um pesquisador que analisa os resultados de sua pesquisa, em geral, não está interessado apenas em conhecer os achados daquele grupo específico que participou do estudo, mas entender o fenômeno em um contexto mais amplo. A generalização ou extensão dos resultados encontrados na amostra para a população de interesse é chamada "inferência estatística" e a decisão sobre a generalização depende não apenas do conhecimento estatístico, mas também de conhecimentos clínicos e epidemiológicos.

Medidas como média, mediana, desvio-padrão, valor mínimo ou máximo são estimativas pontuais, ou seja, especificam um único valor para estimar parâmetros populacionais desconhecidos. Como existe uma variação de uma amostra para outra, essas estimativas estão sujeitas a erros, no entanto, olhando só o valor pontual não é possível julgar qual a magnitude do erro cometido.

Logo, torna-se interessante obter estimativas por intervalo que permitam estimar parâmetros com um certo "grau de confiança".

Uma forma de obter estimativas intervalares é calcular um **intervalo de confiança** (IC). Esse intervalo é calculado a partir da estimativa pontual, somando-se e subtraindo-se um erro amostral, que depende do tamanho da amostra e da variabilidade dos dados. A interpretação dos intervalos de confiança deve ser feita com muito cuidado. Como a expressão envolve quantidades aleatórias, uma interpretação mais correta seria, por exemplo "se forem selecionadas várias amostras de mesmo tamanho e, para cada uma delas, for calculado o IC com 95% de confiança, espera-se que 95% dos intervalos contenham o verdadeiro valor". Apesar disso, do ponto de vista prático, o intervalo de confiança é usualmente interpretado como uma faixa de valores plausíveis para o parâmetro que se deseja conhecer.

Independentemente da interpretação teórica ou intuitiva, o importante é que o intervalo de confiança acrescenta à estimativa pontual informações sobre sua variabilidade e, portanto, sua precisão. Intervalos muito amplos indicam estimativas imprecisas. Quanto maior a amplitude do intervalo, maior a incerteza associada à estimativa.

Uma vantagem em utilizar intervalos de confiança é poder avaliar a relevância clínica do resultado encontrado. No caso da diferença entre as médias de dois grupos, sabe-se que o valor zero é a referência para dizer se as médias são diferentes estatisticamente, pois, se elas forem iguais, a diferença deve ser zero. Porém, se do ponto de vista clínico, a diferença só será considerada se estiver acima de um determinado valor, um resultado estatisticamente significante pode não ser clinicamente relevante, conforme mostra o intervalo 3 da Figura 14.3. Nessa figura, a única situação que representa um resultado definitivamente importante é o intervalo 5, cujo limite inferior encontra-se acima do limite mínimo da relevância clínica. No intervalo 4, embora a diferença média tenha sido estatisticamente maior do

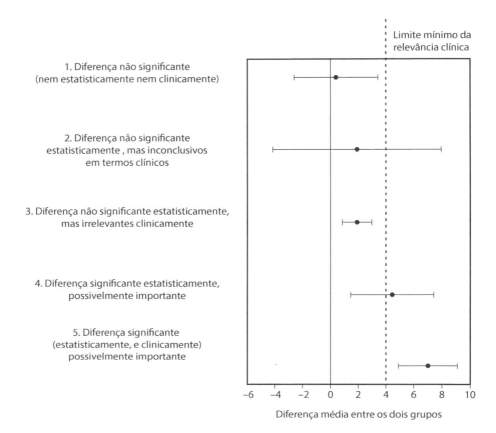

FIGURA 14.3 Intervalos de confiança para uma diferença entre duas médias.
Fonte: Adaptada de Armitage e Berry.[1]

que zero, o limite inferior do intervalo está abaixo da relevância clínica, portanto não há como afirmar que a diferença estatística encontrada seja de fato importante.

Os intervalos de confiança também podem ser utilizados para comparar estimativas obtidas em diferentes amostras. A sobreposição de intervalos de confiança de uma determinada variável medida em grupos distintos pode indicar se existe ou não diferença entre os grupos. Considere, por exemplo, um estudo que deseja avaliar os efeitos de um novo anestésico (B) em comparação com um anestésico convencional (A) em pacientes submetidos a um certo procedimento. Para isso, foi registrada a quantidade de anestésico gasta durante o procedimento e o tempo que o paciente levou para despertar. Os intervalos de confiança apresentados na Figura 14.4 mostram que os pacientes que utilizaram o novo anestésico necessitaram, em média, de uma quantidade menor do produto do que os que usaram o anestésico convencional. Apesar disso, não houve diferença entre os grupos quanto ao tempo de despertar. Com esse resultado, pode-se inferir com uma certa margem de erro que o anestésico B é melhor, dado que usa menor quantidade para produzir o mesmo efeito que o anestésico A.

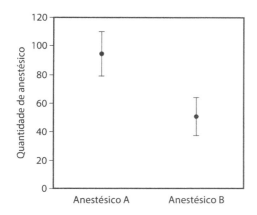 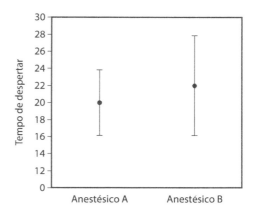

FIGURA 14.4 Intervalos de confiança para comparação entre dois anestésicos (A e B) quanto à quantidade e ao tempo de despertar.

TESTES DE HIPÓTESES

Em pesquisas quantitativas, é comum dizer que um resultado, uma diferença ou uma associação é "estatisticamente significante". Isso implica concluir, com certa probabilidade de erro, que o que foi observado na amostra também acontece na população de interesse. Embora os intervalos de confiança sejam suficientes para concluir se há "significância estatística", a maioria dos pesquisadores na área da saúde utiliza **testes de hipóteses**, que consistem em um procedimento estatístico que usa os dados observados para decidir se hipóteses relacionadas ao objeto da pesquisa são plausíveis ou não.

O processo começa com a definição das hipóteses. É muito importante saber diferenciar as hipóteses científicas das hipóteses estatísticas. Muitas vezes, a hipótese do estudo está clara para o pesquisador, mas para direcionar a análise estatística dos dados ela deve ser escrita em termos das variáveis efetivamente observadas. Por exemplo, se um estudo deseja comparar o efeito de terapêuticas na melhora do "perfil lipídico" ou da "qualidade do sono", o investigador deve descrever as hipóteses especificando as variáveis que informam sobre o perfil lipídico (p. ex.: dosagens de colesterol, HDL, LDL, triglicerídeos) e qualidade do sono (p. ex.: parâmetros observados em um exame de polissonografia como o tempo total de sono, número de despertares e índice de apneia e hipopneia (IAH).

Na abordagem estatística existem duas hipóteses: a **hipótese nula** é aquela colocada à prova e a **hipótese alternativa** é a assumida como verdadeira, no caso da rejeição da hipótese nula.

Existem várias maneiras de formular as hipóteses. Nos estudos médicos que envolvem comparações entre tratamentos (grupos), a maioria dos testes estatísticos utilizados tem como hipótese nula uma igualdade entre proporções (desfecho qualitativo) ou entre médias (desfecho quantitativo). Quando o intuito é avaliar o efeito de um fármaco, a hipótese nula é de que não há efeito.

Tipos de erro, nível de significância e poder

Qualquer que seja a tomada de decisão, a favor ou contra a hipótese, existem erros associados. Por exemplo, os achados de um estudo que compara dois grupos de pacientes podem estar errados de duas formas:

1. Resultados podem conduzir a uma conclusão errada de que há diferença entre os grupos de estudo quando, na verdade, não há.
2. Os resultados podem conduzir a uma conclusão errada de que não há diferença entre os grupos de estudo quando, na verdade, a diferença existe.

A primeira situação representa um resultado falso-positivo e é chamada de **erro tipo I**. A probabilidade de cometer um erro do tipo I é denotada por α e conhecida como **nível de significância**. A segunda situação representa um resultado falso-negativo e é chamada de **erro tipo II**. A probabilidade de cometer um erro do tipo II é denotada por β. O Quadro 14.3 mostra uma representação dos possíveis erros e acertos de um teste de hipóteses, contrastando a tomada de decisão e a verdade sobre a hipótese nula.

Se o problema está em verificar o efeito de um medicamento, contrastando H_0 (não há efeito) com H_1 (há efeito), o erro do tipo I seria julgar um medicamento ineficaz como eficaz e o erro do tipo II seria julgar um medicamento eficaz como ineficaz.

Pensando no contexto de um novo medicamento no mercado, as hipóteses poderiam ser:

- H_0: o medicamento é igual ao convencional.
- H_1: o medicamento novo é melhor do que o convencional.

Nesse caso, o nível de significância é a probabilidade de afirmar que o medicamento novo é melhor, quando, na verdade, ele é igual ao convencional (falso-positivo). Geralmente, na pesquisa médica adota-se α = 0,05, ou seja, considera-se que uma probabilidade de 5% de obter um resultado falso-positivo é aceitável.

Com relação à probabilidade do erro tipo II, o que é mais utilizado nas pesquisas é o complemento dessa probabilidade, ou seja, 1-β, conhecido como **poder** do teste. Como a probabilidade do erro tipo II (β) é a probabilidade de aceitar a hipótese nula quando ela for falsa (falso-negativo), o poder corresponde à probabilidade de rejeitar a hipótese nula dentro desse mesmo cenário de H_0 falsa (verdadeiro-positivo). Ou seja, o poder do teste indica a probabilidade de tomar uma decisão correta ao rejeitar a hipótese nula.

Muitas vezes, o poder do teste é interpretado como a capacidade do estudo em detectar diferenças, caso elas realmente existam. É natural esperar que o poder do estudo tenha uma relação direta com o tamanho da amostra (quanto maior o n, maior o poder). Logo, estudos com amostras muito pequenas têm mais dificuldade em encontrar diferenças e podem produzir resultados não significantes, não porque as diferenças não existem, mas porque o poder estatístico é baixo.

O procedimento de um teste de hipótese é análogo à avaliação de um teste diagnóstico, em que se contrasta a tomada de decisão (teste positivo ou negativo) com a verdade (paciente doente ou não doente). Da mesma forma que existe uma relação entre sensibilidade e especificidade de um método diagnóstico, existe uma relação entre as duas

QUADRO 14.3 Contraste entre a tomada de decisão e a veracidade da hipótese nula – acertos e erros em um teste de hipóteses

Tomada de decisão	Possibilidades	
	H_0 verdadeira	H_0 falsa
Aceitar H_0	Acerto probabilidade: 1-α	Erro tipo II probabilidade: β
Rejeitar H_0	Erro tipo I probabilidade: α (nível de significância)	Acerto probabilidade: 1-β (poder do teste)

probabilidades de erro (α e β) – quando uma aumenta, a outra diminui e vice-versa. Na prática, não é possível controlar simultaneamente os dois tipos de erro e formular um teste de hipótese com nível de significância exageradamente pequeno e poder exageradamente grande. O procedimento mais comum é fixar o nível de significância e calcular o poder a partir dos dados.

Outro aspecto que deve ser considerado é que a importância de um ou outro tipo de erro depende do problema. Por exemplo, considere um estudo cujo objetivo é testar a eficácia de um novo regime de quimioterapia com sérios efeitos colaterais. Nesse caso, as hipóteses seriam:

- H_0: o novo regime de quimioterapia é igual ao tradicional.
- H_1: o novo regime de quimioterapia é melhor que o tradicional.

Nesse problema, o erro tipo I seria concluir que o novo regime é melhor quando, na verdade, é igual ao tradicional. A escolha pela nova terapêutica levaria pacientes a um tratamento mais agressivo sem necessidade, pois os resultados seriam os mesmos do tratamento tradicional que tem menos efeitos colaterais.

Contudo, se resultados falso-negativos implicam danos importantes, é desejável ter uma baixa probabilidade de erro do tipo II (e, consequentemente, um alto poder). Por exemplo, se um investigador quer demonstrar a superioridade de um novo procedimento cirúrgico menos invasivo quando comparado a um procedimento já estabelecido, poderia conduzir um estudo com as hipóteses:

- H_0: o novo procedimento é igual ao já estabelecido.
- H_1: o novo procedimento é melhor do que o já estabelecido.

Nesse caso, o erro tipo II seria concluir que o novo procedimento é igual ao estabelecido, quando, na verdade, ele é melhor. A falsa conclusão de que o novo procedimento não traz vantagem sobre o procedimento-padrão colocaria em risco novos pacientes que deixariam de ser beneficiados e continuariam expostos a procedimentos mais invasivos.

Valor p

Formuladas as hipóteses da pesquisa, o passo seguinte é testá-las por meio da experimentação, entenda-se, coleta e análise de dados. De modo geral, as hipóteses nunca são completamente comprovadas, sempre existe uma probabilidade de erro associada à tomada de decisão. O que se obtém pela análise dos dados são evidências científicas que ajudam o pesquisador a aceitar ou rejeitar hipóteses com certa dose de incerteza, levando-se em conta todas as condições em que foi realizada a pesquisa.

Suponha um estudo cujo objetivo seja avaliar a eficácia de um anti-hipertensivo que, teoricamente, reduz de modo satisfatório a pressão arterial sistólica (PAS). Se o medicamento é testado em um único indivíduo e a pressão arterial não diminuiu, não significa que ele é ineficaz. Contudo, se nesse indivíduo foi observada uma redução expressiva na pressão arterial não implica que o medicamento é eficaz. A medida observada (redução na pressão arterial), é uma variável aleatória e, portanto, varia de paciente para paciente e é influenciada por condições experimentais, como dose e tempo de tratamento. Em razão dessa variabilidade, o foco do pesquisador não deve ser em resultados individuais, e sim na resposta de um grupo de indivíduos.

Um desenho de estudo comum para resolver um problema como esse é selecionar um grupo de pacientes hipertensos e alocá-los aleatoriamente em dois grupos, um que recebe o anti-hipertensivo e outro que recebe placebo. Após certo tempo de tratamento, verifica-se a redução na pressão arterial nos dois grupos. Como a variável resposta é quantitativa (diferença entre pressão arterial antes e após a administração do anti-hipertensivo), em geral considera-se a média dos valores como uma boa medida resumo dos grupos e, assim, o problema resume-se em comparar duas médias. Nesse caso, as hipóteses consideradas seriam:

- H_0: redução média da PAS no grupo medicamento = redução média da PAS do grupo placebo (não há efeito do medicamento).
- H_1: redução média da PAS no grupo medicamento > redução média da PAS do grupo placebo (há efeito do medicamento).

Como existe variabilidade na pressão arterial entre indivíduos e entre amostras, numericamente as médias sempre serão diferentes. Mas como saber se elas são estatisticamente diferentes, ou seja, se a diferença entre as médias é estatisticamente significante? Essa questão é respondida pela análise dos dados com a aplicação de um teste de hipóteses, que deve separar a parte da variabilidade dos dados que é natural da própria medida da que é resultante do efeito do medicamento.

Em linhas gerais, o que o teste de hipóteses faz é calcular uma probabilidade de erro, chamada **valor p** ou **p-valor**, associada à rejeição da hipótese nula. No exemplo dado, o valor p corresponderia à probabilidade de erro ao afirmar que o anti-hipertensivo é eficaz (reduz a pressão arterial) quando, na verdade, ele não tem efeito.

Diferentemente do nível de significância α, que é um valor teórico estipulado pelo investigador no início da pesquisa, o valor p é calculado a partir dos dados. Portanto, na prática, o que se faz é uma comparação entre a probabilidade de erro considerada aceitável (α) e a probabilidade de erro obtida com base nos dados observados (p). É essa comparação entre p e α que leva o pesquisador a dizer se a diferença é ou não estatisticamente significante (Figura 14.5).

Se o valor de p é maior do que α, significa que a probabilidade de erro ao dizer que a diferença é "estatisticamente significante" ultrapassa o limite máximo estabelecido previamente. Logo, o pesquisador é levado a não rejeitar a hipótese nula e concluir que não há diferença entre os grupos (H_0 é plausível). Contudo, se o valor de p é menor do que α, a probabilidade de erro ao dizer que a diferença é "estatisticamente significante" está dentro da "margem de segurança" estabelecida previamente, logo, o pesquisador é levado a rejeitar a hipótese de igualdade e concluir que há efeito do medicamento (H_0 não é plausível). Dessa forma, o valor p pode ser entendido como uma medida de plausibilidade da hipótese nula e, frequentemente, é referido como um "nível de significância observado".

Um exemplo de aplicação do valor p pode ser encontrado na Tabela 14.1, apresentada anteriormente, que faz a comparação entre dois grupos de pacientes (fármacos A e B) com relação a características clínicas. De acordo com os valores de p, pode-se concluir que há uma diferença estatisticamente significante entre os grupos quanto à história de acidente vascular encefálico (p = 0,003), que foi mais frequente no grupo A (16,3 ver-

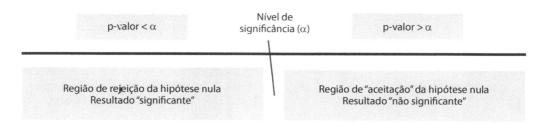

FIGURA 14.5 Regra de decisão de um teste de hipóteses.

sus 2,5%). Quanto aos outros dados clínicos, não houve diferença estatisticamente significante entre os grupos (p > 0,05).

Convém observar que o julgamento do pesquisador deve considerar não somente o valor p, mas também a relevância clínica da diferença encontrada. Conforme observado anteriormente, muitas vezes uma diferença é estatisticamente significante, mas não tem nenhuma relevância do ponto de vista clínico. Contudo, um estudo pode mostrar diferenças importantes que não são significantes estatisticamente. Isso, em geral, acontece em estudos com amostras pequenas, cujo poder estatístico é baixo e, consequentemente, a dificuldade em encontrar diferenças "estatisticamente significantes" é maior.

Uma desvantagem do valor p é que ele não expressa a magnitude do efeito nem a precisão das estimativas como faz o intervalo de confiança. Essa é uma das razões pelas quais o uso do valor p como referência para tomada de decisão tem sido questionado nos últimos anos. Apesar desse questionamento, o valor p ainda é o mais utilizado na grande maioria dos estudos científicos.

O que é importante ressaltar é o uso indiscriminado do valor p sem uma avaliação crítica. Esse valor não pode ser tomado como uma verdade absoluta e o pesquisador não deve ter simplesmente o pensamento binário (resultado significante se p < 0,05 e resultado não significante se p > 0,05), pois a decisão deve levar em conta muitos outros fatores como as características do estudo, custos associados às intervenções, riscos, magnitude dos efeitos e outras limitações.[2]

APLICAÇÃO DE TESTES ESTATÍSTICOS EM ESTUDOS COMPARATIVOS

Assim como não existem medicamentos que funcionam para todos os tipos de pacientes, não existem receitas prontas indicando qual o melhor teste estatístico para utilizar em cada situação. No entanto, é possível mencionar alguns testes usados com frequência na pesquisa clínica.

Teste qui-quadrado

Quando o objetivo do estudo é comparar grupos com relação a uma variável categórica, um teste muito utilizado é o qui-quadrado de Pearson. Esse é o caso das comparações entre terapêuticas com relação a desfechos qualitativos, como "sucesso" do tratamento, intercorrências ou óbito. Suponha um ensaio clínico que deseja comparar dois medicamentos para reduzir colesterol e que o sucesso do tratamento seja reduzir o nível de colesterol em pelo menos 20% da medida inicial após um certo tempo de tratamento – dados hipotéticos apresentados na Tabela 14.2.

Segundo os dados da tabela, foi observada uma taxa de sucessos de 72,5% com o fármaco A e 60% com o B. Numericamente,

TABELA 14.2 Comparação entre dois fármacos em relação à taxa de sucesso (redução no colesterol maior ou igual a 20%) – dados hipotéticos

Sucesso do tratamento (redução no colesterol)	Grupo		
	Fármaco A	Fármaco B	Total
Sim	58 72,5%	48 60%	106 66,3%
Não	22 27,5%	32 40%	54 33,8%
Total	80 100%	80 100%	160 100%

a taxa de sucesso obtida com o fármaco A é maior, mas para obter evidência científica de que este é melhor do que o B, é preciso aplicar um teste que indique se essas duas taxas são estatisticamente diferentes.

De modo geral, o que o teste qui-quadrado faz é contrastar os resultados observados na amostra com os resultados esperados, caso não houvesse diferença entre os grupos. No exemplo dado, a taxa de sucesso global foi 66,3% (106 sucessos do total de 160 pacientes). Se não houvesse diferença entre os tratamentos, a taxa de sucesso esperada em cada grupo também seria de 66,3%, o que corresponde a 53 pacientes com sucesso em cada um dos grupos (pois 53/80 = 66,3%). Analisando os resultados, nota-se que no grupo A foi observado um número de sucessos superior ao esperado (58 pacientes) e no B, o contrário, ou seja, o número observado de sucessos foi menor que o esperado (48 pacientes). Se a discrepância entre valores observados e esperados for muito grande, significa que a hipótese de igualdade não é razoável. Entretanto, se os dados observados estão próximos aos esperados sob a hipótese de igualdade, não há razões para acreditar que essa hipótese seja falsa. A probabilidade de erro (valor p) obtida no teste qui-quadrado está relacionada a essa discrepância – quanto maior a discrepância, mais significativo será o resultado do teste (menor o valor p).

No exemplo dado, apesar das diferenças encontradas, a aplicação do teste qui-quadrado resultou em um p = 0,095, que, segundo o nível de significância usual de 5%, não seria considerado "estatisticamente significante". Alguns pesquisadores chamam de "tendência" quando os valores de p encontram-se próximos ao limite de significância usual (entre 0,05 e 0,10), mas esse termo ainda é controverso. Quando há dúvidas sobre a "não significância" dos resultados, um estudo de poder *a posteriori* seria recomendável. Nesse exemplo específico, se fossem mantidas as mesmas taxas de sucesso (72,5 e 60%), mas o número de pacientes aumentasse de 80 para 120, o resultado do teste qui-quadrado seria p = 0,041 e a diferença seria estatisticamente significante.

O teste qui-quadrado pode ser aplicado não apenas para analisar desfechos qualitativos, mas para qualquer variável categórica, dependente ou independente. Esse foi o teste utilizado no exemplo da Tabela 14.1, no qual dois grupos foram comparados em relação a características clínicas, todas qualitativas.

Existem algumas restrições quanto ao uso do teste qui-quadrado quando os valores esperados são muito pequenos. Alguns autores defendem que o número total da amostra deveria ser superior a 25 ou 30, que no máximo 20% dos valores esperados poderiam ser inferiores a 5 e que nenhum valor esperado poderia ser menor do que 1. Entretanto, estudos mostram que há muito rigor nessas exigências e que os resultados dos testes não são tão afetados mesmo quando há valores esperados menores do que 1.[3] Ainda assim, muitos estudos com amostras pequenas, em especial os estudos experimentais realizados com animais, utilizam como alternativa o teste exato de Fisher.

Testes de comparações de médias

No caso do ensaio clínico sobre o medicamento para colesterol, se no lugar do sucesso o desfecho de interesse fosse a redução da taxa de colesterol (em mg/dL), a comparação entre os fármacos A e B seria entre duas médias, e não entre duas proporções. O teste estatístico mais utilizado para comparar duas médias de grupos independentes é o teste t de *Student*, que se baseia na diferença entre as médias amostrais observadas, levando-se em conta a variabilidade (desvio-padrão) dos dados. Nesse caso, a hipótese nula que está por trás do valor p é a igualdade entre as duas médias.

A Tabela 14.3 traz resultados (dados hipotéticos) de dois ensaios clínicos que mostram a influência da variabilidade dos dados na significância de um teste de comparação

TABELA 14.3 Resultados de dois ensaios clínicos sobre a comparação entre dois fármacos em relação à redução no colesterol após 3 meses de tratamento – dados hipotéticos

Ensaio clínico	Fármaco	Redução na taxa de colesterol (mg/dL) média (dp)	Diferença entre as médias	Intervalo de confiança 95%	Teste t de *Student* p-valor
1	A (n = 80)	25,5 (10,8)	4,4	[0,9; 8]	0,015
	B (n = 80)	29,9 (11,9)			
2	A (n = 80)	25,4 (17,5)	4,4	[–1,4; 10,3]	0,132
	B (n = 80)	29,8 (19,6)			

entre duas médias. Nos dois ensaios, a diferença entre as médias dos grupos A e B é a mesma, mas no ensaio 2, os desvios-padrão são maiores e, consequentemente, a diferença não foi estatisticamente significante.

O teste t supõe que os dois grupos tenham a mesma variabilidade. Quando isso não acontece, é possível fazer uma correção para variabilidades diferentes que já está implementada em todos os programas estatísticos. Outra suposição requerida pelo teste t é quanto à distribuição dos dados, que deve ser aproximadamente normal (distribuição em forma de sino que é simétrica em relação à média).

Quando a comparação entre as duas médias é oriunda de um mesmo grupo avaliado em dois momentos diferentes (p. ex.: antes e depois), pode-se aplicar um teste t para amostras dependentes, também conhecido como teste t pareado. Nos casos em que existem dois ou mais grupos em um único momento de observação (comparação de duas ou mais médias de grupos independentes), é frequente a aplicação de modelos de análise de variância (ANOVA). Neste tipo de modelo, a variabilidade entre os grupos de tratamento (resultante do efeito dos fármacos) é analisada em relação à variabilidade dentro dos grupos (variabilidade natural entre os indivíduos). Existem muitas variações da ANOVA para situações mais complexas, como comparação entre dois ou mais grupos avaliados em dois ou mais momentos.

O teste t, teste t pareado e ANOVA supõem que os dados tenham distribuição aproximadamente normal. Quando isso não acontece, pode-se tentar uma transformação nos dados originais, como a transformação logarítmica. Outra opção muito adotada pelos pesquisadores é recorrer aos testes não paramétricos, que não supõem uma distribuição específica, embora tenham um poder estatístico menor. Os testes não paramétricos mais conhecidos são o de Mann-Whitney (alternativo ao teste t de *Student*), Wilcoxon (alternativo ao t pareado) e Kruskall-Wallis (alternativo à ANOVA com um fator).

Modelagem estatística

Nesta seção foram citados, sem muitos detalhes, dois testes estatísticos muito utilizados em estudos comparativos. Existem ainda modelos estatísticos que generalizam a maioria dos testes usualmente aplicados na pesquisa clínica. De modo geral, um modelo estatístico é um conjunto de equações matemáticas que visa explicar as relações entre as variáveis dependentes e independentes. A complexidade desses modelos varia de acordo com suas suposições e parâmetros envolvidos.

Por mais complicados que sejam, os modelos estão sempre sujeitos a erros, pois as relações entre os fenômenos biológicos são muito mais complexas do que uma formulação matemática consegue prever. Apesar dessas limitações, os modelos estatísticos auxiliam o pesquisador a entender as relações entre as variáveis e a afastar hipóteses não coerentes.

A escolha do método estatístico está sempre relacionada ao desenho do estudo. Kirkwood e Sterne[4] trazem um resumo dos métodos de análise mais utilizados em diversos tipos de planejamento em ensaios clínicos e estudos observacionais.

CONCLUSÃO

Neste capítulo, foram abordados brevemente alguns conceitos estatísticos importantes a serem considerados durante a realização de uma pesquisa. Existem muitos aspectos relacionados à fase de planejamento que não foram discutidos em detalhes por não se tratar especificamente da Estatística, mas sim dos cuidados essenciais que o pesquisador deve ter para conduzir adequadamente seu estudo. No caso dos ensaios clínicos, Olmos e colaboradores[5] discutem de forma muito eficiente conceitos teóricos que auxiliam a leitura crítica de artigos científicos.

Em um texto introdutório, não é possível abordar a diversidade de conceitos e modelos estatísticos que podem ser empregados. Também não é possível que um profissional da saúde, sem uma boa dedicação ao estudo, entenda os pormenores técnicos de métodos mais elaborados. Porém, é de extrema importância que o profissional saiba analisar criticamente estudos publicados e que busque na literatura especializada ter mais familiaridade com os métodos estatísticos mais comuns aplicados à sua área.

REFERÊNCIAS

1. Armitage P, Berry G. Statistical methods in medical research. 3rd ed. Oxford: Blackwell; 1994.
2. Victor ES, Paes AT. Reflexões sobre a importância do valor p: parte 1. Einstein. 2010;8:109-10.
3. Callegari-Jacques SM. Bioestatística: princípios e aplicações. Porto Alegre: Artmed; 2007.
4. Kirkwood BR, Sterne JAC. Linking analysis to study design: summary of methods. In: Kirkwood BR, Sterne JAC. Essential medical statistics. 2nd ed. Malden: Blackwell; 2003. p. 395-412.
5. Olmos RD, Martins HS, Lotufo PA, Benseñor IM, Lotufo PA. Ensaios clínicos: princípios teóricos. In: Benseñor IM, Lotufo PA. Epidemiologia abordagem prática. 2. ed. São Paulo: Sarvier; 2011. p. 182-215.

LEITURAS SUGERIDAS

Anbar D. Statistical principles and application in biopharmaceutical research. In: Edward LD, Fletcher AJ, Fox AW, Stonier PD, editors. Principles and practice of pharmaceutical medicine. 2nd ed. Chichester: John Wiley & Sons; 2007. p. 313-43.

Chow SC, Shao J, Wang H. Sample size calculations in clinical research. 2nd ed. London: Chapman & Hall; 2008.

Laboratório de Epidemiologia e Estatística. Tamanho de amostra para pesquisa em ciências da saúde [Internet]. São Paulo: Lee Dante; c2015 [capturado em 18 nov. 2015]. Disponível em: http://www.lee.dante.br/pesquisa/amostragem/calculo_amostra.html.Siqueira AL, Tibúrcio JD. Planejamento de estudos na área da saúde. In: Siqueira AL, Tibúrcio JD. Estatística na área da saúde. Belo Horizonte: Coopmed; 2011. p. 13-48.

Tura BR, Silva NAS, Pereira BB. Avaliação crítica e limitações dos ensaios clínicos. Rev Socerj. 2003;16(2):110-23.

Vieira S. Introdução à bioestatística. 4. ed. Rio de Janeiro: Elsevier; 2008.

15

ÉTICA NA INDÚSTRIA FARMACÊUTICA: A PESQUISA EM SERES HUMANOS, O CAMINHO DA PROPAGANDA E O NEGÓCIO COM FOCO EM INICIATIVAS DE *COMPLIANCE*

MARIA JOSÉ DELGADO FAGUNDES
FLAVIO FRANCISCO VORMITTAG

Abordar e discutir ética, seja qual for o cenário, é sempre polêmico. Isso porque, além de levar o proponente do debate a uma grande reflexão, impõe a necessidade de resgatar um processo histórico sobre o conceito de ética e, a partir disso, como interpretá-lo em casos práticos.

Este artigo se propõe a discutir a ética na indústria farmacêutica, destacando os impactos diários na rotina das empresas. Para isso, foi dividido em três eixos considerados essenciais para o setor farmacêutico e que permeiam dilemas éticos: a pesquisa em seres humanos; o caminho da propaganda; e o negócio com foco em iniciativas de *compliance*. Nesse contexto, alguns autores que conceituam o tema foram destacados em uma breve revisão bibliográfica, a seguir.

ÉTICA E SOCIEDADE

Segundo Giovannini,[2] esse resgate histórico tem início em Sócrates, que define, em seus trabalhos, um pensamento sobre ética e sobre as principais questões que envolvem o tema, como o motivo do ato, o costume daquela sociedade e os valores morais envolvidos (coragem, piedade, amizade, virtude e bem).

Para Chris Macdonald, PhD, professor de Ética e Filosofia na Saint Mary's University, Canadá, a ética poderia ser definida como um exame das crenças e práticas assumidas como morais por determinado grupo. Isso significa que é necessário um exame crítico e estruturado de como a sociedade deveria se comportar, especialmente quando as ações afetam terceiros.[2]

Segundo Giovannini,[1] a ética assume caráter universal e livre das práticas culturais dos povos, buscando a coerência entre os meios e os fins dos costumes, das condutas e das leis. Para o autor, a ética visa valores universais e busca sempre o bem comum, referindo-se, assim, aos princípios invariantes, que são independentes da cultura, como liberdade, tortura, sobrevivência, racismo, entre outros. Havendo uma coincidência de entendimento, qualquer que seja o povo, a tendência é que se esteja lidando com questões de cunho ético.

A palavra "ética" refere-se à disciplina filosófica que se ocupa dos princípios citados, não existindo ética individual. Sistemas éticos estão na retaguarda dos julgamentos (bom/mau), estes, sim, individuais, sobre os comportamentos concretamente realizados, os quais compõem o território da moral. Já Candeloro e colaboradores[2] traduzem que, em termos práticos, a ética significa estabelecer uma justificativa racional para as escolhas e comportamentos do grupo.

É possível observar, entre esses pensadores, uma convergência de ideias que leva à crença de que a ética é a moral em ação, diante de um mundo que tem experimentado, nas últimas décadas, um movimento sem precedentes na luta contra a corrupção. As empresas, perante esse novo paradigma mundial, se viram obrigadas a gerir seus riscos de maneira mais efetiva e profissional.

Como dito anteriormente, este artigo destacará alguns temas que são parte dos valores e princípios éticos que norteiam a atuação das empresas de maneira sistemática para que sejam incorporados e seguidos por todos os seus *stakeholders*.

ÉTICA EM PESQUISA EM SERES HUMANOS

Desde tempos imemoriais, algum tipo de pesquisa, com o intuito de descobrir o funcionamento do corpo, descrições de enfermidades e tratamentos, acontece no mundo todo. Porém, geralmente feita de forma empírica, não científica, e profundamente enviesada por questões sociais, morais e/ou religiosas.

Andreas Vesalius (1514-1564) quebrou o tabu teológico e moral ao publicar em 1543 um livro de anatomia humana – *De Humani Corporis Fabrica* –, elaborado a partir da dissecção de cadáveres. Queria refutar os ensinamentos de Galeno (129-199), que acreditava que a dissecção de porcos e macacos lhe daria informações fidedignas sobre a morfologia interna do ser humano.

A dissecção anatômica do cadáver humano foi oficialmente autorizada por Clemente VII, em 1537, uma vez que fazê-lo anteriormente era considerado um sacrilégio, a menos que se tratasse do cadáver de um homem e, possivelmente, do de um criminoso. Os desvios éticos e práticas abusivas sempre ocorreram e a partir do século XX foram tomadas medidas internacionais de controle sobre a experimentação com seres humanos.[3]

Em 1900, surgiu talvez a primeira diretiva que estabelecia explicitamente os princípios éticos da experimentação em humanos, formulada pelo Ministério da Saúde da Prússia, consignando, entre outros aspectos, o consentimento explícito do sujeito de pesquisa, após informadas as possíveis consequências adversas resultantes da pesquisa. Essa iniciativa foi publicada praticamente sem repercussão, uma vez que um teste com vacina BCG, realizado na Alemanha, em 1930, em 100 crianças sem a obtenção do consentimento de seus responsáveis para a participação na pesquisa, resultou na morte de 75 delas. Em função dessa tragédia, denominada "desastre de Lübeck", o governo alemão estabeleceu as diretrizes para novas terapêuticas e a pesquisa em seres humanos.[4] Eram 14 diretrizes que determinavam os padrões técnicos e éticos da pesquisa, incluindo, além das exigências do documento de 1900, a justificativa documentada sobre as mudanças em relação ao projeto inicial de pesquisa; a análise sobre possíveis riscos e benefícios prováveis; a justificativa imperativa para fazer pesquisas em pacientes particularmente vulneráveis (como crianças); e a obrigação de se manter documentação escrita relativa às pesquisas.[5]

Depois da Segunda Guerra Mundial, durante os trabalhos do Tribunal Militar de Nuremberg, foram julgados como criminosos de guerra os médicos alemães que realizaram experimentos, geralmente mortais ou incapacitantes, em prisioneiros de guerra. Foram julgados 23 réus dos quais somente três não eram médicos. Dezesseis foram declarados culpados, sete dos quais sentenciados à pena de morte e cinco à prisão perpétua. Sete foram absolvidos.[6]

Em 1947, logo após o julgamento, foi criado o Código de Nuremberg, o primeiro documento internacional a consignar o conceito de que o consentimento voluntário do sujeito humano é absolutamente essencial para a pesquisa clínica. O Código de Nuremberg é constituído por dez tópicos:[6]

1. As pessoas que serão submetidas ao experimento devem ser legalmente capazes de dar consentimento; elas devem exercer o livre direito de escolha sem nenhuma intervenção de elementos de força, fraude, mentira, coação, astúcia ou outra forma de restrição posterior; devem ter conhecimento suficiente do assunto em estudo para tomar uma decisão.*
2. O dever e a responsabilidade de garantir a qualidade do consentimento repousam sobre o pesquisador que inicia ou dirige um experimento ou se compromete com ele, e não podem ser delegados a terceiros.
3. O experimento deve produzir resultados vantajosos para a sociedade e não obteníveis por outros métodos de estudo, além de não serem feitos de maneira casuística ou desnecessária.
4. O experimento deve ser baseado em resultados de experimentação em animais e no conhecimento da evolução da doença ou outros problemas em estudo, com o objetivo de que os resultados já conhecidos justifiquem a condição do experimento.
5. O experimento deve ser conduzido de maneira a evitar todo sofrimento e danos desnecessários, quer físicos, quer materiais.
6. Não deve ser conduzido nenhum experimento quando existirem razões para acreditar que pode ocorrer morte ou invalidez permanente; exceto, talvez, quando o próprio médico pesquisador se submeter ao experimento.
7. O grau de risco aceitável deve ser limitado pela importância do problema que o pesquisador se propõe a resolver.
8. Cuidados especiais devem ser tomados com o intuito de proteger o participante do experimento de qualquer possibilidade de dano, invalidez ou morte, mesmo que remota.
9. O experimento deve ser conduzido apenas por pessoas cientificamente qualificadas.
10. O participante do experimento deve ter a liberdade de desistir no decorrer do experimento.
11. O pesquisador deve estar preparado para suspender os procedimentos experimentais em qualquer estágio se ele tiver motivos razoáveis para acreditar que a continuação do experimento provavelmente causará dano, invalidez ou morte para os participantes.

Outro marco importante a ser destacado foi a proclamação da Declaração Universal dos Direitos Humanos, em 1948, elaborada por representantes de diferentes nações representadas na Assembleia Geral das Nações Unidas.[7] Destaca-se, para o objetivo deste trabalho, o artigo primeiro da Carta que declara que "todos os seres humanos nascem livres e iguais em dignidade e direitos. São dotados de razão e consciência e devem agir em relação uns aos outros com espírito de fraternidade".

PRINCIPAIS NORMATIZAÇÕES

A ideia de um documento de posição sobre a experimentação humana foi discutida pela primeira vez no Comitê de Ética da Associação Médica Mundial (AMM) em 1953, que resultou na "Resolução sobre Experimen-

---

* N. de A.: Esse aspecto exige que sejam explicados às pessoas envolvidas a natureza, a duração e o propósito do experimento; os métodos segundo os quais será conduzido; as inconveniências e os riscos esperados; os efeitos sobre a saúde ou sobre a pessoa do participante que eventualmente possam ocorrer.

tação em Humanos: Princípios para Aqueles em Pesquisa e Experimentação". Essa resoluão foi adotada pela Assembleia Geral da AMM, realizada em Roma, em 1954.[8]

A resolução contém cinco princípios:[8]

1. aspectos morais e científicos da experimentação;
2. prudência e discrição na publicação dos primeiros resultados da experimentação;
3. experimentação em indivíduos saudáveis;
4. experimentação em pessoas doentes; e
5. necessidade de informar a pessoa que se submete à experimentação a respeito da natureza da experimentação, as razões desta e os riscos envolvidos.

Pode-se considerar que esses princípios foram a base da elaboração da Declaração de Helsinque da Associação Médica Mundial,[9] que, em sua Assembleia Geral realizada em junho de 1964 na Finlândia, estabeleceu os "Princípios Éticos para Pesquisa Médica em Seres Humanos". Esses princípios, desde então, são revisados e atualizados e resultaram, em sua última revisão, na Declaração de Helsinque VIII, aprovada na 64ª Assembleia Geral, realizada em Fortaleza, Brasil, em 2013.[9]

Em seu preâmbulo, a AMM esclarece que desenvolveu a Declaração de Helsinque baseada em princípios éticos intrínsecos à pesquisa médica envolvendo seres humanos, incluindo a pesquisa em materiais e dados humanos identificáveis. A Declaração trata também da revisão ética/científica e boa qualificação dos pesquisadores. Apresenta a necessidade do consentimento do sujeito da pesquisa e a exigência de que ele receba informações da pesquisa e a avaliação dos riscos/benefícios para assegurar aos participantes os melhores métodos diagnósticos e terapêuticos existentes após o término da pesquisa, além de condenar o uso do placebo quando já existir tratamento eficaz estabelecido. Embora a Declaração seja principalmente dirigida aos médicos, a AMM encoraja outros envolvidos em pesquisa médica em seres humanos a adotarem esses princípios.

Inicialmente, com cinco artigos, a última atualização (VIII) consigna 37 artigos, abrangendo os seguintes tópicos:[7]

- Preâmbulo;
- Princípios gerais;
- Riscos, ônus e benefícios;
- Grupos e indivíduos vulneráveis;
- Requisitos científicos e protocolos de pesquisa;
- Comitês de ética em pesquisa;
- Privacidade e confidencialidade;
- Consentimento informado;
- Uso de placebo;
- Provisões pós-ensaio;
- Registro da pesquisa e publicação e disseminação dos resultados;
- Intervenções não comprovadas na prática clínica.

Os padrões éticos e científicos que balizam pesquisas biomédicas com seres humanos foram desenvolvidos e estabelecidos também em outras importantes diretrizes internacionais, como as Diretrizes Éticas Internacionais para Pesquisas Biomédicas Envolvendo Seres Humanos – elaboradas pelo Conselho para Organizações de Ciências Médicas, em colaboração com a Organização Mundial da Saúde (OMS) – e as Diretrizes para boas práticas clínicas (BPC) e The International Conference on Harmonisation of Technical Requirements for Registration of Pharmaceuticals for Human Use (ICH). A observação dessas diretrizes assegura e contribui para a promoção da dignidade, dos direitos, da segurança e do bem-estar dos participantes das pesquisas, além de garantir a credibilidade dos resultados dos estudos.[10]

No Brasil, o primeiro marco regulatório abrangente a respeito de pesquisa clínica foi a Resolução do Conselho Nacional de Saúde nº 001,[11] de 1988, com o objetivo de normatizar a pesquisa na área de saúde.

Seus 101 artigos abrangem, entre outros, os tópicos Aspectos Éticos da Pesquisa em Seres Humanos; Pesquisa em Menores de Idade (idade inferior a 18 anos completos) e em Indivíduos Sem Condições de Dar Conscientemente Seu Consentimento em Participar; Comitês Internos nas Instituições de Saúde.

O Conselho Nacional de Saúde publicou, em 1996, a Resolução CNS nº 196 que estabelece as diretrizes e normas regulamentadoras de pesquisas envolvendo seres humanos,[6] revogando a Resolução nº 001, de 1988.[11] É criada, por meio da norma, a Comissão Nacional de Ética em Pesquisa (Conep/MS), vinculada ao Conselho Nacional de Saúde, de cujas atribuições podem ser destacadas as seguintes:

a) registrar os conselhos de ética e pesquisa (CEP) institucionais e de outras instâncias;
b) aprovar as pesquisas, no prazo de 60 dias, e acompanhar os protocolos de pesquisa em áreas temáticas especiais, como:
   1. genética humana;
   2. reprodução humana;
   3. fármacos, medicamentos, vacinas e testes diagnósticos novos (fases I, II e III) ou não registrados no país (ainda que fase IV), ou quando a pesquisa for referente a seu uso com modalidades, indicações, doses ou vias de administração diferentes daquelas estabelecidas incluindo seu emprego em combinações;
   4. equipamentos, insumos e dispositivos para a saúde novos ou não registrados no país;
   5. novos procedimentos ainda não consagrados na literatura;
   6. populações indígenas;
   7. projetos que envolvam aspectos de biossegurança;
   8. pesquisas coordenadas do exterior ou com participação estrangeira e pesquisas que envolvam remessa de material biológico para o exterior; e
   9. projetos que, a critério do CEP, devidamente justificado, sejam julgados merecedores de análise pela Conep.

É importante também destacar a publicação da Resolução CNS nº 466/13[13] que estabelece as normas e diretrizes para pesquisas envolvendo seres humanos e revoga as Resoluções CNS nº 196/96,[12] nº 303/00[14] e nº 404/08.[15]

Os principais pontos dessa resolução foram:[13]

- a instituição do termo de assentimento para menores e incapazes;
- a garantia à assistência ao participante da pesquisa;
- a instituição do sistema CEP/Conep e a plataforma Brasil como sistema oficial de registro de pesquisa;
- a permissão de pagamento aos sujeitos de pesquisa clínica na fase I ou de bioequivalência para pessoas saudáveis, com o objetivo de avaliar a segurança do novo fármaco, dose e efeitos colaterais e sua equivalência com o genérico já existente;
- a assistência imediata e integral aos participantes de pesquisa em caso de complicações;
- o benefício ao participante da pesquisa de acesso ao tratamento pesquisado;
- a possibilidade do uso de placebo quando plenamente justificado;
- a informação ao participante de pesquisa que ele poderá cair no grupo-controle (placebo);
- a não obrigação do participante da pesquisa em renunciar ao direito de indenização por dano;
- a avaliação da possibilidade de término da pesquisa, com o objetivo de beneficiar todos os participantes, quando o tratamento se mostrar muito superior
- a não remuneração do sistema CEP/Conep;
- a descontinuação de uma pesquisa anteriormente aprovada só com autorização do CEP/Conep;

ÉTICA E O CAMINHO DA PROPAGANDA

A nova sociedade é hoje definida e rotulada por seus métodos de acessar, processar e distribuir informações. Para Kumar,[16] essa situação se equivale a uma transformação revolucionária da sociedade moderna como a "sociedade da informação". Essas mudanças na sociedade são consideradas tão significativas que constituem um rompimento radical com os padrões e práticas.

Perante esse cenário, o mundo vive hoje tempos de constantes mudanças e transformações nos modos de produção, tanto de bens tangíveis como, principalmente, intangíveis. Um dos bens intangíveis mais importantes criados pela sociedade nos últimos dois séculos é a propaganda.[17] No retrospecto da história da propaganda, hoje se faz também um retrospecto da história das transformações do perfil da própria sociedade. Unindo esses polos, é possível encontrar a mídia que, por sua vez, é o corpo teórico e ideológico que rege as duas primeiras, isto é, sociedade e propaganda. Assim, a sociedade consome propaganda e produz mídia, a mídia se alimenta de propaganda e reproduz a sociedade.[17] Segundo Silverstone:[18] "Não podemos escapar da mídia. Ela está presente em todos os aspectos de nossa vida quotidiana", embora nem sempre seja um processo consciente do indivíduo.[17]

Silverstone afirma que a mídia permeia todo o universo social exatamente porque o indivíduo não reflete sobre ações externas, absorvendo as experiências da superfície do mundo, incorporando-as ao seu dia a dia, sem se preocupar com os resultados.[18] Para Silverstone,[18] viver efetivamente é viver com informação adequada. A comunicação e o controle, portanto, são integrantes da essência da vida interior do homem, na mesma medida que fazem parte de sua vida em sociedade.

Se olharmos a história, podemos afirmar que somente no início do século XX é que a propaganda adquiriu um feitio mais criativo, sempre causando impactos, evoluindo até a propaganda profissional e chegando aos patamares em que se encontra atualmente. Essa trajetória, no entanto, foi sempre ascendente, com ênfase nos momentos de mudanças ideológicas, políticas e de contexto econômico.[17] O período da Segunda Guerra Mundial (1939-1945) não chegou a alterar profundamente o ritmo brasileiro da criação de propaganda, mas já estava sendo gestado um novo modo de fazer publicidade. O padrão de qualidade de apresentação das peças gradativamente melhora frente às novas possibilidades de importação de matéria-prima e de demanda interna, em um país que se industrializava rapidamente.

ÉTICA NA HISTÓRIA DA PROPAGANDA

Durante o I Congresso Brasileiro de Propaganda, ocorrido em 1949, a Agência Brasileira de Agências de Propaganda (Abap) foi fundada oficialmente, originando um órgão regulador de caráter institucional para colocar regras na produção e distribuição das propagandas que circulavam livremente na sociedade.[19] Durante o congresso, foi elaborada a recomendação para criar normas-padrão para a prestação de serviços pelas agências de propaganda, que estabelecem as relações entre agências e clientes, buscando o seu desenvolvimento em um clima de confiança e compreensão, que mais tarde seria a base para a atuação do Conselho Nacional de Autorregulamentação (Conar).[19]

Começa, nesse tempo, o que se chama de propaganda inteligente. Marcondes[20] chama a atenção para o momento em que "os homens de letras" foram chamados a escrever os textos das propagandas, e, assim, poemas, versos rimados, quadrinhas em redondilha, com uma infinidade de textos com características próprias; dessa produção, muitos *slogans* são ainda lembrados, como "Se é Bayer, é bom", conhecida frase do poeta Bastos Tigre que, como Monteiro Lobato, tinha sua própria agência.[21]

O slogan instala-se na mente como um poema; um sonho de uma noite de verão; uma recordação da casa dos mortos, que, a qualquer hora, pode ressuscitar.[22]

O destaque dessa época, e talvez a peça de propaganda que tenha ficado mais conhecida no Brasil, é o *Almanaque Fontoura*, criado por Lobato e tendo como protagonista sua personagem emblemática, o Jeca Tatu. O almanaque tinha como finalidade primeira promover a marca do elixir fortificante biotônico Fontoura, e era distribuído em todo o território nacional. A compra de um frasco do elixir dava direito a um exemplar do almanaque, com suas histórias de cunho desenvolvimentista, característico de Lobato. Apresentava um discurso claro de convite a mudanças de procedimentos, de melhoria de atitudes em busca de mais conforto e saúde.

No cenário da propaganda, a discussão da ética que norteia esse mercado opera entre empresas anunciantes, agências, veículos, órgãos reguladores (Procon/Conar, Agência Nacional de Vigilância Sanitária – Anvisa) e a própria sociedade. Falar de ética significa falar de respeito ao mercado, sendo este composto pelas empresas, seus produtos e seus consumidores.[23]

Assim, a questão ética na propaganda deve ser tratada de forma clara e honesta, ou seja, até que ponto os valores questionados em uma campanha publicitária apresentam compromisso social.[23]

Breno [23] ressalta que para que o alinhamento ético seja estabelecido, contatou-se a necessidade da realização de controle da atividade publicitária, o que resultou em um desenho de modelo misto no Brasil. Atualmente, são adotados três modelos, variando a atuação conforme a natureza da execução do controle: o estatal; o privado; e o misto.

MODELO ESTATAL

Os defensores do modelo estatal sustentam que o controle da publicidade deve ser feito exclusivamente pelo Estado, responsável pela proibição de práticas nocivas mediante a aplicação de leis esparsas ou agrupadas sistematicamente na figura do Poder Judiciário ou Executivo (Administração Pública).[23]

Defendem que, ao contrário das entidades privadas, compostas por entes do mercado publicitário, só o Estado teria o legítimo poder para instituir e implementar normas abstratas, cogentes e absolutas de controle da publicidade.

MODELO PRIVADO

A concepção de um modelo de controle exclusivamente privado, também denominado autorregulação, surge do entendimento de que os participantes do próprio mercado deveriam ser responsáveis pela regulação e correção dos desvios cometidos por seus pares durante o exercício da atividade publicitária.

Os que sustentam a implementação do sistema privado defendem que o próprio mercado organizado dispõe dos mecanismos necessários para conter e punir os abusos cometidos durante a criação e a divulgação da publicidade, e que, em último caso, se não pudessem fazê-lo, o consumidor poderia recorrer ao Poder Judiciário para pleitear a reparação dos danos eventualmente causados.[23]

No Brasil, a iniciativa de se realizar um controle dessa espécie teve início por meio da edição do Código Brasileiro de Autorregulamentação Publicitária,[24] consistente em um código de conduta e ética elaborado por profissionais do mercado publicitário preocupados com os rumos que a acepção do termo estava tomando.

Em um determinado momento, o setor observou que a publicidade estava sendo tão exagerada e apelativa, que começava a se tornar risível e sinônimo de ludíbrio. Para sanar esse problema e fortalecer o sistema, o setor se definiu pela criação do Conselho Nacional de Autorregulamentação Publicitária.[24]

SISTEMA MISTO

Como o próprio nome exprime, é aquele caracterizado pela união dos sistemas estatal e privado, incentivando a utilização das duas formas de regulação.[23]

Trata-se de um modelo que busca atender aos interesses tanto dos consumidores como também dos associados das entidades publicitárias, evitando-se, por exemplo, a concorrência desleal.

O controle da publicidade, no Brasil, não é regulado por textos normativos específicos, pois inexiste um código ou uma consolidação de leis a respeito dos preceitos atinentes ao assunto. Entretanto, o país tem um sistema misto composto pela coexistência do Conar e da legislação do setor, que monitora o mercado com base em um conjunto de leis e normas que regulamentam esse mercado tão amplo. Abrangem desde as normas-padrão para Prestação de Serviços pelas Agências de Propaganda,[25] o Código de Ética dos Profissionais da Propaganda,[26] a Lei nº 4.680/65,[27] o Decreto nº 57.690/66[28] e o Código Brasileiro de Autorregulamentação Publicitária[24] (documento assinado pelas principais entidades e associações do setor), como a Associação Brasileira das Agências de Propaganda (Abap), Associação Brasileira de Anunciantes (ABA), a Associação Nacional de Jornais (ANJ), a Associação Brasileira de Emissoras de Rádio e Televisão (Abert), a Associação Nacional de Editores de Revistas (Aner) e a Central de Outdoor.[20]

Para a implementação das ações do Estado brasileiro, os marcos legais promulgados versando sobre o tema são o Código de Defesa do Consumidor (Lei nº 80.078/90)[29] e a Lei nº 8.137/90[30] que cuida das infrações de ordem tributária e econômica e contra as relações de consumo. No caso de medicamentos, é possível destacar a legislação sanitária vigente, a Lei nº 6.360/76,[31] que dispõe sobre a vigilância sanitária a que ficam sujeitos medicamentos, drogas, insumos farmacêuticos e correlatos, cosméticos, saneantes e outros produtos; o Decreto nº 8.077/13,[32] que regulamenta as condições para o funcionamento de empresas sujeitas ao licenciamento sanitário e o registro, controle e monitoramento, no âmbito da vigilância sanitária; a Lei nº 9.294/96;[33] o Decreto nº 2.018/97,[34] que dispõe sobre as restrições ao uso e à propaganda de produtos fumígeros, bebidas alcoólicas, medicamentos, terapias e defensivos agrícolas, nos termos do § 4º do art. 220 da Constituição Federal[35] e da Resolução de Diretoria Colegiada – RDC nº 96/98,[36] que dispõe sobre propaganda, publicidade, informação e outras práticas cujo objetivo seja a divulgação ou a promoção comercial de medicamentos.

Além dos marcos legais citados, em 1999, em face da crescente veiculação de campanhas publicitárias de medicamentos e na ausência de ferramentas eficazes de controle sobre a veracidade das informações – nas formas de divulgação, promoção e comercialização, pela imprensa falada ou escrita e, modernamente, via internet – e para atender às recomendações da Comissão Parlamentar de Inquérito sobre Medicamentos, instalada há algum tempo no Congresso Nacional, a Anvisa elaborou uma norma específica com os critérios para a publicidade de medicamentos – a denominada RDC nº 102/00,[37] de 30/11/00. Em 2008, essa resolução foi revisada após um amplo debate de 3 anos com a sociedade e suas diversas representações setoriais, que chegaram ao texto da Resolução nº 96/98,[36] de 17/12/98 que dispõe sobre propaganda, publicidade, informação e outras práticas cujo objetivo seja a divulgação ou a promoção comercial de medicamentos. É importante destacar que, para essa Resolução, já está prevista uma revisão, que consta da Agenda Regulatória da Anvisa 2015/2016.

Para situações assimétricas do modelo misto de controle verificado no Brasil, é perfeitamente justificável, sob o ponto de vista moral, o papel controlador e regulador do Estado – que Schramm e Kottow[38] desenvolveram teoricamente com o que denominaram de "ética da proteção", objetivando defender aqueles segmentos mais frágeis e menos informados da população. Nesse sentido, a Anvisa, agência estatal, assumiu a responsabilidade sobre a regulação da publicidade de medicamentos desde o ano 2000. A regulação, concretamente interventiva e protetora da cidadania, é elemento minimizador da "vulnerabilidade circunstancial" verificada na população brasileira.[39]

É da indústria a obrigação de cumprir rigorosamente as regulamentações referentes à qualidade e segurança de seus produtos, bem como divulgar informações que tenham por objetivo a correta orientação de seu uso para preservar a saúde dos consumidores.[39]

Sen[40] adverte sobre os riscos inerentes à insistência de se manter o uso de abordagens mercadológicas que fazem a separação entre a eficiência e a ética, quando se trata de medicamentos. Para ele, esse modelo, em vez de trazer ganhos, acaba esgotando as possibilidades de crescimento por interferir justamente na variável que não tem como ser controlada: a motivação humana. Por essa razão, defende uma economia fundamentada na ética, visando o bem-estar das pessoas.

Kottow[41] já interpreta que tais práticas colocam as pessoas em uma situação de "vulnerabilidade circunstancial" ou "secundária", considerando ainda que, embora todos os seres humanos sejam antropologicamente vulneráveis (vulnerabilidade primária), a sociedade, de alguma forma, cria meios capazes de protegê-los; no entanto, somente os destituídos, aqueles mais suscetíveis de sofrerem danos, padecem de "vulnerabilidade circunstancial" ou "secundária".

Do ponto de vista de avanços, desde o seu surgimento até hoje, o marketing passou por várias etapas de gerenciamento, sendo o conceito mais atual aquele relacionado com as questões sociais, que é a frequente preocupação que as empresas devem ter com relação ao bem-estar da sociedade em que se inserem. Esse bem-estar está relacionado à produção, por meio de indústrias antipoluentes, de produtos com embalagens recicláveis e que cumpram o benefício esperado pelo consumidor amplamente influenciado pela propaganda.[19]

Contudo, é perceptível o patamar de qualidade que a maioria das peças publicitárias de medicamentos alcançou no País, fruto dos avanços do marketing e das ações regulatórias definidas pelo Estado brasileiro. Dessa forma, resta manter as conquistas e, mais importante, criar possibilidades para ampliar a proteção das pessoas e dos negócios.[39]

Fazer propaganda nos dias atuais é criar conceitos, desenvolver olhares e suscitar desejos. Fazer propaganda é, antes de tudo, seduzir. Adler, adverte:[42]

> A publicidade serve mais para promover o consumo como um modo de vida do que para anunciar produtos.

Deve-se, então, atentar para o que dizem os estudiosos do tema, ainda concordando com Adler,[42] a publicidade não pode ser vista como uma força externa que exerce férrea influência sobre os indivíduos, mas como uma instituição que se tornou parte integrante da cultura, este espaço político e simbólico amplo, em que ela atua.

ÉTICA NOS NEGÓCIOS COM ÊNFASE EM *COMPLIANCE*

Na história da humanidade, a moral e a ética têm sido o foco de debates em todos os espaços da sociedade, seja no âmbito público, seja no privado. Para ampliar a referência no tema, segundo Giovannini,[1] a moral reúne princípios e valores de conduta do homem. Já a ética é um conjunto de regras de conduta. Entretanto, ambas levam ao mesmo objetivo: guiar a conduta das pessoas, formando o caráter individual e norteando para o alinhamento mínimo adequado, para que possam viver em sociedade.

As intensas discussões mundiais sobre valores morais têm se acelerado nos últimos anos, especialmente nas organizações, uma vez que algumas delas tiveram sua reputação abalada por ações ilegais de seus dirigentes.

Os recentes escândalos envolvendo possíveis atos ilícitos com políticos de todas as esferas de governo e ainda empresas privadas nacionais e multinacionais chegam aos veículos de comunicação.

As ações de autoridades na apuração de casos de corrupção e fraudes, tanto no setor público como no privado, com grande repercussão nos meios de comunicação, são provas cabais do interesse das pessoas para o resgate dos valores éticos e morais que influenciam a vida em sociedade.

Assim, com a realidade exposta e em meio à conscientização e ao conhecimento dos impactos desse mal na vida em sociedade, inicia-se um novo paradigma nas instituições públicas e privadas: a busca por maior transparência e integridade nas relações profissionais.

É importante lembrar, entretanto, que a corrupção não é um fenômeno recente. Carvalho,[2] quando aborda o caráter histórico da corrupção, pontua que a corrupção política, como tudo o mais, é fenômeno histórico. Como tal, ela é antiga e mutante.

Segundo Giovannini[1] a corrupção causa danos em termos de alocação de recursos e distribuição de riqueza. Para o autor, o custo das transações aumenta e, dessa forma, reduzem-se o investimento e o crescimento; a inovação tecnológica e o desenvolvimento gerencial ficam desestimulados; o que resulta na má alocação dos recursos públicos, com o favorecimento de setores cartelizados e consequente redução de recursos que poderiam ser alocados em outros setores, além de estimular a fraude fiscal.

Diante da dificuldade relativa à transparência, surge a atividade desenvolvida pela organização não governamental germânica, sem fins lucrativos, que é chamada de Transparência Internacional. Fundada em 1993 por um grupo de executivos do Banco Mundial, desde 1995 estuda o problema por meio de pesquisa científica. Para formar o conceito de percepção da corrupção mundial, empresários, analistas e a população de diversos países são convidados a opinar sobre o grau de corrupção no país respectivo. Dessa forma, o índice não mede a corrupção, mas como a sociedade de cada país a percebe interna e subjetivamente. A Transparência Internacional divulga um quadro analítico anual contendo um amplo estudo sobre a corrupção em inúmeros países.[44]

No Quadro 15.1, é possível conhecer o índice de percepção da corrupção mundial, publicado em dezembro de 2014. Nenhum país dos 175 citados recebeu pontuação máxima, segundo aquela organização não governamental (ONG) com sede em Berlim.[1]

É importante destacar as disposições legais internacionais que contribuíram para o avanço do tema pelo mundo e são relevantes para a atuação de seus especialistas nas ações diárias de trabalho.

A primeira foi a Foreign Corrupt Practices Act (FCPA)[45] promulgada pelo congresso americano em 1977. Essa norma tem dois mecanismos básicos que a fundamentam: disposições antissuborno; e disposições sobre contabilidade, controles e registros financeiros.[8]

A lei é aplicada a todas as pessoas e empresas dos Estados Unidos e também a qualquer empresa ou pessoa estrangeira engajada, diretamente ou mesmo por meio de agentes em atos que tenham conexão com o território americano. Se aplica ainda a todas as empresas com ações nas bolsas americanas ou aquelas detentoras de valores mobiliários listados nos Estados Unidos, suas subsidiárias, *joint ventures*, diretores, administradores, empregados e representantes.[46] A FCPA é tema recorrente em diversos congressos e foros de discussão entre profissionais ligados ao *compliance*, mas ainda distante da percepção dos gestores e executivos brasileiros.

Para explicar a importância do tema, há situações práticas que podem propiciar a compreensão e o convencimento dos diversos atores – público e privado – sobre a exigência de prevenção nesse sentido.

QUADRO 15.1 *Ranking* do índice de percepção da corrupção mundial	
Posição	País
1ª	Dinamarca
2ª	Nova Zelândia
3ª	Finlândia
4ª	Suécia
5ª	Noruega
6ª	Suíça
7ª	Cingapura
8ª	Holanda
9ª	Luxemburgo
10ª	Canadá
17ª	Estados Unidos, Barbados, Hong Kong e Irlanda
69ª	Brasil, Bulgária, Grécia, Itália, Romênia, Senegal e Suazilândia
174ª	Coreia do Norte e Somália

A seguir, destacam-se três exemplos de cláusulas relativas à corrupção:[46]

- Pagamento para ganhar um contrato governamental ou evitar o seu encerramento.
- Pagamento para desqualificar uma oferta melhor posicionada, obter informações privilegiadas ou alterar requisitos técnicos de uma especificação.
- Pagamento para evitar, reduzir verificações ou desembaraçar mercadorias sem o registro apropriado ou a devida licitude.

Destacam-se também, três exemplos sobre registros contábeis:[46]

- Manter registro paralelos a fim de esconder pagamentos ilícitos.
- Pagamentos feitos por razão não legítimas sem a devida documentação que comprove o fato, por exemplo: pagamento realizados a despachante aduaneiros.
- Empresas podem criar documentos falsos para dar a aparência de pagamentos legítimos, assim, o verdadeiro propósito da atividade fica oculto.

A UK Bribery Act[47] passou a vigorar em 2011 no Reino Unido. Essa lei busca balancear responsabilidades corporativas e o interesse público, não pretendendo punir situações pontuais. Estabelece dois elementos-chave para que a infração seja considerada: uma vantagem é prometida, dada ou requisitada e há um desempenho não apropriado da função pelo recebedor da vantagem.

São responsáveis pelo seu cumprimento os executivos e gestores, que devem demonstrar toda ação possível para coibirem eventual ato de corrupção, seja este cometido por funcionários da empresa, seja por terceiros. Assim, pode existir um risco eminente da empresa ser considerada culpada, mesmo tendo políticas/programas, código de conduta e/ou um arcabouço de regras internas, caso tais regulamentos internos não sejam efetivamente seguidos na prática.

A aplicação da lei abrange não só as empresas locais, mas também as estrangeiras e suas subsidiárias ou, simplesmente, seus escritórios no Reino Unido, podendo ainda seu parceiro de negócios ser responsabilizado, se cometerem atos de corrupção direta ou indiretamente envolvendo o setor público ou privado e que tenham falhado na prevenção de corrupção interna

É possível observar que as duas leis estão focadas em extinguir a corrupção do mundo dos negócios. Todavia, cada país, dada a especificidade local, apresenta algumas diferenças. Entre elas, é possível destacar as seguintes:

- A FCPA somente se aplica à corrupção de agentes oficiais estrangeiros, enquanto a UK Brabery Act não distingue o setor privado ou público.
- A FCPA permite algumas formas de pequenos pagamentos de facilitação. Já a UK Brabery Act não permite nenhuma exceção, ou seja, independentemente do montante, o propósito do pagamento de facilitação é sempre encarado como ilegal.
- A UK Brabery Act pune também o executivo por consentir ou ser conivente com um eventual ato ilegal definido por lei.

Para entender o cenário brasileiro, Capanema (2014)[48] esclarece que o Brasil ratificou e promulgou, em 30 de novembro de 2000, a Convenção sobre Combate à Corrupção de Funcionários Públicos Estrangeiros com Transações Comerciais Internacionais da Organização para Cooperação e Desenvolvimento Econômico (OCDE). Dessa forma, o Brasil assumiu o compromisso internacional de punir, de forma efetiva, os nacionais que subornassem funcionários públicos estrangeiros, incluindo-se, entre eles, representantes de organismos internacionais.

Capanema[48] também ressalta os compromissos assumidos pelo Brasil no âmbito da Convenção das Nações Unidas contra a Corrupção e da Convenção Interamericana contra a Corrupção, que igualmente estabelecem a necessidade da responsabilização de nacionais, pessoas físicas e jurídicas por atos de suborno cometidos contra funcionários públicos estrangeiros.

Existem diversas leis no Brasil, que tratam do tema da corrupção. São alguns exemplos: a dos Servidores Públicos (Lei nº 8.112/90),[49] das Licitações Públicas (Lei nº 8.666/93),[50] a da Improbidade Administrativa (Lei nº 8.429/92),[51] da Lavagem de Dinheiro (Lavagem de Capitais – Lei nº 9.613/98),[52] da Lei Complementar de Responsabilidade Fiscal (LC nº 101/00),[53] da Lei Complementar da Ficha Limpa (LC nº 135/10),[54] da Defesa da Concorrência (Lei nº 12.529/11),[55] da Lei sobre o Crime Organizado (Lei nº 12.850/13).[56] Entretanto, observa-se que tais disposições legais não têm o objetivo específico de proteger a administração pública, pois o suborno de funcionários públicos nacionais, por exemplo, não era previsto em nenhum ato normativo. Da mesma forma, com relação à responsabilização civil e, principalmente a responsabilidade penal, o cenário era considerado pouco efetivo.

Nesse contexto nacional, a Lei Anticorrupção (Lei nº 12.846/13)[57] não surgiu por acaso. Além de ser uma grande esperança no progresso significativo rumo à erradicação da corrupção no Brasil, correspondeu à necessidade latente de se completar e preencher as lacunas do ordenamento jurídico brasileiro.

Se for certo que a existência de leis, por si só, não garanta nada, também é igualmente correto dizer que a ausência delas sequer permite avanços, inibindo o desenvolvimento do país e contribuindo para a permanência do cenário de impunidade.[48]

Com o alinhamento voltado ao combate internacional da corrupção, a lei brasileira incorpora ilicitude contra a administração pública, nacional e estrangeira. Dispõe ainda sobre a responsabilização objetiva, administrativa e civil da pessoa jurídica, bastando para tipificar a ação encontrar o nexo causal, não sendo necessário comprovar a intenção.

As penas previstas são severas. No âmbito administrativo, a multa pode variar de

0,1 a 20% do faturamento bruto da empresa no exercício anterior ao delito. Caso não seja possível determiná-lo, os valores podem variar de R$ 6 mil a R$ 60 milhões.

No plano judicial, as penas previstas podem ser a perda dos bens adquiridos com a prática do ilícito, proibição de receber incentivos públicos, suspensão das atividades, podendo chegar até o pedido de dissolução da empresa. E, claro, os danos (vantagens auferidas) devem ser reparados.[1]

Nessa lei, a visão inovadora do legislador não manteve apenas um ambiente punitivo, mas também previu a questão educativa quando concedeu créditos aos programas de *compliance*. Assim, caso a organização seja flagrada em prática de atos lesivos, atenuantes significativos podem ser aplicados quando ela dispuser desses programas de forma efetiva. As multas administrativas podem ser reduzidas em até dois terços e as demais penalidades ser totalmente extintas.[1]

São ações multifatoriais que poderão mudar esse cenário de corrupção. Ações institucionais que definam leis eficientes, sistema judiciário eficaz e ágil, ampliação da conscientização da sociedade, criação de mecanismos funcionais de prevenção e detecção de atos ilegais, implantação de políticas claras nos âmbitos global e local, entre outras iniciativas, poderão sustentar os avanços. Diante desse cenário, surge o *compliance*, que se traduz em um impulso nas empresas que, após implementá-lo, não poderão retroagir.[1]

Assim como as leis da sociedade buscam o bem comum e os interesses da coletividade, as empresas também definem suas "leis". Esse tipo de organização interna ocorre por meio da definição de um conjunto de normas internas chamado de procedimentos, políticas ou instruções de trabalho, que é seguido pelos funcionários da empresa e, em alguns casos, por todos os parceiros de negócio, fornecedores, consultores, isto é, todos que de maneira direta ou indireta estão ligados aos negócios da empresa.[1]

Giovannini[1] defende que, a partir da definição das normas, estabelecem-se também os parâmetros para julgar as ações humanas. Dessa forma, aqueles que agirem fora dos padrões estabelecidos devem responder pelo que fizeram, conforme suas escolhas. Para o autor, a ética, a moral, o *compliance*, a honestidade, a transparência e a integridade formam uma linha de atuação conjunta, pessoal e empresarial que se apresenta como base de sustentabilidade e poderá determinar a sobrevivência ou não de uma empresa em longo prazo.

Nesse cenário, fica claro que o *compliance* refere-se ao cumprimento rigoroso das regras e das leis, seja dentro ou fora das empresas. Nas corporações, o *compliance* vai além do cumprimento da legislação: busca consonância com os princípios da empresa, tendo como foco a ética, a moral, a honestidade e a transparência, não só na condução dos negócios, mas especialmente em todas as atitudes dos funcionários.

Diante dessa realidade, as empresas têm implementado ações de *compliance* com a contratação de especialistas no assunto cuja missão é dar cumprimento às regras estabelecidas para proteger a empresa e funcionários. Para que a atividade cumpra seu papel de justiça na empresa, deve ser regida de forma isenta de interesses pessoais, de maneira independente e sem considerar vínculos hierárquicos, de amizade ou qualquer outro que possa distorcer o propósito da ação.

Questões relacionadas à lavagem de dinheiro, às fraudes contábeis e à corrupção antitruste são temas diretamente ligados a ações de *compliance*, ficando o representante e todos os colaboradores da empresa incumbidos formalmente de a proteger contra atos de corrupção e suborno e pagamento de facilitações, evitando o engajamento dos funcionários em conluios, associações ou combinações prejudiciais às leis concorrenciais e de antitruste, prevenindo fraudes contábeis, lavagem de dinheiro, entre outras práticas.

Destaca-se ainda, que, nas ações diárias, os profissionais de *compliance* devem sensibilizar e convencer os funcionários da empresa de que as atitudes e o comportamento devem ser irrepreensíveis em qualquer área, independentemente da legislação e normas aplicáveis.

Candeloro e colaboradores[2] ilustram a definição de *compliance* como uma ferramenta que as instituições utilizam para nortear a condução dos próprios negócios, proteger os interesses de seus clientes e salvaguardar o seu bem mais precioso: a reputação.

Para a autora, a função de *compliance* tem dois eixos estruturantes, a educação e a prevenção, por vezes corretiva, porém nunca policialesca.[2]

No Brasil, as ações de *compliance* passaram a ter um caráter crucial para as empresas de qualquer porte que almejam a sustentabilidade e a perenidade no mercado. A Lei nº 12.846/13[57] fortaleceu essa tendência e as empresas passaram a perceber a necessidade de se prepararem para essa nova realidade.[1]

Giovannini ensina que um programa de *compliance* deve observar as três fases mais importantes:[1]

- sugerir um modelo de sustentação baseado em três pilares: foco na prevenção; detectar quando a prevenção não for suficiente; corrigir imediatamente os desvios identificados, sob a condição de tolerância zero;
- estabelecer uma estrutura de *compliance* compatível com a necessidade e os anseios da empresa;
- identificar riscos relativos ao *compliance* para orientar a definição dos processos e controles, com a finalidade de proteger a empresa e seus integrantes contra atitudes opostas aos princípios da ética e da integridade.

A ousadia de inserir o *compliance* nas empresas e no conjunto dos seus colaboradores para a execução de ações corretas não pela existência de marcos legais, mas pela convicção de ser a melhor e única atitude a tomar, consolidará a cultura da ética e da integridade.[1]

No Brasil, o programa de *compliance* é um ação que possibilitará a imposição de um novo paradigma às empresas para que a política e a implementação do programa tenham um caráter educativo, focado na anticorrupção e na gestão de risco mais efetiva e profissional.

Por fim, as empresas assumem um papel definitivo na construção de uma nova cultura no país. Para aprofundar o conhecimento a respeito, é possível encontrar na internet uma vasta bibliografia, de diversos lugares do mundo, que poderá contribuir para a disseminação do conceito e para a sensibilização das pessoas quanto ao mundo do *compliance*.

O Quadro 15.2 relaciona alguns *sites* internacionais úteis para consulta e fonte de estudo.

É possível concluir que a ética permeia praticamente todas as atividades da indústria farmacêutica, em uma convergência de objetivos derivados de vários fatores, desde pressões da sociedade até as autoridades no exercício de suas funções. As estruturas de *compliance*, de pesquisa clínica e da propaganda de medicamentos, entre outras, são profundamente balizadas pelos conceitos éticos e morais, em que todos têm deveres e precisam cumprir obrigações e responsabilidades em prol do bem-estar coletivo.

QUADRO 15.2 *Sites* úteis para consulta e fonte de estudo

Organismos internacionais	Sites
Society of Corp.and Ethics (SCCE)	www.corporatecompliance.org
Securimate – Third Party Compliance	www.securimate.com
Global Compliance	www.globalcompliance.com
Steel Foundation Ethics World	www.steelfoudation.com
Center for Ethical Bussiness Cultures	www.cebcglobal.org
Compliance 360	www.compliance360.com
Compliance Certification Board (SCCE)	www.compliancecertification.org
Compliance Home	www.cornertoneethics.org
Corporate Governance Resource Center	www.corpgov.net
Ethics Point – Integrity of Work	www.ethicspoint.com
Ethics Resource Center (ERC)	www.ethics.org
The FCPA Blog	www.fcpablog.com
FCPA – The United StatesDepartment of Justice	www.justice.gov/criminal/fraud/fcpa
UK Bribery Act	www.ukbriberyact2010.com.uk
Transparency International	www.transparency.org

Fonte: Giovannini.[1]

REFERÊNCIAS

1. Giovannini W. Compliance: a excelência na prática. Porto Alegre: Compliance Total; 2014.
2. Candeloro AP, Rizzo MBM, Pinho V. Compliance 360°: riscos, estratégias, conflitos e vaidades no mundo corporativo. São Paulo: Trevisan; 2012.
3. Kottow MH. História da ética em pesquisa com seres humanos. RECIIS. 2008;2 Supl1:7-18.
4. Deutsche Gesellschaft für Pflegewissenschaft. Forschungsrichtlinien des Reichsinnenministeriums: Richtlinien für neuartige Heilbehandlung und für die Vornahme wissenschaftlicher Versuche am Menschen [Internet]. Duisburg: DGP; 1931 [capturado em 10 dez. 2015]. Disponível em: http://www.dg-pflegewissenschaft.de/pdf/ForschungsrichtlinienReichsinnenministeriums.pdf.
5. Braz M, Schramm FR, TellesJL, Rego STA, Palácios M. Bioética: histórico [Internet]. Manguinhos: Projeto Ghente; c2015 [capturado em 18 nov. 2015]. Disponível em: http://www.ghente.org/bioetica/historico.htm.
6. Tribunal Internacional de Nuremberg. Código de Nuremberg [Internet]. Recife: GTP; 1947 [capturado em 10 dez. 2015]. Disponível em: http://www.gtp.org.br/new/documentos/nuremberg.pdf.
7. Organização das Nações Unidas para a Educação, a Ciência e a Cultura. Declaração Universal dos Direitos Humanos: adotada e proclamada pela resolução 217 A (III) da Assembléia Geral das Nações Unidas em 10 de dezembro de 1948 [Internet]. Brasília: UNESCO; 1998 [capturado em 10 dez. 2015]. Disponível em: http://unesdoc.unesco.org/images/0013/001394/139423por.pdf.
8. Human D, Fluss SS. The World Medical Association's declaration of Helsinki: historical and contemporary perspectives [Internet]. Ferney-Voltaire: WMA; 2001 [capturado em 10 dez. 2015]. Disponível em: http://www.wma.net/en/20activities/10ethics/10helsinki/draft_historical_contemporary_perspectives.pdf.
9. World Medical Association. WMA Declaration of Helsinki: ethical principles for medical research involving human subjects [Internet]. Ferney-Voltaire: WMA; c2015 [capturado em 10 dez. 2015]. Disponível em: http://www.wma.net/en/30publications/10policies/b3/index.html.
10. Brasil. Ministério da Saúde. Diretrizes operacionais para comitês de ética que avaliam pesquisas biomé-

dicas [Internet]. Brasília: MS/OMS; 2008 [capturado em 18 nov. 2015]. Disponível em: http://bvsms.saude.gov.br/bvs/publicacoes/diretrizes_operacionais_biomedicas.pdf.
11. Brasil. Ministério da Saúde. Conselho Nacional de Saúde. Resolução nº 001, de 13 de junho de 1988. Aprova as normas de pesquisa em saúde [Internet]. Brasília: CNS; 1988 [capturado em 18 nov. 2015]. Disponível em: http://www.conselho.saude.gov.br/resolucoes/reso_88.htm.
12. Brasil. Ministério da Saúde. Conselho Nacional de Saúde. Resolução CNS nº 196, de 10 de outubro de 1996. Aprova as diretrizes e normas regulamentadoras de pesquisas envolvendo seres humanos [Internet]. Brasília: CNS; 1996 [capturado em 18 nov. 2015]. Disponível em: http://www.conselho.saude.gov.br/resolucoes/reso_96.htm.
13. Brasil. Ministério da Saúde. Conselho Nacional de Saúde. Resolução CNS nº 466, de 12 de dezembro de 2012 [Internet]. Brasília: CNS; 2012 [capturado em 18 nov. 2015]. Disponível em: http://www.conselho.saude.gov.br/resolucoes/2012/Reso466.pdf.
14. Brasil. Ministério da Saúde. Conselho Nacional de Saúde. Resolução CNS nº 303, de 06 de julho de 2000 [Internet]. Brasília: CNS; 2000 [capturado em 18 nov. 2015]. Disponível em: http://conselho.saude.gov.br/resolucoes/2000/reso303.doc.
15. Brasil. Ministério da Saúde. Conselho Nacional de Saúde. Resolução CNS nº 404, de 1º de agosto de 2008 [Internet]. Brasília: CNS; 2012 [capturado em 18 nov. 2015]. Disponível em: http://conselho.saude.gov.br/resolucoes/2008/Reso_404.doc.
16. Kumar K. Da sociedade pós-industrial á pós-moderna: novas teorias sobre o mundo contemporâneo. 2. ed. ampl. Rio de Janeiro: Jorge Zahar; 2006.
17. Dias EPM. A evolução da propaganda brasileira e a ideologia de orientação capitalista: uma relação dialética [Internet]. Florianópolis: UFSC; 2006 [capturado em 18 nov. 2015]. Disponível em: http://www.ufrgs.br/alcar/encontros-nacionais-1/encontros-nacionais/4o-encontro-2006-1/A%20Evolucao%20da%20Propaganda%20Brasileira%20e%20a%20Ideologia%20de%20Orientacao%20Capitalista.doc.
18. Silverstone R. Por que estudar a mídia? São Paulo: Loyola; 2002.
19. Costa R, Fraga J, Jimenes R. Ética na propaganda. Rev Facul Dir [Internet]. 2007 [capturado em 18 nov. 2015];4(4):205-27. Disponível em: https://www.metodista.br/revistas/revistas-ims/index.php/RFD/article/viewFile/522/520.
20. Marcondes P. Uma história da propaganda brasileira. Rio de Janeiro: Ediouro; 2001.
21. Martins JS. Redação publicitária: teoria e prática. São Paulo: Atlas; 1997.
22. Carrascoza JA. Redação publicitária. 3. ed. São Paulo: Futura; 2004.
23. Bueno JA. Das espécies de controle da atividade publicitária. Rev Jus Navigandi [Internet]. 2014 [capturado em 18 nov. 2015];19(4140). Disponível em: http://jus.com.br/artigos/33342.
24. Código nacional de autorregulamentação publicitária (CONAR). Código e anexos [Internet]. São Paulo; CONAR; 2015 [capturado em 18 nov. 2015]. Disponível em: http://www.conar.org.br/codigo/codigo.php.
25. Associação Brasileira de Agências de Propaganda. As normas padrão para prestação de serviços pelas agências de propaganda [Internet]. São Paulo: ABAP; 1957 [capturado em 20 dez. 2015]. Disponível em: http://www.janela.com.br/textos/Normas_Padrao.html.
26. Associação dos Profissionais de Propaganda. Código de Ética dos Profissionais da Propaganda [Internet]. São Paulo: APP; 2014 [capturado em 20 dez. 2015]. Disponível em: http://appbrasil.org.br/wp-content/uploads/2014/11/codigo_de_etica_app_maio2014.pdf.
27. Brasil. Presidência da República. Casa Civil. Lei nº 4.680, de 18 de junho de 1965. Dispõe sôbre o exercício da profissão de Publicitário e de Agenciador de Propaganda e dá outras providências [Internet]. Brasília; Casa Civil; 1965 [capturado em 18 nov. 2015]. Disponível em: http://www.planalto.gov.br/ccivil_03/LEIS/L4680.htm.
28. Brasil. Presidência da República. Casa Civil. Decreto nº 57.690, de 1 de fevereiro de 1966. Aprova o regulamento para a execução da Lei nº 4.680, de 18 de junho de 1965 [Internet]. Brasília; Casa Civil; 1966 [capturado em 18 nov. 2015]. Disponível em: http://www.planalto.gov.br/ccivil_03/decreto/D57690.htm.
29. Brasil. Presidência da República. Casa Civil. Lei nº 8.078, de 11 de setembro de 1990. Dispõe sobre a proteção do consumidor e dá outras providências [Internet]. Brasília: Casa Civil; 1990 [capturado em 10 abr. 2015]. Disponível em: http://www.planalto.gov.br/ccivil_03/leis/l8078.htm.
30. Brasil. Presidência da República. Casa Civil. Lei nº 8.137, de 27 de dezembro de 1990. Define crimes contra a ordem tributária, econômica e contra as relações de consumo, e dá outras providências [Internet]. Brasília: Casa Civil; 1990 [capturado em 10 dez. 2015]. Disponível em: http://www.planalto.gov.br/ccivil_03/Leis/L8137.htm.
31. Brasil. Presidência da República. Casa Civil. Lei nº 6.360, de 23 de setembro de 1976. Dispõe sobre a Vigilância Sanitária a que ficam sujeitos os medicamentos, as drogas, os insumos farmacêuticos e correlatos, cosméticos, saneantes e outros produtos, e dá outras providências [Internet]. Brasília: Casa Civil; 1976 [capturado em 10 dez. 2015]. Disponível em: http://www.planalto.gov.br/ccivil_03/Leis/L6360.htm.
32. Brasil. Presidência da República. Casa Civil. Decreto nº 8.077, de 14 de agosto de 2013. Regulamenta as condições para o funcionamento de empresas sujeitas ao licenciamento sanitário, e o registro, controle e monitoramento, no âmbito da vigilância sanitária, dos produtos de que trata a Lei no 6.360, de 23 de setembro de 1976, e dá outras providências [Internet]. Brasília: Casa Civil; 2013 [capturado em 10 dez. 2015]. Disponível em: http://presrepublica.jusbrasil.com.br/legislacao/1035740/decreto-8077-13.
33. Brasil. Presidência da República. Casa Civil. Lei nº 9.294, de 15 de julho de 1996. Dispõe sobre as restrições ao uso e à propaganda de produtos fumí-

geros, bebidas alcoólicas, medicamentos, terapias e defensivos agrícolas, nos termos do § 4° do art. 220 da Constituição Federal [Internet]. Brasília: Casa Civil; 1996 [capturado em 10 dez. 2015]. Disponível em: http://www.planalto.gov.br/ccivil_03/LEIS/L9294.htm.
34. Brasil. Presidência da República. Casa Civil. Decreto nº 2.018, de 1º de outubro de 1996. Regulamenta a Lei nº 9.294, de 15 de julho de 1996, que dispõe sobre as restrições ao uso e à propaganda de produtos fumígenos, bebidas alcoólicas, medicamentos, terapias e defensivos agrícolas, nos termos do § 4º do art. 220 da Constituição [Internet]. Brasília: Casa Civil; 1996 [capturado em 10 dez. 2015]. Disponível em: http://www.planalto.gov.br/ccivil_03/decreto/d2018.htm.
35. Brasil. Presidência da República. Casa Civil. Constituição da República Federativa do Brasil de 1988 [Internet]. Brasília: Casa Civil; 1988 [capturado em 10 dez. 2015]. Disponível em: http://www.planalto.gov.br/ccivil_03/constituicao/constituicao.htm.
36. Brasil. Ministério da Saúde. Agência Nacional de Vigilância Sanitária. Resolução RDC nº 96, de 17 de dezembro de 2008. Dispõe sobre a propaganda, publicidade, informação e outras práticas cujo objetivo seja a divulgação ou promoção comercial de medicamentos [Internet]. Brasília: Anvisa; 2008 [capturado em 10 dez. 2015]. Disponível em: http://www.anvisa.gov.br/propaganda/rdc/rdc_96_2008_consolidada.pdf.
37. Brasil. Ministério da Saúde. Agência Nacional de Vigilância Sanitária. Resolução RDC nº 102, de 30 de novembro de 2000. Aprova o Regulamento sobre propagandas, mensagens publicitárias e promocionais e outras práticas cujo objeto seja a divulgação, promoção ou comercialização de medicamentos de produção nacional ou importados [Internet]. Brasília: Anvisa; 2000 [capturado em 10 dez. 2015]. Disponível em: http://www.cff.org.br/userfiles/file/resolucao_sanitaria/102.pdf.
38. Schramm FR, Kottow M. Principios bioéticos en salud pública: limitaciones y propuestas. Cad Saúde Pública. 2001;17(4):949-56.
39. Fagundes MJD, Soares MGA, Diniz MN, Pires JR, Garrafa V. Análise bioética da propaganda e publicidade de medicamentos. Ciênc Saúde Colet. 2007;(12)1:221-9.
40. Sen A. Sobre ética e economia. São Paulo: Schwartz; 1999.
41. Kottow MH. Comentários sobre bioética vulnerabilidade e proteção. In: Garrafa V, Pessini L, organizadores. Bioética: poder e injustiça. São Paulo: Loyola; 2003. p. 71-8.
42. Adler RP. A conquista da atenção: a publicidade e as novas formas de comunicação. São Paulo: Nobel; 2002.
43. Carvalho JM. Passado, presente e futuro da corrupção brasileira. In: Avritzer L, Bignotto N, Guimarães J, Starling HMM, organizadores. Corrupção: ensaios e críticas. Belo Horizonte: UFMG; 2012.
44. Garcia E. Improbidade administrativa. 7. ed. rev. ampl. atual. São Paulo: Saraiva; 2013.

45. U.S. Department of Justice. Foreign corrupt practices act [Internet]. Washington: USDOJ; 1977 [capturado em 10 dez. 2015]. Disponível em: http://www.justice.gov/criminal-fraud/foreign-corrupt-practices-act.
46. Ellis M. Connecting the dots: Latin America examples of common FCPA accounting violations [Internet].Washington: FCPAméricas LLC; c2015 [capturado em 10 dez. 2015]. Disponível em: http://fcpamericas.com/english/enforcement/connecting-the-dots-latin-america-examples-of-common-fcpa-accounting-violations/#.
47. United Kingdom. Legislation. Bribery Act 2010 [Internet]. Norwich: OGL; 2010 [capturado em 10 dez. 2015]. Disponível em: http://www.legislation.gov.uk/ukpga/2010/23/contents
48. Capanema RO. Inovações da Lei nº 12.846/2013. In: Nascimento MD, organizador. Lei anticorrupção empresarial: aspectos críticos à Lei 12.846/2013. Belo Horizonte: Fórum; 2014.
49. Brasil. Presidência da República. Casa Civil. Lei nº 8.112, de 11 de dezembro de 1990. Dispõe sobre o regime jurídico dos servidores públicos civis da União, das autarquias e das fundações públicas federais [Internet]. Brasília: Casa Civil; 1990 [capturado em 10 dez. 2015]. Disponível em: http://www.planalto.gov.br/ccivil_03/LEIS/L8112cons.htm.
50. Brasil. Presidência da República. Casa Civil. Lei nº 8.666, de 21 de junho de 1993. Regulamenta o art. 37, inciso XXI, da Constituição Federal, institui normas para licitações e contratos da Administração Pública e dá outras providências. [Internet]. Brasília: Casa Civil; 1993 [capturado em 10 dez. 2015]. Disponível em: http://www.planalto.gov.br/ccivil_03/Leis/L8666cons.htm.
51. Brasil. Presidência da República. Casa Civil. Lei nº 8.429, de 2 de junho de 1992. Dispõe sobre as sanções aplicáveis aos agentes públicos nos casos de enriquecimento ilícito no exercício de mandato, cargo, emprego ou função na administração pública direta, indireta ou fundacional e dá outras providências [Internet]. Brasília: Casa Civil; 1992 [capturado em 10 dez. 2015]. Disponível em: http://www.planalto.gov.br/ccivil_03/LEIS/L8429.htm.
52. Brasil. Presidência da República. Casa Civil. Lei nº 9.613, de 3 de março de 1998. Dispõe sobre os crimes de "lavagem" ou ocultação de bens, direitos e valores; a prevenção da utilização do sistema financeiro para os ilícitos previstos nesta Lei; cria o Conselho de Controle de Atividades Financeiras – COAF, e dá outras providências [Internet]. Brasília: Casa Civil; 1998 [capturado em 10 dez. 2015]. Disponível em: http://www.planalto.gov.br/ccivil_03/leis/L9613.htm.
53. Brasil. Presidência da República. Casa Civil. Lei complementar nº 101, de 4 de maio de 2000. Estabelece normas de finanças públicas voltadas para a responsabilidade na gestão fiscal e dá outras providências [Internet]. Brasília: Casa Civil; 2000 [capturado em 10 dez. 2015]. Disponível em: http://www.planalto.gov.br/ccivil_03/leis/LCP/Lcp101.htm.
54. Brasil. Presidência da República. Casa Civil. Lei complementar nº 135, de 4 de junho de 2010. Altera

a Lei Complementar no 64, de 18 de maio de 1990, que estabelece, de acordo com o § 9o do art. 14 da Constituição Federal, casos de inelegibilidade, prazos de cessação e determina outras providências, para incluir hipóteses de inelegibilidade que visam a proteger a probidade administrativa e a moralidade no exercício do mandato [Internet]. Brasília: Casa Civil; 2010 [capturado em 10 dez. 2015]. Disponível em: http://www.planalto.gov.br/ccivil_03/leis/LCP/Lcp135.htm.

55. Brasil. Presidência da República. Casa Civil. Lei nº 12.529, de 30 de novembro de 2011. Estrutura o Sistema Brasileiro de Defesa da Concorrência; dispõe sobre a prevenção e repressão às infrações contra a ordem econômica; altera a Lei no 8.137, de 27 de dezembro de 1990, o Decreto-Lei no 3.689, de 3 de outubro de 1941 – Código de Processo Penal, e a Lei no 7.347, de 24 de julho de 1985; revoga dispositivos da Lei no 8.884, de 11 de junho de 1994, e a Lei no 9.781, de 19 de janeiro de 1999; e dá outras providências [Internet]. Brasília: Casa Civil; 2011 [capturado em 10 dez. 2015]. Disponível em: http://www.planalto.gov.br/ccivil_03/_ato2011-2014/2011/Lei/L12529.htm.

56. Brasil. Presidência da República. Casa Civil. Lei nº 12.850, de 2 de agosto de 2013. Define organização criminosa e dispõe sobre a investigação criminal, os meios de obtenção da prova, infrações penais correlatas e o procedimento criminal; altera o Decreto-Lei no 2.848, de 7 de dezembro de 1940 (Código Penal); revoga a Lei no 9.034, de 3 de maio de 1995; e dá outras providências [Internet]. Brasília: Casa Civil; 2013 [capturado em 10 dez. 2015]. Disponível em: http://www.planalto.gov.br/ccivil_03/_ato2011-2014/2013/lei/l12850.htm.

57. Brasil. Presidência da República. Casa Civil. Lei nº 12.846, de 1º de agosto de 2013. Dispõe sobre a responsabilização administrativa e civil de pessoas jurídicas pela prática de atos contra a administração pública, nacional ou estrangeira, e dá outras providências [Internet]. Brasília: Casa Civil; 2013 [capturado em 10 dez. 2015]. Disponível em: http://www.planalto.gov.br/ccivil_03/_ato2011-2014/2013/lei/l12846.htm.

LEITURAS SUGERIDAS

Avorn J, Chen M. Scientific versus commercial sources of influence on the prescribing behavior of physicians. Am J Med. 1982;73(1):4-8.

Barros Filho C. Ética na comunicação: da informação ao receptor. São Paulo: Moderna; 1995.

Barros JAC. Propagandas de medicamentos: atentado à saúde? São Paulo: Hucitec; 1995.

Barros JAC. One more case of the double standard: discrepancies between information provided to brazilian and american physicians. Pharmacoepidemiol Drug Saf. 2000;9(4):281-7.

Barros JAC. Políticas farmacêuticas: a serviço dos interesses da saúde? Brasília: Unesco; 2004.

Bittencourt S. Comentários à lei anticorrupção: Lei 12.846/2013. 2. ed. São Paulo: Revista dos Tribunais; 2015.

Bosi A. Dialética da colonização. 4. ed. São Paulo: Companhia das Letras; 2003.

Brasil. Ministério da Saúde. Agência Nacional de Vigilância Sanitária. Propaganda de medicamentos: dados parciais. Brasília: Anvisa; 2003.

Canclini N. Consumidores e cidadãos. Rio de Janeiro: UFRJ; 2001.

Chalita G. A sedução no discurso. Guarulhos: Max Limonad; 2002.

Clayton M. Entendendo os desafios de Compliance no Brasil: um olhar estrangeiro sobre a evolução do Compliance anticorrupção em um país emergente. In: Debbio AD,

Maeda BC, Ayres CHS, organizadores. Temas de anticorrupção & compliance. Rio de Janeiro: Elsevier; 2013. p. 149.

Fortes PAC. Como priorizar recursos escassos em países em desenvolvimento. In: Garrafa V, Pessini L, organizadores. Bioética: poder e injustiça. São Paulo: Loyola; 2003. p. 103-14.

Garrafa V. Inclusão social no contexto político da bioética. Rev Bras Bioética. 2005;1(2):122-32.

Garrafa V, Porto D. Bioética, poder e injustiça: por uma ética de intervenção. In: Garrafa V; Pessini L, organizadores. Bioética: poder e injustiça. São Paulo: Loyola; 2003. p. 35-44.

Garrafa V, Porto D. Intervention bioethics: a proposal for peripheral countries in a context of power and injustice. Bioethics. 2003;17(5-6):399-416.

Giacomini Filho G. Consumidor versus propaganda. São Paulo: Summus; 1991.

Heineck I, Gallina SM, Silva T, dal Pizzol F, Schenkel EP. Análise da publicidade de medicamentos veiculadas em rádios do RS. Cad Saúde Pública. 1998; 14(1):193-8.

Kellner D. A cultura da mídia. Estudos culturais: identidade e política entre o moderno e o pós-moderno. Bauru: EDUSC; 2001.

Kotler P. Administração de marketing. 10. ed. São Paulo: Pearson Prentice Hall; 2000.

Leal RG, Ritt CF. A previsão dos mecanismos e procedimentos internos de integridade: compliance corporativo na lei anticorrupção: sua importância considerado como uma mudança de paradigmas e educação empresarial. Barbarói. 2014;42:46-63.

Lexchin J. Interactions between physicians and the pharmaceutical industry: what does the literature say? CMAJ. 1993;149(10):1401-7.

Lima MA, Petrovick PR. Avaliação da publicidade visual de medicamentos em estabelecimentos farmacêuticos de Porto Alegre-RS. Infarma. 2003;15(1/3):52-6.

Mansfield P. Drug advertising affects your prescribing. Austr Prescr.1996;19:103.

Marin EC. Entretenimento televisivo: pesquisa do produto e da recepção dos programas de auditório Domingão do Faustão (Rede Globo) e Domingo Legal (SBT) [tese]. São Leopoldo: Unisinos; 2006.

Martín-Barbero J. Dos meios às mediações. Rio de Janeiro: UFRJ; 2001.

Martino LMS. Mídia e poder simbólico: um ensaio sobre comunicação e campo religioso. São Paulo: Paulus; 2003.

Martins Z. Propaganda é isso aí! São Paulo: Futura; 1999.

Massera APD, Camargo JAS, Silva LRFJ. O controle do comportamento privado para fins públicos: a monitoração de propaganda de medicamentos no Brasil [monografia de curso de especialização]. Brasília: Faculdade de Ciências da Saúde da Universidade de Brasília; 2002.

Megginson LC, Mosley, DC, Pietri PH Jr. Administrando com ética e responsabilidade social. In: Megginson LC, Mosley, DC, Pietri Jr PH. Administração: conceitos e aplicações. 4. ed. São Paulo: Harbra; 1998. p. 91-118.

Melo JM. Comunicação, tradição e modernidade: a teoria de Lerner e sua aplicabilidade ao Brasil. In: Melo JM. Teoria da comunicação: paradigmas latino-americanos. Petrópolis: Vozes; 1998. p. 238-57.

Nascimento AC. A persistirem os sintomas, o médico deverá ser consultado: isto é regulamentação? [dissertação]. Rio de Janeiro: UERJ; 2003.

Nunes R. Curso de direito do consumidor. São Paulo: Saraiva; 2004.

Pizzol FD, Silva T, Schenkel EP. Análise da adequação das propagandas de medicamentos dirigidas à categoria médica, no sul do Brasil. Cad Saúde Pública. 1998;14(1):85-91.

Rocha EPG. Magia e capitalismo: um estudo antropológico da publicidade. São Paulo: Brasiliense, 1985.

Sampaio R. Propaganda de A a Z. Rio de Janeiro: Campus; 1996.

Sant´Anna A. Propaganda: teoria, técnica e prática. São Paulo: Pioneira; 1995.

Santi V. Medicamentos: verso e reverso da propaganda. Ponta Grossa: Universidade Estadual de Ponta Grossa; 1999.

Sass HM. Promover a educação em saúde para enfrentar a doença e a vulnerabilidade. In: Garrafa V, Pessini L, organizadores. Bioética: poder e injustiça. São Paulo: Loyola; 2003. p. 79-86.

Schramm FR. Información y manipulación: ¿cómo proteger los seres vivos vulnerados? La propuesta de la bioética de la protección. Rev Bras Bioética. 2005;1(1):18-27.

Selli L, Garrafa V. Bioética, solidariedade crítica e voluntariado orgânico. Rev Saúde Pública. 2005;39(3):473-8.

Silva VS, Hoelfer R, Moraes LB. Avaliação das propagandas de medicamentos distribuídas para a classe médica de Brasília [Internet]. CFF; 1999 [capturado em 18 nov. 2015]. Disponível em: http://www.cff.org.br/userfiles/file/boletim/1999/Avalia%C3%A7%C3%A3o%20das%20propagandas%20d__.pdf.

Thompson JB. A mídia e a modernidade: uma teoria social da mídia. Petrópolis: Vozes; 2011.

Wade VA, Mansfield PR, McDonald PJ. Drug companies' evidence to justify advertising. Lancet. 1989;2(8674):1261-3.

16

INTRODUÇÃO À REGULAÇÃO DA INDÚSTRIA FARMACÊUTICA

ANGELA FAN CHI KUNG

Como a indústria farmacêutica se insere no sistema de saúde brasileiro sob o ponto de vista jurídico?

O art. 196 da Constituição Federal (CF) de 1988 reconheceu a saúde como um direito constitucional e de acesso universal, que assegura a todos o direito à saúde, independentemente de sua contribuição no sistema, cabendo ao Estado a obrigação de garantir esse direito.[1]

A fim de assegurar o acesso igualitário e universal à saúde, o art. 4º da CF/88 criou o Sistema Único de Saúde (SUS), regulamentado posteriormente pela Lei nº 8.080/90,[2] que o definiu como o conjunto de ações e serviços de saúde, prestados por órgãos e instituições públicas federais, estaduais e municipais, da administração direta e indireta e das fundações mantidas pelo Poder Público.

A inciativa privada também foi abarcada pela Lei nº 8.080/90, art. 24, atuando de forma complementar ao SUS, como fonte de produtos e serviços.[2]

Ao SUS compete, entre outras atribuições, executar as ações de vigilância sanitária e controlar e fiscalizar serviços, produtos e substâncias de interesse para a saúde,[1,2] conforme prevê o art. 24 da Lei nº 8.080/90. De acordo com o art. 6º, § 1º dessa mesma lei, vigilância sanitária é um conjunto de ações capaz de eliminar, diminuir ou prevenir riscos à saúde e de intervir nos problemas sanitários decorrentes do meio ambiente, da produção e circulação de bens e da prestação de serviços de interesse da saúde, por meio de controle de bens de consumo e da prestação de serviços que se relacionem com a saúde, compreendidas todas as etapas e processos, da produção ao consumo.

Em 1999, por força da Lei nº 9.782,[3] as ações de vigilância sanitária foram atribuídas à Agência Nacional de Vigilância Sanitária (Anvisa), autarquia de regime especial, vinculada ao Ministério da Saúde. Com a criação da agência, ocorreu a reorganização do sistema de regulação, anteriormente de competência da Secretaria de Vigilância Sanitária do Ministério da Saúde. Com isso, deu-se início ao novo marco regulatório, que está em constante aperfeiçoamento.

Os bens e os produtos submetidos ao controle e à fiscalização sanitária pela Anvisa, de acordo com o art. 8º, § 1º, da Lei nº 9.782/99, são:[3] medicamentos de uso humano, suas substâncias ativas e demais insumos, processos e tecnologias; alimentos, inclusive bebidas, águas envasadas, seus insumos, suas embalagens, aditivos alimentares, limites de contaminantes orgânicos, resíduos de agrotóxicos e de medicamentos veterinários; cosméticos, produtos de higiene pessoal e perfumes; saneantes destinados à higienização, desinfecção ou desinfestação em ambientes domiciliares, hospitalares e coletivos; conjuntos, reagentes e insumos destinados a diagnóstico; equipamentos e materiais médico-hospitalares, odontológicos e hemoterápicos e de diagnóstico laboratorial e por imagem; imunobiológicos e suas substâncias ativas, sangue e hemoderivados; órgãos, tecidos humanos e veterinários para uso em transplantes ou reconstituições; radioisótopos para uso diagnóstico *in vivo* e radiofármacos e produtos radioativos utilizados em diagnóstico e terapia; cigarros, cigarrilhas, charutos e qualquer outro produto fumígero, derivado ou não do tabaco; quaisquer produtos que envolvam a possibilidade de risco à saúde, obtidos por engenharia genética, por outro procedimento ou ainda submetidos a fontes de radiação.

Nesse contexto, as empresas que exerçam atividades relacionadas aos produtos citados, o que inclui a indústria farmacêutica, estão sujeitas à regulação, ao controle e à fiscalização da Anvisa e das autoridades sanitárias Estaduais e Municipais.

Ponto relevante no processo de regulação da atividade da indústria farmacêutica foi a política nacional de medicamentos (Portaria MS nº 3.916, de 30/10/98, atualmente revogada),[4] instituída pelo Ministério da Saúde, que trouxe diretrizes e definiu as prioridades relacionadas à legislação, inspeção, ao controle e garantia da qualidade, à seleção, aquisição e distribuição, ao uso racional de medicamentos, monitoramento de preço, à eliminação de produtos inadequados, ao desenvolvimento de recursos humanos e desenvolvimento científico e tecnológico.

A partir das diretrizes e prioridades definidas na política nacional de medicamentos, ao longo dos anos a Anvisa redefiniu os requisitos de registro de medicamentos com foco na segurança e eficácia, estabeleceu o monitoramento de preço de venda dos medicamentos, as boas práticas de fabricação, as regras de farmacovigilância e recolhimento de produtos, definiu os limites de promoção e propaganda de medicamentos para assegurar o uso racional dos medicamentos.

Por se tratar de um capítulo de introdução, o intuito é abordar apenas os principais requisitos legais aplicáveis à indústria farmacêutica e aos medicamentos.*

De início, exige-se que a empresa que pretenda atuar com os produtos sob vigilância sanitária tenha capacidade operacional para atividade desejada, por exemplo, importação, fabricação, armazenamento etc.

A capacidade operacional da empresa é atestada pela expedição das licenças sanitárias, quais sejam: autorização de funcionamento de empresas (AFE), expedida pela Anvisa para a empresa; licença ou alvará de funcionamento municipal expedido pelo órgão estadual (VISA) ou municipal de vigilância sanitária para cada estabelecimento da empresa; e autorização especial (AE) expedida pela Anvisa por estabelecimento, para produtos com substâncias controladas.

Os requisitos regulatórios para concessão das licenças sanitárias variam de acordo com o tipo de atividade. No caso da indústria farmacêutica, o estabelecimento fabril deverá deter as licenças sanitárias assim como o certificado de boas práticas de fabricação (BPF) expedido pela Anvisa, que atesta que o processo produtivo do produto atende os padrões de qualidade exigidas pela regulamentação. Essas licenças e o certificado BPF evidenciam que a empresa tem capacidade operacional para exercer as atividades de indústria farmacêutica, assim como permite que a empresa obtenha registro dos medicamentos perante a Anvisa.

A Lei nº 6.360/76[5] e o Decreto nº 986/69[6] estabelecem normas gerais de registro de medicamentos, produtos para saúde, produtos de higiene pessoal, cosméticos, saneantes e alimentos. A Anvisa, por sua vez, regu-

---

* N. de A.: As regras aqui mencionadas aplicam-se somente à indústria farmacêutica e aos medicamentos. Os demais produtos sujeitos à vigilância sanitária possuem regulação própria e distinta.

la os requisitos técnicos para o registro, produção e comercialização desses produtos.

No processo de registro sanitário de medicamento, a Anvisa avalia os dados clínicos e não clínicos e o processo de fabricação do medicamento. O registro é concedido com a comprovação da segurança, eficácia e qualidade do medicamento.

A etapa final do processo de concessão de registro de medicamento é a aprovação do preço do produto perante a Câmara de Regulação do Mercado de Medicamentos (CMED) da Anvisa, de acordo com a Medida Provisória nº 123/03, convertida na Lei nº 10.742, de 6/10/03.[7,8] A CMED é o órgão responsável por regular o mercado e estabelecer critérios para a fixação de preços no setor farmacêutico, promovendo assistência farmacêutica à população.

As normas da CMED devem ser observadas não só pelos laboratórios produtores, mas também pelos importadores de medicamentos, pelas farmácias e drogarias; pelos representantes; pelas distribuidoras de medicamentos; e por quaisquer pessoas jurídicas de direito público ou privado, inclusive associações de entidades ou pessoas, constituídas de fato ou de direito, ainda que temporariamente, com ou sem personalidade jurídica, que, de alguma maneira, atuem no setor farmacêutico.

Os medicamentos, em geral, estão sujeitos ao monitoramento de preço da CMED, com exceção dos homeopáticos; fitoterápicos (Resolução nº 5 de, 9/10/03)[9] e outros medicamentos definidos pela CMED (Comunicado nº 8, de 8/6/10).[10]

A CMED estabeleceu regras, conforme Resolução nº 2, de 5/3/04, alterada para Resolução nº 4, de 15/6/05,[11,12] para definição de preço dos medicamentos, por exemplo, o medicamento genérico deve custar até 65% do preço do medicamento de referência, e o preço do medicamento novo, com patente no Brasil, deve ser o menor preço internacional entre os países Austrália, Canadá, Espanha, Estados Unidos da América, França, Grécia, Itália, Nova Zelândia, Portugal, e o preço do fabricante praticado no país de origem do produto.

O preço aprovado pela CMED é denominado preço-fábrica e representa o preço máximo de venda do medicamento no mercado. Caso a indústria farmacêutica utilize um distribuidor no canal de vendas, o preço de revenda do produto pelo distribuidor está limitado ao preço-fábrica do medicamento. A partir do preço-fábrica, são definidos o preço máximo ao consumidor (PMC), e o preço máximo de venda ao Governo (PMVG), que é o preço-fábrica menos o coeficiente de ajuste de preço (CAP) (Resolução nº 4, de 18/12/06),[13] desconto obrigatório definido periodicamente pela CMED (em torno de 20%) aplicável nas vendas de determinados medicamentos às entidades públicas. Por fim, o preço do medicamento pode ser reajustado anualmente e cabe à CMED determinar o índice de reajuste.

Para o lançamento, divulgação e comercialização dos medicamentos, a indústria deve observar as regras de propaganda de medicamentos e regras éticas estabelecidas pelo código de ética médica[14] e códigos de ética das associações à qual pertence.

No Brasil, a propaganda de medicamento sob prescrição só pode ser realizada ao médico ou dentista prescritor, conforme estabelecido pela Anvisa, com a RDC nº 96, de 17/12/08).[15] Da mesma forma, a amostra grátis de medicamentos só pode ser entregue ao prescritor e com seu consentimento. Para medicamentos controlados, a amostra grátis é permitida apenas para algumas substâncias e com algumas restrições, de acordo com a RDC nº 60, de 26/11/09.[16]

Segundo a Anvisa, RDC nº 4, de 10/2/09, com o medicamento no mercado, é de responsabilidade da indústria farmacêutica, detentora do registro sanitário, a farmacovigilância do produto.[17] A indústria deve manter serviço de atendimento para recebimento de reclamações dos pacientes e relatos de eventos adversos dos profissionais de saúde. Reclamações e relatos de eventos adversos devem ser investigados pela indústria farmacêutica para determinar se o produto está seguro e eficaz ou se deve ser recolhido do mercado por oferecer risco à saúde.

O recolhimento do medicamento é obrigatório quando há indícios suficientes ou comprovação de desvio de qualidade representando risco, agravo ou consequência à saúde, com alta probabilidade de que o uso ou exposição a um medicamento possa causar morte, ameaça à vida ou danos permanentes ou agravo temporário ou reversível por tratamento medicamentoso. Caso seja constatada a necessidade de recolhimento de medicamentos, devem-se observar os procedimentos estabelecidos pela Anvisa (RDC nº 55, de 17/3/05)[18] e pelo Código de Defesa do Consumidor (Lei nº 8.078/90).[19] A fim de assegurar o recolhimento de produtos no mercado, a indústria farmacêutica e os distribuidores devem respeitar as regras de rastreabilidade da Anvisa para que os lotes de produtos possam ser rapidamente localizados.

Além do poder normativo e fiscalizador da Anvisa, a agência também tem o poder sancionador. A Lei nº 6.437/77,[20] lei de infrações sanitárias, elenca os atos considerados infrações sanitárias, bem como as penalidades aplicáveis para cada tipo de infração. Sem prejuízo das sanções de natureza civil ou penal cabíveis, as infrações sanitárias serão punidas, alternativa ou cumulativamente, com as penalidades de: advertência; multa; apreensão de produto; inutilização de produto; interdição de produto; suspensão de vendas e/ou fabricação de produto; cancelamento de registro de produto; interdição parcial ou total do estabelecimento; proibição de propaganda; cancelamento de autorização para funcionamento da empresa; cancelamento do alvará de licenciamento de estabelecimento; imposição de mensagem retificadora; e/ou suspensão de propaganda e publicidade.

Para imposição da pena e sua graduação, a Anvisa levará em conta as circunstâncias atenuantes e agravantes, a gravidade do fato, tendo em vista as consequências para a saúde pública, bem como os antecedentes do infrator quanto às normas sanitárias.

São circunstâncias atenuantes: a ação do infrator não ter sido fundamental para a consecução do evento; a errada compreensão da norma sanitária, admitida como escusável, quanto patente a incapacidade do agente para atender o caráter ilícito do fato; o infrator, por espontânea vontade, imediatamente, procurar reparar ou minorar as consequências do ato lesivo à saúde pública que lhe for imputado; ter o infrator sofrido coação, a que podia resistir, para a prática do ato; e ser o infrator primário, e a falta cometida, de natureza leve. As circunstâncias agravantes são as seguintes: ser o infrator reincidente; ter o infrator cometido a infração para obter vantagem pecuniária decorrente do consumo pelo público do produto elaborado em contrário ao disposto na legislação sanitária; o infrator coagir outrem para a execução material da infração; ter a infração consequências calamitosas à saúde pública; se, tendo conhecimento de ato lesivo à saúde pública, o infrator deixar de tomar as providências de sua alçada que poderiam evitá-lo; e ter o infrator agido com dolo, ainda que eventual, fraude ou má-fé.

As infrações sanitárias são classificadas em leves, graves e gravíssimas. São consideradas leves aquelas em que o infrator seja beneficiado por circunstância atenuante. Graves são as infrações em que for verificada uma circunstância agravante. Infrações gravíssimas são aquelas em que são verificadas duas ou mais circunstâncias agravantes. Na aplicação da pena de multa, a autoridade sanitária competente levará em consideração a capacidade econômica do infrator. Em caso de reincidência, a multa será aplicada em dobro.

Como se vê, a indústria farmacêutica é altamente regulada por uma complexa legislação que objetiva garantir a segurança do medicamento da produção ao consumo, a fim de reduzir o risco à saúde dos pacientes.

Os medicamentos são desenvolvidos e produzidos pela indústria farmacêutica e, por meio dos profissionais de saúde, grande parte dos consumidores tem acesso a esses produtos, seja por intermédio de prescrição médica, do comércio direto, com apoio do farmacêutico, ou por intermédio de enfermeiros.

Importante salientar que a medicina não é uma ciência exata, não sendo possível atribuir ao médico ou aos demais profissionais de saúde a obrigatoriedade da obtenção da cura ou êxito no tratamento. Tais profissionais, no entanto, no exercício de suas funções, respondem pelos atos lesivos e práticas que causem danos aos pacientes sempre que agirem com negligência, imperícia ou imprudência.

Negligência é ato omissivo, é a ausência de cuidado ou preocupação. Trata-se de situação na qual o profissional de saúde deixou de agir da forma como deveria. A imperícia é a falta de conhecimentos técnicos, quando o profissional não possui preparo suficiente para realizar determinada ação e, mesmo assim, a realiza, causando danos a seu paciente. A imprudência é a atitude impensada, observada quando o profissional de saúde, mesmo tendo conhecimentos técnicos, tem consciência do risco e o ignora.

Para o direito, a responsabilidade civil do profissional de saúde é subjetiva, ou seja, não há presunção de culpa. Para que o profissional seja responsabilizado por sua conduta, sua culpa deve ser comprovada. Comprovada a conexão entre o ato do profissional de saúde e o dano sofrido pelo paciente, este deve indenizar o paciente. Além do ressarcimento de danos na esfera civil, o profissional de saúde também pode responder criminalmente pelos seus atos ou omissões, caso sua conduta seja tipificada como crime, como expor a vida ou a saúde de outrem a perigo direto e iminente (art. 132 do Código Penal)[21] ou deixar de prestar assistência, quando possível fazê-lo sem risco pessoal, à criança abandonada ou extraviada, ou à pessoa inválida ou ferida, ao de amparo (pena de detenção de 3 meses a 1 ano); ou exercer, ainda que a título gratuito, a profissão de médico, dentista, farmacêutico sem autorização legal ou excedendo-lhe os limites (pena detenção de 6 meses a 2 anos) (art. 282 do Código Penal).[21]

Vale ressaltar que, além da responsabilidade civil e criminal, o profissional também responde perante o respectivo conselho de classe profissional. Ao conselho regional de medicina, por exemplo, é atribuída a prerrogativa de receber denúncias, sendo responsável, também, pelo julgamento e pela aplicação de sanções motivadas pelo descumprimento dos normativos estabelecidos pelo código de ética médica.

REFERÊNCIAS

1. Brasil. Presidência da República. Casa Civil. Constituição da República Federativa do Brasil de 1988 [Internet]. Brasília: Casa Civil; 1988 [capturado em 18 nov. 2015]. Disponível em: http://www.planalto.gov.br/ccivil_03/constituicao/constituicao.htm.
2. Brasil. Presidência da República. Casa Civil. Lei nº 8.080, de 19 de setembro de 1990 [Internet]. Brasília: Casa Civil; 1990 [capturado em 18 nov. 2015]. Disponível em: http://www.planalto.gov.br/ccivil_03/Leis/L8080.htm.
3. Brasil. Presidência da República. Casa Civil. Lei nº 9.782, de 26 de janeiro de 1999 [Internet]. Brasília: Casa Civil; 1999 [capturado em 18 nov. 2015]. Disponível em: http://www.planalto.gov.br/ccivil_03/leis/L9782.htm.
4. Brasil. Ministério da Saúde. Portaria nº 3.916, de 30 de outubro de 1998 [Internet]. Brasília: MS; 1998 [capturado em 18 nov. 2015]. Disponível em: http://bvsms.saude.gov.br/bvs/saudelegis/gm/1998/prt3916_30_10_1998.html.
5. Brasil. Presidência da República. Casa Civil. Lei nº 6.360, de 23 de setembro de 1976. Dispõe sobre a Vigilância Sanitária a que ficam sujeitos os medicamentos, as drogas, os insumos farmacêuticos e correlatos, cosméticos, saneantes e outros produtos, e dá outras providências [Internet]. Brasília: Casa Civil; 1976 [capturado em 18 nov. 2015]. Disponível em: http://www.planalto.gov.br/ccivil_03/Leis/L6360.htm.
6. Brasil. Presidência da República. Casa Civil. Decreto-lei nº 986, de 21 de outubro de 1969. Institui normas básicas sobre alimentos [Internet]. Brasília: Casa Civil; 1969 [capturado em 18 nov. 2015]. Disponível em: http://www.planalto.gov.br/ccivil_03/decreto-lei/Del0986.htm.
7. Brasil. Presidência da República. Casa Civil. Medida Provisória nº 123, de 26 de julho de 2003. Define

normas de regulação para o setor farmacêutico, cria a Câmara de Regulação do Mercado de Medicamentos – CMED, altera a Lei nº 6.360, de 23 de setembro de 1976 e dá outras providências [Internet]. Brasília: MS; 2003 [capturado em 18 nov. 2015]. Disponível em: http://www3.dataprev.gov.br/sislex/paginas/45/2003/123.htm.
8. Presidência da República. Casa Civil. Lei nº 10.742, de 6 de outubro de 2003. Define normas de regulação para o setor farmacêutico, cria a Câmara de Regulação do Mercado de Medicamentos – CMED e altera a Lei no 6.360, de 23 de setembro de 1976, e dá outras providências [Internet]. Brasília: Casa Civil; 2003 [capturado em 18 nov. 2015]. Disponível em: http://www.planalto.gov.br/ccivil_03/lEis/2003/L10.742.htm.
9. Brasil. Ministério da Saúde. Agência Nacional de Vigilância Sanitária. Resolução CMED nº 5, de 9 de outubro de 2003 [Internet]. Brasília: Anvisa; 2003 [capturado em 18 nov. 2015]. Disponível em: http://portal.anvisa.gov.br/wps/portal/anvisa/anvisa/posuso/regulacaodemercado/!ut/p/c4/04_SB8K8xLL-M9MSSzPy8xBz9CP0os3hnd0cPE3MfAwN_Dz-8DA09_c19vrwAXA4MAM_2CbEdFAGk6puA!/?1d-my&urile=wcm%3Apath%3A/anvisa+portal/anvisa/pos+-+comercializacao+-+pos+-+uso/regulacao+de+marcado/publicacao+regulacao+economica/resolucao+cmed+n+5+de+9+de+outubro+de+2003.
10. Brasil. Ministério da Saúde. Agência Nacional de Vigilância Sanitária. CMED Comunicado nº 8 de 08 de junho de 2010. Esclarecimentos acerca da Resolução CMED nº 3, de 18 de março de 2010 [Internet]. Brasília: Anvisa; 2010 [capturado em 18 nov. 2015]. Disponível em: http://portal.anvisa.gov.br/wps/wcm/connect/6488040046085c94b621b67ffa9843d8/Comunicado+8_2014+formas+farmac%C3%AAuticas.pdf?MOD=AJPERES
11. Brasil. Ministério da Saúde. Agência Nacional de Vigilância Sanitária. Resolução CMED nº 2, de 05 de março de 2004 Internet]. Brasília: Anvisa; 2004 [capturado em 18 nov. 2015]. Disponível em: http://portal.anvisa.gov.br/wps/portal/anvisa/anvisa/posuso/regulacaodemercado/!ut/p/c4/04_SB8K8xLL-M9MSSzPy8xBz9CP0os3hnd0cPE3MfAwN_Dz-8DA09_c19vrwAXA4MAM_2CbEdFAGk6puA!/?1d-my&urile=wcm%3Apath%3A/anvisa+portal/anvisa/pos+-+comercializacao+-+pos+-+uso/regulacao+de+marcado/publicacao+regulacao+economica/resolucao+cmed+n+2+de+5+de+marco+de+2004+-+alterada.
12. Brasil. Ministério da Saúde. Agência Nacional de Vigilância Sanitária. Resolução CMED nº 04, de 15 de junho de 2005 [Internet]. Brasília: Anvisa; 2005 [capturado em 18 nov. 2015]. Disponível em: http://portal.anvisa.gov.br/wps/portal/anvisa/anvisa/posuso/regulacaodemercado/!ut/p/c4/04_SB8K8xLL-M9MSSzPy8xBz9CP0os3hnd0cPE3MfAwN_Dz-8DA09_c19vrwAXA4MAM_2CbEdFAGk6puA!/?1d-my&urile=wcm%3Apath%3A/anvisa+portal/anvisa/pos+-+comercializacao+-+pos+-+uso/regulacao+de+marcado/publicacao+regulacao+economica/resolucao+cmed+n+4+de+15+de+junho+de+2005.
13. Brasil. Ministério da Saúde. Agência Nacional de Vigilância Sanitária. Resolução CMED nº 4, de 18 de dezembro de 2006. Dispõe sobre o Coeficiente de Adequação de Preços – CAP, sua aplicação, e altera a Resolução CMED nº. 2, de 5 de março de 2004 [Internet]. Brasília: Anvisa; 2006 [capturado em 18 nov. 2015]. Disponível em: http://portal.anvisa.gov.br/wps/wcm/connect/3596820047458d4b967bd63fbc4c6735/RE_n_4_18_de_dezembro_de_2006.pdf?MOD=AJPERES.
14. Conselho Federal de Medicina. Resolução CFM nº 1.931, de 24 de setembro de 2009. Aprova o código de ética médica [Internet]. Brasília: CFM; 2009 [capturado em 18 nov. 2015]. Disponível em: http://www.cremers.org.br/pdf/codigodeetica/codigo_etica.pdf.
15. Brasil. Ministério da Saúde. Agência Nacional de Vigilância Sanitária. Resolução RDC nº 96, de 17de dezembro de 2008. Dispõe sobre a propaganda, publicidade, informação e outras práticas cujo objetivo seja a divulgação ou promoção comercial de medicamentos [Internet]. Brasília: Anvisa; 2008 [capturado em 18 nov. 2015]. Disponível em: http://portal.anvisa.gov.br/wps/wcm/connect/7504330048d1c2a2b2eebba3f2835ae8/Resolucao_96_2008_consolidada_final_site_setembro2010.pdf?MOD=AJPERES.
16. Brasil. Ministério da Saúde. Agência Nacional de Vigilância Sanitária. Resolução RDC nº 60, de 26 de novembro de 2009 Dispõe sobre a produção, dispensação e controle de amostras grátis de medicamentos e dá outras providências [Internet]. Brasília: Anvisa; 2009 [capturado em 18 nov. 2015]. Disponível em: http://portal.anvisa.gov.br/wps/wcm/connect/d96532004745973c9f94df3fbc4c6735/rdc_60.pdf?MOD=AJPERES.
17. Brasil. Ministério da Saúde. Agência Nacional de Vigilância Sanitária. Resolução RDC nº 4 de 10 de fevereiro de 2009. Dispõe sobre as normas de farmacovigilância para os detentores de registro de medicamentos de uso humano [Internet]. Brasília: Anvisa; 2009 [capturado em 18 nov. 2015]. Disponível em: http://bvsms.saude.gov.br/bvs/saudelegis/anvisa/2009/res0004_10_02_2009.html.
18. Brasil. Ministério da Saúde. Agência Nacional de Vigilância Sanitária. Resolução RDC nº 55, de 17 de março de 2005 [Internet]. Brasília: Anvisa; 2005 [capturado em 18 nov. 2015]. Disponível em: https://www.diariodasleis.com.br/busca/exibelink.php?numlink=1-9-34-2005-03-17-55.
19. Brasil. Presidência da República. Casa Civil. Lei nº 8.078, de 11 de setembro de 1990. Dispõe sobre a proteção do consumidor e dá outras providências [Internet]. Brasília: Casa Civil; 1990 [capturado em 18 nov. 2015]. Disponível em: http://www.planalto.gov.br/ccivil_03/leis/l8078.htm.
20. Brasil. Presidência da República. Casa Civil. Lei nº 6437, de 20 de agosto de 1977. Configura infrações

à legislação sanitária federal, estabelece as sanções respectivas, e dá outras providências [Internet]. Brasília: Casa Civil; 1977 [capturado em 18 nov. 2015]. Disponível em: http://www.planalto.gov.br/ccivil_03/LEIS/L6437.htm.

21. Brasil. Presidência da República. Casa Civil. Decreto-Lei nº 2848, de 07 de dezembro de 1940. Código penal [Internet]. Brasília: Casa Civil; 1990 [capturado em 18 nov. 2015]. Disponível em: http://www.planalto.gov.br/ccivil_03/decreto-lei/del2848.htm.

17

MARKETING FARMACÊUTICO

FÁBIO ROSITO

O marketing farmacêutico vem passando por grandes mudanças e desafios nos últimos anos. O modelo de negócio vigente – *blockbuster* – dá sinais de esgotamento e novos paradigmas surgem, como a biotecnologia, os produtos para doenças raras e de nicho, de maior complexidade técnica, a exigirem das empresas farmacêuticas estratégias inteligentes e implementação impecável, além de equipes profissionais multidisciplinares, de multimídia e altamente qualificadas, bem como processos ágeis e focados nos clientes – externos e internos – capazes de atuar nesse contexto, facilitando e descomplicando as operações e atividades e promovendo sinergia vencedora entre as áreas de marketing, vendas, médica, logística, inteligência de negócios etc.

O crescimento dos genéricos, por sua vez, trouxe novas dinâmicas e desafios ao marketing farmacêutico, estabelecendo o protagonismo de novos *players* voltados ao ponto de venda e das áreas comerciais e de produção, para que os custos sejam adequados à realidade desse mercado. Além disso, observa-se, hoje, a presença cada vez mais intensa e disseminada das redes sociais e seus desdobramentos, impondo ao marketing farmacêutico novos desafios e oportunidades, tendo em vista o ambiente altamente regulado do mercado farmacêutico e as regras corporativas de *compliance* cada vez mais rígidas e restritivas.

DEFINIÇÃO DE MARKETING

Existem várias definições para marketing que alguns também chamam localmente de "mercadância", mas é muito importante destacar que marketing e vendas não são sinônimos, mas dinâmicas complementares e sinérgicas nas quais se trabalha com a identificação das necessidades e desejos das pessoas – manifestos ou latentes – marketing – e a satisfação destes com produtos ou serviços adequados – vendas.

Segundo Kotler e Keller[1] o marketing envolve a identificação e a satisfação das necessidades humanas e sociais, sendo definido de maneira simplificada como uma forma de suprir necessidades lucrativamente. Pode ser entendido como um processo social pelo qual os grupos e indivíduos têm necessidades e anseiam interagir uns com os outros, por meio da criação da oferta e troca de produtos e serviços de valor. Em uma visão gerencial, marketing pode ser entendido como a arte de vender produtos.

Segundo Las:[2,3]

> Marketing é a área do conhecimento que engloba todas as atividades concernentes às relações de troca, orientadas para a satisfação dos desejos e necessidades dos consumidores, visando alcançar determinados objetivos da organização ou "do" indivíduo e considerando sempre o meio ambiente de atuação

e o impacto que estas relações causam no bem-estar da sociedade.

MIX DE MARKETING OU OS 4 P'S DO MARKETING

Os 4 P's sugeridos por Philip Kotler são: *product* (produto), *price* (preço), *promotion* (promoção) e *place* (ponto de venda/distribuição) (Figura 17.1).[4]

Produto

Trata-se do produto físico ou ainda do serviço oferecido aos consumidores, para que as necessidades/desejos identificados (manifestos ou latentes) sejam atendidos. São levados em consideração vários atributos do produto, como funcionalidade, aparência/*design*, embalagem, forma, cores etc. Em relação aos serviços, devem ser considerados itens como qualidade, disponibilidade, garantia etc.

Nesse contexto, devemos fazer a referida análise do produto em profundidade, na qual seus atributos serão tratados como benefícios, suas características serão revistas (qualidade, cor, marca, estilo etc.) e o chamado produto estendido ou ampliado, que inclui itens como garantia, entrega, serviços agregados, instalação, financeiro, pós-venda etc., será incorporado.

Outro ponto crucial dentro da análise de produto é o ciclo de vida que compreende o lançamento no mercado (comercialização), crescimento, maturidade e declínio até a sua eventual retirada do mercado. Também as extensões de linha são muito importantes no agregado do produto, pois permitem atender novas necessidades/desejos, facilitar o uso ou modernizar o produto, maximizando, dessa forma, a gestão do seu ciclo de vida, que se torna mais longo e produtivo.

A análise cuidadosa e inteligente das potencialidades do produto permite uma avaliação do público-alvo, ou seja, os consumidores/clientes que seriam mais propensos a consumir aquele determinado produto ou serviço, tendo em vista variáveis econô-

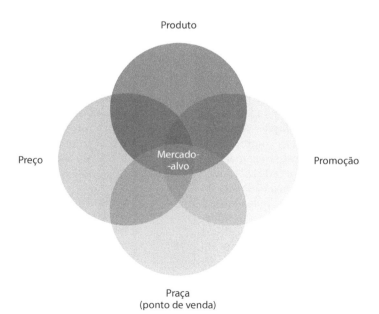

FIGURA 17.1 Os 4 P's.

micas e sociais, psicológicas, culturais e até mesmo religiosas.

Desse conceito, deriva o posicionamento do produto, outro P considerado no contexto dos P's e as potencialidades de trabalhos específicos voltados a grupos de nicho e, no caso dos medicamentos, os chamados produtos de nicho ou medicamentos para doenças raras ou ainda as terapias-alvo, voltados a doenças específicas e geralmente ligados a marcadores biomoleculares também específicos.

Preço

Muitas são as diferentes estratégias para a definição de preço, também chamada de "precificação", que dependem do segmento de mercado considerado, do perfil dos consumidores, do ambiente de negócios, dos competidores, dos aspectos culturais etc.

Para que se estabeleça o preço mais adequado para cada produto ou serviço, existem várias premissas e estratégias diferentes, porém sempre é recomendável levar em consideração as respostas às seguintes perguntas:

- Qual é a relação entre o preço a ser estabelecido para um determinado produto ou serviço e o valor percebido pelos clientes/usuários/decisores/pagadores?
- Qual a sua relação com os custos de produção e comercialização/logística (importante para futura definição de margens e rentabilidade)?
- Qual a o nível de parametrização do seu produto/serviço com os concorrentes diretos ou substitutos?
- E o grau de inovação/exclusividade?
- Seu produto ou serviço tem proteção de patente? E os concorrentes?
- O preço sugerido para seu produto ou serviço é percebido como justo pelo mercado? Está em linha com o poder aquisitivo do público-alvo a que se destina?
- O preço sugerido para seu produto ou serviço está interligado aos outros processos corporativos e do negócio?

Promoção

Está diretamente relacionada ao processo de comunicação e venda do produto/serviço aos clientes potenciais. Geralmente, as atividades de promoção ("campanhas promocionais") consomem fatia elevada do orçamento de marketing e é sempre relevante buscar a melhor relação entre investimento e retorno para validar se a estratégia promocional e os custos relacionados à promoção estão em linha com as margens definidas para o produto/serviço, especialmente sob a ótica do incremento de consumidores/clientes gerado pelas atividades promocionais propostas, em síntese, se o aumento dos consumidores/clientes do produto ou serviço considerado será suficiente para gerar vendas que cubram os investimentos promocionais e alcancem a rentabilidade e as margens esperadas.

São ferramentas de promoção: propaganda e publicidade; relações públicas; feiras, congressos e eventos; patrocínios; mídias tradicionais; e, atualmente, com grande destaque, as mídias eletrônicas e sociais.

Ponto de venda/Distribuição

Ter acesso ao produto ou serviço é fundamental para que o círculo do marketing e vendas se feche. Especialmente em um país de dimensões continentais como o Brasil, a distribuição, as redes de distribuição e a capilarização são muito importantes para que o consumidor/cliente tenha acesso ao produto ou serviço necessário ou desejado.

Existem várias possibilidades de sistemas de distribuição/logística e é sempre importante que sejam levados em conta os estudos de cobertura de área geográfica e abrangência, tipos e características principais dos canais de distribuição etc.

Atualmente, dois pontos em especial vêm ganhando relevância quando se discute o P de ponto de venda/distribuição. O primeiro é o chamado nível de serviço, seja do atacadista para o fabricante e também ao varejista (prazo de entrega, abrangência, trocas quando necessárias, pedidos customizados pelo cliente etc.) e do varejista para o cliente final (garantia, entrega, prazo, qualidade do atendimento/SAC etc.). O segundo está ligado à implicação da distribuição no *e-commerce* (PV virtual), modalidade em franco crescimento no Brasil (e globalmente também), cujo sucesso tem uma grande dependência da logística de distribuição e serviço ao cliente final.

Outros P's?

Muitos estudiosos de marketing propõem atualmente a inclusão de outros P's ao *mix* de marketing inicialmente apresentado por Kotler.[4] Um deles foi mencionado neste texto (preço) e se refere ao posicionamento do produto ou serviço, ou seja, quais consumidores/clientes seriam alvo para consumir um determinado produto ou serviço tendo em vista variáveis econômicas e sociais, psicológicas, culturais etc. e, nesse caso, as ações de marketing seriam direcionadas com base nessa premissa, aumentando as chances de efetividade.

Mas talvez o P adicional mais discutido e comentado nos dias de hoje seja o das pessoas, sob a perspectiva de como atuam e agem como decisores, influenciadores, prestadores de serviço, ou ainda como interagem sob a ótica da colaboração e alinhamento, como se motivam e desmotivam, como buscam e entregam resultados.

As pessoas desempenham papel fundamental na maximização da experiência dos clientes e, dessa forma, podem definir a percepção de nível de serviço e atendimento com constante aprimoramento da sua qualidade criando, assim, impacto positivo com os clientes e, em última instância, a tão desejada e perseguida diferenciação com a competição.

TEORIA DAS NECESSIDADES: A PIRÂMIDE DE MASLOW[5]

A hierarquia de necessidades de Maslow baseia-se na ideia de que cada ser humano busca satisfazer as suas necessidades pessoais e profissionais (Figura 17.2). As necessidades consideradas de nível mais baixo devem ser satisfeitas antes daquelas de nível mais alto. Cada indivíduo deve realizar a sua "escalada" hierárquica de necessidades para atingir a sua plena autorrealização.

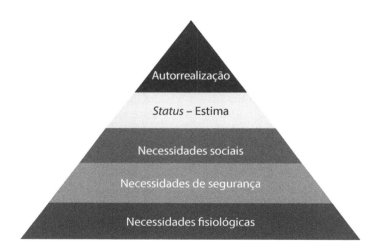

FIGURA 17.2 Pirâmide de Maslow.

Maslow definiu uma série de cinco necessidades do ser humano:[5] as primárias (básicas) são as fisiológicas e as de segurança; e as secundárias são as sociais, estima e autorrealização.

- **Necessidades fisiológicas** – Relacionam-se com o ser humano como ser biológico: manter-se vivo; respirar; comer; descansar; beber; dormir; ter relações sexuais etc.
- **Necessidades de segurança** – Vinculadas às necessidades de se sentir seguro: sem perigo; em ordem; conservar o emprego etc.
- **Necessidades sociais** – Em harmonia com as necessidades individuais: sentir-se parte de um grupo; ser membro de um clube; receber carinho e afeto dos familiares, amigos e pessoas do sexo oposto.
- **Necessidades de estima** – O reconhecimento por parte do indivíduo das próprias capacidades e o reconhecimento de sua capacidade de adequação por parte das outras pessoas. Sentir-se digno, respeitado por si e pelos outros, alcançar prestígio, obter reconhecimento, ter poder, sentir orgulho etc. Incluem-se também as necessidades de autoestima.
- **Necessidades de autorrealização** – Realização, aproveitar o próprio potencial, ser o que se pode ser, fazer o que gosta e é capaz de fazer. Relacionam-se com as necessidades de estima: a autonomia; a independência; e autocontrole.

Para se alcançar uma nova etapa, a anterior deve estar satisfeita ao menos parcialmente. Isso se dá uma vez que, quando uma etapa está satisfeita, ela deixa de ser o elemento motivador do comportamento, fazendo outra necessidade se destacar como motivação.

Ao longo do tempo, Maslow identificou duas necessidades adicionais chamadas de cognitivas – conhecimento e entendimento relacionados aos desejos do indivíduo de conhecer e entender o mundo ao seu redor, as pessoas e a natureza; e satisfação estética relacionada às necessidades de beleza, simetria e arte em geral, está ligada à necessidade que o ser humano tem de estar sempre belo e em harmonia com os padrões de beleza vigente.

Qual a relação entre essa teoria e o marketing? Simples: não adianta tentar vender artigos de luxo para pessoas que estão tentando satisfazer suas necessidades básicas. A hierarquia das necessidades de Maslow entrega, pronta, uma segmentação psicológica baseada nas necessidades e desejos das pessoas.

Outro exemplo dessa possível aplicação em marketing é que não adianta tentar vender produtos orgânicos para quem passa fome, pois essa necessidade (produtos orgânicos) está no topo das necessidades de segurança.

É sempre conveniente revisitar se o marketing está utilizando os conceitos básicos da pirâmide de hierarquias de Maslow e se os produtos e serviços oferecidos estão em linha com os enfoques das teorias dele.

ALGUMAS CARACTERÍSTICAS E ESPECIFICIDADES DO MARKETING FARMACÊUTICO: VÁRIOS MARKETING EM UM

1. **Produtos de prescrição ("tarjados")** – Têm as regras de comunicação fortemente reguladas pela agência regulatória nacional de medicamentos e dependem de comunicação direta dos representantes do laboratório (caso raro de uso de mídia direta como veículo principal) com os médicos, que não são os clientes finais dos medicamentos, mas aqueles que o prescrevem aos seus pacientes. Ou seja, há dois decisores de compra envolvidos no processo: os médicos via prescrição; e os pacientes ao adquirem o medicamento nas farmácias e drogarias. Além disso, esses produtos têm como característica a ausência de compra por desejo ou *status* de promo-

ção, o que caracteriza, em teoria, uma compra/venda técnica.
2. **Produtos de venda livre ou isentos de prescrição (MIP)** – Medicamentos que podem ser adquiridos diretamente pelo público nas farmácias e drogarias e têm as atividades e ações promocionais também reguladas pela agência regulatória nacional de medicamentos, entretanto com regras menos inflexíveis permitindo, assim, o uso de mídias "leigas", como televisão, jornais, revistas, rádio, mídias eletrônicas e sociais etc. Nesse grupo, incluem-se várias classes e tipos de medicamentos que vão de vitaminas a analgésicos leves aos chamados *life style drugs*, ou seja, medicamentos ligados ao estilo de vida e, nesse caso, o fator desejo e, algumas vezes, o *status* podem estar presentes, refletindo em toda a dinâmica promocional desses produtos nesse mercado.
3. **Dermocosméticos e nutricêuticos** – Estão posicionados entre os medicamentos e cosméticos e praticamente funcionam de maneira muito próxima à dos MIP já referidos. Têm sido uma tendência atual o desenvolvimento e a comercialização desses tipos de produtos.

Apesar da tentativa didática de diferenciar os tipos de marketing dentro do marketing farmacêutico, o exemplo clássico da toxina botulínica extrapola esses conceitos, pois, ao mesmo tempo, ela pode ser usada como medicamento de prescrição para várias situações médicas e como medicamento ligado ao estilo de vida para emprego em procedimentos estéticos, nesse caso, também sob prescrição médica.

O marketing farmacêutico é repleto de nuances e sinuosidades que precisam ser muito bem compreendidas pelos profissionais ligados a essa área para que ao mesmo tempo as oportunidades sejam maximizadas, mas os limites, determinações e regras regulatórias sejam rigorosamente cumpridos, favorecendo o fortalecimento de outra área muito importante na indústria farmacêutica atual, o *compliance*, ou seja a garantia de que todas as leis, normas, regras e princípios sejam seguidos, com reforço para a transparência e as questões éticas, bem como respeito aos clientes em todos os elos da cadeia.

Além das características mencionadas, vale a pena destacar algumas outras formas de trabalho muito peculiares no marketing farmacêutico, como o fato de que a interação com os clientes médicos ser individual e direta, por meio do trabalho dos propagandistas, cuja promoção é baseada em informações técnicas/estudos clínicos, congressos médicos etc. Vale lembrar que esse cliente médico não é o comprador do medicamento, mas da ideia/conceito do produto que se transformará em venda quando a sua prescrição for transformada pelo paciente em compra nas farmácias/drogarias.

Atualmente, os novos medicamentos biotecnológicos têm complexidades e tecnicidades que requerem conhecimentos mais amplos e aprofundados, assim como abordagens assertivas e baseadas em evidências. Nesse cenário, têm importância crescente os *Medical Science Liaison* (MSL), grupo de profissionais qualificados que busca interação com líderes de opinião em áreas e serviços de alta relevância para troca de experiências e conhecimentos sobre o medicamento, indicações e até mesmo acesso à medicação.

Perspectivas do marketing farmacêutico

Fidelizar o cliente tornou-se uma tarefa complexa. Qualidade do produto e atendimento ao cliente, tornaram-se *commodities*, assim, muitas vezes os critérios de escolha dos clientes (médicos ou pacientes) passaram a ser subjetivos e bem mais amplos. Buscar diferenciação é hoje o grande desafio das farmacêuticas, que buscam relacionamento cada vez mais próximo com o cliente para que ele perceba aquela empresa, produto ou serviço como uma experiência única.

Nesse novo cenário, os profissionais de marketing devem rever os seus conceitos e buscar a quebra de paradigmas. A atuação do marketing extrapola o simples conhecimento do mercado e as necessidades dos clientes. O foco dos negócios mudou do custo de produção e produto para o cliente, fenômeno hoje conhecido como *costumercentricity*, ou seja, o cliente no centro de tudo. Hoje, os maiores diferenciais estão ligados à agilidade de processos e tomada de decisão, um trabalho integrado e colaborativo desafiando as empresas, os executivos e os profissionais de todas as áreas a repensar e reinventar seus modelos e matrizes de trabalho. Ser ágil na identificação de tendências e ter posturas inovadoras e agregadoras de valor são hoje os reais diferenciais de marketing.

No universo das farmacêuticas, a inovação e a criatividade são fatores críticos de sucesso, especialmente no novo contexto de produtos (bio) tecnológicos, mais complexos e sofisticados, e que exigem dos profissionais de marketing abordagens mais efetivas e focadas em clientes selecionados e seletivos.

Muitas das mudanças associadas ao novo paradigma passam necessariamente pela área de tecnologia de informação, especialmente em um mercado no qual o nível de informações quantitativas e qualitativas sobre produtos, concorrentes e clientes desponta como um dos mais sofisticados entre todos os mercados. Atualmente pesquisas, consultas, análises podem ser feitas *on-line* e compartilhadas, rapidamente, sem barreiras, com acesso virtualmente ilimitado e universalizado.

Com o surgimento e explosão das mídias eletrônicas e especialmente das redes sociais, não há mais espaço para abordagens tradicionais e conservadoras dos clientes, nas suas mais variadas nuances dentro do segmento farmacêutico. O "novo marketing farmacêutico" deve aproveitar essa preferência tecnológica para, de forma ética e alinhada às determinações regulatórias e legais, comunicar seus produtos e serviços. Buscar eficiência e sucesso nas formas de comunicação com seus públicos é o grande desafio dos profissionais do marketing farmacêutico.

É fundamental que os profissionais de marketing estejam sempre abertos a tecnologias e ideias novas, pois, no fundo, o marketing carrega grande subjetividade nas suas percepções. O aumento da complexidade da gestão de marketing é um fato e o futuro aponta para uma função organizacional, e não de um grupo isolado de profissionais, mesmo que qualificados e gabaritados.

REFERÊNCIAS

1. Kotler P, Keller KL. Administração de marketing. 12. ed. São Paulo: Pearson Hall; 2006.
2. Las Casas AL. Marketing: conceitos, exercícios, casos. 7. ed. São Paulo: Atlas; 2006.
3. Las Casas AL. Marketing de serviços. 5. ed. São Paulo: Atlas; 2007.
4. Kotler P. Administração de marketing. 10. ed. São Paulo: Prentice Hall; 2000.
5. Maslow AH. Motivation and personality. 3rd ed. London: Longman; 1987.

POSFÁCIO

POR UMA PRESCRIÇÃO RACIONAL DE MEDICAMENTOS

JOÃO MASSUD FILHO

O principal objetivo do médico é promover a saúde e tratar a doença.

Desde tempos remotos, há uma procura por substâncias que poderiam interferir positivamente na enfermidade de um paciente. Em contrapartida, não havia até aquele momento recursos tecnológicos e arsenal terapêutico conhecidos que fizessem frente a todas as patologias. A figura do médico ou do curandeiro era a de alguém com poderes divinos que pudesse desvendar os mistérios do corpo humano e, assim, tratá-lo de alguma enfermidade.

Com a evolução do conhecimento, o médico teve à disposição muitos recursos tecnológicos e um acervo terapêutico bastante eficaz.

Se, por um lado, havia poucos recursos, por outro, havia uma grande interação entre a figura poderosa do médico e seus pacientes. Assim, era estabelecida uma relação entre o médico e o paciente muito importante para o tratamento e a eventual cura de certas doenças.

Atualmente, sobram tecnologia e terapêutica e falta relação médico-paciente mais voltada para o ser humano e suas angústias. Há de ser lembrado que, normalmente, o paciente procura um médico quando está com algum problema de saúde, portanto em uma situação de fragilidade emocional evidente. E é justamente nesses casos que ele mais precisa de atenção. O diagnóstico e o tratamento do paciente devem ser mais holísticos e menos impessoais, portanto uma boa relação com o seu médico é um grande caminho para o sucesso da terapia.

O melhor conhecimento do ser humano, de suas angústias e inquietudes permite ao profissional usar melhor o seu lado científico e personalizar a terapia. A terapia medicamentosa é fundamental, mas não é o suficiente para tratar bem o doente.

Quase todos os médicos usam medicamentos em sua prática diária, a respeito dos quais tomam conhecimento, rotineiramente, por meio dos representantes da indústria farmacêutica.

Há algumas décadas, uma reforma universitária eliminou uma disciplina do currículo médico, a Terapêutica Clínica, na qual o estudante aprendia como usar melhor os medicamentos.

Atualmente, o conhecimento de Farmacologia é ministrado nos primeiros anos da faculdade quando, normalmente, os alunos têm pouco contato com os pacientes. Desse modo, os acadêmicos aprendem a usar medicamentos nas várias disciplinas médicas, faltando-lhes um conhecimento integrador de Farmacologia Clínica com visão crítica a respeito daqueles produtos.

Também, atualmente, em virtude da especialização médica, um paciente é visto por mais de um profissional e, frequentemente, utiliza muitos remédios simultaneamente, desconhecendo potenciais interações medicamentosas e os respectivos riscos.

A terapia medicamentosa é de um valor extraordinário, quando utilizada com conhecimento de seu perfil farmacológico e potenciais eventos adversos, no contexto da boa relação entre o médico e o paciente. Esse fato é fundamental quando se sabe que o efeito placebo pode atingir em torno de 30% de eficácia em determinadas patologias.

É comum que um paciente seja medicado com vários produtos simultaneamente sem que haja um diagnóstico preciso. O ideal é saber qual o quadro clínico do paciente e qual medicação utilizar. Muitas vezes, a terapia multimedicamentosa é desnecessária. Daí a importância de saber o verdadeiro alvo da terapia.

Estudos americanos mostram que até 25% das internações se dão por iatrogenia. Não é difícil entender que um produto utilizado inadequadamente poderá provocar eventos adversos importantes, senão letais, porque altera o equilíbrio fisiológico do enfermo.

Muitas vezes, e mais comumente em oncologia, há o uso de um medicamento *off-label*, isto é, sem indicação aprovada para uma determinada patologia. Essa ação é ilegal, mas compreensível nos pacientes oncológicos em que o desenvolvimento e a melhor definição de esquemas terapêuticos demoram mais do que a evolução da doença e essa prática é, algumas vezes, a única esperança de tratamento.

É sempre importante lembrar que não existe medicamento sem efeito adverso. Até o excesso de água pode provocar intoxicação hídrica. Portanto, há que se avaliar sempre o potencial benefício *versus* potencial dano do medicamento.

Há situações sem alternativas, por exemplo, na quimioterapia. Normalmente, esses agentes quimioterápicos causam importantes eventos adversos que devem ser tratados ou, se possível, evitados, mas não ensejam necessariamente a interrupção do tratamento. Assim, as implicações clínicas dos eventos adversos dos medicamentos têm de ser analisadas criteriosamente antes de sua interrupção ou substituição. No processo de desenvolvimento e viabilidade de um novo medicamento, deve-se sempre discutir a validade de seu lançamento. Exemplo simples é que um novo antibiótico que tenha 50% de eficácia será desprezado, ao passo que um quimioterápico com essa mesma taxa será avaliado cuidadosamente para seu potencial uso terapêutico. O mesmo raciocínio se aplica em relação aos efeitos adversos.

Outro ponto importante é ponderar quanto à superioridade de um novo medicamento em relação aos já existentes. Nem sempre essa superioridade é real e, como se viu no capítulo "Famacoeconomia", nem sempre há justificativa para a troca da terapêutica, sempre avaliando o custo-efetividade de uma nova proposta.

Um fato recorrente na mídia é a descoberta quase diária de um novo tratamento mágico para a obesidade, celulite, antienvelhecimento, câncer etc. Na maioria das vezes, com o apelo de que se trata de um produto natural. Esse também é um conceito equivocado porque produto natural não significa, obrigatoriamente, isento de efeitos adversos, vejam-se a cocaína, maconha, ópio, cicuta etc., todos de origem natural.

O uso de um novo tratamento tem de obedecer aos critérios científicos já definidos para o desenvolvimento de um novo produto. Qualquer uso extemporâneo será experimental no ser humano, naturalmente antiético e anticientífico.

O tratamento medicamentoso em crianças deverá ser avaliado com cuidado especial porque se sabe que aproximadamente 50% dos medicamentos pediátricos nunca foram testados nessa população. Usa-se extrapolação da dosagem em adultos.

Da mesma forma, deverá haver um critério rigoroso para o uso de medicamentos em idosos, quando frequentemente já fazem uso de vários produtos (para hipertensão, diabetes, artroses etc). Deve-se lembrar, por exemplo, que o uso de anti-inflamatórios não esteroidais nessa faixa etária poderá ter efeitos danosos nos rins. Por isso, evita-se o seu uso contínuo e sem acompanhamento clínico.

Assim como qualquer população, algumas gestantes podem necessitar de abordagem terapêutica. Deverá ser criterioso o uso de medicamentos nessas pacientes porque, desde os acontecimentos terríveis envolvendo a talidomida, as precauções aumentaram consideravelmente. Normalmente, o uso de medicamentos na gestação baseia-se em dados não clínicos e, algumas vezes, em acompanhamento da farmacovigilância desses produtos.

Cada vez mais importante é o conhecimento das interações medicamentosas. Todo novo medicamento introduzido no mercado deverá ser avaliado quando utilizado em conjunto com outros em razão do potencial sinergismo ou antagonismo.

A terapia experimental deverá seguir todos os princípios da pesquisa clínica e seus critérios de avaliação de um novo medicamento. Não poderá haver empirismo sem conhecimento dos potenciais riscos. Um mesmo medicamento poderá produzir efeitos diversos dependendo da idade, das condições físicas e etnia dos pacientes.

Há uma tendência, por parte dos órgãos éticos de regulação da pesquisa clínica, para que os medicamentos experimentais continuem sendo usados naqueles pacientes que se beneficiaram durante a respectiva pesquisa clínica. Esse fato é temerário porque, naqueles ensaios, há um tempo limitado para uso e dentro de condições que fogem à realidade do dia a dia. Essa prescrição deverá ser sempre do médico, e não imposta por algum órgão ético-regulatório.

A adesão dos pacientes ao tratamento, outro fato importante a ser lembrado, é universalmente conhecida e depende muito do tipo de patologia, segurança e tolerabilidade da medicação e, fundamentalmente, do papel do médico nessa prescrição. A perda de adesão poderá acarretar falha terapêutica ou agravamento da doença. Portanto, o paciente deverá ser muito bem orientado quanto aos benefícios e eventuais efeitos adversos dos medicamentos e, assim, melhorar a adesão ao tratamento.

Nas últimas décadas, o conceito da medicina baseada em evidências vem evoluindo vigorosamente. Essa nova filosofia médica é muito importante para caracterizar e recomendar novos protocolos de tratamento. É notório que as evidências são sempre as já publicadas em revistas científicas, mas é preciso considerar que nem toda pesquisa com medicamentos é publicada, seja por interesse da indústria, seja do próprio investigador que não quer ver seu nome envolvido em uma pesquisa "que não deu certo". Assim, cria-se um viés importante em relação à fonte de evidências.

O grande número de medicamentos e pacientes atendidos, entre outros fatores, contribui para erros de prescrição e/ou falta de advertência quanto ao seu uso.

A melhor conclusão a esse respeito vem da Organização Mundial de Saúde (OMS):[1]

> há uso racional de medicamentos quando pacientes recebem medicamentos apropriados para suas condições clínicas, em doses adequadas às suas necessidades individuais, por um período adequado e ao menor custo para si e para a comunidade.

Assim, o uso da terapêutica medicamentosa é fundamental, desde que feito com critério, crítica e humildade para reavaliação de sua eficácia e eficiência no tratamento.

REFERÊNCIA

1. Organización Mundial de Salud. Uso racional de los medicamentos. Informe de la Conferencia de Expertos Nairobi; 1985 Nov 25-29; Ginebra, Suiza. [capturado em 24 nov. 2015]. Disponível em: http://apps.who.int/medicinedocs/documents/s21286es/s21286es.pdf.

ÍNDICE

Números de página seguidos de *f* referem-se
a figuras, *q* a quadros e *t* a tabelas.

Abordagem inicial do paciente
  intoxicado, 166
Análise exploratória de dados, 271
Avaliação da pesquisa clínica, 104-105

Biodisponibilidade, 232
Bioequivalência de medicamentos,
  etapas do estudo de, 233

Câncer, biologia do, 260f
Capacitação em pesquisa clínica, 126-136
  capacitação profissional, 126
  competências essenciais ao
      profissional, 130q, 131-133
    comunicação, 133
    conceitos científicos, 131
    considerações éticas, 131
    delineamento experimental, 131
    desenvolvimento de medicamentos, 131
    equipe de trabalho, 133
    execução de triagens clínicas (ETC), 132
    gerenciamento do estudo, 132
    gerenciamento do local, 132
    informática, 133
    liderança, 133
    processamento dos resultados, 132
    profissionalismo, 133
    regulação de medicamentos, 131
    segurança dos participantes, 131
  desenvolvimento de discipli-
      nas acadêmicas, 126
  evolução da educação e do
      treinamento, 127q
  força de trabalho futura de
      profissionais, 134
  grupo de trabalho para triagem
      clínica eficaz, 129
  reconhecimento, 126
Centro de pesquisa clínica, 122-125
  controle de qualidade, 124
  implantação e avaliação de qualidade,
      122, 123
  lucro operacional entre 2011 e 2014, 123f
  taxa de conversão por tipo de site, 124f
Centros de biodisponibilidade, 246
Centros de bioequivalência, 246
Ciência da regulação, evolução da,
    137-154
  autorizações de comercialização, 146
    análise prioritária, 148
    aprovação acelerada, 149
    carta do 74º dia, 147
    comunicação do meio do ciclo, 147
    Estados Unidos, 146
    inspeções, 148
    reunião de fim de ciclo, 148
    reunião de pré-apresentação, 147
    solicitação de registro (de fármaco)
        original, 147
    tipos de avaliações, 148
    tramitação acelerada, 149
    tratamento inovador, 148
  Conferência Internacional de
      Harmonização (ICH), 139
    desenvolvimento de novos fármacos,
        138, 140

documento técnico comum (DTC), 139, 140f
    nos Estados Unidos, 140
    reuniões formais com o FDA, 140
        reunião tipo A, 140
        reunião tipo B, 141
        reunião tipo C, 141
    outros países, 152
    procedimento centralizado, 151
      apresentação do pedido de autorização de comercialização, 151
      calendário para a avaliação, 152
        calendário-padrão de um pedido centralizado, 153q
      reunião pré-submissão, 151
      seleção do relator/correlator, 151
    procedimento descentralizado, 152
    processo de reconhecimento mútuo, 152
    submissão de pesquisa de um medicamento novo (PMN), 141
      mercados emergentes, 144
        conformidade regulamentar, 146
        contatos com reguladores, 146
        exigências complicadas de CTA, 145
        exigências detalhadas de CTA, 145
        exigências não transparentes de CTA, 145
        pesquisa de um fármaco novo versus fármaco não novo, 145
        questões do CMC, 146
        relatórios de segurança e implicações, 145
    União Europeia, 143, 150
      pedido de ensaio clínico, 144
Ciências do Desenvolvimento de Medicamentos, 6f
Conferência Internacional de Harmonização (ICH), 139

Delineamento adaptativo, 106-115
  adaptabilidade na alocação, 111
    bandit, 112
    bayesiana, 112
    play the winner, 112
    up-and-down, 112
  adaptabilidade na fusão de fases, 112
    estudos de fase combinada, 113f
    nível de acesso aos dados dos partícipes do estudo, 114f
    planejamento/protocolo de estudo, 113
    visão regulatória, 114
  adaptabilidade no término do estudo, 112
  delineamento convencional de um ensaio clínico, 109f
  delineamento flexíveis, diferentes tipos de, 108f
  em comparação com a estrutura convencional de delineamento, 110f
  estrutura de um, 109
  estudos adaptativos, 107
  integridade do estudo, 107q
  tamanho amostral, adaptabilidade no, 109
    estimativa a partir de estágios de tamanho fixo, 111
    estimativa após incrementos de informação fixa, 111
    estimativa paciente a paciente, 111
    estimativa por estágios variáveis, 111
  validade do estudo, 107q
Dermocosméticos, 320
Desenvolvimento de medicamentos, 131
Desenvolvimento de novos medicamentos, estratégias para o, 25
Desenvolvimento tecnológico farmacêutico, 183f
Documento técnico comum (DTC), 139, 140f

Efeito Hawthorne, 79
Efeito placebo, 79
Epidemiologia clássica, 70
Epidemiologia clínica, 67-83
  alocação aleatória dos grupos, 79
  análise por intenção de tratar foi utilizada, 80
  ensaios clínicos com controle ativo, 81
  epidemiologia clássica e, 70
  tipos de estudos, 71
    caso-controle, 72q
    coorte, 72q
coorte marchando em direção a um desfecho, 77f
    delineamentos e sua força de evidência, 72f
    ensaios clínicos, 78
    estudos de caso-controle, 72q, 77

ÍNDICE | 329

de coorte, 72q, 77
ecológicos, 76
transversais, 72q, 76
fontes de erros, 74
principais desenhos de estudos
  desvantagens dos, 73q
  vantagens dos, 73q
temporalidade
  coorte bidirecional, 74f
  coorte prospectiva ou concorrente, 74f
  coorte retrospectiva ou histórica, 74f
tipos de erros, 75f
estudo foi cego, 80
  estudo foi controlado, 79
  efeito Hawthorne, 79
  efeito placebo, 79
  principais causas
    de anos de vida ajustados por incapacidade (DALY), 69q
    de anos perdidos por morte precoce (YLL), 69q
    de anos vividos com incapacidade (YLD), 69q
  questões éticas, 82
Equivalência farmacêutica, 199
Estatística, 265-286
  análise exploratória de dados, 271
    classificação das variáveis, 272
    descrição dos dados
      variáveis qualitativas, 272
      variáveis quantitativas, 273
    ocorrência de eventos adversos em dois grupos de fármaco, 276f
    representações gráficas, 275
    tipos de variáveis, 272q
    transposição de dados do processamento, 274q
  aplicação de testes estatísticos em estudos comparativos, 283
    dois ensaios clínicos sobre a comparação entre dois fármacos, 285t
    dois fármacos em relação à taxa de sucesso, 283t
    modelagem estatística, 285
    teste qui-quadrado, 283
    testes de comparações de médias, 284
  aspectos relacionados ao planejamento, 266
    aleatorização, 270
    cálculo do tamanho da amostra, 267
      estudo de comparação, 269q
      tamanho do efeito, 269f
    coleta e organização dos dados, 271
    controle de fatores externos, 271
    população e amostra, 267
    tipos de estudo, 266
  o que é, 265
  testes de hipóteses, 279
    hipótese nula, 280q
    nível de significância, 279
    poder, 279
    regra de decisão de um, 282f
    tipos de erro, 279
    valor p, 281
  variabilidade, erro amostral e intervalos de confiança, 277
    comparação entre dois anestésicos (intervalos de confiança), 279f
    diferença entre duas médias (intervalos de confiança), 279f
Estudos
  comparativos, aplicação de testes estatísticos em, 283
  da segurança farmacológica, 29, 40
  de estabilidade de medicamentos, 197
  farmacocinéticos, 26, 27
  farmacodinâmicos, 26, 27
Estudos pré-clínicos, 31-66
  caracterização química, 39
  confiabilidade, 57
  controle do processo de fabricação, 39
  etapas do, 41f
  estudo do perfil farmacocinético e do metabolismo de novas substâncias, 34
    ensaio de toxicocinética, 38
    perfil farmacocinético das substâncias, 35
      características físico-químicas, 35
      propriedades farmacocinéticas *in vivo*, 37
      propriedades fisiológicas, 35
    propriedades de DMPK, 38
    ensaios não clínicos recomendados, 39q
  estudos de segurança, 40
    avaliação da toxicidade, 40
      duração recomendada para os estudos, 45t

estudos preliminares de toxicologia, 42
estudos regulados de toxicologia, 44
farmacologia de segurança, 48
  estudos preliminares de, 49
  estudos regulados de, 51
    bateria de testes do sistema cardiovascular, 52
    bateria de testes do sistema respiratório, 53
    bateria de testes do SNC, 53
    integração de componentes de avaliação, 54
estudos iniciais, 31
  ensaio de HTS, 33
  ensaios *in silico*, 33
  identificação de alvos terapêuticos, 31
  validação de alvos terapêuticos, 31
fabricação, 39
investigação de nova droga, 58
prova de conceito (ou de princípio) e estudo do mecanismo de ação, 55
  avaliação do mecanismo de ação, 57
  ensaios *in vitro* e *ex vivo*, 55
  ensaios *in vivo*, 56
  rastreabilidade, 57
  reprodutibilidade, 57
  transposição de dose de animais para humanos, 58
Ética
  na epidemiologia clínica, 82
  na indústria farmacêutica, 287-305

Farmacoeconomia, 173-182, 324
  descrição, 173
  no Brasil, 181
  tipos de análise, 174
    árvore de decisão simples, 178f
      taxa de desconto ou *discounting*, 178
    avaliação de custo-efetividade, 177t
    custo-benefício, 180, 181f
    custo-efetividade, 175
    custo-minimização, 175t
    custo-utilidade, 179
      base para obtenção do QALY, 180t
    minimização de custos, 175
    plano de custo-efetividade, 176f
    principais características das análises, 174q
    sensibilidade, 178

    custo-efetivo, 179
    limiar de custo-efetividade, 179
    validação externa dos resultados do modelo, 179
Farmacologia clínica, 23-30
  desenvolvimento de novos medicamentos (estratégias), 25
  translação de marcadores pré-clínicos, 25
  estudos
    da segurança farmacológica, 29
    farmacocinéticos, 26, 27
    farmacodinâmicos, 26, 27
Farmacologia de segurança, 48
Farmacovigilância, 155-162
  algoritmo de Karch e Lasagna, 161f
  avaliação, atividades relativas à, 160
  compreensão, atividades relativas à, 160
  detecção, atividades relativas à, 158
  prevenção, atividades relativas à, 161
  talidomida, propaganda (Distaval) em 1961, 156f
Fases da pesquisa clínica, 91-99
  efeito dose-resposta ideal, 96f
  fase 0, 92
  fase I, 93
  fase II, 95
  fase III, 96
    escolha do desfecho (*endpoint*), 97
    execução, 97
    objetivo primário, 96
    planejamento estatístico, 97, 97f
    população, 96
    produto de investigação, 97
  fase IV, 98
  principais características, 92q
Fitomedicamentos, 211-226
  aspectos clínicos, 215
    fitoterápicos na constipação intestinal, 216
    plantas medicinais psicoativas, 215
    síndrome climatérica, 217
    uso de fitoterápicos (protocolo terapêutico), 215f
  aspectos de produção e controle de qualidade, 218
    matéria-prima vegetal, 218
      derivados vegetais, 219
      plantas, 218
      produtos fitoterápicos, 220

aspectos regulatórios, 212
　resoluções da Anvisa, 214q
　controle de qualidade de fitoterápicos, 221
　　especificações técnicas de
　　　matérias-primas, ausência de, 223
　　problemas
　　　de identidade, 221
　　　de pureza, 222
　　　de qualidade química, 222
Fitoterápicos, 215f, 216, 220, 221

Indústria farmacêutica, 287-305
　corrupção mundial, ranking do
　　índice de percepção da, 297q
　ética
　　e a sociedade, 287
　　e o caminho da propaganda, 292
　　em pesquisa em seres humanos, 288
　　na história da propaganda, 292
　　nos negócios com ênfase
　　　em *compliance*, 295
　modelo
　　estatal, 293
　　privado, 293
　principais normatizações, 289
　sistema misto, 294
　sites úteis, 301q
Intoxicações, diagnóstico das, 164

Marketing farmacêutico, 315-321
　algumas características e
　　especificidades do, 319
　dermocosméticos e nutricêuticos, 320
　perspectivas do marketing
　　farmacêutico, 320
　produtos de prescrição ("tarjados"), 319
　produtos de venda livre ou
　　isentos de prescrição (MIP), 320
　definições, 315
　mix de marketing ou os 4 P's do
　　marketing, 316, 316f
　outros P's, 318
　ponto de venda/distribuição, 317
　preço, 317
　produto, 316
　promoção, 317
　teoria das necessidades (pirâmide
　　de Maslow), 318, 318f
　necessidades
　　de autorrealização, 319

　　de estima, 319
　　de segurança, 319
　　fisiológicas, 319
　　sociais, 319
Medicamentos, desenvolvimento
　　tecnológico e qualidade de, 183-210
　desenvolvimento e ciclo de vida, 185
　　ciclo de vida de um medicamento, 188f
　　diretrizes da ICH, classificação
　　　temática das, 188f
　　documentos harmonizados de tópicos
　　　de qualidade, 188f
　　visão simplificada, 186f
　desenvolvimento tecnológico, 190
　　formulação, 192
　　definição de fórmula, 193
　　delineamento de experimentos, 193
　　desenvolvimento de material
　　　de acondicionamento, 194
　　desenvolvimento de material de
　　　embalagem secundário, 195
　　desenvolvimento de metodologia
　　　analítica, 193
　　embalagem primária, 194
　　ensaios de biodisponibilidade/
　　　bioequivalência, 199
　　ensaios de equivalência
　　　farmacêutica, 199
　　estabelecimento de
　　　especificações, 193
　　estudos e especificações de
　　　estabilidade, 195
　　　condições climáticas, 197t
　　　duração e frequência de
　　　　ensaio das amostras nos, 197q
　　　estabilidade de um medicamento,
　　　　196f
　　　estudos de estabilidade
　　　　(temperatura e umidade), 197
　　　estudos de foto estabilidade, 197
　　　resumo das condições (IFA e
　　　　produto terminado), 198t
　　formulação básica para
　　　teste piloto, 193
　　métodos analíticos, 195q
　　produção industrial de
　　　medicamentos, 200
　　ciclo de vida, 200f
　　protocolo de validação do
　　　processo de fabricação, 202q

relatório de validação do
processo de fabricação, 202q
resumo das operações, 204f
validação, 200f
testes de bancada, 192
pré-formulação, 191
desenvolvimento tecnológico
farmacêutico, 183f
formas farmacêuticas, classificação
das, 185f
fórmula, formulação e forma
farmacêutica, 188
do princípio ativo ao processo
de fabricação, 190f
excipientes, 190
princípio ativo, 189
qualidade, 203
assegurando a qualidade do
medicamento, 207f
dinâmica, conceitos e
definições de, 203
qualidade concebida (QTPP; CQA;
CPP; LTR; RTRT), 208f
sistema, controle e garantia da, 205
Medicamentos genéricos, 227-253
biodisponibilidade, conceito de, 232
forma farmacêutica comprimido,
passos da dissolução da, 233f
bioequivalência de medicamentos,
etapas do estudo de, 233
análise crítica, 238f
analítica (terceira etapa), 236
bioequivalência média
avaliação da, 244f
média, cálculo estatístico da, 244f
clínica (segunda etapa), 235
elaboração do relatório final e
conclusão do estudo, 245f
equivalência farmacêutica (primeira
etapa), 234
estatística (quarta etapa), 236
estudo de bioequivalência,
planejamento do, 239f
estudo de viabilidade técnica, 238f
fluxogramas, simbologia
utilizada nos, 237f
material biológico
análise do, 243f
coleta do, 242f
internação do, 242f
processamento do, 242f
recebimento do, 243f
transporte do, 242f
medicamentos teste e referência
armazenamento dos, 240f
recebimento dos, 240f
voluntários para internação
orientação dos, 241f
recrutamento dos, 241f
seleção dos, 241f
centros de biodisponibilidade, 246
bioisenção, 248
centros de bioequivalência, 246
bioisenção, 248
sistema de garantia da qualidade
nos, 247
histórico e cenário regulatório
no Brasil, 227
de venda com restrição da prescrição
médica, 229f
exigências
para comprovação de eficácia
da RDC nº 134/03, 231q
para comprovação de segurança
da RDC nº 134/03, 231q
regulamento técnico
de similares entre 1994 e 2014, 232f
entre 1999 e 2003, 229f
entre 2003 e 2014, 230f
similares, no Brasil, 227
Medicina farmacêutica, conceituação
e competências, 1-21
associações nacionais de, 5q
certificação em, 6
Ciências do Desenvolvimento
de Medicamentos, 6f
como disciplina, 3
como profissão, 3
competências em, 10
assuntos regulatórios, 14q
comunicação, 16q
desenvolvimento de medicamentos, 13q
ensaios clínicos, 13q
especialista em desenvolvimento de
medicamentos PharmaTrain, 17
ética, 15q
gestão das fases do ciclo de
vida do produto, 16q
mercado de cuidados à saúde, 15q
possíveis usos das, 12

proteção do sujeito da pesquisa, 15q
segurança de medicamentos, 14q
definições, 2
desenvolvimento de novos medicamentos
  (profissionais envolvidos), 3f
educação na, 8
  iniciativa sobre medicamentos
    inovadores, 8
  PharmaTrain, 8
    para diploma do curso base, 10f
    para mestrado, 10f
    para plataforma CPD, 10f
  especialização em, 6
  evolução da educação em, 6f
  formação em, 6f
  iniciativas dos países para promover
    a disciplina de, 17
  no Brasil, 18
  perspectivas para, 19
Medicina translacional, 255-263
  biomarcadores, 261
  da bancada, 255
  disciplinas, 126
  ecossistema da pesquisa aplicada e da, 258
  medicina aplicada na oncologia, 258
    biologia do câncer, 260f
  para o leito, 256
  perspectivas, 262
  terapia-alvo e a medicina de precisão, 259

Nutricêuticos, 320

Oncologia, medicina aplicada na, 258

Peculiaridades da pesquisa
  clínica em oncologia, 119-121
Perfil farmacocinético das substâncias,
  34, 35
Pesquisa clínica, 85-136
  avaliação da, 104-105
  capacitação em, 126-136
  fases da, 91-99
  histórico, 85
  implantação e avaliação de qualidade
    de um centro de, 122-125
  peculiaridades em oncologia da, 119-121
PharmaTrain, 8, 17
Pirâmide de Maslow, 318, 318f
Planejamento, aspectos relacionados
  ao, 266

Populações especiais, 116-118
Prescrição racional de medicamentos,
  323-325
  adesão do paciente ao tratamento, 325
  disciplinas do currículo
    de medicina, 323
  efeito adverso, 324
  erros de prescrição e/ou falta
    de advertência, 325
  estudos americanos sobre internação
    e iatrogenia, 324
  medicamento *off-label*, 324
  medicina baseada em evidências, 325
  objetivo do médico, 323
  Organização Mundial de Saúde,
    definição para, 325
  representantes da indústria
    farmacêutica, 323
  terapia experimental, 325
  terapia medicamentosa, 324
    em crianças, 324
    em gestantes, 325
      talidomida, 325
    em idosos, 324
    interações, 325
Projeto de desenvolvimento de um
  novo medicamento, 87-90
  desenvolvimento, 89f
  esquema da visão geral das etapas, 90f
  estágios da pesquisa, 89f
  processos que compõem a pesquisa, 90f
Projeto de pesquisa, documentos
  essenciais de um, 100-103
  brochura do investigador, 100
    dados de identificação da, 100q
    índice típico de uma, 101q
  ficha de coleta de dados, 103
  protocolo, 101
    aspectos administrativos, 102
    embasamento, 102
    identificação, 102
    métodos, 102
    objetivo, 102
    questões éticas, 102
    título, 102
Propriedades de DMPK, 38

Regulação da indústria farmacêutica,
  introdução à, 307-313
  Anvisa, 307

atuação profissional, 310
Câmara de Regulação do
 Mercado de Medicamentos, 308
iniciativa privada, 307
política nacional de medicamentos, 308
principais requisitos legais 308
SUS, 307

Segurança farmacológica, 29
Síndromes tóxicas, 164

Teoria das necessidades, 318, 318f
Testes de hipóteses, 279
Toxicologia clínica, 163-171
 abordagem inicial e tratamento do
  paciente intoxicado, 166
 aumento da eliminação do toxicante
  já absorvido, 168
  antídotos de ação para as
   intoxicações mais frequentes, 169q
  diurese forçada (com diuréticos), 168
  doses múltiplas de carvão ativado, 169
  indicações de ação para as
   intoxicações mais frequentes, 169q
  manipulação do pH urinário, 168
  mecanismos de ação para as
   intoxicações mais frequentes, 169q
  indicação de terapia intensiva, 170

 prevenção da absorção do toxicante, 166
  carvão ativado, 167
  catárticos (laxantes), 168
  emese, 167
  lavagem gástrica, 166
  principais toxicantes e seus
   antídotos, 168
  remoção extracorpórea de
   toxicantes, 169
  hemodiálise, 169
  hemoperfusão, 170
 diagnóstico das intoxicações, 164
 síndromes tóxicas, 164
  alfa-adrenérgica, 165
  alucinógena, 165
  anticolinérgica, 165
  beta-adrenérgica, 165
  beta e alfa-adrenérgica, 165
  colinérgica, 165
  desacloplação da fosforilação
   oxidativa, 166
  epileptogênica, 165
  extrapiramidal, 165
  narcótica, 165
  sedativo-hipnótica, 165
  serotonina, 165
  solventes, 165
 Tratamento do paciente intoxicado, 166